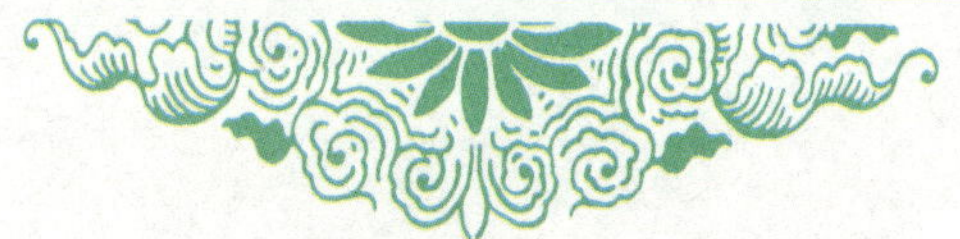

中医四大经典

温病条辨

常国良　编

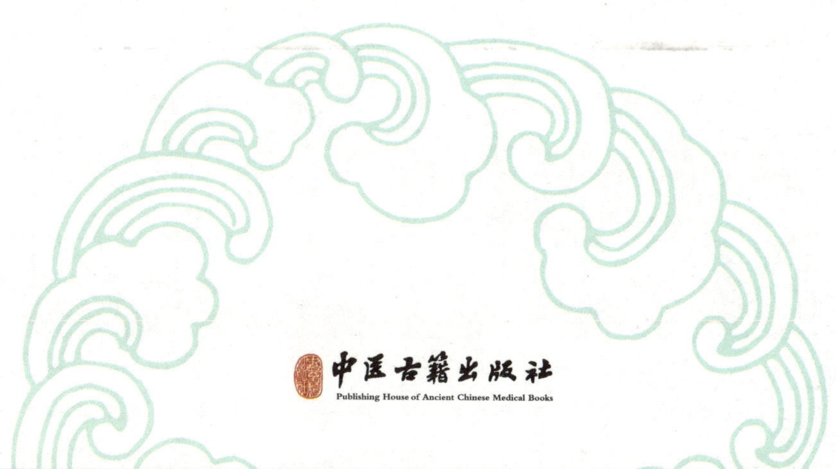

中医古籍出版社
Publishing House of Ancient Chinese Medical Books

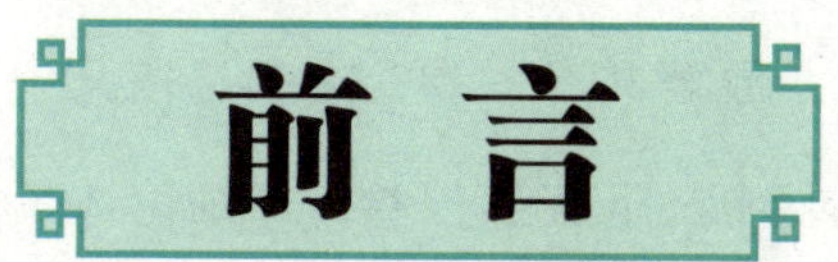

前言

中医学博大精深，自肇源迄今，绵亘数千年的中医药理论精华，向来为历代医家奉为珍籍之秘典和临证之法宝。

在中医学界强调回归传统，反思传承的今天，经典著作的学习和运用是促进中医走向未来、更好地为人类健康服务的有效途径。鉴于此，为了重新认识中医学这一国粹的重要性和必要性，更好地继承和发扬中医学，我们编著了“中医四大经典”系列，包括《黄帝内经》《伤寒论》《金匮要略》《温病条辨》。本系列丛书以古为今用为目的，以深入浅出为要求，以阐明内涵为根本，对中医药理论精华进行了全面研究、系统阐述、朴素解读。

《温病条辨》为明清医学中“温热”学派的名著之一。它是清代吴瑭汲取古人的学说精粹，结合自己的心得写就而成的。

《温病条辨》不仅系统讨论了温病学的理论，而且对各种常见温病提出了具体的诊断和治疗方药，具有重要的理论和实用价值。

此书一出，深得医家的重视和推崇。直到今天，书中所创制的一些方剂如“桑菊饮”“银翘散”等，至今仍为中医所广泛应用。

本书出版，参考了《温病条辨》权威版本，对《温病条辨》的精华进行优化。原著共有六卷，本书选取其中五卷内容，并酌情删减。其中上、中、下三焦三卷，详细论述了温病的病源和证治；卷四为杂说，讨论有关温病的学理；卷五为解儿难，结合温病的理论来讨论小儿惊风、痘症等。每卷分别从“题解”“注释”“译解”进行解读，其中“题解”大体概括所涉及的病证，“注释”对原文中较难理解的字词进行解释；“译解”对原文逐条进行白话直译。此外，根据原文的具体情况配有大量插图，全方位立体地展现这部经典著作的魅力，以供广大中医爱好者轻松读懂、学习和运用该书的法治方药，实现家庭养生祛病的目标。

目录

卷三·下焦篇

卷四·杂说

卷五·解儿难

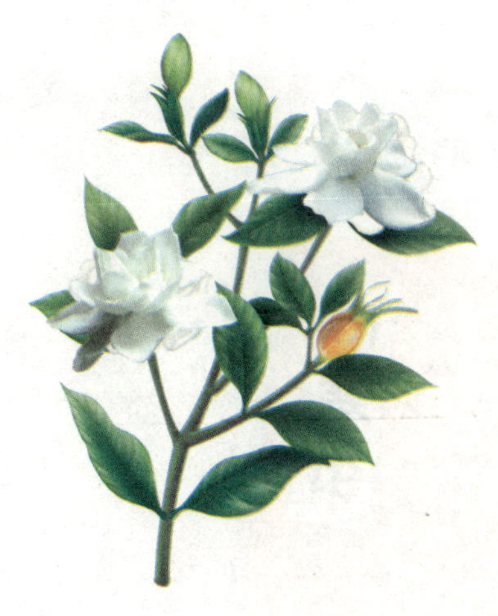

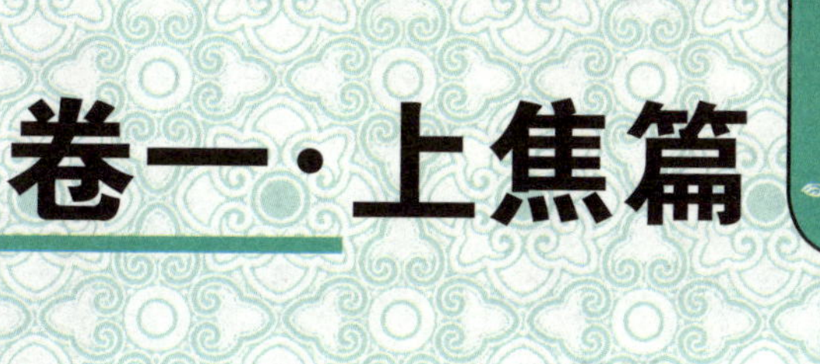

卷一·上焦篇

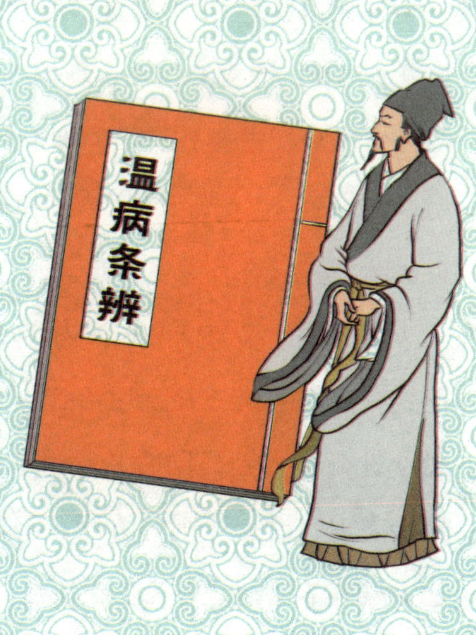

【题解】

本篇主要讨论温病初期，邪在上焦心肺的病机、症候及其治法，所以称为上焦篇。全篇共包括五十八法，方四十六首。全篇讲述了三个方面的内容：阐述温病的概念及分类，区分了伤寒与温病在证治方面的不同点，论述各种温病邪在上焦的临床特点和治疗方法。

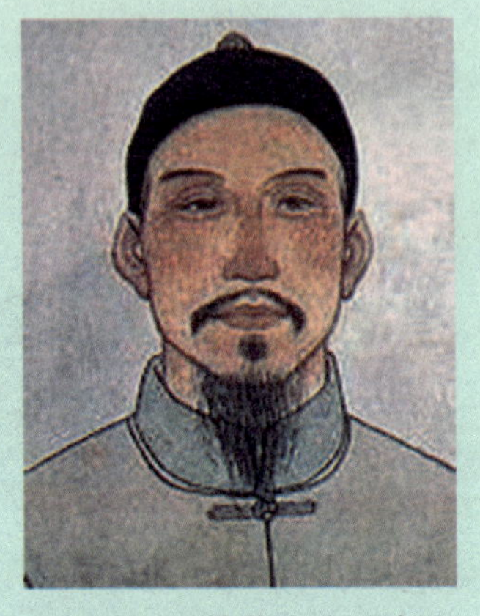

◎吴鞠通，清代杰出的中医温病学家。他提出温病的三焦辨证学说，对温病学说贡献很大

温病是感受温热之邪所引起的一类外感病，包括了风温、温热、瘟疫、温毒、暑温、湿温、秋燥、冬温、温疟九种。若按其病邪性质区分，主要有三类，即温热类：如风温、温热、瘟疫、温毒、冬温、温疟等；湿热类：如暑温、湿温等；燥热类：主要指秋燥。

书中对王叔和将温病的内容放在《伤寒论》中进行论述，把二者混为一谈，并且用治疗伤寒的方法来治疗温病的错误观点进行了批判，同时从病邪性质、感邪途径、传变规律、临床表现、治疗原则等方面，明确地区分了伤寒与温病，肯定了温病学理论是中医学在治疗外感急性热病上继《伤寒论》

之后的又一大发展和提高，并在许多方面补充了《伤寒论》的不足。

篇中指出，温病初起，邪在肺卫，治以银翘散、桑菊饮辛凉解表；邪传阳明气分，治以白虎汤辛寒清气，但须注意白虎汤的四大禁忌；气血两燔用玉女煎去牛膝加玄参；血从上逆，治用犀角地黄汤合银翘散；逆传心包，神昏谵语者治选清宫汤送服安宫牛黄丸、至宝丹、紫雪丹以清心开窍；气分热郁于胸膈无痰者治用栀子豉汤；气分热郁于胸膈中有痰治用瓜蒂散；热入营分，用清营汤清营泄热；阳明邪热侵入血分而发斑，用化斑汤清热凉血，解毒化斑；对温病后期邪热已去而津液受伤为主时，则用雪梨浆、五汁饮甘寒生津养液。温毒是感受了特殊的秽浊之气而致，所以用加减普济消毒饮辛凉透解，清热解毒，并辅以外治之法，如水仙膏、三黄二仙散外敷等。温疟以热盛为主而病偏于表者，治用白虎加桂枝汤清热透邪；瘅疟但热不寒，舌干口渴，治用五汁饮；肺疟治用杏仁汤；心疟治用加减银翘散或安宫牛黄丸。

暑温、伏暑、湿温，都与暑湿有一定的关系，但病机证治各有特点。暑温中的暑热，以暑伤津气为主，治用白虎加人参汤清暑益气生津；暑温汗不出者，治用新加香薷饮；暑湿热重于湿，宜白虎加苍术汤清热燥湿；暑温卒然痉厥名曰暑痫用清营汤；伏暑因属表里同病，应解表清暑利湿，或解表清营凉血，以银翘散加减；湿温初起，湿重于热，病在上中二焦，则用三仁汤化湿泄热；湿温邪入心包，用清宫汤去莲子心、麦冬，加金银花、赤小豆皮方送服至宝丹、紫雪丹；湿温喉阻咽痛治用银翘马勃散；湿温气分宣痹而哕者治用宣痹汤。

秋燥一病中，秋感燥气，右脉数大，治用桑杏汤；感燥而咳者治用桑菊饮；燥伤肺胃阴分，或热或咳者治用沙参麦冬汤；燥气化火，清窍不利，如耳鸣目赤，龈胀咽痛者，治用翘荷汤；秋燥病燥热化火，肺之气阴两伤，咳喘气逆，胸满胁痛治用清燥救肺汤。

风温　温热　温疫　温毒　冬温

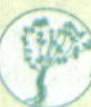

【原文】

温病者，有风温、有温热、有温疫、有温毒、有暑温、有湿温、有秋燥、有冬温①、有温疟②。（1）

【注释】

①冬温：冬季气候当寒不寒，而反温暖。感受此种非时令之气而引发的急性热病，称为冬温，亦叫风温。②温疟：感受冬季的寒邪，伏藏于体内。迨至来年夏季复受暑热新邪，而出现发冷、发热有定时，而且寒少热多者，就称之为温疟。

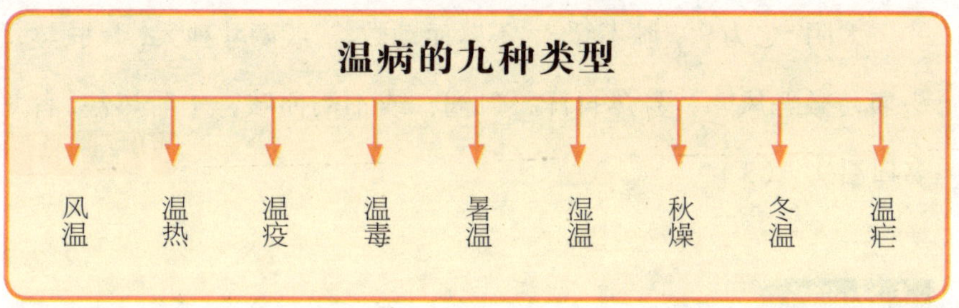

【译解】

温病包括风温、温热、温疫、温毒、暑温、湿温、秋燥、冬温、温疟九种。

【原文】

凡病温者，始于上焦，在手太阴。(2)

【译解】

一般温病的发生，病邪都是从口鼻而入，所以先侵犯上焦手太阴肺经。

【原文】

太阴[①]之为病，脉不缓[②]、不紧而动数[③]，或两寸独大，尺肤热，头痛，微恶风寒，身热自汗，口渴，或不渴而咳，午后热甚[④]者，名曰温病。（3）

【注释】

①太阴：此条接上条，故为手太阴。②缓：脉率比正常稍低。每分钟60~70次，正常脉率75次/分左右。③动数：指脉的搏动频率比正常明显加快，而且有力，每分钟在80次以上。④午后热甚：是指午后发热加重。温热之阳邪，最能伤津耗液。午后为阴，阴损则不足，不足则午后身热，伴有口渴、心烦之体征。

【译解】

手太阴肺的温病，脉象不缓不紧而有躁动不宁和较快的现象，或者两手寸口部位的脉，比其他部位（指关、尺部）显得更大一些。从腕关节至肘关节一段的皮肤灼热，头痛、微有怕冷、发热、自汗、口渴，或者不渴而有咳嗽，午后发热更甚。具有上述症状的，就可称为温病。

【原文】

太阴风温、温热、温疫、冬温，初起恶风寒者，桂枝汤主之。但热、不恶寒而渴者，辛凉平剂[①]银翘散主之。温毒、暑温、湿温、温疟不在此例。（4）

【注释】

①辛凉平剂：相对于风温卫分表证，即辛凉轻剂桑菊饮而言。

【译解】

手太阴温病，不论风温、温热、瘟疫、冬温，初起发病的时候，有怕风怕冷的感觉，可选用桂枝汤治之。但服桂枝汤后出现发热不恶寒，且见口渴者，应选用辛凉平剂银翘散治疗。其他温毒、暑温、湿温、温疟的初起卫分表证的症状与风温不同，故没有列入。

桂枝汤方

桂枝三钱　芍药（炒）三钱　炙甘草二钱　生姜三钱　大枣（去核）十二枚

上五味，哎咀三味。以水七升，微火煮取三升，去滓。适寒温，服一升。服已须臾，啜热稀粥适量，以助药力。温覆一时许，遍身微汗者为佳。若一服汗出病愈，停后服，不必尽剂，若不汗，更服，依前法，又不汗，后服小促其间，半日许，令三服尽。服一剂尽，病证犹在者，更作服，若汗不出者，乃服至二三剂。

银翘散方

连翘一两　银花一两　苦桔梗六钱　薄荷六钱　竹叶四钱　生甘草五钱　芥穗四钱　淡豆豉五钱　牛蒡子六钱

上杵为散，每服六钱，鲜苇根汤煎，香气大出，即取服，勿过煮。肺药取轻清，过煮则味厚而人中焦矣。病重者，约二时服，日三服，夜一服；轻者三时服，日二服，夜一服，病不解者，作再服。

【原文】

太阴温病，恶风寒，服桂枝汤已，恶寒解，余病不解者，银翘散主之；余证悉减者，减其制[①]。（5）

【注释】

①制：规模，这里指剂量。

【译解】

邪犯手太阴肺经的温病，初起有恶风寒的症候，服用桂枝汤后，恶寒的症候已经解除了，其他症候（如发热、口渴）仍然未能解除，用银翘散治疗；其他症候都比较轻的，可以减轻银翘散的用量。

【原文】

太阴风温，但咳，身不甚热，微渴者，辛凉轻剂桑菊饮主之。（6）

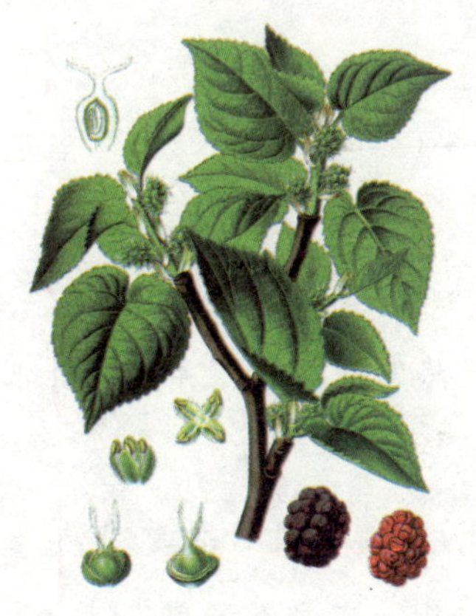

◎桑

【译解】

太阴温病之一的风温病，由于风热病邪侵袭肺卫之经，热伤肺络，故而发生咳嗽。如果身上发热温度不高，口渴较轻微，这是内热不重，病势较轻，故可选用辛凉轻剂桑菊饮方治之。

辛凉轻剂桑菊饮方

桑叶二钱半　菊花一钱　杏仁二钱　连翘二钱　薄荷一钱　桔梗二钱　甘草一钱　苇根二钱

具有疏风清热、宣肺止咳之功效，主治风温初起，表热轻证。

【原文】

太阴温病，脉浮洪，舌黄，渴甚，大汗，面赤。恶热者，辛凉重剂白虎汤主之。(7)

【译解】

手太阴肺经的温病，见到脉象浮洪、舌苔黄、口渴较甚、汗大出、面部红赤、发热的症状，用辛凉重剂白虎汤治疗。

辛凉重剂白虎汤方

石膏一斤(碎)，知母六两，甘草二两，白粳米六合

上四味，以水一斗，煮米熟汤成，去渣，温服一开，日三服。

【原文】

太阴温病，脉浮大而芤[1]，汗大出，微喘，甚至鼻孔扇[2]者，白虎加人参汤主之。脉若散大者，急用之，倍人参。(8)

【注释】

①芤：中空如葱管，为肺之化源耗损。②鼻孔扇：肺开窍于鼻，温邪入里，消烁肺津，吸纳之气不足，故鼻孔有煽动现象。

【译解】

太阴温病，脉象轻按就感到应指而大，而且中空无力。同时，身上出大汗，呼吸亦轻度急促，严重的则两鼻翼有煽动现象，白虎加人参汤治之。如果见脉象散大无力，这是肺气将绝的危候，有虚脱的危险，急用原方倍加人参，来挽救垂危。

白虎加人参汤方：即于前方内加人参三钱。

【原文】

白虎本为达热出表，若其人脉浮弦而细[1]者，不可与也；脉沉者，不可与也；不渴者，不可与也；汗不出者，不可与也。常须识此，勿令误也。(9)

【注释】

①脉浮弦而细：浮脉主表，弦细多属里虚证。

【译解】

白虎汤是《伤寒论》治阳明经证的方剂，能使里热从表外达。如果病人的脉象出现浮弦而细的，因浮脉主表证。弦细多属里虚证，所以不可使用；如果脉象沉的，是属于里寒，所以不可使用；假如不口渴，说明没有里热，所以不可使用；假如没有出现大汗的，说明无里热蒸腾，可怀疑是表证，所以也不可使用。在临证时，须要仔细识证辨治，把握住以上四个治疗禁忌，才不会发生误治的差错。

【原文】

太阴温病，气血两燔者[①]，玉女煎[②]去牛膝加元参主之。（10）

【注释】

①燔（音番），炙，烤，焚烧；热邪炽盛的样子。②玉女煎：方出《景岳全书》，由石膏、熟地黄、麦冬、知母、牛膝组成，主治阴

虚胃热之证。

【译解】

手太阴肺经的温病，出现气分和血分热邪都比较炽盛的症候，当用玉女煎去牛膝加玄参治疗。

【原文】

太阴温病，血从上溢[①]者，犀角地黄汤合银翘散主之。其中焦病者，以中焦法治之。若吐粉红血水[②]者，死不治。血从上溢，脉七八至以上，面反黑者[③]，死不治，可用清络育阴法。（11）

【注释】

①血从上溢：指血不归经则外溢，上冲从口鼻而出，如吐血、咯血、唾血、衄血。②粉红血水：指唾液、痰液中，因含有血液成分，而呈粉红色液体。如感染流行性出血热、钩端螺旋体病。常在高热、昏谵、少尿期肾功能衰竭中出现此症。③面反黑者：热盛多面赤，今面反黑者，火极似水，下焦肝肾之真阴耗竭，温病精竭者，必死。

【译解】

太阴温病，热盛伤阴，迫血妄行，循上焦口鼻之窍而出。温邪在上焦，故用银翘散透表清热，用犀角地黄汤凉血解毒。两方合用，达到退热止血的目的。如果症候群见于中焦，应该按中焦温病的治疗大法治之。若吐出物是呈现粉红色的血水，这是热灼肺金，血和津液交迫而出，肺之化源欲竭的现象，属于危候险证。如果口鼻出血之后，脉象在一呼一吸之间，搏动在七八次至以上，且颜面部呈现出晦暗气色，心火与热邪相合，形成燎原难止的趋势，病变十分险恶，难以治疗。试拟用宁血活络、甘寒育阴的方法，或可挽救。

【原文】

太阴温病，口渴甚者，雪梨浆沃之①；吐白沫黏滞不快者②，五汁饮沃之。(12)

【注释】

①沃：音握，原意为灌溉，此处指滋养津液。②吐白沫黏滞不快者：热邪煎熬津液所致。若兼口干漱口不欲咽，湿浊伤及脾阳、津液不能上呈所致。

【译解】

手太阴肺经的温病，口渴较甚的，用雪梨浆滋养津液；口中有白沫而黏稠，吐出不爽快的，用五汁饮治疗。

五汁饮方（甘寒法）

梨汁一两　荸荠汁藕汁各七钱　麦冬汁三钱　鲜芦根汁八钱。

将五种汁放入锅内，加水适量，置大火上烧沸，改小火煮30分钟即可。

【原文】

太阴病，得之二三日，舌微黄，寸脉盛，心烦懊侬[①]，起卧不安，欲呕不得呕，无中焦证，栀子豉汤主之。（13）

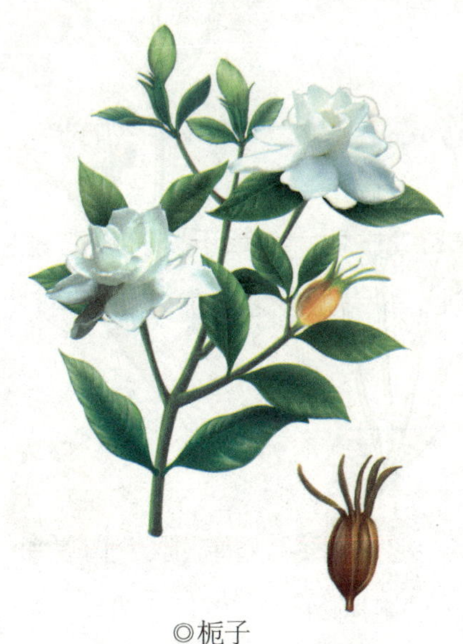

◎栀子

【注释】

①懊侬：指心里烦郁特甚，使人有无可奈何之感。

【译解】

太阴温病，经过二三天后，舌苔呈现微黄色。两手寸部脉象有力，心中感到烦闷难过，严重的起卧不安，想呕又呕不出来，没有中焦的症状者，当用栀子豉汤治疗。

栀子豉汤方（酸苦法）

栀子五枚（捣碎） 香豉六钱

以水四杯，先煮栀子数沸，纳豉煮取二杯，去滓，分为二服，温进一服，得吐，止后服。

【原文】

太阴病，得之二三日，心烦不安，痰涎壅盛[①]，胸中痞塞[②]，欲呕者，无中焦证，瓜蒂散主之。虚者加参芦。（14）

【注释】

①痰涎壅盛：痰涎与热邪相结，壅盛阻于胸膈间。②胸中痞塞：胸中烦闷郁阻不舒，痞塞满闷。

【译解】

太阴温病，经过了二三天，感到心中烦闷不舒服，胸膈间痞满阻塞，又想呕吐，但没有中焦证候，瓜蒂散方治之，体虚者加参芦。

瓜蒂散方（酸苦法）

瓜蒂一分（熬黄） 赤小豆一分 香豉一合

各别捣筛，为散已，合治之。用热汤七合，煮作稀糜，去滓，取汁合散。

【原文】

太阴温病，寸脉大[①]，舌绛而干[②]，法当渴，今反不渴者，热在营中也。清营汤去黄连主之。（15）

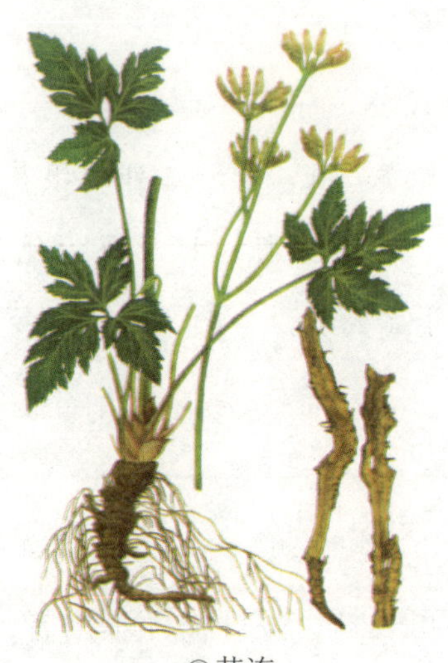

◎黄连

【注释】

①寸脉大：两寸口部位脉象比关、尺部位大一些。②绛而干：“绛”为深红色，“干”为营分阴伤征象。

【译解】

太阴温病，两寸口部位的脉象比关、尺部位大一些，这是上焦邪热重的现象。但见舌质深红色，而且干燥，是热邪已侵入营分的表现。温病由于热重伤津，应当发生口渴，现见舌绛而干，反而不觉口渴，这是因为营属阴，热邪侵入，反而蒸腾营气上升的缘故，治疗拟用清营汤以清营分的邪热。又因黄连味苦入心，苦能化燥，故不用。

清营汤方（咸寒苦甘法）

犀角（水牛角代替）一两　生地黄五钱　玄参三钱　竹叶心一钱　麦冬三钱　丹参二钱　黄连二钱　银花三钱　连翘二钱

上药，水八杯，煮取三杯，日三服。现代用法：作汤剂，水牛角镑片先煎，后下余药。

【原文】

太阴温病，不可发汗，发汗而汗不出者，必发斑疹，汗出过多者，必神昏谵语。发斑者，化斑汤主之；发疹者，银翘散去豆豉，加细生地、丹皮、大青叶，倍元参主之。禁升麻、柴胡、当归、防风、羌活、白芷、葛根、三春柳。神昏谵语者，清宫汤主之，牛黄丸、紫雪丹、局方至宝丹亦主之。（16）

【译解】

手太阴肺经的温病，不能用辛温发汗的治法，用辛温发汗而汗不出的，很容易出现斑疹，汗出过多的，就会导致神志昏蒙、语无伦次的病症。发斑的患者，用化斑汤治疗；发疹的患者，用银翘散去豆豉，加细生地黄、牡丹皮、大青叶，加倍玄参的用量治疗。温病的斑疹，禁用升麻、柴胡、当归、防风、羌活、白芷、葛根、三春柳等辛温药物。神昏的患者，用清宫汤治疗，其他像安宫牛黄丸、紫雪丹、局方至宝丹也可以应用。

【原文】

邪入心包，舌謇[①]肢厥[②]，牛黄丸主之，紫雪丹亦主之。（17）

【注释】

①舌謇：舌体运动僵硬，转动不灵活。②肢厥：四肢末梢逆冷，阴阳之气不相顺接。

【译解】

温邪上受，侵入手厥阴心包经，出现舌体僵硬，转动失灵，四肢末梢逆冷者，应选用安宫牛黄丸，或紫雪丹治疗。

【原文】

温毒咽痛喉肿，耳前耳后肿，颊肿，面正赤，或喉不痛，但外肿，甚则耳聋，俗名大头温、虾蟆温[①]者，普济消毒饮去柴胡、升麻主之。初起一二日，再去芩、连，三四日加之佳。(18)

【注释】

①大头温、虾蟆温：其病较腮腺炎严重，由于腮、项、咽喉、头面皆肿。头大如斗，或如虾蟆，故称大头温、虾蟆温。温在此处应为“瘟”字，吴氏则“温”“瘟”不分。

【译解】

温毒病，咽喉肿痛，耳的前后及两颊部肿胀，面色红赤，或咽喉不痛而只有外面肿胀，严重的出现耳聋，俗称“大头瘟”“虾蟆瘟”，有普济消毒饮去柴胡、升麻治疗。初起一二天，当去掉黄芩、黄连，三四天加上黄芩、黄连为好。

普济消毒饮方

黄芩五钱（酒炒） 黄连五钱（酒炒） 陈皮二钱（去白） 甘草二钱（生用） 玄参二钱 柴胡、桔梗二钱 连翘一钱 板蓝根一钱 马勃一钱 牛蒡子一钱 薄荷一钱 僵蚕七分 升麻七分

上方为末，汤调，时时服之，或蜜拌为丸，噙化或水煎服。

【原文】

温毒外肿，水仙膏主之。并主一切痈疮。（19）

【译解】

温毒，耳前耳后及两颊等处发现肿大的，可用水仙膏外敷。这个方法，可用于一般阳性痈疮，因水仙花根有降火败毒散结的作用。

水仙膏方：水仙花根，不拘多少，剥去老赤皮与根须，入石臼捣如膏，敷肿处，中留一空出热气，干则易之。以肌肤上生黍米大小黄疮为度。

【原文】

温毒敷水仙膏后，皮间有小黄疮如黍米者不可再敷水仙膏。过敷则痛甚而烂，三黄二香散主之。（20）

【译解】

温毒敷水仙膏后，皮间有小黄疮似黍米大小，这时不可再敷。因过敷则刺激皮肤，引起疼痛溃烂，当改用三黄二香散外敷。因三黄泻火而不烂皮肤，二香透热定痛。

三黄二香散方（苦辛芳香法）

黄连一两　黄柏一两　生大黄一两　乳香五钱　没药五钱

上为极细末，初用细茶汁调敷，干则易之，继则用香油调敷。

【原文】

温毒神昏谵语者，先与安宫牛黄丸、紫雪丹之属，继以清宫汤。（21）

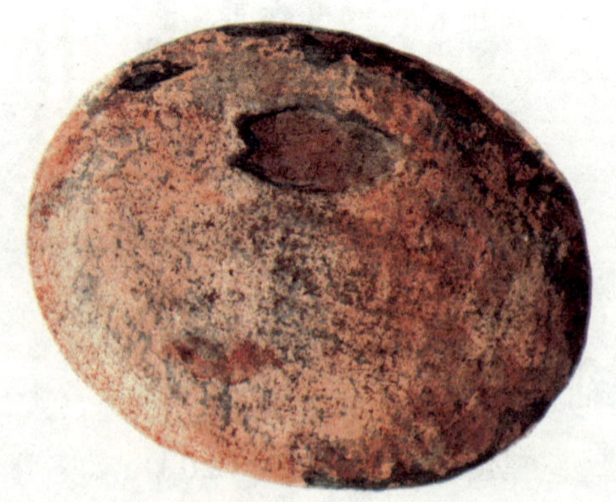

◎牛黄

【译解】

温毒病神志不清，语无伦次，先用安宫牛黄丸、紫雪丹一类药，接着用清宫汤。

安宫牛黄丸、紫雪丹、清宫汤（方剂和用法前面已有记载）。

本条讲温毒邪入心包的治法。

温毒病邪毒内陷，可以侵犯于厥阴心包经，而出现邪入心包的危重症候，出现神志异常的见证，治疗同温病过程中邪入心包一样，用安宫牛黄丸、紫雪丹、清宫汤等清心开窍。

【原文】

形似伤寒，但右脉洪大而数，左脉反小于右，口渴甚，面赤，汗大出者，名曰暑温。在手太阴，白虎汤主之；脉芤甚者，白虎加人参汤主之。（22）

【译解】

初起时类似伤寒而有头痛、身痛、发热恶寒等症。但脉象右手洪大而数，左手反小于右手，口渴较甚，面部红赤，周身大汗。这就称作暑温病，其病位在手太阴肺，用白虎汤治疗。如脉表现为明显的浮大中空，则用白虎加人参汤治疗。

【原文】

《金匮》谓太阳中暍[①]。发热恶寒，身重而疼痛，其脉弦细芤迟，小便已，洒然毛耸[②]，手足逆冷，小有劳，身即热，口开，前板齿燥。若发其汗，则恶寒甚，加温针[③]，则发热甚，数下，则淋甚，可与东垣清暑益气汤。（23）

【注释】

①中暍：暍（音叶）。中暍即中暑。②洒然毛耸：洒然是形容寒栗感。毛耸是形容毫毛耸起。③温针：即古时的一种针法，类似于现代之火针，或如针上加灸。

【译解】

《金匮要略》中说太阳中暍这种病的临床症候主要有：发热恶寒，身体沉重而疼痛，脉弦细或芤迟，小便以后，全身发冷而汗毛耸起，四肢逆冷，稍有劳作就会全身发热，张口呼吸，门齿燥。如果用辛温发汗药物，恶寒就会加重，加用温针，发热更重。反复地用攻下的方法，可造成小便频数短涩，就像淋证一样。正确的治疗方法，可用李东垣的清暑益气汤。

【原文】

手太阴暑温，如上条证，但汗不出者，新加香薷饮主之。(24)

【译解】

手太阴暑温，有如第22条所载“形似伤寒，但右脉洪大而数，左脉反小于右，口渴甚，面赤”等证，但不出汗，应用新加香薷饮以解表清暑。

新加香薷饮方（辛温复辛凉法）

香薷二钱　金银花三钱　鲜扁豆花三钱　厚朴二钱　连翘二钱

水五杯，煮取二杯。先服一杯，得汗止后服，不汗再服，服尽不汗，再作服。

【原文】

手太阴暑温，服香薷饮，微得汗，不可再服香薷饮重伤其表。暑必伤气，最令表虚①。虽有余症，知在何经，以法治之②。(25)

【注释】

①最令表虚：最容易形成表虚证。因暑为阳邪，易伤津耗气，会产生汗出不止的表虚证。②知在何经，以法治之：指本篇第26~34条中有关内容。

【译解】

上焦手太阴肺卫的暑温表实证，服用香薷饮之后，如果身体微微汗出，表示卫气已通畅，就不可以再服用香薷饮解表，以免重伤表卫之气。由于暑邪最易伤气，也极易导致卫表虚。虽然还

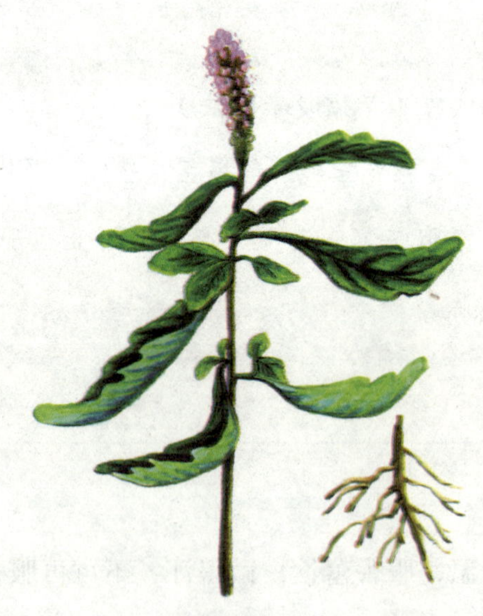

◎香薷

有其他症状没有解除，应当根据邪在何经，辨证施治。

【原文】

手太阴暑温，或已经发汗，或未发汗，而汗不止，烦渴而喘，脉洪大有力者，白虎汤主之；脉洪大而芤者，白虎加人参汤主之；身重者，湿也，白虎加苍术汤主之；汗多，脉散大，喘喝[①]欲脱者，生脉散主之。（26）

【注释】

①喘喝：指喘的声音很大。

【译解】

手太阴暑温病，或已经用过辛温发汗药，或未用过辛温发汗药，而病人汗出不止，心烦口渴，呼吸粗大而喘，脉象洪大有力的，用白虎汤治疗；脉洪大而中空呈芤象者，用白虎加人参汤治疗；身体困重，是兼挟湿邪，用白虎加苍术汤；汗多不止，脉象散大无力，喝喝而喘的，用生脉散治疗。

生脉散方（酸甘化阴法）

人参三钱　麦冬三钱　五味子二钱

长流水煎，不拘时服。现代用法：水煎服。

【原文】

手太阴暑温，发汗后暑证悉减，但头微胀，目不了了[①]，余邪不解者，清络饮主之。邪不解，而入中下焦者，以中下法治之。(27)

【注释】

①目不了了：出自《伤寒论》。即眼中无神，对外界事物反应模糊。此处为暑邪入络、清窍受阻所致。

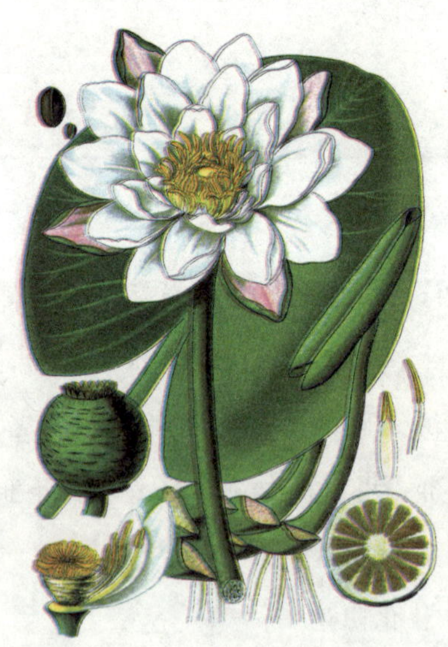

◎荷花

【译解】

手太阴暑温，服用香薷饮等发汗药治疗后，大多症状已减退。但还感到有轻微的头胀，视觉不太清晰。这是肺络中余邪未清，可用芳香轻清的清络饮，以清余邪。如果初起治疗不得法，暑湿之邪不能解除，深入中、下焦，出现中焦或下焦症状时，应当根据治疗中、下焦的方法治之。

清络饮方（辛凉芳香法）

鲜荷叶边二钱　鲜金银花二钱　西瓜翠衣二钱　鲜扁豆花一枝　鲜竹叶心二钱　丝瓜皮二钱

水二杯，煮取一杯，日二服。凡暑伤肺经气分之轻证，皆可用之。

【原文】

手太阴暑温，但咳无痰，咳声清高者，清络饮加甘草、桔梗、甜杏仁、麦冬、知母主之。（28）

【译解】

手太阴暑温，如果病邪偏重于火，不夹湿邪。火烁肺金，引起干咳无痰，同时，咳声清亮的，当用清络饮以清肺络之热，加甘草、桔梗开肺气；甜杏仁润肺；麦冬、知母清肺制火。

【原文】

两太阴[①]暑温，咳而且嗽，咳声重浊，痰多不甚渴，渴不多饮者，小半夏加茯苓汤再加厚朴、杏仁主之。(29)

【注释】

①两太阴：指手太阴肺经和足太阴脾经。

【译解】

两太阴暑温病，咳而且嗽，咳声重浊不清，痰多而口不甚渴，渴而不欲多饮时，用小半夏加茯苓汤再加厚朴、杏仁治疗。

【原文】

脉虚夜寐不安，烦渴舌赤，时有谵语，目常开不闭，或喜闭不开，暑入手厥阴也。手厥阴暑温，清营汤主之。舌白滑者，不可与也。(30)

【译解】

暑热病邪，劫烁心营之阴，引起脉虚无力，夜间睡眠不安。再由于肾水亏耗，不能上济心火，则心火独盛，故心中烦闷，口发渴，舌色发红。暑热扰乱神明，故时时谵语。目为火户，火性急，所以两眼喜张开以泄其火；或者喜闭而不开眼，这是心肾阴亏怕见阳光的征象。上述诸种症状，都是暑邪陷于手厥阴心包的表现。营气通于心，心营相连，所以手厥阴暑温，可选用清营汤以清泄心营之热。使用本方以舌红绛为主证，如见舌苔白滑，这是热邪被湿所困阻，病在气分，所以不可以用。

【原文】

手厥阴暑温，身热不恶寒，清神不了了①，时时谵语②者，安宫牛黄丸主之，紫雪丹亦主之。(31)

【注释】

①清神不了了：应作“精神不了了”。②时时谵语：谵语发作时间较频繁，或一次性谵语时间长。

【译解】

手厥阴暑温，但觉发热，而不觉恶寒，已没有手太阴卫分症状，又见神志不太清楚，时时谵语，这是暑热病邪已深入营分、内陷心包络的表现，急用安宫牛黄丸、紫雪丹之类。芳香开窍，苦寒清热治之。

【原文】

暑温寒热，舌白不渴，吐血①者，名曰暑瘵②，为难治，清络饮加杏仁、薏仁、滑石汤主之。(32)

【注释】

①吐血：包括咯血。②暑瘵：瘵（音债），劳瘵。暑瘵是指暑伤肺络，突然咳嗽咯血，状似劳瘵。

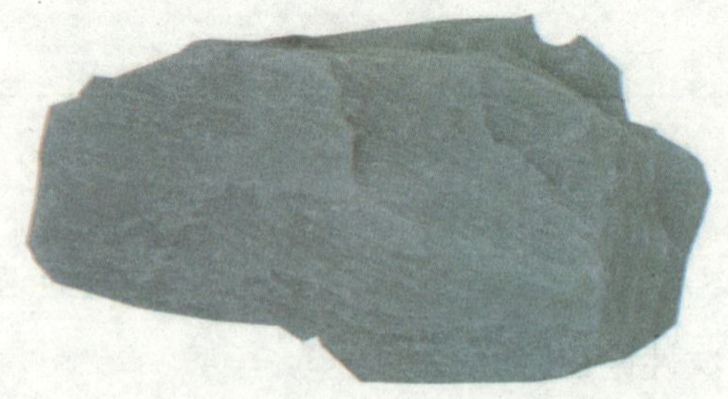

◎滑石

【译解】

暑温病发热恶寒，舌苔白腻，口不渴，吐血，叫作暑瘵，是一种难治病。用清络饮加杏仁、薏苡仁、滑石汤治疗。

清络饮方（辛凉芳香法）

鲜荷叶边二钱　鲜银花二钱　西瓜翠衣二钱　鲜扁豆花一枝　丝瓜皮二钱　鲜竹叶心二钱

用水二杯，煮取一杯，日二服。或煎汤代茶，预防暑病。

【原文】

小儿暑温，身热，卒然痉厥①，名曰暑痫②，清营汤主之，亦可少与紫雪丹。（33）

【注释】

①痉厥：筋脉拘急而手抽搐，称为痉。神志不清，四肢逆冷，则为厥。②暑痫：外感暑热引发内风，发生猝然昏倒，手足抽搐，厉声呻吟，角弓反张，牙关紧闭，甚则二便失禁。

【译解】

小儿外感暑热病邪，身体高热，突然发生手足抽搐，牙关紧闭，二便失禁者，称作暑痫。可以选用清营汤治疗，也可以用少量紫雪丹清心包络之热毒而开内闭之窍。

【原文】

大人暑痫，亦同上法。热初入营，肝风内动，手足瘛疭[①]，可于清营汤中加钩藤、丹皮、羚羊角。（34）

【注释】

①瘛疭：瘛，是指筋脉挛缩；疭，是指筋脉纵伸。瘛疭是形容手足时伸时缩，呈阴性特征的缓慢抽动状态，是热极生风、下焦肝肾阴耗、虚风内动的体征。

【译解】

成人感受暑温之邪，引起手足抽搐昏迷，缓缓抽动伸缩状态，治疗与上法相同。暑热温邪初入营分，热极引动肝风，手足抽搐伸缩，可以选用清营汤加钩藤、牡丹皮、羚羊角之类，以凉肝息风。

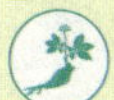

伏暑

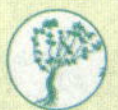

【原文】

按：暑温伏暑，名虽异而病实同，治法须前后互参，故中下焦篇不另立一门。

【译解】

暑温和伏暑，病名虽然不一样，而病的性质是相同的，在治疗时应该前后互相参照，在中焦篇和下焦篇里，就不将伏暑另外列为一个章节了。

【原文】

暑兼湿热，偏于暑之热者为暑温，多手太阴证而宜清；偏于

暑之湿者为湿温。多足太阴证而宜温；湿热平等者两解之。各宜分晓，不可混也。（35）

【译解】

暑邪兼有湿热的性质，如果偏重于热就是暑温，多表现于手太阴肺经热盛的症候，治疗宜用清法；偏重于湿的，就是湿温，多表现为足太阴脾经湿盛的症候，宜用温燥祛湿治法；如果湿热并重，可同时应用清热化湿的治法。应该分辨清楚，不能混淆。

【原文】

长夏①受暑，过夏而发者，名曰伏暑。霜未降而发者少轻。霜既降而发者则重，冬日发者尤重②。子、午、丑、未③之年为多也。（36）

【注释】

①长夏：指夏秋之交，一般在农历六月。②冬日发者尤重：邪气侵入，潜伏于体内，正气愈弱则邪伏较深。深则潜伏期长，故病情为重。③子、午、丑、未：按十二地支纪年。子午为少阴君火司天，该年天气炎热；丑未为太阴湿土司天，该年气候湿润多雨。暑为炎

热，必兼湿浊，故这些年中多暑病。

【译解】

长夏感受暑邪，过了夏季才发病的，称为伏暑。在霜降之前发病的稍轻，在霜降之后发病的较重，到了冬天才发病的，就更为严重。本病在子、午、丑、未的年份比较多见。

【原文】

头痛微恶寒，面赤烦渴，舌白脉濡而数者，虽在冬月，犹为太阴伏暑也。（37）

【译解】

出现头痛、微恶寒、面赤烦渴、舌白、脉象濡而数的症状，虽发于冬天，依据其症候群表现，仍可以判断为手太阴伏暑。

【原文】

太阴伏暑，舌白口渴，无汗者，银翘散去牛蒡、元参加杏仁、滑石主之。（38）

【译解】

手太阴伏暑，舌白表示里湿郁结；口渴说明暑热耗伤津液。无汗者乃是表实证，治用辛凉解表的银翘散。因兼湿，故去牛蒡子之滑泄，玄参之滋阴；加杏仁宣开肺气，因肺主一身之气化；用滑石为淡渗通利中下二焦之湿邪。

【原文】

太阴伏暑，舌赤口渴，无汗者，银翘散加生地、丹皮、赤芍、麦冬主之。（39）

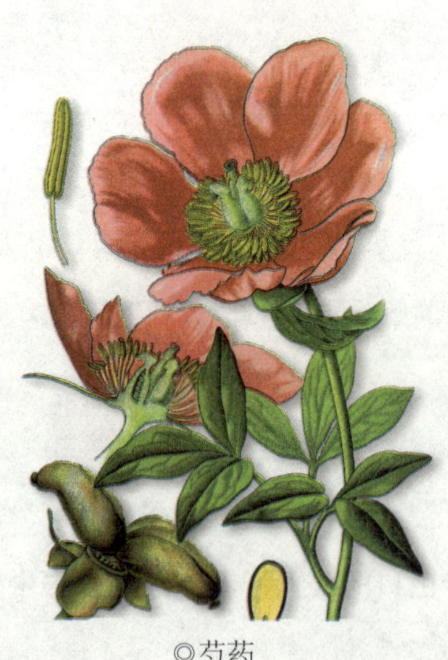

◎芍药

【译解】

手太阴伏暑，舌色赤，口渴，没有汗出，这是伏温侵入血分的表实证，宜用银翘散解表。因邪在血分，故加生地黄、牡丹皮、赤芍、麦冬凉血清热，滋阴以培汗源。

【原文】

太阴伏暑，舌白，口渴，有汗，或大汗不止者，银翘散去牛蒡子、元参、芥穗，加杏仁、石膏、黄芩主之。脉洪大，渴甚，汗多者，仍用白虎法；脉虚大而芤者，仍用人参白虎法。（40）

【译解】

太阴伏暑，舌苔白，口渴，有汗，或汗出不止，这是邪在气分的表虚证。因舌白，为太阴表证仍在，故选用银翘散；因汗出热盛，兼有湿邪，故去牛蒡、玄参、荆芥穗等发汗和滋阴的药，加入杏仁、石膏、黄芩等清热化湿的药。如果脉象洪大，口大渴，汗大出，这是气分之邪更盛，病势较重，宜用辛寒重剂白虎汤法；如果脉象虚大，中空无力，这是热邪耗伤气阴，应改用白虎加人参汤法。

【原文】

太阴伏暑，舌赤，口渴，汗多，加减生脉散主之。（41）

【原文】

手太阴伏暑，舌质红赤，口渴，汗多不止的，用加减生脉散治疗。

【原文】

伏暑、暑温、湿温，证本一源，前后互参，不可偏执。（42）

【译解】

伏暑、暑温、湿温这三种病的成因，都为感受暑邪，即证本一源，应前后对照，不可偏执。

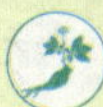

湿温　寒湿

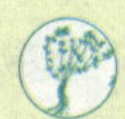

【原文】

头痛恶寒，身重疼痛，舌白不渴，脉弦细而濡，面色淡黄，胸闷不饥，午后身热，状若阴虚，病难速已，名曰湿温。汗之则神昏耳聋，甚则目瞑[①]不欲言，下之则洞泄[②]，润之[③]则病深不解。长夏深秋冬日同法，三仁汤主之。(43)

【注释】

①目瞑：瞑，闭上眼睛。②洞泄：一名飧泄，是食后即泄，泄下物完谷不化，这是指泻下无度。③润之：泛指滋阴之法。

【译解】

患者头痛，恶寒，身体困重疼痛，舌苔白腻，口不渴，脉象弦细而濡，面色淡黄，胸闷不舒，无饥饿感，午后发热，与阴虚发热相类似，并且难以很快治愈的疾病，就称为湿温病。对于湿温的治疗，如误用辛温发散治法，可致神志迷糊，耳聋，甚至两目闭合而不想说话；如误用苦寒攻下之剂，则可致大便泄泻不止，如果误用了滋润养阴就会使病邪锢结于里，更加不易解除。本病的治疗，不论发生于长夏、深秋，还是冬天，都用相同的治法，用三仁汤治疗。

三仁汤方

杏仁、半夏各五钱　飞滑石、生薏苡仁各六钱　白通草、白蔻仁、竹叶、厚朴各三钱。

甘澜水八碗，煮取三碗，每服一碗，日三服。现代用法：水煎服。

【原文】

湿温邪入心包，神昏肢逆[①]，清宫汤去莲心、麦冬，加金银花、赤小豆皮，煎送至宝丹，或紫雪丹亦可。(44)

【注释】

①肢逆：与四肢厥逆同一部位，但症情较轻，仅四肢末梢不温而已。

【译解】

湿热之邪侵入心包络，扰乱神明，引起神志不清；又因汗伤心

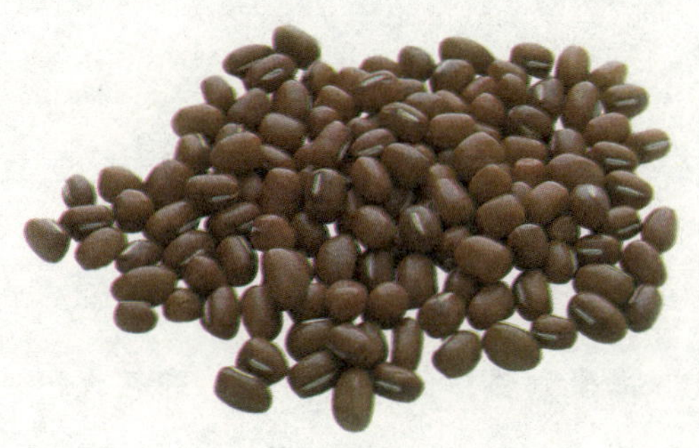

◎赤小豆

阳，湿遏热伏，阳气不能布达四肢，所以肘膝以下的末梢部位冰冷，这称为肢逆。当用清宫汤清泄心包邪热。但须除去莲子心、麦门冬，因莲子心苦寒，能引动肾水上潮，有碍中焦之湿；麦门冬柔腻，能助湿邪。加金银花、赤小豆皮以清湿热。因神明闭塞，非用芳香开窍不可，故煎服至宝丹、紫雪丹之类，以去秽浊，复神明。

【原文】

湿温喉阻①咽痛，银翘马勃散主之。（45）

【注释】

①喉阻：喉部不畅，多与湿浊凝聚有关。

【译解】

湿温病咽喉阻塞疼痛，用银翘马勃散治疗。

银翘马勃散方（辛凉微苦法）

连翘一两　牛蒡子六钱　银花五钱　射干三钱　马勃二钱

上杵为散。每服六钱，鲜苇根汤煎，香气大出，即取服，勿过煮。病重者，约2时1服，日3服，夜1服；轻者3时1服，日2服，夜1服；病不解者，作再服。

【原文】

太阴湿温，气分痹郁而哕者[①]（俗名为呃），宣痹汤主之。（46）

【注释】

①哕者：因胃气上逆而发出的呃逆声。

【译解】

太阴湿温，湿热之邪郁阻于上焦肺之门户咽喉，发生呃呃作声，有声无物梗阻，但感胸部不快，这称为呃逆，当用宣痹汤轻宣肺郁。

宣痹汤方（苦辛通法）

防己五钱　杏仁五钱　滑石五钱　连翘三钱　山栀子三钱　薏苡仁五钱　半夏三钱（醋炒）　晚蚕沙三钱　赤小豆皮三钱

（取五谷中之赤小豆，凉水浸，取皮用）。

上药用水1.6升，煮取600毫升，分三次温服。

【原文】

太阴湿温喘促者，千金苇茎汤加杏仁、滑石主之。（47）

【译解】

湿热之邪阻滞中焦，太阴脾湿不化，湿热酿痰，上壅于肺，肺气不得宣降，故发生呼吸急促的征象，当用千金苇茎汤加杏仁、滑石主之。

【原文】

《金匮》谓太阳中暍，身热疼痛而脉微弱，此以夏月伤冷水，水行皮中所致也。一物瓜蒂汤主之。（48）

【译解】

《金匮》所说的太阳病中暍，症见身发热、周身经脉拘急疼痛而重滞，这是由于夏季感受暑邪和过多地接触冷水，水湿之气停留于肌肉、腠理之间所致。暑与湿相搏结，清阳受郁，所以身体发热而且疼痛沉重。由于阳郁湿滞，故脉象亦呈现微弱无力。治宜瓜蒂汤。

【原文】

寒湿伤阳，形寒脉缓，舌淡，或白滑不渴，经络拘束[①]，桂枝姜附汤主之。（49）

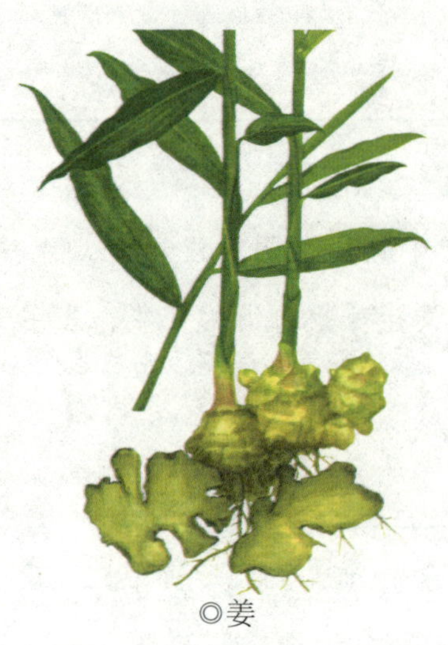

◎姜

【注释】

①经络拘束：指肢体拘急不舒。

【译解】

寒湿损伤阳气，如见到形寒怕冷，脉象缓，舌淡，或舌苔白滑，口不渴，全身经脉拘急不舒，用桂枝姜附汤治疗。

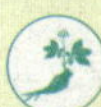

温疟

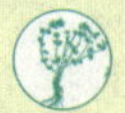

【原文】

骨节疼烦[①]，时呕，其脉如平，但热不寒，名曰温疟，白虎加桂枝汤主之。（50）

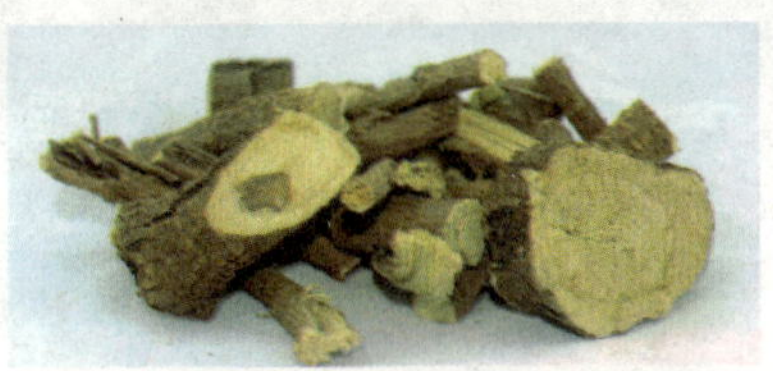

◎桂枝

【注释】

①骨节疼烦：阴伤而虚，阳气独发，故骨节疼痛而烦，烦为阴不足之象。

【译解】

骨节疼痛而烦躁不安，时时作呕，脉象却如普通疟疾一样，症候表现为只有发热而没有恶寒，名为温疟，用白虎加桂枝汤治疗。

【原文】

但热不寒，或微寒多热，舌干口渴，此乃阴气先伤，阳气独发，

名曰瘅疟[①]，五汁饮主之。（51）

【注释】

①瘅疟:《素问·疟篇》:“寒气藏于骨髓之中，至春则阳气大发……故但热而不寒，气内藏于心，而外舍于分肉之间，令人消烁脱肉，故命曰瘅疟。”

【译解】

疟疾发作时，单纯发热而不发冷，或以发热为主，微微恶寒，舌苔干燥，口发渴。这是病人阴气本已不足，阳气独旺，胃津耗伤的缘故，这称为瘅疟，治疗应选用五汁饮方药。

【原文】

舌白渴饮，咳嗽频仍，寒从背起，伏暑所致，名曰肺疟[①]，杏仁汤主之。（52）

【注释】

①肺疟:《素问·刺疟篇》云: 肺疟者，令人心寒，寒甚热，热间善惊，如有所见者，刺手太阴阳明。

【译解】

疟疾舌苔白，口渴思饮，咳嗽频频发作，恶寒从背部开始，是伏暑引起的，称为肺疟，用杏仁汤治疗。

杏仁汤方（苦辛寒法）

杏仁三钱　黄芩一钱半　连翘一钱半　滑石三钱　桑叶一钱半　茯苓块三钱　白蔻皮八分　梨皮二钱

用水三杯，煮取二杯，日服二次。

【原文】

热多昏狂，谵语烦渴，舌赤中黄，脉弱而数，名曰心疟[①]，加减银翘散主之；兼秽，舌浊口气重者[②]，安宫牛黄丸主之。（53）

【注释】

①心疟：《素问·刺疟》说："心疟者，令人烦心甚，欲得清水，反寒多，不甚热，刺手少阴。"②口气重者：指呼吸时臭气较明显，是心火偏亢之症。

【译解】

疟疾发作时高热，神志昏迷，发狂谵语，心中烦闷，口渴，舌质赤、中心有黄苔，脉弱无力，而且带数，这称为心疟，是肺中伏邪不解，逆传心包，神明被扰所引起。受邪比较轻浅的，可用加减银翘散，清肺与包络之热，领邪外出卫分；受邪重的，必兼有秽浊蒙蔽心窍，出现舌苔浊腻，口气很重，会有内闭外脱的危险，急用安宫牛黄丸，芳香化浊，清心开窍。

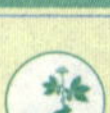

秋燥

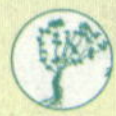

【原文】

秋感燥气，右脉数大，伤手太阴气分者，桑杏汤主之。（54）

【译解】

秋天感受当令的燥热病邪，可见右脉数大，这是燥邪侵袭太阴肺之气分所致，治疗用桑杏汤。

桑杏汤方（辛凉法）

桑叶一钱　杏仁一钱半　沙参二钱　象贝一钱　香豉一钱　栀子皮一钱　梨皮一钱

水二杯，煮取一杯，顿服之。

【原文】

感燥而咳者，桑菊饮主之。（55）

【译解】

因感受燥邪而咳嗽的，可用桑菊饮治疗。

【原文】

燥伤肺胃阴分，或热或咳者，沙参麦冬汤主之。（56）

【译解】

如果燥邪灼伤了肺胃阴液，或表现为身热不退，或表现为干咳不止的，用沙参麦冬汤治疗。

沙参麦冬汤方（甘寒法）

沙参三钱　玉竹二钱　生甘草一钱　冬桑叶一钱半　麦冬三钱　生扁豆一钱半　花粉一钱半

用水五杯，煮取二杯，日服二次。

【原文】

燥气化火，清窍不利者，翘荷汤主之。（57）

【译解】

燥邪化火上犯而致清窍不利，用翘荷汤治疗。

翘荷汤方（辛凉法）

薄荷一钱半　连翘一钱半　生甘草一钱　黑栀皮一钱半　桔梗三钱　绿豆皮二钱

上药以水二杯，煮取一杯，顿服之。日服二剂，甚者日三服。

【原文】

诸气膹郁、诸痿喘呕[①]之因于燥者，喻氏[②]清燥救肺汤主之。(58)

【注释】

①诸气膹郁、诸痿喘呕：此节条文出自《素问·至真要大论》："诸气膹郁，皆属于肺，诸痿喘呕，皆属于上。"张景岳解释说："膹，喘急；郁，痞闷也。"凡是气病满闷怫郁喘急等证，都属于肺病。凡是痿病、喘息、呕吐等证，都属于上焦。②喻氏：指的是清代医家喻嘉言，他在《医门法律》中首创了"秋燥论"补充《黄帝内经》"秋伤于湿"的缺陷，提出"秋伤于燥"的病机论点。

【译解】

肺主气，上焦喘急痞闷，气机怫郁；或双足痿软不能行走，气喘，呕吐等症状，皆与肺有关，都是由于燥气灼伤肺胃阴液所致。可选用喻嘉言制定的清燥救肺汤，甘寒濡润，滋燥养阴。

清燥救肺汤方（辛凉甘润法）

石膏二钱五分　甘草一钱　霜桑叶三钱　人参七分　杏仁七分（泥）　胡麻仁一钱（炒研）　阿胶八分　麦冬二钱（不去心）　枇杷叶六分（去净毛，炙）

水一碗，煮六分，频频二三次温服，痰多加贝母、瓜蒌，血枯加生地黄，热甚加犀角、羚羊角，或加牛黄。

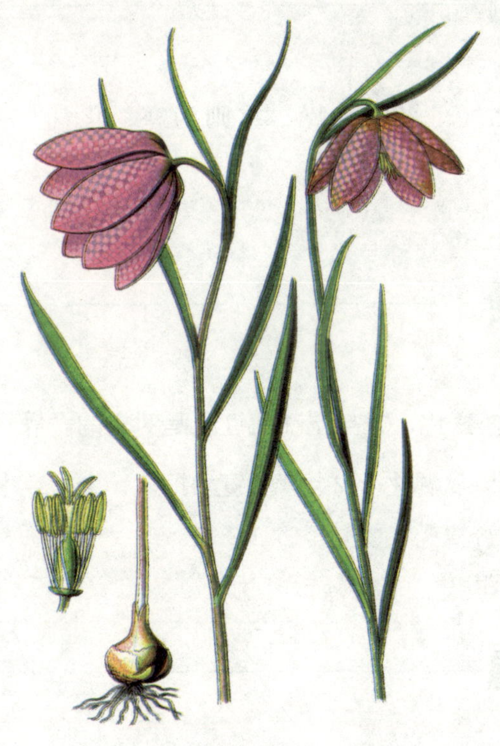

◎贝母

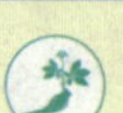

补秋燥胜气论（节录）

【原文】

秋燥之气，轻则为燥，重则为寒，化气[①]为湿，复气[②]为火。（59）

【注释】

①化气：转换变化，燥与湿在属性上是对立的。燥气在一定的气候条件下亦可以从湿化。②复气：复为报复，金盛克木，木之火反而刑金，此为复气。

【译解】

秋季是燥热病邪主令的节气，新感时令燥邪，其证较轻，因邪客于卫表。如转化为寒证，说明病情加重，燥气可以从湿化，反克亦可以变为火热证候。

【原文】

燥伤本脏[①]，头微痛，恶寒，咳嗽稀痰，鼻塞，嗌塞，脉弦无汗，杏苏散主之。（60）

【注释】

①本脏：即肺胃。

【译解】

肺脏属金，易为燥气所犯。胃属阳明，阳明之上，燥气主之，也是同气相应，所以燥气易伤肺胃。出现轻微头痛、怕冷，这是因为肺主皮毛，阳明胃脉上行头角的缘故。咳嗽痰液稀薄，是由肺为燥气所搏，不能通调水道，下输膀胱，寒饮停留所引起。鼻为肺窍，喉为肺系，因肺部受邪，则鼻息失利，咽部也感阻塞。由于寒饮内伏，因此脉搏出现弦象。凉燥性属次寒，腠理紧束，所以身上不出汗，选用杏苏散，解表宣肺，和胃逐饮。

杏苏散方

苏叶、半夏、前胡、杏仁各三钱　苦桔梗、陈皮、枳壳各二钱、大枣3枚（去核）。

加减法：无汗脉弦甚或紧者，加羌活微透汗，汗后咳不止去苏叶、羌活，加苏梗。兼泄泻腹满者，加苍术、厚朴。头痛兼眉棱骨痛者，加白芷。热甚加黄芩，泄泻腹满者不用。

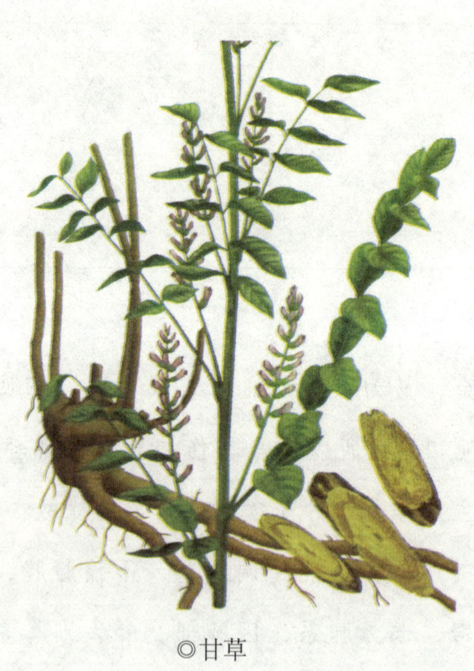

◎甘草

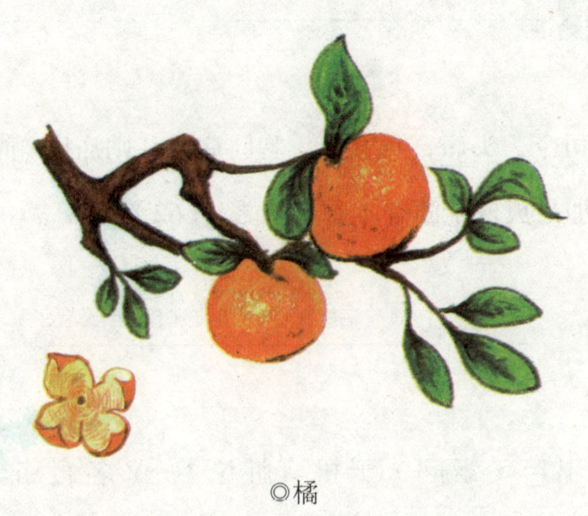

◎橘

【原文】

伤燥，如伤寒太阳证，有汗不咳，不呕不痛者，桂枝汤小和之。（61）

【译解】

外感时令凉燥邪气，初起有头痛身疼，畏风怕冷，似伤寒太阳表证，并伴有唇燥咽干等津液干燥现象。假如兼身有汗，不咳嗽，不呕吐，身体也不觉痛，这是营卫不和，宜用桂枝汤少少和其营卫。

【原文】

燥金司令，头痛，身寒热，胸胁痛，甚则疝瘕[①]痛者，桂枝柴胡各半汤加吴萸楝子茴香木香汤主之。(62)

【注释】

①疝瘕：出自《素问·玉机真脏论》。又名瘕疝。疝，因风

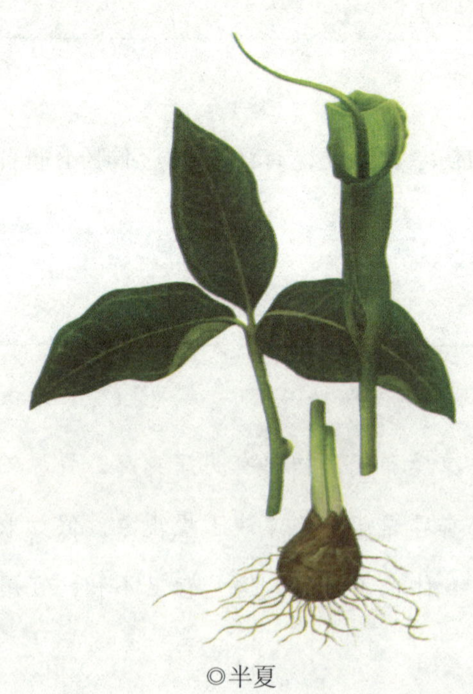

◎半夏

寒与腹内气血相结而致。其症腹皮隆起，推之可移，腹痛牵引腰背。

【译解】

秋天燥金当令的时候，症见头痛、发冷、发热，这是凉燥之气袭于肺卫。胸胁部疼痛，严重的少腹部聚气作痛，有如肿块，这是金盛克木的肝病症状，也是因为足厥阴肝经布胁肋、抵小腹、循阴器的缘故。本条所述是肺病与肝病并见，表里同病，故用桂枝柴胡各半汤加减，以桂枝领邪外出太阳；柴胡疏肝达气；加吴茱萸、木香、川楝、茴香等以奏芳香通络定痛之效。

桂枝柴胡各半汤加吴萸楝子茴香木香汤方（治以苦温，佐以甘辛法）

【原文】

燥淫传入中焦，脉短而涩，无表证，无下证，胸痛，腹胁胀痛，或呕或泄，苦温甘辛以和之。（63）

【译解】

燥热病邪侵袭肺卫不解，顺传入于中焦，出现脉象短而涩。短为金，涩为燥，这是秋燥本脉。无恶寒发热的表证，又无腹满便秘的下证，但感胸胁胀痛，这是肝经布胸胁、金气克木的表现。腹胀时，或有呕吐，或有泄泻，这是土受木克的症状，治用苦温甘辛法以和之。

【原文】

阳明燥症，里实而坚①，未从热化，下之以苦温；已从热化，下之以苦寒。（64）

【注释】

①里实而坚：此邪结腑中，为痞满燥实阳明证。

【译解】

秋燥传入中焦，形成大便闭结、腹部坚满而痛的阳明燥热证，须辨其燥气有未热化。如果脉象短涩而紧、面色青黄的，这是未从热化，当用苦温下法，如大黄附子汤，或新方天台乌药散之类治之。如果脉象出现数而坚，面赤，舌黄，这是已从热化，当用苦寒下法，如三承气汤之辈，随证施治。

【原文】

燥气延入[1]下焦，搏于血分而成癥者，无论男妇，化癥回生丹主之。（65）

【注释】

①延入：即缓慢深入。

【译解】

外感燥热病邪，缓慢深入下焦，与瘀血相抟结，坚结不散，形成在腹外部用手触之不移动的、可摸到的硬块。不论男性女性患者，可选用化癥回生丹治疗。

【原文】

燥气久伏下焦，不与血搏[①]，老年八脉空虚[②]，不可与化癥回生丹者，复亨丹主之。(66)

【注释】

①不与血搏：燥热病邪虽然已深入下焦，但尚未形成与瘀血相抟结的症状。②八脉空虚：指奇经八脉空虚，血气无力注入。

【译解】

燥热病邪，长久地蕴伏于下焦肝肾，容易与血相搏而成癥块。如果老年八脉空虚，燥邪不与血相抟结，也不形成推之不移的癥块，因此不可以给予攻坚破积的化癥回生丹，治拟用温养和温燥兼顾的复亨丹治之。

卷二·中焦篇

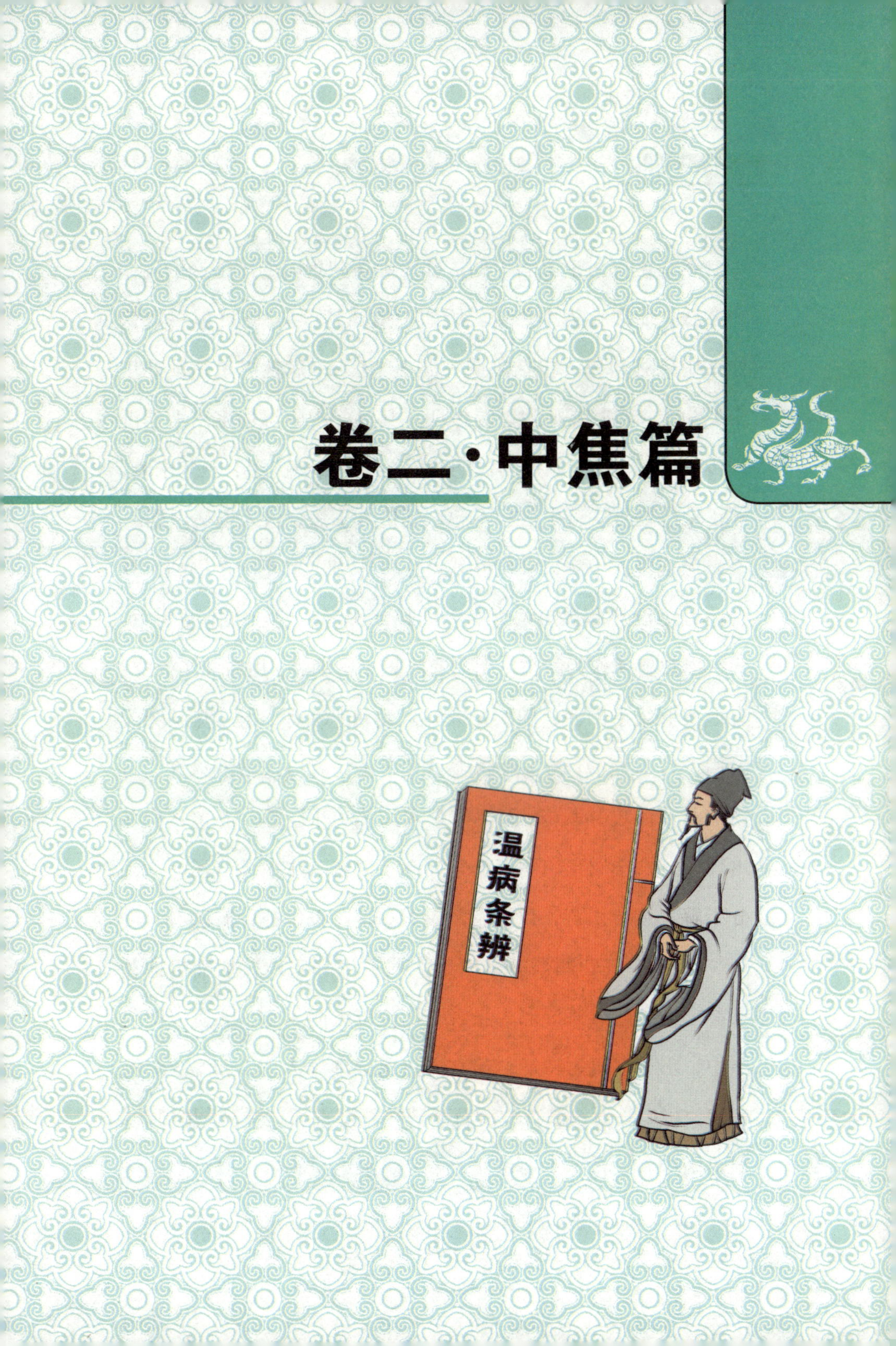

【题解】

本篇主要讨论温病中期，邪传中焦脾胃时的辨证论治规律和方法，所以称为中焦篇。所谓中焦，其含义有三：其一，病位在中焦脾与胃（包括阳明大肠）。其二，病性以里热证和里实证为主；若夹湿则为里湿热证。其三，中焦温病多由上焦温病传变而来，属于温病的极期阶段，此时邪气亢盛，正气未衰，邪正交争剧烈。若中焦病不愈，则传入下焦，进入温病后期。

温病传入中焦，邪气旺盛，正气未衰，邪正交争剧烈，其辨治分为温热和湿热两大类。纯热无湿者，病位以阳明为主，病机以热盛津伤为特征。无形邪热炽于阳明者，用白虎汤治疗；有形实邪结于阳明，腑实重兼热厥者可选大承气汤；热结旁流者用调胃承气汤；腑实兼阴虚、气虚正伤者可选增液承气汤及新加黄龙汤攻补兼施；腑实与太阴肺热、小肠热、心包热合并出现者分别选用宣白承气汤、导赤承气汤、牛黄承气汤等。气分不解，热传入营，以清营汤治之；热入心包神昏谵语者，治用“三宝”；气营两燔者，用玉女煎去牛膝熟地黄加细生地黄玄参方治之。热兼湿邪为患者，病位以太阴为主，病机以湿热困中、阻遏气机为特征，治宜清热化湿理气为主。若湿热弥漫三焦，可以三石汤、杏仁滑石汤清热祛湿宣通三焦；表里俱病，湿热困中者，黄芩滑石汤主之；暑湿水结在胸者，以小陷胸汤加枳实为主治之；暑邪与痰浊结于中焦气分者，半夏泻心汤加减主之。湿温里虚，湿热内陷，以人参泻心汤加白芍治之；机窍不灵，纳呆不食者，三香汤主之；内外和邪者，杏仁薏苡汤主之；胃湿不和者，小半夏加茯苓或半夏泻心汤主之。另外，湿温病所具有的以脾胃为病变中心，长期在中焦气分留恋，病程较长，还有发病季节、致病因素、病变性质和症候类型等方面，都与疟、痢、疸、痹有诸多相似之处，故也兼论了这些疾病的辨治。又由于临床上湿热与寒湿之邪可以相互转化，故又专列寒湿一节，共十一条，与湿温对照，相互鉴别。

秋燥亦属不夹湿者，但总以燥伤津液为其致病特点，其一般传变较少，病程较短。在中焦主要以燥热亢盛，伤耗津液为主，尤其是伤耗胃阴为多，治疗重点在于滋养胃阴。方如：五汁饮、玉竹麦冬汤、牛乳饮等。若伤及营血，气血两燔者，则以玉女煎为主方。

总之，中焦温病是指温病的中期，邪气旺盛、正气未衰、邪正剧烈争斗的阶段，其病变部位主要在脾胃。根据中焦温病的病位和病性特点，以《黄帝内经》“热淫于内，治以咸寒，佐以甘苦”，及“治中焦如衡，非平不安”为其原则。选药组方讲究平衡，使太过之亢盛得以平调，若纯热无湿时，主要以“清热”和“泻下”为主，若湿温兼杂，治疗多以辛开苦降、芳香化浊、淡渗利湿之法，所谓辛开苦降，也是增强气机运化，平其权衡之变法。更为重要的是，在中焦温病的初期治疗时，鞠通提出，其病势有向外之机者，当“凡逐邪者，随其所在，就近而逐之”的论述。

尤应注意的是，中焦温病以大热和阴津耗伤为其主要特点，所以保其阴液尤为重要。概括起来：①清热不可纯用苦寒。②泻下不可太过伤及胃阴。③小便不利，忌用淡渗。④斑疹禁用升提。⑤下后热退，不可即食，以防食复。

风温　温热　温疫　温毒　冬温

【原文】

面目俱赤[①]，语声重浊，呼吸俱粗，大便闭[②]，小便涩[③]，舌苔老黄，甚则黑有芒刺，但恶热，不恶寒[④]，日晡[⑤]益甚者，传至中焦，阳明温病也。脉浮洪躁甚者，白虎汤主之；脉沉数有力，甚则脉体反小而实者，大承气汤主之。暑温、湿温、温疟，不在此例。（1）

【注释】

①面目俱赤：指颜面和眼白都呈红色。赤色主热主火。《素问·热论》谓："阳明主肉，其脉侠鼻络于目，故身热目痛而鼻干，不得卧也。"即足阳明胃经循行于人体的面目部分，这部分红赤。说明阳明热盛。②大便闭：指大便秘结不通，阳明腑实证。③小便涩：指尿少而涩滞不通，热灼津伤。④恶寒：指厌恶（怕，害怕）寒冷。此证系指表邪存在。故"有一分恶寒，即有一分表证"之说。⑤日晡：申时的代称，即下午3—5时。

【译解】

风温、温热、瘟疫、温毒、冬温等温病，出现面目发红，说话声音重浊，呼吸粗大，大便闭结不通，小便短赤不畅，舌苔呈现老黄色，甚至苔色焦黑粗糙起刺，病人但觉恶热而不恶寒，下午傍晚热势更甚，这些症状表明病邪已传入中焦，可称之为"阳明温病"。脉象浮洪躁急的，用白虎汤治疗；脉象沉数而有力者，甚至反表现为脉体细小而实的，用大承气汤治疗。暑温、湿温、温疟等疾病，不属于本条的讨论范围。

大承气汤方

大黄六钱　厚朴三钱　枳实三钱　芒硝三钱

水八杯，先煮枳、朴，后纳大黄、芒硝，煮取三杯。先服一杯，约二时许，得利止后服，不知，再服一杯，再不知，再服。

【原文】

阳明温病[①]，脉浮而促者，减味竹叶石膏汤主之。（2）

【注释】

①阳明温病：包括两个证型：阳明经热证、阳明腑实证。

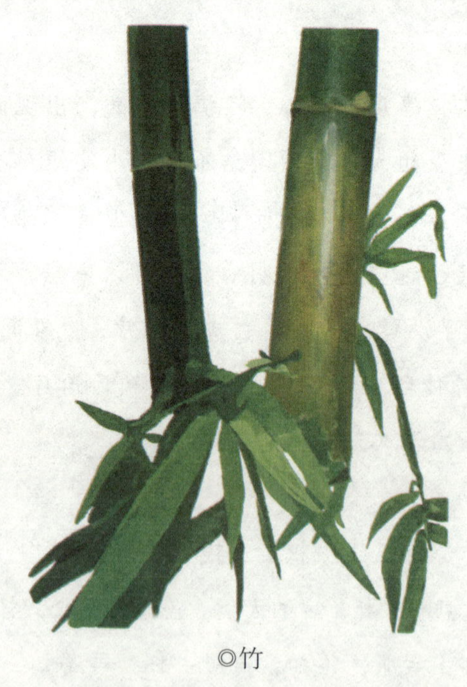

◎竹

【译解】

阳明温病，就是具有上条症状的中焦温病，但还没有出现脏实的症状，只见热盛不退，脉象浮数而时一停止，这是热邪稽留中焦不解，阴气耗伤的表现。治疗应该着重清泄邪热、保护津液为主，故用辛凉清热护阴的减味竹叶石膏汤治疗。

减味竹叶石膏汤（辛凉合甘寒法）

竹叶五钱　石膏八钱　麦冬六钱　甘草三钱

水八杯，煮取三杯，一时服一杯，约三时令尽。

【原文】

阳明温病，诸症悉有而微，脉不浮者，小承气汤微和[①]之。（3）

【注释】

①微和：并非和解法，是比较峻下法大承气汤的一个轻证的攻下法。

【译解】

阳明温病，出现第 1 条各种症状，并有脏实证。但症状都比较轻微，脉象不浮而是沉数，这是热邪结于阳明腑气失却通畅的缘故，应该采用小承气汤微和胃气的下法，以清泄阳明，略通腑气，不要用峻下的攻法。

小承气汤方（苦辛通法重剂）

大黄五钱　厚朴二钱　枳实一钱

水八杯，煮取三杯，先服一杯。得宿粪，止后服，不便，再服。

【原文】

阳明温病，汗多谵语[①]，舌苔老黄而干者，宜小承气汤。（4）

【注释】

①谵语：一般多为阳明实热，或温邪入于营血，邪入心包，扰乱神明，即出现神志不清、胡言乱语之证。此处指阳明实热证所致谵语。

【译解】

阳明温病，如果出汗多，谵语，舌苔呈老黄色而干燥的，适宜用小承气汤治疗。

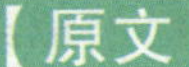

【原文】

阳明温病，无汗，小便不利，谵语者，先与牛黄丸。不大便，再与调胃承气汤。（5）

【译解】

阳明温病，一般是高热多汗的。由于高热多汗，津液耗伤，故见小便不利。现无汗而小便不利，说明热虽高而津液尚不受到

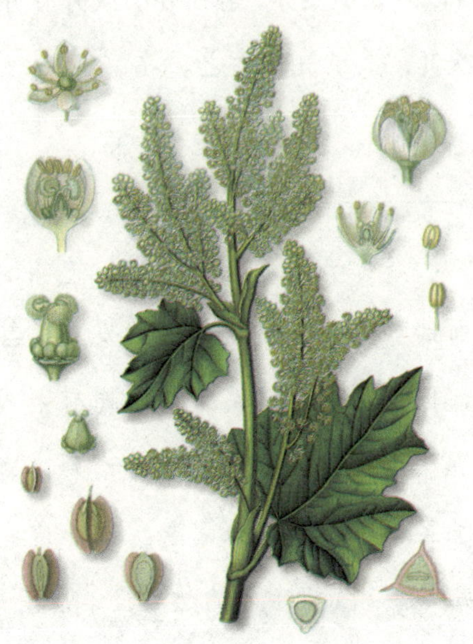

◎大黄

严重耗伤，也可以推测大便不一定硬实。谵语的出现，很可能是邪热转入心包所致，所以采取先用牛黄丸以清心开窍；如果服牛黄丸后，谵语仍然不除，大便也不下，根据这种情况分析，是属于阳明邪热胶着所致了。无汗，则体表之气不得疏散；大小便俱闭，则腑气失于疏通，所以必须用调胃承气汤，取芒硝的咸寒；大黄、甘草的甘苦寒，以泄热而调和胃腑之气。

【原文】

阳明温病，面目俱赤，肢厥，甚则通体皆厥，不瘛疭，但神昏，不大便七八日以外，小便赤，脉沉伏，或并脉亦厥，胸腹满坚，甚则拒按，喜凉饮者，大承气汤主之。（6）

【译解】

阳明温病，面部和眼白都红赤，四肢发冷，甚则全身寒冷现象。四肢不抽搐，但见神志昏迷，大便不通有七八天之多，小便颜色红赤。脉象沉伏，或者脉重按也不易诊到，这叫作“脉厥”。胸腹感到满硬，甚至怕手按腹，口渴喜凉饮。这些症状，都是温邪郁阻中焦、阳明实热、气机壅闭的热厥证，应用大承气汤治疗。

【原文】

阳明温病，纯利稀水无粪者，谓之热结旁流[1]，调胃承气汤主之。（7）

【注释】

①热结旁流：为阳明腑实证的一种。其特点是肠内有燥屎内结，但肠中水液可通过其缝隙下流，故可见下利纯臭稀水。

【译解】

阳明温病，如果大便泻出的全是稀水而无粪质的，称为热结旁流，用调胃承气汤治疗。

调胃承气汤方（热淫于内，治以咸寒，佐以甘苦法）

大黄三钱　生甘草二钱　芒硝五钱

上作一服，水二钟，煎至一钟，食前服。

【原文】

阳明温病，实热壅塞为哕者，下之。连声哕者，中焦；声断续，时微时甚者，属下焦。（8）

【译解】

阳明温病，由于胃中实热，气机壅滞，迫使胃气不得下降，胃气上逆发生呃逆，治疗上应当采取下法。里实得泄，则中焦热结自解，胃气得降，呃逆便消失了。一般地说，连声呃逆的属中焦胃，实证居多，用下降法。呃逆声时断时续、时轻时重的属下焦肾，多由肾虚不纳气所致，因逆气从下冲上，来路远，所以呃逆声时断时续。

【原文】

阳明温病，下利谵语，阳明脉实或滑疾者，小承气汤主之；脉不实者，牛黄丸主之，紫雪丹亦主之。（9）

【译解】

阳明温病，出现下利谵语，右手脉实或滑疾的，这是阳明内有邪实的表现，治疗应用小承气汤。如果脉象不实，这说明胃肠没有实结，腑气尚通，所出现的“谵语”不是由腑实引起，而是邪入心包所形成，因此应该用牛黄丸或紫雪丹清心开窍。

【原文】

温病，三焦俱急，大热大渴，舌燥，脉不浮而躁甚，舌色金黄，痰涎壅甚，不可单行承气者，承气合小陷胸汤主之。（10）

【译解】

温病邪热炽盛，已从上焦发展到中焦，并有延及下焦的趋势，所以称“三焦俱急”。症见身大热，口大渴，舌苔黄燥无津，脉象不浮而躁动得很厉害，这是热灼中焦，胃液被劫的现象。“痰涎壅

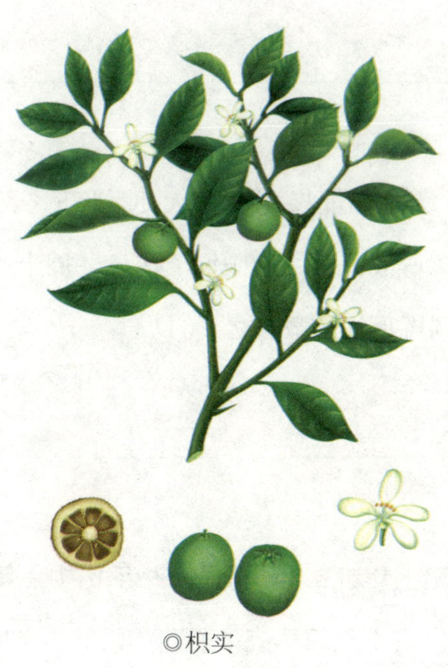

◎枳实

甚”，则是热迫上焦、肺失清肃、熬津为痰、壅滞肺络的结果。温邪既迫切上、中二焦，若不遏止，势必延及下焦而损及真阴。治法急宜太阴、阳明兼顾，化痰导下。一方面肃清肺邪，使肺气得降，以利化源；另一方面清泄阳明，使邪热得以下达。因此不能单独用承气汤，必须采取承气合小陷胸汤，上、中二焦兼治。

承气合小陷胸汤（苦辛寒法）

生大黄五钱　厚朴二钱　枳实二钱　半夏三钱　栝蒌三钱　黄连二钱

水八杯，煮取三杯，先服一杯，不下，再服一杯。得快利，止后服，不便，再服。

【原文】

阳明温病，无上焦证①，数日不大便，当下之，若其人阴素虚②，不可行承气者，增液汤主之。服增液汤已。周十二时③观之，若大便不下者，合调胃承气汤微和之。（11）

【注释】

①阳明温病，无上焦证：“阳明温病”系指中焦篇第一条的内容，“无上焦证”指没有上焦篇第三条所述症候。本条所述之证无表证，

纯属里证。②阴素虚：指该患者平素的体质偏于阴虚。③周十二时：以地支计时，每一时相当于现在2小时，十二时为24小时，24小时为一天，故称“周”。

【译解】

阳明温病，没有上焦症状，几天不大便，应当用下法治疗，如果病人素体阴液亏虚，不可以用承气汤，宜投增液汤治疗。服增液汤以后，观察24小时，假如仍然不解大便，可配合调胃承气汤轻下以调和胃气。

【原文】

阳明温病，下后汗出，当复其阴，益胃汤主之。（12）

【译解】

阳明温病，施用下法后，又见汗出，汗下后伤阴津，当复其阴津，采用益胃汤以益胃阴，因胃为后天之本，胃阴复则周身的阴液也可渐渐恢复。

益胃汤方（甘凉法）

沙参三钱　麦冬五钱　冰糖一钱　细生地黄五钱　玉竹一钱

五分，炒香

水五杯，煮取二杯，分两次服。渣再煮一杯服。

【原文】

下后无汗脉浮者，银翘汤主之：脉浮洪者，白虎汤主之：脉洪而芤者，白虎加人参汤主之。(13)

【译解】

温病下后，汗不出而脉见浮象，这是余邪郁于肌表的现象，应用银翘汤治疗。如果脉象浮洪的，即为阳明气热炽盛，当用白虎汤清热保津；若脉象浮洪而芤的，则是热盛气伤的表现，宜用白虎加人参汤清热益气，以免气阴两伤。

银翘汤方（辛凉合甘寒法）

金银花五钱　连翘三钱　竹叶二钱　生甘草一钱　麦冬四钱　细生地黄四钱

水煎服

【原文】

下后无汗，脉不浮而数，清燥汤主之。(14)

【译解】

温病用下法治疗后，没有汗出，脉象不浮而见数，这是里热未清、阴分已伤的表现，宜用清燥汤增液养阴、祛邪退热。

清燥汤方（甘凉法）

麦冬五钱　知母二钱　人中黄一钱五分　细生地黄五钱　玄参三钱

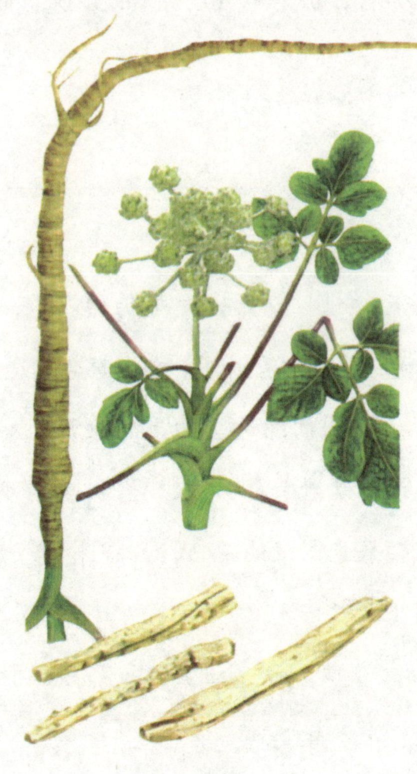

◎沙参

水八杯，煮取三杯，分三次服。

加减法：咳嗽胶痰，加沙参三钱，桑叶一钱五分，梨汁半酒杯，牡蛎三钱，牛蒡子三钱。

【原文】

下后数日，热不退，或退不尽，口燥咽干，舌苔干黑，或金黄色，脉沉而有力者，护胃承气汤微和之；脉沉而弱者，增液汤主之。（15）

【译解】

温病用下法后，过了几天，发热仍然不退，或者热虽退而不尽，并有口燥咽干，舌苔干燥而黑，或金黄色，这是下后阴液劫伤，余邪未尽，复聚于阳明的缘故。如果脉象沉而有力的，宜用轻下方法的护胃承气汤，既泄余邪，又护胃阴；如果脉象沉而弱的，说明阳明已无热结，只是阴液的耗伤，应该用增液汤以养阴退热。

护胃承气汤（苦甘法）

生大黄三钱　玄参三钱　细生地黄三钱　牡丹皮二钱　知母二钱　麦冬（连心）三钱

水五杯，煮取二杯，先服一杯。得结粪，止后服，不便，再服。

【原文】

阳明温病，下后二三日，下证复现①。脉不甚沉②，或沉而无力，止可与增液，不可与承气。（16）

【注释】

①下证复现：如十五条所例应下的症候又出现了。②脉不甚沉：脉象未表现出非常明显的沉象。

【译解】

阳明温病，运用攻下法后二三天，可用攻下的症候（适应证）又出现，如果脉象不太沉，或者脉象虽沉但按之无力，只可用增液汤治疗，不可使用承气汤。

【原文】

阳明温病，下之不通，其证有五：应下失下，正虚不能运药，不运药者死，新加黄龙汤主之；喘促不宁，痰涎壅滞，右寸实大，肺气不降者，宣白承气汤主之；左尺牢坚，小便赤痛，时烦渴甚，导赤承气汤主之；邪闭心包，神昏舌短，内窍不通，饮不解渴者，牛黄承气汤主之；津液不足，无水舟停者，间服增液，再不下者，增液承气汤主之。（17）

【译解】

阳明温病，用了攻下法而大便依然不通，它的原因和临床表现，可分为五个方面：

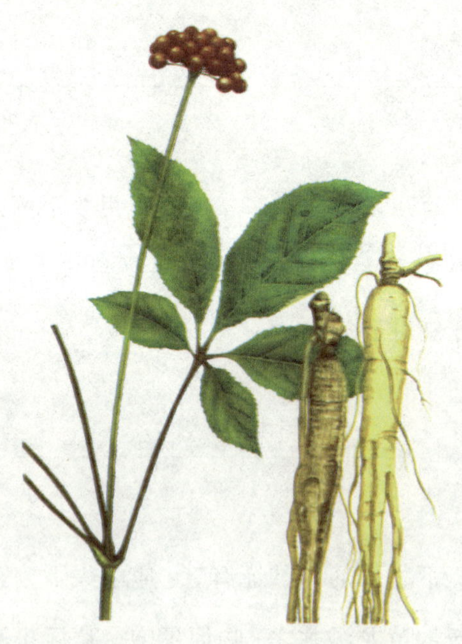

◎人参

第一，应该用下法治疗的阳明温病，由于没有及时用下法，以致正气被邪热所烁，形成正虚不能运化药力的局面，这种症情最为危险。救治的方法，只有用新加黄龙汤，着重在以人参补正；大黄逐邪；冬、地增液，使邪退而正气渐复。这个方法，叫作“邪正合治”。

第二，临床症状表现为呼吸喘息，坐卧不安，痰涎壅滞胸中，右寸脉象实大。它的病机有两个方面：①痰热壅结上焦，肺气不降。②阳明胃肠里实，腑气不通。因肺与大肠相为表里，肺气既失肃降，则大肠的传导功能自然受到影响。反过来说，腑气不通，肺气势必壅滞。治用宣白承气汤，以杏仁、石膏宣通肺气；以大黄逐肠胃之结滞。这个宣上通下的方法，叫作“脏腑合治”。

第三，由于小肠腑气不通，左尺脉搏出现牢坚的实象，小便色赤而有刺痛感，时觉烦热口渴，这是心火移于小肠的缘故。因心与小肠为表里，心火既下移小肠，而阳明的实热仍然结滞不去，所以用导赤散去木通、竹叶之淡渗，加连、柏的苦泄小肠；大黄、芒硝的通大肠。既泄小肠之热，又通阳明之结，这叫作“二肠同治”法。

第四，由于热邪内闭心包，出现神志迷糊，讲话好像舌短似的不能清楚，口渴而引饮不止，这是阳明邪热既灼心经，又耗肾液，症情有闭厥的危险，比前第5条“先与牛黄丸，再与调胃承气汤”的治例更为紧急，所以用牛黄丸开手少阴之闭，以承气急泻阳明，而救足少阴。肾阴的消烁，这叫作“两少阴合治”法。

第五，由于阳明气热烁津，津液枯耗，以致大便闭结不通，正如船舶无水不能行驶一样。治疗方法，可先用增液汤，目的在于滋养阴液，使大便通行；如果服增液汤后，而大便仍不排泄，就应该用增液承气汤，既养阴，又荡结，这是在同一腑中的“气血合治”。

增液承气汤方

玄参一两　麦冬八钱（连心）　细生地黄八钱　大黄三钱　芒硝一钱半

上药以水八杯，煮取三杯，先服一杯，不知再服。

【原文】

下后虚烦不眠，心中懊侬[1]，甚至反复颠倒[2]，栀子豉汤主之；若少气者，加甘草；若呕者，加姜汁。（18）

【注释】

①懊侬：心中郁闷烦乱，欲吐不吐，烦扰不宁。②反复颠倒：指郁闷烦乱、坐卧不宁的表现。

【译解】

使用攻下法后，出现心烦不能入眠，甚至可见郁闷烦乱，坐卧不宁，用栀子豉汤治疗；如果兼气短的加甘草；如伴有呕吐的加生姜汁。

【原文】

阳明温病，干呕①口苦②而渴③，尚未可下者，黄连黄芩汤主之。不渴而舌滑者属湿温。（19）

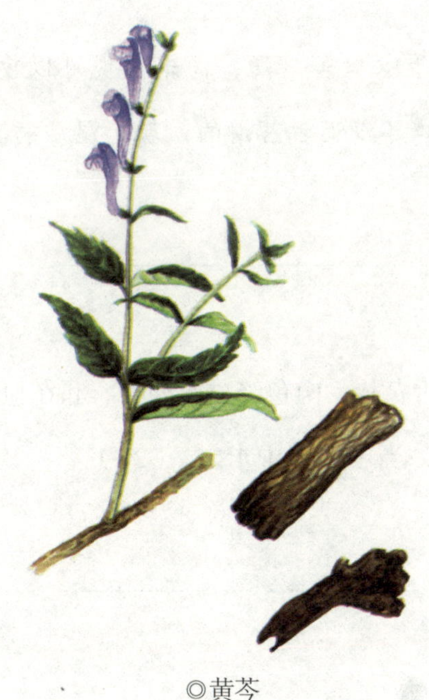

◎黄芩

【注释】

①干呕：语原出《金匮要略·呕吐哕下利病脉证治》。《医学入门》："干呕……呕则无所出。"或为胃寒，或因胃热，或因肝胆之热，总以气逆而致。②口苦：本属少阳证，为肝胆热蒸而致。本文泛指内热。③渴：指口渴。为气分热的主证，与邪热灼伤津液有关。但湿郁气分，津气不化，虽热而不口渴，其兼证为舌苔滑腻，要注意鉴别。

【译解】

阳明温病，干呕口苦口渴，尚未出现可以攻下的症候，用黄连黄芩汤治疗。口不渴而舌苔滑的，属于湿温病。

【原文】

阳明温病，舌黄燥，肉色绛，不渴者，邪在血分，清营汤主之：若滑者不可与也，当于湿温中求之。（20）

【译解】

阳明温病，出现舌苔黄燥，舌质深红，这是温邪传入营分、血分。由于温邪深入气分，所以苔黄而燥；已入血分，所以舌质深红。更由于邪入血分，逼迫阴气外出，上润于口，所以口反不渴。治疗当用清营汤以清营分和血分的邪热；如果舌苔白滑、灰滑或淡黄，口也不渴的，那是湿气蒸腾的现象，清营汤不能随便用，当从湿温的方法去治疗。

【原文】

阳明斑者，化斑汤主之。（21）

【译解】

温邪发斑，这是由于阳明热毒炽盛、迫灼营血、郁而外泄于肌肤的结果。治疗应用化斑汤，目的在于清泄阳明气热、清解血分热毒。

化斑汤方

石膏一两　知母四钱　生甘草三钱　玄参三钱　犀角二钱　白粳米一合

水煎服。犀角以水牛角代替。

【原文】

阳明温病，下后疹[①]续出者，银翘散去豆豉，加细生地大青叶元参丹皮汤主之。（22）

【注释】

①疹：与上条所述之斑相对应，均为皮肤损害，二者常相伴出现。疹的形态：点小如粟米，高出皮肤之上，抚之碍手，压之退色，消退后脱屑。

【译解】

阳明温病，使用下法后有红色的疹子陆续从肌表发出，当用银翘散去豆豉，加细生地黄、大青叶、玄参、牡丹皮汤治疗。

【原文】

斑疹，用升提则衄，或厥，或呛咳，或昏痉，用壅补则瞀乱。（23）

【译解】

斑疹外发，是温邪从血络而外达于肌表的表现，治疗只宜用轻宣凉透，不能用辛温或升提的药物。如果误用柴胡、升麻等药，有升提而无凉透，会使温邪夹血上循清道而出鼻血；或者阳升太过，使阴阳发生脱离，而出现突然的昏厥；或者温邪被升提而上烁肺金，发生咳呛；甚或把热邪迫入手厥阴和足厥阴两经，而出现神昏抽搐等严重症候。至于误用滋补药，更会使邪无出路，从血分直窜于心而发生昏乱现象。这些对温热斑疹治疗上的禁忌，都应该特别注意。

【原文】

斑疹，阳明证悉具，外出不快，内壅特甚者，调胃承气汤微和之；得通则已，不可令大泄，大泄则内陷。（24）

【译解】

温热病发现斑疹，阳明证的症状也已具备，但斑疹透发不快，里实证却比较显著，这是由于里气壅滞、导致表气不开的缘故，应该用调胃承气汤缓下里实，腑气一通，斑疹也能畅透，但不要过下，大便一通即停止；如果大泻，会使正气受伤，斑疹不但不出，反而内陷，出现神昏谵语等恶候。

【原文】

阳明温毒发痘[①]者，如斑疹法，随其所在而攻之。（25）

【注释】

①痘：其所指病理范畴较大，烈性传染病天花是其中一种。

【译解】

温毒之邪，入阳明而发痘疮，临床上虽不多见，但也有这样例子，治疗可根据斑疹的方法来处理。痘发过多，说明温毒太重；痘发过少，为外透不彻；色泽紫黑暗滞，为毒邪深重，多险恶；红活鲜泽，为毒邪轻浅，多顺利。如症候表现偏于卫气分的，脉见浮象，宜用银翘散去豆豉加生地黄、玄参、金汁、人中黄等以宣卫清气解毒；偏于血分的，可用化斑汤凉血解毒；小便短赤的加黄芩、黄连；脉沉里实的，可斟酌病情，适当地采用承气法。

【原文】

阳明温毒，杨梅疮[①]者，以上法随其所偏而调之，重加败毒，兼与利湿。（26）

【注释】

①杨梅疮：夫杨梅疮者，以其形似杨梅；又名时疮，因时气乖变，邪气凑袭；又名绵花疮，自期绵绵难绝。有此三者之称，总由湿热邪火之化（《外科正宗·卷三》）。

【译解】

温毒病症，病邪传入阳明而发生杨梅疮的，可采用以上所述的外治法，根据病邪的轻重及部位不同分别施治。治疗中要注意加重败毒，并兼用利湿的药物。

【原文】

阳明温病，不甚渴，腹不满，无汗，小便不利，心中懊侬者，必发黄。黄者，栀子柏皮汤主之。(27)

【译解】

阳明温病，口渴不甚，腹部也不胀满，汗不出，小便不通畅，心里烦扰不宁，这是湿热之邪郁于中焦的现象，如不及时治疗，

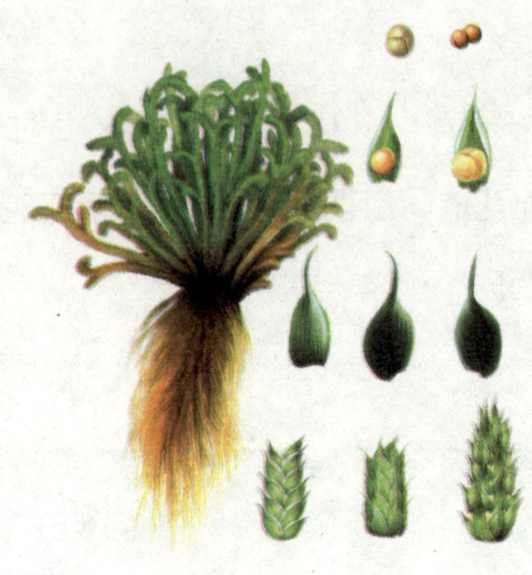

◎卷柏

多发黄疸。出现了黄疸，应该用栀子柏皮汤以清利湿热。

栀子柏皮汤方

栀子五钱　生甘草三钱　黄柏五钱

水五杯，煮取二杯，分二次服。

【原文】

阳明温病，无汗，或但头汗出，身无汗，渴欲饮水，腹满、舌燥黄，小便不利者；必发黄，茵陈蒿汤主之。（28）

【译解】

阳明温病，汗不出，或只头部汗出而身上没有汗，口渴喜饮水，腹部胀满，舌苔燥黄，小便不畅利，这是湿热郁结在阳明而成里实、腑气不通、湿热不解的表现。在这种情况下，势必发生黄疸，治疗用茵陈蒿汤，泄里实而清利湿热。

茵陈蒿汤方

茵陈六钱　栀子三钱　生大黄三钱

上三味，以水一斗二升，先煮茵陈，减六升，内二味，煮取三升，去滓，分三服。现代用法：水煎服。

【原文】

阳明温病，无汗，实证未剧[①]，不可下。小便不利者，甘苦合化[②]，冬地三黄汤主之。（29）

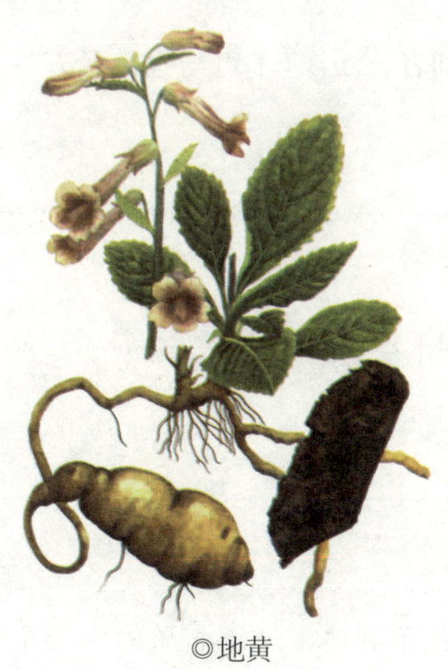

◎地黄

【注释】

①实证未剧：指阳明腑实证尚未形成。②甘苦合化：甘能和缓补益滋养，苦能燥湿清热，合而滋润清热。

【译解】

阳明温病，无汗出，里实症候还不显著，不可以用攻下法治疗。小便不利的，用甘苦合化法，以冬地三黄汤治疗。

【原文】

温病小便不利者，淡渗[①]不可与也，忌五苓、八正辈[②]。（30）

【注释】

①淡渗：指淡渗利水祛湿的药物。②辈：一类或一组的意思。

【译解】

温病出现小便不利的，淡渗利尿的方药不可使用，忌用五苓散、八正散之类的方剂。

【原文】

温病燥热，欲解燥者，先滋其干，不可纯用苦寒也，服之反燥甚。（31）

【译解】

温病多有燥热的症状，这是因为热烁阴津的缘故。如果要解除燥热的症状，首先必须滋润将耗灼的津液，不可单纯使用苦寒的药物以清热，因苦寒药虽能降火泄热，但过用则容易化燥，反使燥热症状更加严重。

【原文】

阳明温病，下后热退，不可即食，食者必复。周十二时后，缓缓与食，先取清者，勿令饱，饱则必复，复必重也。（32）

【译解】

阳明温病，用下法治疗后，发热虽退，但不可立即进食。因发热虽退而余邪未尽，如果骤然进食，势必助长未尽的病邪而引起再度发热，这叫作“食复”。所以最好在热退十二个时辰（一昼夜）以后，缓缓给予饮食，并且也只能从清稀而容易消化的食物吃起，又不可吃得太饱，太饱也要引起“食复”的。如果造成食复病，由于病人正气已虚，所以病情往往要比原来的更加严重。

【原文】

阳明温病，下后脉静，身不热，舌上津回，十数日不大便，可与益胃、增液辈，断不可再与承气也。下后舌苔未尽退，口微渴，面微赤，脉微数，身微热，日浅者亦与增液辈；日深舌微干者，属下焦复脉法也，勿轻与承气。轻与者，肺燥而咳，脾滑而泄，热反不除，渴反甚也，百日死。（33）

【译解】

阳明温病，用下法治疗后，脉象转为平静，发热已退，舌上的津液也回复。但因前阶段的发热和用泻下之法，阴液总有些损耗，所以出现十多日不大便的情况，这时只宜用益胃散、增液汤等方剂，以充实阴液，则大便自然通顺，断不可再用承气汤攻下。如果初次用下法治疗后，舌苔没有全退，且有轻微口渴，面部微红，脉象微数，周身微有发热，这是余邪未尽的缘故，可以分两方面进行治疗：①病程浅的，宜用增液汤之类以滋养阴液、扶正祛邪以达到病愈的目的。②病程深的，舌上津液渐见干燥，证属下焦，应用加减复脉汤治疗。在以上两种情况下，都不能认为不大便而轻率地再用承气汤。由于大病初复，阴液已耗，如果仍用承气汤攻下，势必一再损伤胃阴，导致津干肺燥而诱发咳呛；攻下的同时也损伤脾气，导致脾虚泄泻，发热和口渴加甚。迁延日久，严重的会因阴液枯竭而引起死亡。

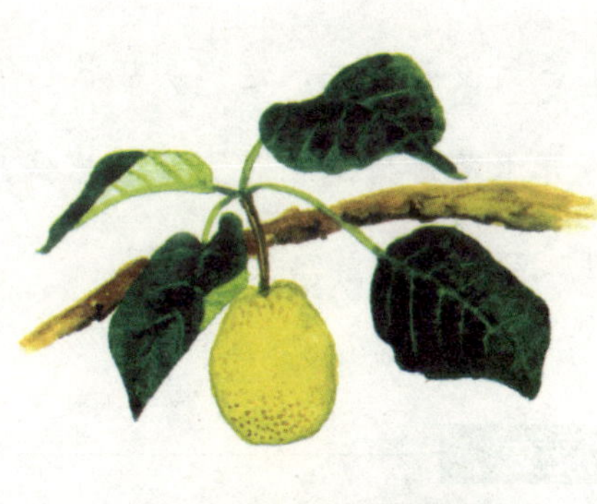

【原文】

阳明温病，渴甚者，雪梨浆沃之。（34）

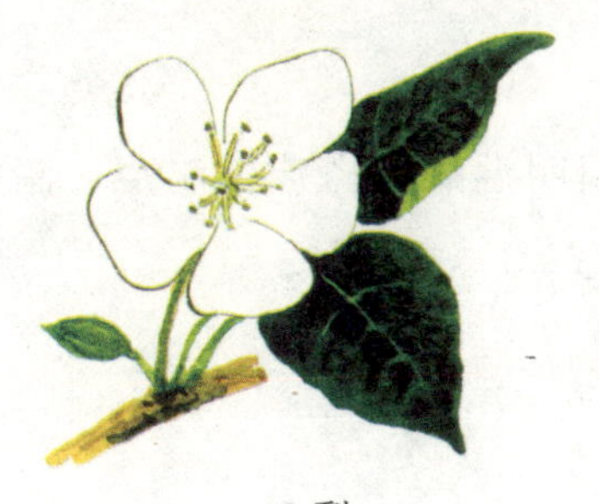

◎梨

【译解】

阳明温病，口渴得

很厉害，这是胃阴不足的表现，雪梨性味甘凉，有滋养胃阴的作用，所以经常饮服雪梨浆汁，能治疗阳明温病口渴较甚之证。

【原文】

阳明温病，下后微热，舌苔不退者，薄荷末拭之。（35）

【译解】

阳明温病用下法治疗后，尚有轻微发热，而无其他征象，仅舌上苔垢没有退去，这说明症状已很轻微，无须内服药治疗，只用冷开水蘸薄荷末在舌上轻轻抹拭，一日三至五次，即可。因薄荷性味辛凉，有解热生津作用。

【原文】

阳明温病，斑疹，温痘，温疮，温毒，发黄，神昏谵语者，安宫牛黄丸主之。（36）

【译解】

阳明温病，无论是斑疹、温痘、温疮、温毒、黄疸，凡是出现神志昏迷和语无伦次的，都可用安宫牛黄丸治疗。

【原文】

风温、温热、温疫、温毒、冬温之在中焦，阳明病居多；湿温之在中焦，太阴病居多；暑温则各半也。（37）

【译解】

风温、温热、温疫、温毒、冬温等疾病的中焦病症，以阳明胃的病变为主；湿温病的中焦病症，则以太阴脾的病变为主；暑温病的中焦病症，多为脾胃同病。

暑温　伏暑

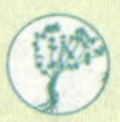

【原文】

脉洪滑，面赤身热，头晕，不恶寒，但恶热，舌上黄，滑苔，渴欲凉饮，饮不解渴，得水则呕，按之胸下痛，小便短，大便闭者，阳明暑温，水结在胸也。小陷胸汤加枳实主之。（38）

【译解】

病者出现脉洪滑，面发红，身发热，头眩晕，不怕冷，但怕热，舌苔黄滑，口渴想喝凉水，喝了以后，不但口渴不解，反而发生呕吐，在胸部下方有压痛，小便短少，大便秘结，这是中焦阳明暑温水与邪结在胸胁的症候。从上述这些症状来分析，“脉洪面赤，身热，不恶寒，但恶热”，说明病已不在上焦。“得水则呕，按之胸下痛”，说明这不是一般的阳明温病，而是中焦阳明暑温兼水结

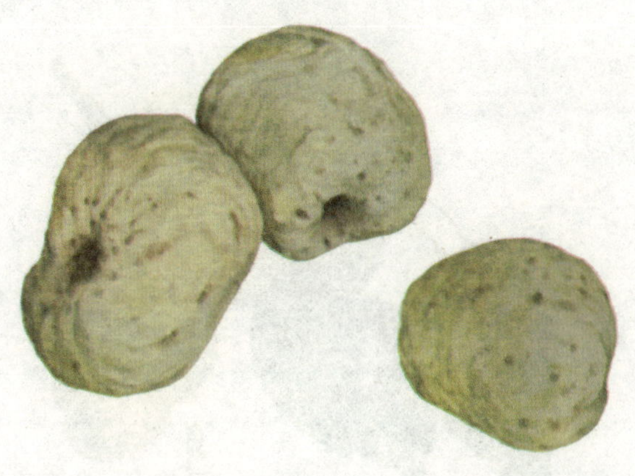

◎半夏

在胸之证。因为暑气兼有湿和热，热甚则口渴欲凉饮，湿郁中焦则水不下行，所以水入则上逆作呕；胃气不下降，因而便秘。

小陷胸加枳实汤方（苦辛寒法）

黄连二钱　栝蒌三钱　枳实二钱　半夏五钱

急流水五杯，煮取二杯，分二次服。

【原文】

阳明暑温，脉滑数，不食，不饥，不便，浊痰凝聚，心下痞者，半夏泻心汤去人参、干姜、大枣、甘草加枳实、杏仁主之。（39）

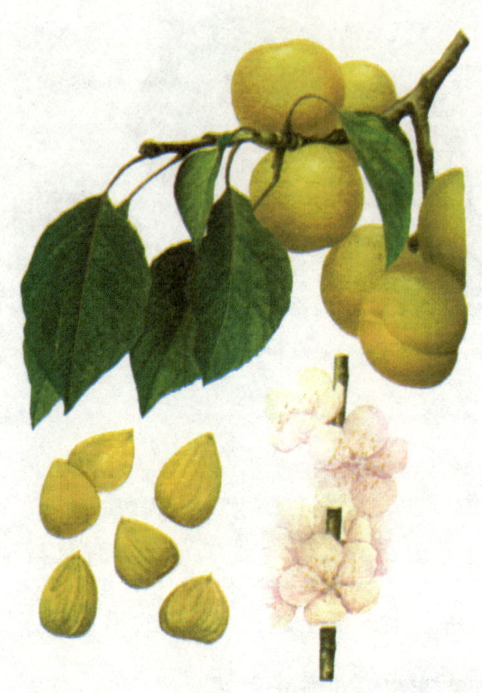

◎杏仁

【译解】

阳明暑温，症见脉象滑数，不能进食，不觉饥饿，也不大便的，这是浊痰与湿热互结于心下所成的痞证。治疗用半夏泻心汤去人参、干姜、大枣、甘草加枳实、杏仁。

【原文】

阳明暑温，湿气已化[①]，热结[②]独存，口燥咽干，渴欲饮水，面目俱赤，舌燥黄，脉沉实者，小承气汤各等分下之。(40)

【注释】

①湿气已化：暑为热邪，必夹湿邪。可能有以下三种原因：一则湿气较少，二则人的体质燥化多火，三则经过化湿治疗，湿气得以化解。②热结：中焦阳明之热统称为气分大热，但气分大热又分为白虎汤证和承气汤之便燥热结之证两种情况，气分大热之形成胃家实之证则称之为热结。

【译解】

阳明暑温，湿邪已逐渐化燥，只有胃肠道热结尚存，出现口中干燥、咽喉发干、口渴想喝水、颜面目睛红赤、舌苔干燥而色黄、脉沉实等症状，可用小承气汤攻下，但方中三味药的分量应相等。

【原文】

暑温蔓延三焦，舌滑微黄，邪在气分者，三石汤主之；邪气

久留，舌绛苔少，热搏血分者，加味清宫汤主之；神识不清，热闭内窍者，先与紫雪丹，再与清宫汤。（41）

【译解】

暑温的邪热蔓延到上、中、下三焦的时候，可以出现不同的症状。如果舌苔滑而微黄，是邪在三焦的气分，可以用三石汤治疗。因三石汤的主要作用是清宣肺气，肺主一身之气，一身之气能够宣化，则暑热夹湿之邪也随着宣化了。如果邪热羁留在三焦的时间较长，而出现舌绛少苔，这是热聚血分的征象，应该用加味清宫汤治疗。因本方有清泄膻中热邪的作用，膻中为心的宫城，心主血脉，心火清则血分热邪也得解除。如果患者神志昏迷，这是暑邪闭塞内窍之故，应先用紫雪丹开窍清热，然后再用加味清宫汤清血分的余热。

三石汤方

飞滑石三钱　生石膏五钱　寒水石三钱　杏仁三钱　竹茹二钱　白通草二钱　金银花三钱（花露更妙）　金汁一酒杯（冲）

水五杯，煮成二杯，分二次服。

【原文】

暑温伏暑，三焦均受[①]，舌灰白。胸痞闷，潮热[②]呕恶，烦渴

自利，汗出溺短者，杏仁滑石汤主之。（42）

【注释】

①三焦均受：指邪气散漫，三焦病症均见。②潮热：证名，见《伤寒论》。指发热如潮汛而有定时，有虚、实之别。实证潮热，热退不清，每至日晡时（下午15-17时）热势增高，故又称日晡所发潮热，常兼见大便不通，是阳明里实热证得热型之一。虚证潮热，以阴虚和血虚者为多，常在午后或夜间发热，一般在早晨热能退清，伴见汗出乏力，脉细数等症，可见于久病及多种慢性虚弱疾患。此处指前者。

【译解】

暑温和伏暑病，病邪已经侵犯到了上、中、下三焦，出现舌苔灰白，胸脘痞塞胀闷，下午发热显著，恶心呕吐，烦躁口渴，大便溏泄，全身出汗，小便短少等症状，用杏仁滑石汤治疗。

杏仁滑石汤方（苦辛寒法）

杏仁三钱　滑石三钱　黄芩二钱　橘红一钱半　黄连一钱　郁金二钱　通草一钱　厚朴二钱　半夏三钱

水八杯，煮取三杯，分三次服。

寒湿

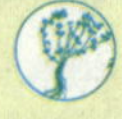

【原文】

湿之入中焦，有寒湿，有热湿，有自表传来，有水谷内蕴，有内外相合。其中伤也，有伤脾阳，有伤脾阴，有伤胃阳，有伤胃阴，有两伤脾胃。伤脾胃之阳者，十常八九；伤脾胃之阴者，十居一二。彼此混淆，治不中窾，遗患无穷，临证细推，不可泛论。（43）

【译解】

湿邪侵入中焦，有寒湿，也有湿热。寒湿是湿与寒水之气相搏，水、湿本同一源，最易相合。湿热是在长夏季节，盛热熏蒸、湿气流行之时，感受湿邪，郁久生热所致。湿邪从肌表侵入的，属外湿；从体内水湿蕴蒸而来的，属内湿；也有内湿和外湿交混感受的。不论外湿或内湿，都可使脾胃的阴阳受到损害。如损伤脾阳，可产生运化不健，中脘痞满，泄泻腹痛；损伤脾阴，可产生舌苔先灰滑而后黄燥，大便燥结；损伤胃阳，可产生呕逆不食，膈胀胸痛；损伤胃阴，则产生口渴不饥。如果脾胃两伤，则出现既有脾证，又有胃证。其中伤害脾胃阳气的，占十之八九；伤害脾胃阴气的，占十之一二。这是因为湿是阴邪，多伤人体阳气之故。至于治疗，必须审定邪在哪一经或哪一脏？并仔细分析兼寒兼热、在气分或血分，从而制定出辛凉、辛温、甘温、苦温及淡渗、苦泄等治法。如果临床辨证时，把脾湿、胃湿、寒湿、湿热混杂不清，那么治疗方法也就不对，会发生肿胀、黄疸、洞泄、衄血、便血等证。所以在临证时必须详细分析，不可草率地或笼统地论治。

【原文】

足太阴寒湿，痞结，胸满，不饥，不食，半苓汤主之。(44)

【译解】

寒湿留滞足太阴经，症见胸膈痞满，不知饥饿，不欲进食，这是湿邪郁遏脾阳，脾气不行，影响胃的纳食功能，应该用半苓

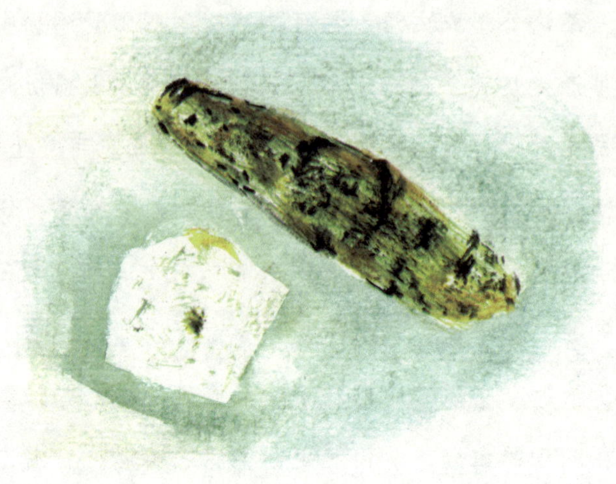

◎茯苓

汤治疗。

半苓汤方（苦辛淡渗法）

半夏五钱　茯苓块五钱　川黄连一钱　厚朴三钱　通草八钱（煎汤，煮前药）

水十二杯，煮通草成八杯，再入余药煮成三杯，分三次服。

【原文】

足太阴寒湿，腹胀，小便不利，大便溏而不爽，若欲滞下者，四苓加厚朴秦皮汤主之，五苓散亦主之。（45）

【译解】

足太阴寒湿证，可出现腹胀，小便不利，大便溏薄而不爽快，好像有里急后重的感觉，这是肝热夹脾湿，脾气不运，膀胱之气不化所致，可用四苓加厚朴秦皮汤治疗。因四苓散原方有辛淡渗湿作用，并使膀胱气化下行而湿随尿出。加厚朴以消胀，秦皮以清肝。如果肝气不热，无“大便溏而不爽”的症状，则不用秦皮，或者用五苓散以通利三焦而行膀胱之气。

四苓加厚朴秦皮汤方（苦温淡法）

茅术三钱　厚朴三钱　茯苓块五钱　猪苓四钱　秦皮二

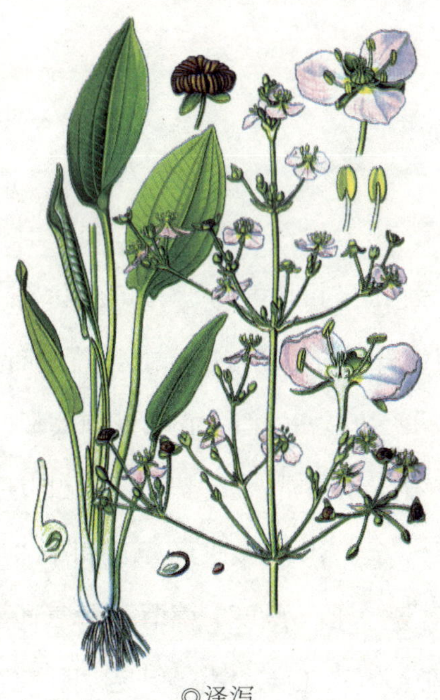

◎泽泻

钱　泽泻四钱

水八杯，煮成八分三杯，分三次服。

五苓散（甘温淡法）

猪苓一两　赤术一两　茯苓一两　泽泻一两六钱　桂枝五钱

共为细末，百沸汤和服三钱，日三服。

【原文】

足太阴寒湿，四肢乍冷，自利，目黄①，舌白滑②，甚则灰，神倦不语③，邪阻脾窍④，舌謇语重⑤，四苓加木瓜草果厚朴汤主之。（46）

【注释】

①目黄：下文作者自注“目睛黄也”。指黄疸发黄，即目之白睛黄染。②舌白滑：此指舌苔而言，寒湿盛，故舌苔白而滑。③神倦不语：下文自注“神昏”。乃湿浊太盛，心阳受到蒙蔽，故精神倦怠，不欲多言，甚则蒙闭心窍而神昏。④脾窍：下文自注“在舌”。叶氏医案“经言脾窍在舌”。《素问·金匮真言论》谓：“开窍于口，藏精于脾，故病在舌本。”《灵枢·脉度》篇谓：“脾气通于口，脾和则口能知五谷矣。”故脾窍为口，心窍为舌。但足太阴脾经连舌本，散舌下，

以及上文之“知五谷”乃舌之功能。故脾与舌有联系。⑤舌謇语重：舌头不灵活而语言不流利，因湿浊所致，故声音重浊。

【译解】

寒湿侵犯足太阴脾，四肢有时发冷，大便稀薄而次数增多，眼白发黄，舌苔色白而滑润，甚至为灰色，精神倦怠，不想说话，病邪阻碍于脾所开窍的口，语言謇涩而重浊，用四苓加木瓜草果厚朴汤治疗。

【原文】

足太阴寒湿，舌灰滑，中焦滞痞，草果茵陈汤主之。面目俱黄，四肢常厥者，茵陈四逆汤主之。（47）

【译解】

足太阴寒湿证，出现舌苔灰滑，自觉脘腹胀满不舒服，这是属于湿遏脾阳，须防发黄，应以温通开窍的草果茵陈汤治疗。如果面色及眼白已经发黄，四肢时时厥冷的，这属于寒湿内滞，阳气不振，非上方所能胜任，应用茵陈四逆汤治疗。

草果茵陈汤方（苦辛温法）

草果一钱　茵陈三钱　茯苓皮三钱　厚朴二钱　广皮一钱五分　猪苓二钱　大腹皮二钱　泽泻一钱五分

水五杯，煮取二杯，分二次服。

【原文】

足太阴寒湿，舌白滑，甚则灰，脉迟，不食。不寐。大便窒塞[①]，浊阴凝聚，阳伤腹痛[②]，痛甚则肢逆[③]，椒附白通汤主之。（48）

【注释】

①大便窒塞：大便不通。②阳伤腹痛：阴湿秽浊凝聚中焦，阳气损伤，阳气为阴邪所困，不通则痛。③肢逆：四肢逆冷。

【译解】

寒湿侵犯足太阴脾，舌苔色白而滑润，甚至呈灰色，脉象迟缓，不思进食，夜难入睡，大便闭结不通，这是因为寒湿浊阴凝聚于中焦，阳气受损则腹痛，如果疼痛剧烈会出现四肢冰冷，用椒附白通汤治疗。

椒附白通汤方

生附子三钱（炒黑） 川椒二钱（炒黑） 淡干姜二钱 葱白三茎，猪胆汁（去渣后调入）半烧酒杯。

上水五杯，煮成二杯，分二次凉服。

【原文】

阳明寒湿，舌白腐，肛坠痛，便不爽，不喜食，附子理中汤去甘草加广皮厚朴汤主之。（49）

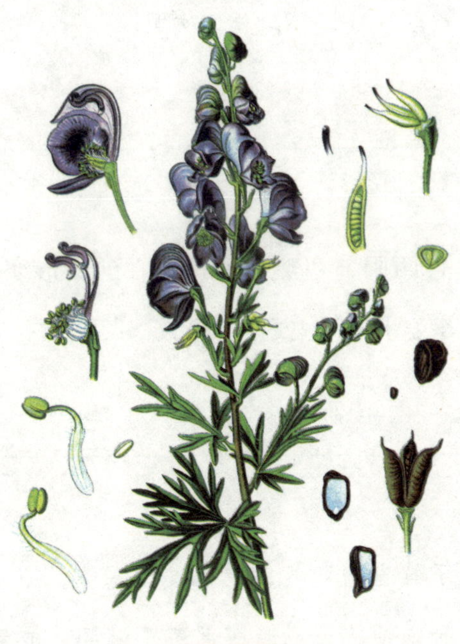

◎附子

【译解】

阳明寒湿证，出现舌苔白腐，肛门有重坠疼痛的感觉，大便不爽快，食欲也不好，这是由于胃受寒湿所伤的缘故（所谓“九窍不和，皆属胃病”），可用附子理中汤去甘草加广皮厚朴汤治疗。

附子理中汤去甘草加厚朴广皮汤方（辛甘兼苦法）

生茅术三钱　人参一钱五分　炮干姜一钱五分　厚朴二钱　广皮一钱五分　生附子一钱五分（炮黑）

水五杯，煮取八分二杯，分二次服。

【原文】

寒湿伤脾胃两阳，寒热，不饥，吞酸，形寒，或脘中痞闷，或酒客湿聚，苓姜术桂汤主之。（50）

【译解】

寒湿损伤了脾胃的阳气，就可发生寒热，不知饥饿，胃中酸水上泛，肢体时觉怕冷，或者脘部感觉满闷，或素来嗜酒而有湿邪内聚的，均可用苓姜术桂汤治疗。

苓姜术桂汤方（苦辛温法）

茯苓块五钱　生姜三钱　炒白术三钱　桂枝三钱

水五杯，煮取八分二杯，分温再服

【原文】

湿伤脾胃两阳，既吐且利，寒热身痛，或不寒热，但腹中痛，名曰霍乱。寒多①，不欲饮水者，理中汤主之。热多②，欲饮水者，五苓散主之。吐利汗出，发热恶寒，四肢拘急，手足厥逆，四逆汤主之。吐利止而身痛不休者，宜桂枝汤小和之。（51）

【注释】

①寒多：霍乱有寒热之辨。寒霍乱又称寒气霍乱，多因阳气素虚，内伤生冷，外感寒湿所致。症见上吐下泻，吐利清水，或如米泔水，不甚秽臭，腹痛轻微，恶寒，四肢清冷，口唇及指甲青紫，脉沉紧或沉伏。②热多：热霍乱又称热气霍乱；多因饮食厚味所伤，或外感暑热，湿热、秽臭郁遏中焦所致。症见腹中绞痛，呕吐泄泻，泻下热臭，胸闷，心烦，发热，口渴，小便黄赤，舌苔黄腻，脉洪数或沉数。本条原文以欲饮水否来辨寒热，即由口渴否而别，为概括语。以上所列证候可做临床参考。

【译解】

湿邪损伤了脾胃的阳气，既呕吐又腹泻，恶寒发热，身体疼痛，或者没有恶寒发热，仅见有腹中疼痛，这种病症称为霍乱。寒象比较明显，不想喝水的，用理中汤治疗。发热比较明显，口渴想饮水的，用五苓散治疗。症见呕吐、腹泻交作，身有汗出，发热恶寒，四肢拘挛不能伸展，手足发冷的，用四逆汤治疗。如果呕吐、腹泻已停止，但身体疼痛未好转的。宜用桂枝汤调和营卫。

理中汤方（甘热微苦法）

人参三两　干姜三两　甘草（炙）三两　白术三两

用水八升，煮取三升，去滓，温服一升，日一次。服汤后，如食顷，饮热粥一升许，微自温，勿发揭衣被。

【原文】

霍乱兼转筋者，五苓散加防己桂枝薏仁主之；寒甚脉紧者，再加附子。（52）

【译解】

霍乱而并见四肢筋脉拘急掣痛的，这是筋脉为寒湿抟结所致，可用五苓散加防己、桂枝、薏苡仁治疗。如果里寒严重而脉紧的，再加附子辛热温中，以发挥舒展筋脉的作用。

五苓散加防己桂枝薏仁方

即于前五苓散内加防己一两，桂枝一两半，薏苡仁二两。寒甚者加附子大者一枚。杵为细末，每服五钱，百沸汤和，日三，剧者日三夜一，得卧，则勿再令服。

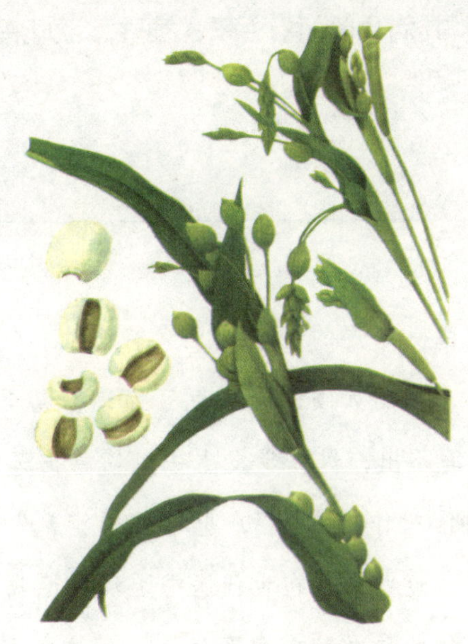

◎薏仁

【原文】

卒中寒湿，内夹秽浊，眩冒欲绝，腹中绞痛，脉沉紧而迟，甚则伏，欲吐不得吐，欲利不得利，甚则转筋，四肢欲厥，俗名“发痧”，又名“干霍乱”①。转筋者，俗名“转筋火”，古方书不载。蜀椒救

中汤主之，九痛丸亦可服。语乱者，先服至宝丹，再与汤药。(53)

【注释】

①干霍乱：作为病名，最早出自《诸病源候论·霍乱病诸候》，又名“绞肠痧”，其病症险重；头晕，神昏，欲吐泻而反不能，腹中绞痛剧烈。

【译解】

中焦突然遭受寒湿的侵袭，且夹有秽浊邪气，常可发生严重的眩晕和昏冒，腹痛如绞，脉象沉紧而迟，甚至脉伏。病人想吐不得吐，要泻泻不出，进一步发生手足筋急拘挛，四肢逐渐发冷。这种症状，通俗叫作“发痧”，也叫“干霍乱”。有转筋现象的，俗称“转筋火”。这些名称在古代医书上没有记载。至于药物治疗，因蜀椒救中汤和九痛丸都有急驱浊阴、温中救阳的作用，因此均可采用。如出现语无伦次的，是由于邪犯心主所致，应先用至宝丹驱心包的邪，然后再服上述汤药。

蜀椒救中汤方（苦辛通法）

蜀椒（炒出汗）三钱　淡干姜四钱　厚朴三钱　槟榔二钱　广皮二钱

加水五杯，煮取二杯，分二次服。

湿温（附：疟、痢、疸、痹）

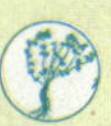

【原文】

湿热上焦未清，里虚内陷[1]，神识如蒙，舌滑脉缓[2]，人参泻心汤加白芍主之。（54）

【注释】

①内陷：指湿温之邪入里。一则由表入里，即由上焦入中焦。此与逆传心包不同。②舌滑脉缓：指舌苔滑腻。脉象缓慢，皆为湿停于里之证。

【译解】

湿热病邪在上焦未能清化，若病人正气亏虚，湿热就会内陷，出现神志昏蒙、舌滑、脉缓等表现，用人参泻心汤加白芍治疗。

人参泻心汤方（苦辛寒兼甘法）

人参、干姜白芍各二钱　黄连、黄芩各一钱七分　枳实一钱

水煎分三次温服，成人常用剂量五剂

【原文】

湿热受自口鼻，由募原直走中道，不饥不食，机窍不灵，三香汤主之。(55)

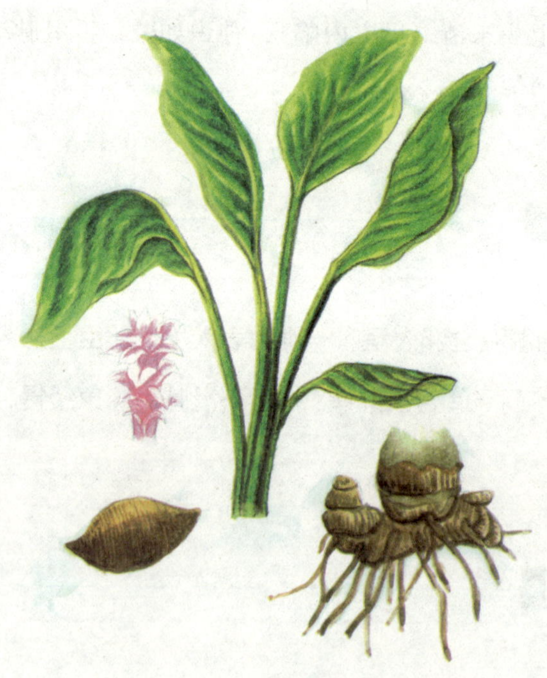

◎郁金

【译解】

湿热之邪从口鼻侵入，经过膈膜而达到中焦，出现不知饥饿，不想饮食，四肢关节和九窍觉得不很灵活和灵通，这是邪从上焦刚入中焦，病机尚浅，症状也较轻，所以用三香汤治疗。化浊开郁，使湿热仍从上焦宣散。

三香汤方（微苦微辛微寒兼芳香法）

栝蒌皮三钱　桔梗三钱　黑山栀二钱　枳壳二钱　郁金二钱　香豉二钱　降香末三钱

水五杯，煮取二杯，分二次服。

【原文】

吸受秽湿，三焦分布，热蒸头胀，身痛呕逆，小便不通，神识昏迷，舌白，渴不多饮。先宜芳香通神利窍——安宫牛黄丸；继用淡渗分消浊湿——茯苓皮汤。（56）

【译解】

湿秽之气从口鼻吸受以后，病邪便遍布到上、中、下三焦。由于湿热相蒸，病人便出现头胀、身痛、呕吐、小便不通、神志昏迷、舌苔白、口虽渴而不喜多喝水等症状，这是表里经络、脏腑三焦都为湿邪所困而致。这种症候，最怕内闭外脱，所以当先用安宫牛黄丸宣窍清热而护神明，但安宫牛黄丸没有利湿的作用，所以在神志清醒之后，应继续用淡渗为主的茯苓皮汤，以分消湿浊。

【原文】

阳明湿温，气壅[①]为哕[②]者，新制橘皮竹茹汤主之。(57)

【注释】

①气壅：正常气之升降出入为气化，脾胃为气机升降之枢纽，今为湿热邪气所壅遏，当升不升，当降不降，称之为气壅。②哕：两种含义：一为呃逆，如上焦篇中的宣痹汤；二为干呕。按吴氏本人的注解，本条也指呃逆而言

【译解】

湿温病如病邪影响到阳明胃时，可以引起胃气壅滞，气机上逆而出现呃逆，用新制橘皮竹茹汤治疗。

【原文】

三焦湿郁，升降失司[①]，脘连腹胀。大便不爽，一加减正气散主之。（58）

【注释】

①升降失司：湿邪郁阻，气之升降失调，这里是指脾胃的功能失调，即脾之不运不升，胃之不行不降。临床表现为脾胃症候，如胃脘腹胀、呕恶、呃逆、呕吐、大便不爽等。

【译解】

湿邪郁阻三焦，气机升降失常，出现脘腹胀满、大便不爽利等症状，用一加减正气散治疗。

一加减正气散方

藿香梗二钱　厚朴二钱　杏仁二钱　茯苓皮二钱　广皮一钱　神曲一钱五分　麦芽一钱五分　绵茵陈二钱　大腹皮一钱

水五杯，煮二杯，再服。

【原文】

湿郁三焦，脘闷，便溏，身痛，舌白，脉象模糊，二加减正气散主之。（59）

【译解】

湿邪郁阻三焦，气机升降失常，出现脘腹胀满、大便不爽利等症状，用二加减正气散治疗。

二加减正气散方（苦辛淡法）

藿香梗三钱　厚朴二钱　茯苓皮三钱　木防己三钱　广皮二钱　大豆黄卷二钱　川通草一钱半　薏苡仁三钱

中焦湿温，无须解表。故去紫苏、白芷；病在中焦无须上提故去桔梗、甘草；病为湿温去术之温燥；藿香用梗，取其走中不走外；加杏仁利肺与大肠之气；茵陈宣湿郁；茯苓用皮以泻湿热之胜；麦芽升脾胃之气。

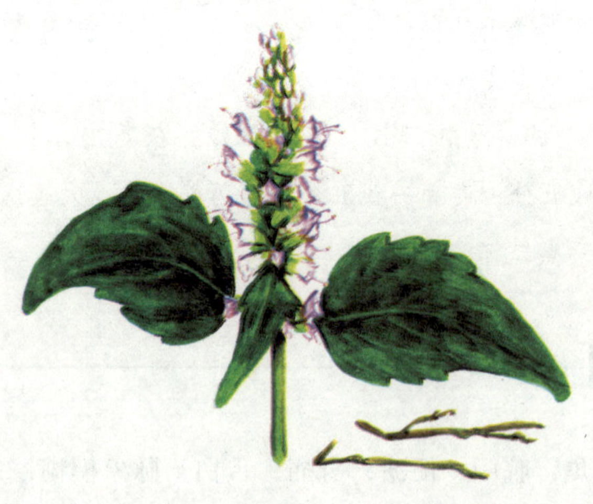

◎藿香

【原文】

秽湿着里，舌黄脘闷，气机不宣，久则酿热，三加减正气散主之。（60）

【译解】

秽湿留着在里，如出现舌苔黄腻，脘部满闷，这是湿滞气机，气机不得宣畅，时间一久，必致化热，宜三加减正气散治疗。

三加减正气散方（苦辛寒法）

藿香三钱（连梗叶） 茯苓皮三钱 厚朴二钱 广皮一钱五分 杏仁三钱 滑石五钱

水五杯，煮取二杯，再服。

【原文】

秽湿着里，邪阻气分[①]，舌白滑，脉右缓[②]，四加减正气散主之。（61）

【注释】

①气分：一般指阳明气分，多影响脾胃之运化水谷的作用。脾与胃

相表里，以膜相连，为胃行其津液，故又言之为脾阳。②脉右缓：右寸脉为肺，关为脾，尺为命门。其脉缓乃命门火衰，脾虚不运，肺虚不宣是也。

【译解】

秽湿之邪留于体内，阻滞中焦气分。舌苔白滑，脉右手较缓，用四加减正气散治疗。

四加减正气散方（苦辛温法）

藿香梗三钱　厚朴二钱　茯苓三钱　广皮一钱五分　草果一钱　楂肉五钱（炒）　神曲二钱

水五杯，煮二杯，渣再煮一杯，三次服。

【原文】

秽湿着里，脘闷便泄，五加减正气散主之。（62）

【译解】

秽湿留着在里，易使气滞不宣，因而脘部胀闷；脾胃都已受伤，所以大便泄泻，宜用五加减正气散治疗。

五加减正气散方（苦辛温法）

藿香梗二钱　广皮一钱五分　茯苓块三钱　厚朴二钱　大腹皮一钱五分　谷芽一钱　苍术二钱

水五杯，煮取二杯，日再服。

【原文】

脉缓身痛，舌淡黄而滑，渴不多饮，或竟不渴，汗出热解，继而复热。内不能运水谷之湿，外复感时令之湿，发表攻里，两不可施，误认伤寒，必转坏证。徒清热则湿不退，徒祛湿则热愈炽，黄芩滑石汤主之。（63）

【译解】

湿温病脉缓身痛，舌苔淡黄而滑，口虽渴而饮水不多，或竟然不感觉口渴，常常在汗出之后发热渐退，但不久又复发热。这主要由于病人素有水谷之湿停聚在内，脾胃受到影响，加以又感受时令外湿，经络也同时受困。这时如果误认为伤寒病，用发表或攻里的方法，那么发汗会使没有受邪的肌表阳气受伤，而酿成痉证；攻里会使没有热结的脾胃受伤，而成为洞泄证。而且湿温病既有湿，又有热，治疗应清热与祛湿，统筹兼顾，不能偏执一法。

如果单纯清热，则湿仍不退；单纯祛湿，则热更甚。唯一的方法，就是用湿热两治的黄芩滑石汤。

【原文】

阳明湿温，呕[①]而不渴者，小半夏加茯苓汤主之；呕甚而痞[②]者，半夏泻心汤去人参、干姜、大枣、甘草加枳实、生姜主之。(64)

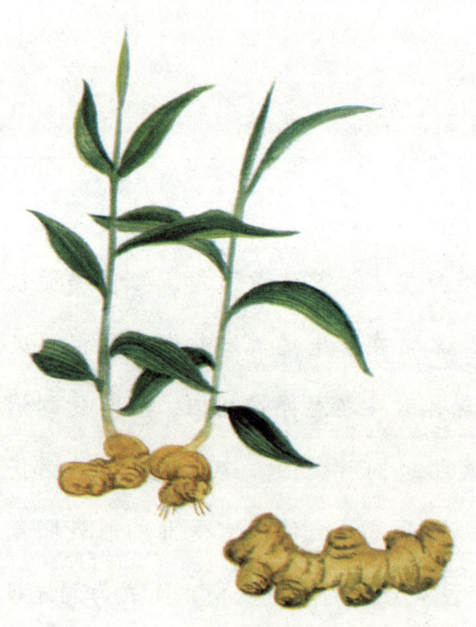

◎生姜

【注释】

①呕：证名。指饮食、痰涎从胃中上涌，自口而出。有声无物为呕，有物无声为吐，有物有声为呕吐。现在一般统称为呕吐，而将有声无物，称为干呕。②痞：本处指胸腹痞满不舒。

【译解】

湿温病，病在阳明胃，出现呕吐而口不渴等症状，用小半夏加茯苓汤治疗；呕吐严重而脘腹痞胀的，用半夏泻心汤去人参、干姜、大枣、甘草加枳实、生姜治疗。

【原文】

湿聚热蒸，蕴[1]于经络，寒战热炽，骨骱[2]烦疼，舌色灰滞，面目痿黄，病名湿痹，宣痹汤主之（65）

【注释】

①蕴：包含着、藏着的意思。②骨骱：骨指骨骼，骱为骨关节，统称骨骼关节。

【译解】

湿热之邪蕴阻熏灼于经络，出现身热炽甚而寒战，骨节剧烈疼痛，心中烦躁，舌苔灰滞，面目萎黄，这种病症名为湿痹，用宣痹汤治疗。

宣痹汤（苦辛通法）

防己五钱　杏仁五钱　滑石五钱　连翘三钱　山栀三钱　薏苡五钱　半夏三钱（醋炒）　晚蚕沙三钱　赤小豆皮三钱

上药用水八杯，煮取三杯，分三次温服。

【原文】

湿郁经脉，身热身痛，汗多自利，胸腹白疹，内外合邪，纯辛走表，纯苦清热，皆在所忌；辛凉淡法，薏苡竹叶散主之。（66）

【译解】

风湿郁结在经脉，所以身热身痛，汗多，下利，胸腹出白色的疹子，是外有表邪，内有湿邪。风为阳邪，湿为阴邪，单纯为辛湿解表，表邪应该随汗而散，但汗多易发生三阳之变，如单纯为苦寒清热，会使胃气愈伤，因此都应禁忌。正确的治疗，宜用辛凉淡渗的方法如薏苡竹叶散。以辛凉解肌表之热，淡渗祛胃肠之湿，使表邪从皮毛而散，里邪从小便而去。

薏苡竹叶散方（辛凉淡法，亦轻以去实法）

薏苡仁五钱　竹叶三钱　飞滑石五钱　白蔻仁一钱五分　连翘三钱　茯苓块五钱　白通草一钱五分

共为细末，每服五钱，日三服。

【原文】

风暑寒湿①，杂感混淆②，气不主宣③，咳嗽头胀，不饥，舌白，肢体若废④，杏仁薏苡汤主之。（67）

【注释】

①风暑寒湿：泛指六淫之邪气。②杂感混淆：邪气有兼夹，先后又相异，交错混杂，共同作用于机体。③气不主宣：气不主宣是指气机在升发宣散方面的作用失调。引申为升降出入的整个气化受到影响。邪气不同，对人体影响也不同，但影响人体气机升降是一致的。④肢体若废：肢体活动不灵活的表现。废，废除，消失。

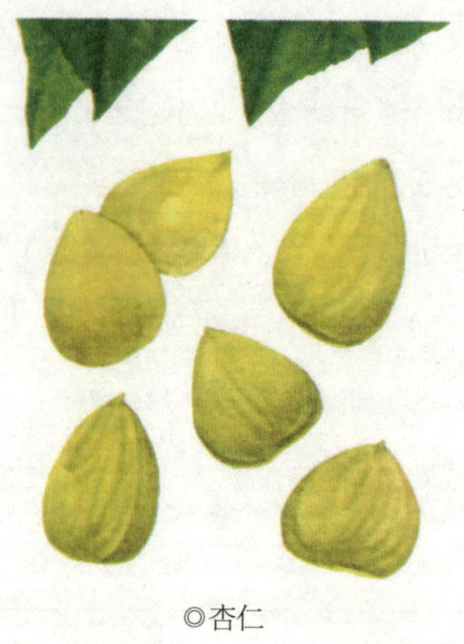

◎杏仁

【译解】

风、暑、寒、湿四种病邪混杂侵犯人体，肺气不能宣化肃降，出现咳嗽、头胀、不知饥饿、舌苔白、肢体活动不利等症状，用杏仁薏苡汤治疗。

【原文】

暑湿痹者，加减木防己汤主之。(68)

【译解】

因感受暑湿而成痹证的，治疗以加减木防已汤。

【原文】

湿热不解，久酿成疸，古有成法，不及备载，聊列数则，以备规矩（下疟痢等症仿此）。（69）

【译解】

湿热之邪久留不解，常可酝酿而成黄疸，其治法，古书已有许多记载，可以参考，这里略举几条，以作治疗法则。

【原文】

夏秋疸病，湿热气蒸，外干时令①，内蕴水谷②，必以宣通气分③为要，失治则为肿胀。由黄疸而肿胀者，苦辛淡法，二金汤主之。（70）

【注释】

①外干时令：指夏秋之时，在湿热为盛的气候条件下，湿热之邪侵袭人体。②内蕴水谷：内因脾胃失调，不能正常运化水谷，而生水湿痰饮。③宣通气分：宣通气机，使人体气化升降归于正常，清得升，浊得降，湿浊得化。

【译解】

夏秋季节发生的黄疸病，多为湿热之邪蕴蒸所引起的，一方面是感受了时令的湿热，另一方面是体内的水谷不能运化而酿生湿热。故治疗必须以宣通气分为重点，若治疗不当就可能变成肿胀病症。由黄疸而转变成的肿胀病症，应治以苦辛淡法，用二金汤。

二金汤方（苦辛淡法）

鸡内金五钱　海金沙五钱　厚朴三钱　大腹皮三钱　猪苓三钱　白通草二钱

水八杯，煮取三杯，分三次温服。

【原文】

诸黄疸小便短者，茵陈五苓散主之。（71）

【译解】

各种黄疸出现小便短少症状的，用茵陈五苓散治疗。

茵陈五苓散方（五苓散系苦辛温法，今茵陈倍五苓，乃苦辛微寒法）

茵陈五两三钱　泽泻一两　猪苓三钱　茯苓三钱　白术三钱　桂心二钱

上药共研细末。每服三钱，每日二至三次。水调服。也可改用饮片作汤剂，水煎服，各药用量须酌减至汤剂常规剂量。

【原文】

黄疸脉沉，中痞恶心，便结溺赤，病属三焦里证，杏仁石膏汤主之。（72）

【译解】

黄疸病脉沉，是邪在里；胸腹满闷，恶心欲呕，是湿邪结于上中二焦；大便闭结，小便黄赤，是热邪结于中下二焦。总之，是湿热充斥三焦的里证，宜统宣三焦的杏仁石膏汤来治疗。

杏仁石膏汤方（苦辛寒法）

杏仁五钱　石膏八钱　半夏五钱　山栀三钱　黄柏三钱　枳实汁每次二茶匙，冲姜汁每次三茶匙

冲水八杯，煮取三杯，分三次温服。

【原文】

素积劳倦，再感湿温，误用发表，身面俱黄，不饥，溺赤，连翘赤豆饮煎送保和丸。（73）

【译解】

长期过度的劳累，会使人体的阳气受伤而发生四肢倦怠，如果再感受湿温之邪，又误用了发表药，汗出阳气愈虚，脾阳也相应地受伤，致健运失职，水谷之湿也不能运化；同时更与外来湿热相结，湿郁热蒸，酿成身体面目都发黄色，不知饥饿，小便黄赤。

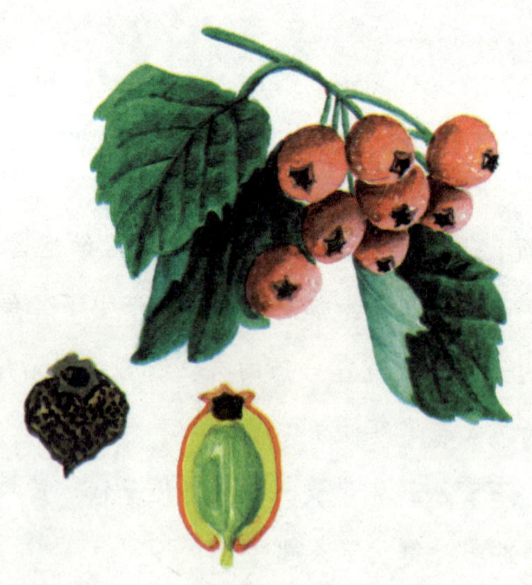

◎山楂

这时应该用连翘赤豆饮以解外湿，再用保和丸运脾阳以消内湿。内外湿去，诸症自除。

连翘赤豆饮方（苦辛微寒法）

连翘二钱　山栀一钱　通草一钱　赤豆二钱　花粉一钱　香豆豉一钱

煎送保和丸三钱。

保和丸方（苦辛温平法）

山楂　神曲　茯苓　陈皮　萝卜子　连翘　半夏

【原文】

湿甚为热，疟[①]邪痞结[②]心下，舌白口渴，烦躁自利，初身痛，继则心下亦痛，泻心汤主之。（74）

【注释】

①疟：病名。是指间歇性寒战，高热、出汗（往采寒热，发作有时）为特征的一种疾病。一般分为寒疟和温疟两大类。寒疟乃风寒之阴邪诱发，治疗按《伤寒论》的分类法辨证论治；温疟乃由温热暑湿之阳邪而发，治疗按温痛范畴的辨证论治的方法治疗。另外有按发作日期分为间日疟、三日疟、久疟、疟母等。②痞结：揭示此结有心下痞满之证；或者指郁闭而结之意。

【译解】

湿邪郁久化热，发为疟疾，病邪结于心下而致痞满、舌苔白、口渴、烦躁、大便泄泻等。初起身体疼痛，接着心下也疼痛，用泻心汤治疗。

【原文】

疮家[①]湿疟[②]，忌用发散，苍术白虎汤加草果主之。（75）

【注释】

①疮家：身体患有痈、疽、疔疮、疖肿、流注、流痰、瘰疬等病的患者。②湿疟：指外受雨露，内停水湿引起疟疾。然《症因脉治》谓："湿疟即暑疟。"症见身体重痛、肢节烦疼、呕逆胀满、胸脯不舒、脉浮紧、浮缓或弦洪数等。治宜燥湿散邪为主。根据吴氏用苍术白虎汤加草果方，可能指的是后者。

【译解】

素有疮疡的病人，再患湿邪偏盛的疟疾，不可用发散的方法治疗，用苍术白虎汤加草果治疗。

【原文】

背寒，胸中痞结，疟来日晏，邪渐入阴，草果知母汤主之。（76）

【译解】

疟疾，背部发冷，胸中胀满，发作时间变迟，这是疟邪逐渐向阴分深入的缘故。其人必平日劳顿过度，无病时身体已衰弱，

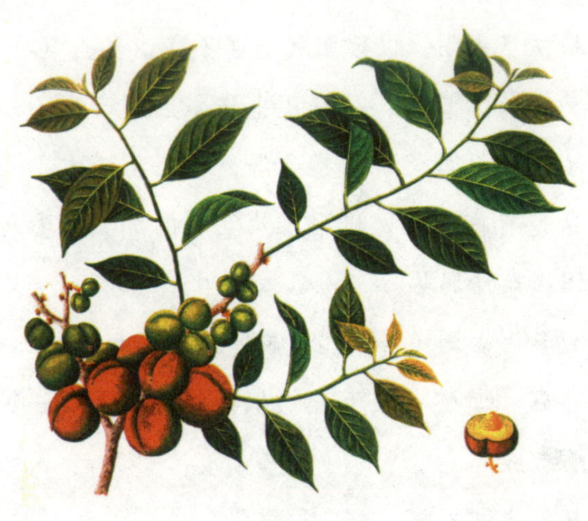

◎乌梅

因此受了病邪便不容易解除。治疗方法，应该用草果知母汤。

草果知母汤方（苦辛寒兼酸法）

草果一钱五分　知母二钱　半夏三钱　厚朴二钱　黄芩一钱五分　花粉一钱五分　乌梅一钱五分　姜汁五匙冲

水五杯，煮取二杯，分二次温服。

【原文】

疟伤胃阳，气逆不降；热劫胃液，不饥不饱，不食不便，渴不欲饮，味变酸浊，加减人参泻心汤主之。（77）

【译解】

疟邪损伤了胃阳，以致阳气上逆不降，发生呕吐、呃逆等症，同时热邪又劫烁了胃液，使胃阴也伤，因而产生不知饥饿，不想进食，也不大便，虽然口里感觉渴，不但不喝水，且口中还有吞酸现象。这是胃伤木乘，应用寒热互用的加减人参泻心汤，救胃阳、存胃阴，兼清邪热。

加减人参泻心汤（苦辛温复咸寒法）

人参二钱　黄连一钱五分　枳实一钱　干姜一钱五分　生姜二钱　牡蛎二钱

水五杯，煮取二杯，分二次温服。

【原文】

疟伤胃阴，不饥不饱，不便，潮热，得食则烦热愈加，津液不复者，麦冬麻仁汤主之。（78）

【译解】

疟邪伤了胃阴，出现不饥、不饱、不便等症，和上条相同，但是又有日晡发热，进食则烦热更加厉害，可知这是单纯胃阴受伤的现象，和上条阴阳两伤有所不同。要恢复胃阴，必须采取甘寒药，所以用麦冬麻仁汤甘寒养阴。其中加入了一些酸味药，是取其酸甘化阴之义。

麦冬麻仁汤方（酸甘化阴法）

麦冬五钱（连心） 火麻仁四钱 生白芍四钱 何首乌三钱 乌梅肉二钱 知母二钱

水八杯，煮取三杯，分三次温服。

【原文】

太阴脾疟[①]，寒起四末[②]，不渴多呕[③]，热聚心胸，黄连白芍汤主之；烦躁甚者，可另服牛黄丸一丸。（79）

【注释】

①太阴脾疟：疟疾辨证，依据《伤寒论》六经辨证，分为太阳疟（寒疟）、阳明疟（热疟）、少阳疟（风疟）三阳疟，为三阳气分受邪。若疟邪入里，可表现为太阴疟、厥阴疟、少阴疟三阴疟。太阴疟除寒热交作、发作有时外，常有腹满、自利、善呕，呕后发作乃衰。本条太阴疟偏于热甚；80 条偏于虚寒；81 条偏邪气更甚。②寒起四末：即四末清凉而冷，是为阳虚之象，阳虚分肾阳和脾阳不足。若兼见中满纳呆者为脾阳虚；若兼见腰膝酸软、胫前酸冷者为肾阳虚。本条属于前者。③呕：指呕吐，其呕吐物为酸腐者，乃为热为宿食；呕吐清稀痰涎者，乃为寒为饮。

【译解】

疟疾出现足太阴脾的表现，称为“太阴脾疟”。发作时，寒冷的感觉从四肢的末端开始，口不渴，呕吐明显，这是由于热邪聚集于心胸部，用黄连白芍汤治疗。烦躁明显的，可另外加服牛黄丸一粒。

【原文】

太阴脾疟，脉濡寒热，疟来日迟，腹微满，四肢不暖，露姜饮主之。（80）

【译解】

足太阴脾经的疟疾，症见脉象软细，发冷发热。由于脾土虚寒，故发作时间逐渐推迟。病人感觉腹部略有胀满，手足部也不温暖，这需要甘温补正的露姜饮来治疗。

露姜饮方（甘温复甘凉法）

人参一钱　生姜一钱

水两杯，煮成一杯，露一宿，重汤温服。

【原文】

太阴脾疟，脉弦而缓，寒战，甚则呕吐噫气，腹鸣溏泄。苦辛寒法不中与也；苦辛温法，加味露姜饮主之。（81）

【译解】

足太阴脾经的疟疾，脉象弦缓，怕冷发抖，比较重的可伴有呕吐嗳气，腹中肠鸣，大便或溏薄或泄泻。这不仅是脾土虚寒，同时邪气也盛；且脉有弦象，是中土已受肝气的影响，苦辛寒的方法已不适用，须以苦辛温法的加味露姜饮，温补太阴，且泄木邪。

加味露姜饮方（苦辛温法）

人参一钱　半夏二钱　草果一钱　生姜二钱　广皮一钱　青皮一钱（醋炒）

水二杯半，煮成一杯，滴荷叶露三匙，温服，渣再煮一杯服。

【原文】

中焦疟，寒热久不止，气虚留邪，补中益气汤主之。（82）

【译解】

中焦疟疾，寒热日久不止，这是气虚不能驱邪外出，致疟邪依然内留。应用补中益气汤升阳益气以扶正祛邪。

补中益气汤方

炙黄芪一钱五分　人参一钱　炙甘草一钱　白术一钱（炒）　广皮五分　当归五分　升麻三分（炙柴）　胡三分（炙）　生姜三片　大枣二枚（去核）

水五杯，煮取二杯，渣再煮一杯，分温三服。

【原文】

脉左弦，暮热早凉。汗解渴饮，少阳疟[①]偏于热重者[②]，青蒿鳖甲汤主之。（83）

【注释】

①少阳疟：《伤寒论》六经辨证中的三阳疟之一。一般寒热往来，兼恶寒身痛者为太阳疟；寒热往来，热多寒少，口渴引饮者为阳明疟；寒热往来，寒热相等，胸胁苦满，口苦咽干，心烦喜呕者为少阳疟。②偏于热重者：少阳疟本为寒热相等，今偏于热重，因少阳

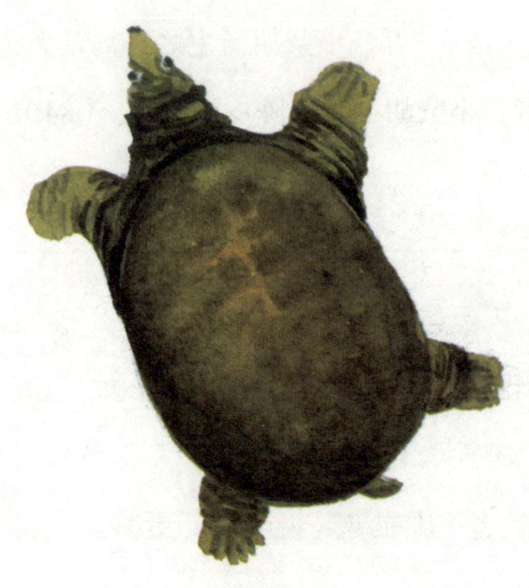

◎鳖

疟本身是由感受暑湿病邪引起，故偏热重。

【译解】

左手脉弦，傍晚起发热到第二天清晨热退，热退时出汗，口渴欲饮水，这是少阳疟疾偏于热重的病症，可用青蒿鳖甲汤治疗。

青蒿鳖甲汤方（苦辛咸寒法）

青蒿二钱　鳖甲五钱　细生地黄四钱　知母二钱　牡丹皮三钱

水五杯，煮取二杯，日再服。现代用法：水煎服。

【原文】

少阳疟如伤寒证①者，小柴胡汤主之，渴甚者去半夏，加栝蒌根。脉弦迟②者，小柴胡加干姜陈皮汤主之。（84）

【注释】

①如伤寒证：此指《伤寒论》中的少阳证。如“口苦、咽干、目眩、往来寒热、胸胁苦满、心烦善呕、默默不欲饮食”等。②脉弦迟：弦脉主肝胆，迟者主虚主寒，说明寒邪更盛。

【译解】

少阳疟疾表现与伤寒少阳证一样的，用小柴胡汤治疗。若口渴明显，去半夏加入栝蒌根。若脉象弦而迟的，用小柴胡加干姜陈皮汤治疗。

【原文】

舌白脘闷，寒起四末，渴喜热饮，湿蕴之故，名曰湿疟。厚朴草果汤主之。(85)

【译解】

病人舌苔白，胸脘感觉气闷，是内湿不化。疟发作先从四肢寒冷开始，这是湿郁脾阳所致。湿为阴邪，弥漫于中焦，喜热以开之，故口渴喜欢喝热水。这种疟疾，完全由于湿邪郁结；因此叫作“湿疟”。治宜苦辛通降的厚朴草果汤以温开为主。

厚朴草果汤方（苦辛温法）

厚朴一钱五分　杏仁一钱五分　草果一钱　半夏二钱　茯苓块三钱　广皮一钱

水五杯，煮取二杯，分二次温服。

【原文】

湿温内蕴，夹杂饮食停滞，气不得运，血不得行，遂成滞下，俗名痢疾，古称重证，以其深入脏腑也。初起腹痛胀者易治，日久不痛并不胀者难治；脉小弱者易治，脉实大数者难治；老年久衰，实大、小弱并难治，脉调和者易治；日数十行者易治，一二行或有或无者难治；面色、便色鲜明者易治，秽黯者难治；噤口痢属实者尚可治，属虚者难治；先滞（俗所谓痢疾）后利（俗谓之泄泻）者易治，先利后滞者难治；先滞后疟者易治，先疟后滞者难治；本年新受者易治，上年伏暑、酒客积热、老年阳虚积湿者难治；季胁、少腹无动气疝瘕者易治，有者难治。（86）

【译解】

湿热之邪郁结在体内，同时又夹杂饮食停滞，脾胃运化功能减退，气血流行受阻，因此造成“滞下”病，一般叫作“痢疾”。这个病，从古以来都认为重证，因为它是病邪深入脏腑的缘故。本病初起而腹部胀痛的，是正气尚能与邪气抗争，治疗较易；时间长了，不痛不胀的，是正气衰弱，不能与邪抗争，治疗较难。脉小弱的，是病邪轻，易治；脉实大而数的，是病邪重，难治。老人或久病体衰者，不论脉象实大或小弱，都是正不胜邪的表现，比较难治；如果脉象调和的，是气血尚协调，比较易治。大便次数每日多至几十次的，为病邪与正气均盛，易治；相反的，大便只一两次，或者欲解而解不出粪便，这是正气衰惫，难治。面色和便色鲜明的，为邪入较浅，易治；黯晦不鲜明的，是邪入已深，难治。噤口痢属于实证的，是正能御邪，还可以治疗；属于虚性的，是正不能御邪，难治。先痢疾而后转为泄泻的，是由重转轻，易治；先泄泻而后变为痢疾的，是由轻变重，难治。由痢疾变为疟疾，是邪从里出表，易治；由疟疾转变为痢疾的，是邪从表入里，难治。当年新受病邪而发的，正气尚强，邪气尚浅，易治；上年伏暑，或酒客素来湿热较盛，或老年阳虚湿邪内结的，是正气衰而邪气深，难治。肋骨下的和胁部或脐旁的少腹部不发生筑筑跳动，也没有疝气、痞块的，是没有并发病，易治；有并发病的，难治。这些关于痢疾治疗的难易，总的说，邪气向外的易治，深入脏腑经络的难治；正盛邪轻的易治，正衰邪重的难治。

【原文】

自利不爽，欲作滞下[①]，腹中拘急[②]，小便短者，四苓合芩芍汤主之。（87）

【注释】

①自利不爽，欲作滞下：如自注原文，自利即泄泻。但其泻不畅通，好似要形成滞下不通的样子。②拘急：一般形容四肢抽

搐状，今用于“腹中”，即腹部感到一阵阵紧缩不舒，但又非腹痛的症候。

【译解】

病人泄泻但排便不爽，这是将成为痢疾的表现。如果伴有腹部拘急不适、小便短少的，用四苓合芩芍汤治疗。

四苓合芩芍汤方（苦辛寒法）

苍术、猪苓、茯苓、泽泻、白芍、黄芩、厚朴各二钱　广皮一钱五分　钱木香一钱

水五杯，煮取二杯，分二次温服。

【原文】

暑湿风寒杂感①，寒热迭作②，表证正盛，里证复急③，腹不和④而滞下者，活人败毒散主之。（88）

【注释】

①杂感：痢疾多发于夏秋之季，故以暑湿为主，但人处炎热之中，喜贪凉露宿，故又易感受风寒，如此称之为“暑湿风寒杂感”。

②迭作：交替发作。③里证复急：里证也比较急重，与前句合在一起说明表里同时受邪而病。④腹不和：腹部胀满疼痛症候。

【译解】

暑湿风寒之邪交杂侵入人体，恶寒发热交作，表证明显，里证也较重，腹部不舒服，大便里急后重，用活人败毒散治疗。

活人败毒散方（辛甘温法）

羌活　独活　前胡　柴胡　川芎　枳壳　白茯苓　桔梗　人参各一两　甘草五钱

上为细末，每服二钱，水一盏，入生姜三片，煎七分，温服，或沸汤点服。

【原文】

滞下已成，腹胀痛，加减芩芍汤主之。（89）

【译解】

已经发展到下黏液脓血的痢疾，腹部胀痛，可用加减芩芍汤疏利肠间湿热。

加减芩芍汤方（苦辛寒法）

白芍三钱　黄芩二钱　黄连一钱五分　厚朴二钱　木香一钱（煨）广皮二钱

水八杯，煮取三杯，分三次温服。忌油腻、生冷。

加减法：肛坠者，加槟榔二钱。腹痛甚欲便，便后痛减，再痛再便者，白滞加附子一钱五分，酒炒大黄三钱；红滞加肉桂一钱五分，酒炒大黄三钱。通爽后即止，不可频下，如积未净，当减其制。红积加归尾一钱五分，红花一钱，桃仁二钱。舌浊脉实有食积者，加楂肉一钱五分，神曲二钱，枳壳一钱五分。湿重者，目黄舌白不渴，加茵陈三钱，白通草一钱，滑石二钱。

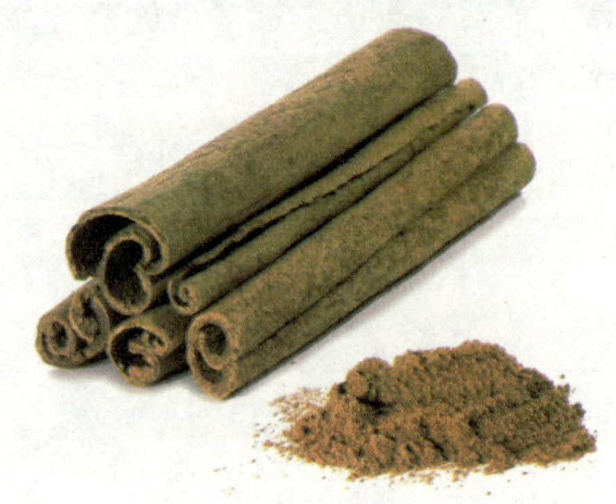

◎肉桂

【原文】

滞下，湿热内蕴，中焦痞结，神识昏乱，泻心汤主之。（90）

【译解】

痢疾由于湿热郁结于内，阻滞中焦，气机失畅，酿成了脘腹部胀满、神志昏乱等证，应用泻心汤治疗。本方是针对胸腹胀满的病因治疗，病因除，痢疾自止。

【原文】

滞下红白，舌色灰黄[①]，渴不多饮[②]，小溲不利，滑石藿香汤主之。（91）

【注释】

①舌色灰黄：指舌苔色灰黄，灰主湿，黄主热。②渴不多饮：湿热在内，热则口渴，湿闭阻气分，故又不多饮。

【译解】

痢疾出现大便有红白黏液、舌苔灰黄、口渴而喝水不多、小便不利等症状，可用滑石藿香汤治疗。

滑石藿香汤方（辛淡合芳香法）

飞滑石、茯苓皮各三钱，白通草、白蔻仁、广皮各一钱，猪苓、藿香梗、厚朴各二钱。

水五杯，煮取二杯，分二次服。

【原文】

湿温下利，脱肛，五苓散加寒水石主之。(92)

【译解】

由于湿热下注，便泻次数过多而成脱肛的，可用五苓散加寒水石清湿热而利小便。湿去则泄泻自除，脱肛也痊愈了。

五苓散加寒水石方（辛温淡复寒法）

即于五苓散内加寒水石三钱，如服五苓散法。久痢不再用之。

【原文】

久痢阳明不阖，人参石脂汤主之。(93)

【译解】

痢疾时间久了，胃肠虚寒而失于关闭的，用人参石脂汤来治疗。

人参石脂汤方（辛甘温合涩法）

人参三钱　赤石脂三钱（细末）　炮姜二钱　白粳米一合（炒）（本方即桃花汤之变法）

水五杯，先煮人参、白米、炮姜令浓，得二杯，后调石脂细末和匀，分二次服。

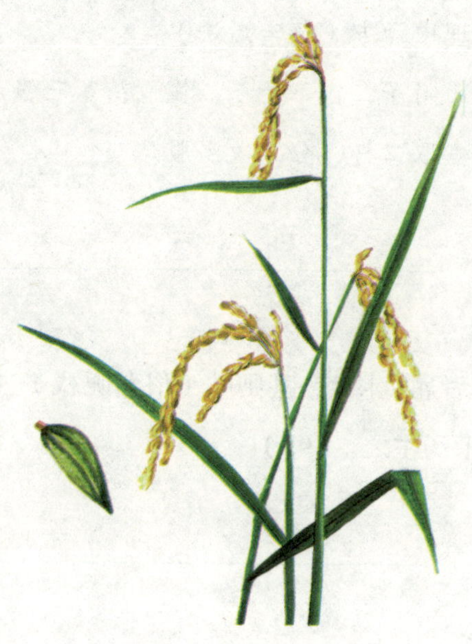

◎稻米

【原文】

自利腹满，小便清长，脉濡而小，病在太阴。法当温脏，勿事通腑，加减附子理中汤主之。（94）

【译解】

泄泻证有腹部胀满，小便清长，脉浮软而细小的，这是寒湿困于足太阴脾经，不是热证。治法当用温热药温运脾脏，不可用苦寒药以通胃腑，宜用加减附子理中汤。

加减附子理中汤方（苦辛温法）

白术三钱　附子二钱　干姜二钱　茯苓三钱　厚朴二钱

水五杯，煮取二杯，分二次温服。

【原文】

自利不渴者属太阴[①]，甚则哕（俗名呃忒）。冲气逆[②]，急救土败[③]，附子粳米汤主之。（95）

【注释】

①自利不渴者属太阴：语出《伤寒论》：“以其脏有寒故也，当温之，宜服四逆辈。”不渴者为无内热之证。②冲气逆：冲一脉之气上逆，这里泛指气机上逆。③土败：脾阳衰败。

【译解】

大便泄泻而口不渴的，属足太阴脾的病症。病情严重的可出现哕（俗称呃忒），气冲上逆，这是脾土衰败的表现，应当急予救治，可用附子粳米汤治疗。

附子粳米汤方（苦辛热法）

制附子五钱，半夏、甘草各三钱三分，大枣10枚，粳米五钱

水煎分三次温服。

【原文】

疟邪热气[①]，内陷[②]变痢，久延时日，脾胃气衰，面浮腹膨，里急肛坠，中虚伏邪[③]，加减小柴胡汤主之。(96)

【注释】

①疟邪热气：疟疾的湿热邪气。②内陷：疟疾邪气常居经络，痢疾湿热位在大肠脾胃。经络之湿毒湿邪进入脏腑而转变成痢疾，是由外入内，由浅入深，故称之为内陷。③中虚伏邪：主要是用来概括本条病机，正因为脾胃中焦正气虚弱，所以邪气才内陷入里，此邪气潜伏于内，从而形成以上症候，并且缠绵不愈。

【译解】

疟疾病，邪热内陷而形成痢疾，病情久延不愈，导致脾胃虚弱，出现面部水肿、腹部膨胀、里急后重、肛门下坠等症状，为中气已虚而病邪内伏，可用加减小柴胡汤治疗。

加减小柴胡汤方（苦辛温法）

柴胡四钱，人参三钱，竹茹三钱，伏龙肝六钱，黄芩四钱，生姜一两（切片），陈皮三钱，甘草五钱。

水煎，温服。

【原文】

春温内陷，下痢，最易厥脱，加减黄连阿胶汤主之。（97）

【译解】

春温病，热邪从内陷入下焦，成为痢疾。热邪最易伤阴，阴液下竭，则厥气上逆，从而引起昏厥虚脱。治疗以救阴为主，用加减黄连阿胶汤。

加减黄连阿胶汤（甘寒苦寒合化阴气法）

黄连三钱　阿胶三钱　黄芩二钱　炒生地黄四钱　生白芍五钱　炙甘草一钱五分

水八杯，煮取三杯，分三次温服。

【原文】

气虚下陷，门户不藏，加减补中益气汤主之。（98）

【译解】

气虚不能固摄而下陷，下焦门户失于闭藏，以致便泻或滞下不止，并见舌苔淡白、脉象濡弱、小便清白、肛门不收等症，这是邪少虚多现象，宜升补为主，用加减补中益气汤治疗。

加减补中益气汤（甘温法）

人参二钱　黄芪二钱　广皮一钱　炙甘草一钱　归身二钱　炒白芍三钱　防风五分　升麻三分

水八杯，煮取三杯，分三次温服。

【原文】

内虚下陷，热利下重，腹痛，脉左小右大，加味白头翁汤主之。(99)

【译解】

病人中气不足，湿热易于陷入下焦，成为热性下利。热迫肛门，故里急后重；湿热内滞，所以腹痛；邪从上中焦而来，故脉象右手较大；下焦邪结不散，故脉象左手较小。脉证合参，应用加味白头翁汤治疗。

加味白头翁汤（苦寒法）

白头翁三钱　秦皮二钱　黄连二钱　黄柏二钱　黄芩三钱　白芍二钱

水八杯，煮取三杯，分三次服。

秋燥

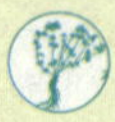

【原文】

燥伤胃阴，五汁饮主之，玉竹麦门冬汤亦主之。（100）

【译解】

燥邪损伤胃阴，可用五汁饮治疗，也可用玉竹麦门冬汤治疗。

【原文】

胃液干燥①，外感已净者，牛乳饮主之。（101）

【注释】

①胃液干燥：燥热病邪侵犯人体，最易损伤人体津液，在后期造成肺胃津液不足。

【译解】

秋燥病胃中津液干燥，外邪已解的，可用牛乳饮治疗。

【原文】

燥证气血两燔者，玉女煎主之。（102）

【译解】

秋燥证出现高热汗多、烦渴、舌绛而干的气血两燔现象，可用清气凉血的玉女煎来治疗。

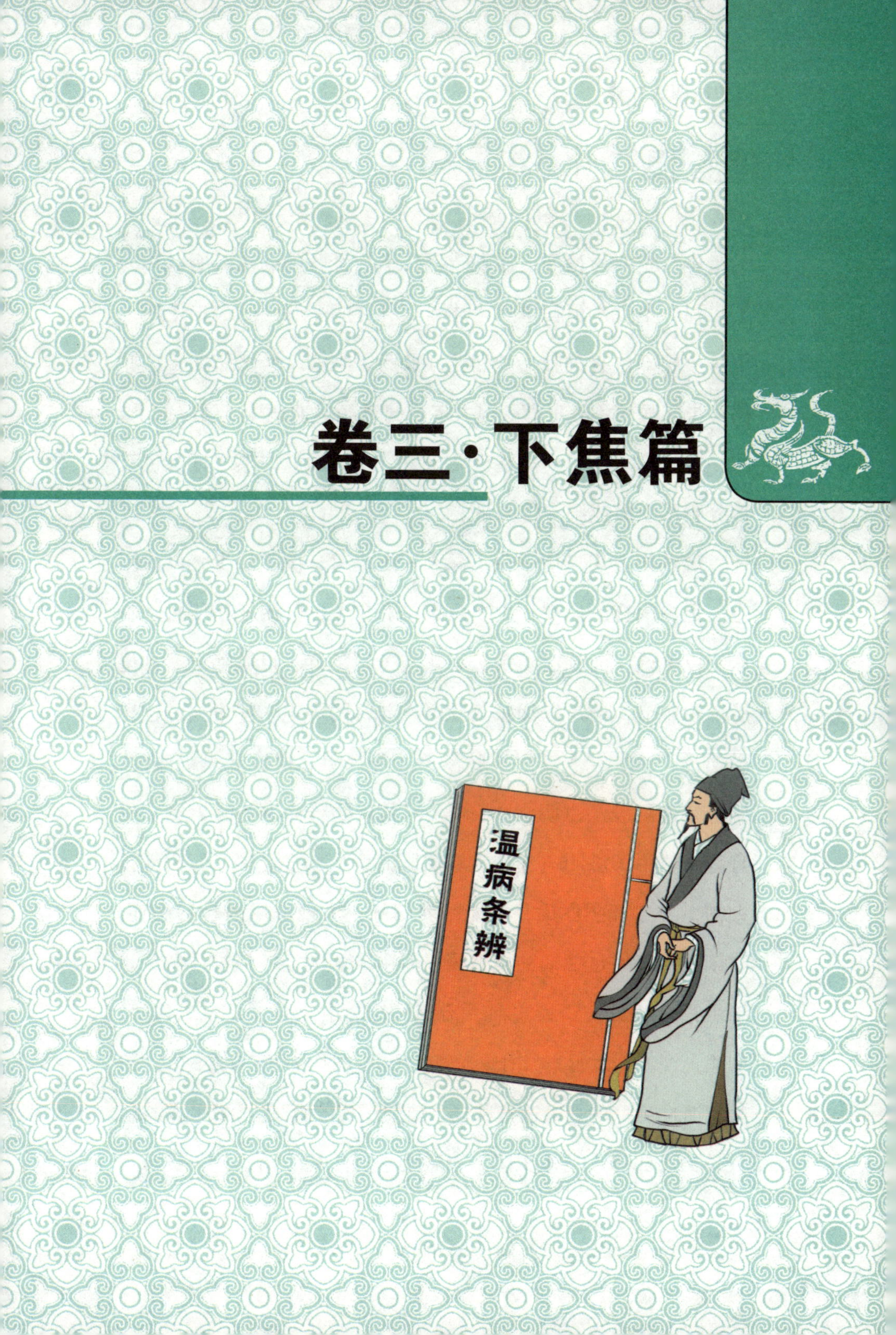
卷三·下焦篇
温病条辨

【题解】

本篇主要讨论温病后期，邪传下焦肝肾的病变，所以称为下焦篇。不过本篇在重点论述下焦肝肾病变的同时，也论述了下焦小腹部位有关脏器的病变，如肠、胞宫、膀胱病变，这些病症虽然病位不在肝肾，但大多亦属温病后期病变，病位偏下，故一并讨论。从所列病症性质来看，多为阴虚内热之证，也有部分阴阳俱虚或阳虚湿阻证。

温病始上焦，历中焦，深入下焦之时，虚多邪少，以虚为主。足少阴肾的病变，主要由于热邪久留，肾阴耗伤所致。临床是以低热、面潮红、手足心热甚于手足背、口燥咽干、神倦脉虚为主症，治疗以加减复脉汤滋养肾阴为主。亦可据证选用救逆汤，一、二、三甲复脉汤等。若肾阴亏损但邪火仍盛的，则宜黄连阿胶汤滋阴泻火；若余邪留伏阴分而不能外解者，则宜青蒿鳖甲汤滋阴透邪。足厥阴肝的病变，多受累于肾阴耗损太甚，导致肝阴亦虚，不能濡养筋脉，出现虚风内动的病症。临床主要以手足蠕动甚或瘛疭、心中憺憺大动、精神倦怠、舌绛少苔、脉象虚弱为主症，治疗可选三甲复脉、大定风珠等；如兼自汗，心无所主，用救逆汤。下焦少阴温病若以咽痛为主，甚或溃烂生疮的，可选猪肤汤、桔梗汤、苦酒汤方治疗。暑温、伏暑，暑邪传入下焦少阴，导致阴虚火炽的，治宜连梅汤滋阴泻火；暑入厥阴，导致正虚火炽，上下格拒的，治宜椒梅汤泻热扶正；若暑邪在下焦久留，气阴两虚的，则宜三才汤养阴益气。湿温、湿热郁结下焦，肠腑闭塞不通之证，治疗用宣清导浊汤化湿导浊、通利气机。秋燥，邪传下焦，久留不解，也可损伤下焦肝肾阴液，治疗可选三甲复脉、大定风珠、专翕大生膏等。

由于下焦病变，从传变和病程讲，多属温病后期，所以下焦篇还提出了温病病后调理的内容，除认为温病病后调理以养阴生津为主，可选牛乳饮、五汁饮、益胃汤、专翕大生膏等外，还提出不能拘泥养阴生津，要具体情况具体对待的其他调治方法。如愈后失眠证，选用半夏汤；愈后不能进食证，用半夏桂枝汤；愈后阳虚汗出证，选用桂枝汤；愈后面黄不食证，用小建中汤治疗等。

另外关于邪热侵犯下焦小腹部位有关脏器的病变，如下焦蓄血、热入血室的症候，治宜凉血散血、通瘀破结等，根据病情可选犀角地黄汤、桃仁承气汤、抵当汤、护阳和阴汤、竹叶玉女煎等。

本篇最后，还论述了与下焦温病有关的一些杂证，如痰饮、寒湿、疟疾、痢疾等内容。尤其对久痢的论述全是经验之谈，例如吴氏认为，久痢培本为要，但扶正亦不忘驱邪，“可下则下，可清则清，可补则补”不能一味补虚，且对症审药，精选巧配，绝不呆板，甚益临床。

 风温 温热 温疫 温毒 冬温 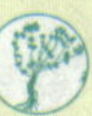

【原文】

风温、温热、瘟疫、温毒、冬温，邪在阳明久羁[①]，或已下，或未下，身热面赤，口干舌燥，甚则齿黑唇裂，脉沉实者，仍可下之；脉虚大，手足心热甚于手足背者，加减复脉汤主之。（1）

【注释】

①羁（音机）：有留滞、停留之意。

【译解】

风温、温热、瘟疫、温毒、冬温，邪热在阳明长久滞留，无论是已经使用了下法，或尚未使用下法，症见身热面赤，口干渴，舌焦燥，更有甚者牙齿焦黑，口唇干裂，脉象沉实有力者，仍然可以用下法治疗；若脉象虚大无力，手足心热度高于手足背者，可选加减复脉汤治疗。

【原文】

温病误表，津液被劫，心中震震，舌强神昏，宜复脉法，复其津液，舌上津回则生。汗自出，中无所主者，救逆汤主之。（2）

【译解】

温病误用辛温表散发汗，或不应该发汗而误用汗法，汗出过多，势必导致心的阴液与心气均受损伤，而出现神志不清症状。如果患者同时伴有心中震震动荡不安的自觉症，这是心气损耗偏重的缘故；若既有神昏，又见舌强转动不灵活的征象时，则是心阴偏耗较多的结果。不论心气或心阴的损伤程度偏重于哪一方面，都可以考虑用复脉汤的方法来治疗，问题在于如何加减应用。经过治疗以后，津液回复，舌上出现滋润状态者，预后佳良；如果反而出现自汗不止，心中不仅动荡不安，且有不能自行控制的情况时，说明阴液已经耗损过度，阳气将有离脱的危险，如用复脉汤治疗，是不能够胜当重任的，应该用益阴镇慑的救逆汤。倘若脉象出现虚大欲散，则是阳气外脱的预兆，必须加人参以挽欲脱之阳。

救逆汤方（镇慑法）

即于前加减复脉汤内，去麻仁，加生龙骨四钱，生牡蛎八钱，煎如复脉法。脉虚大欲散者，加人参二钱。

【原文】

温病耳聋，病系少阴，与柴胡汤者必死。六七日以后，宜复脉辈复其精。（3）

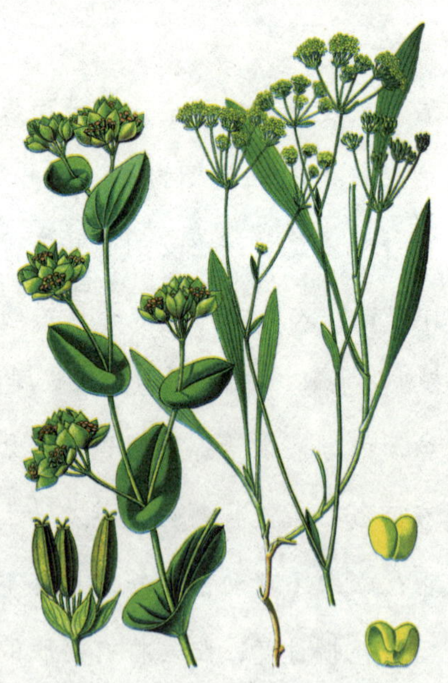

◎柴胡

【译解】

温病出现耳聋，病属少阴肾精亏损，若误用小柴胡汤治疗，必致病情恶化。温病发病六七日以后，宜用加减复脉汤之类的方剂治疗，以恢复其阴精。

【原文】

劳倦内伤，复感温病，六七日以外不解者，宜复脉法。(4)

【译解】

劳累过度精气内伤，如果再感受温邪发为温病，病后六七日病情仍不能缓解的病人，宜用加减复脉汤法治疗。

【原文】

温病已汗而不得汗，已下而热不退，六七日以外，脉尚躁盛者，重与复脉汤。(5)

【译解】

温病已经用了发汗法而没有出汗，已经用了攻下法而身热仍不退，发病六七天以上，脉象仍然躁急有力者，应给予重剂加减复脉汤治疗。

【原文】

温病误用升散，脉结代，甚者脉两至者，重与复脉。虽有他症，后治之。（6）

【译解】

温病误用辛温升散的方药，心气阴液均受严重耗损，以致气血不能接续，而出现缓而中止的结脉与动而中止的代脉，甚至一息脉仅二至。应该用复脉汤加重分量治里为急，即使有其他症状存在，也应在心气阴液恢复以后，再行治疗。

【原文】

汗下后，口燥咽干、神倦欲眠、舌赤苔老，与复脉汤。（7）

【译解】

温病施用发汗或攻下法以后，出现口燥咽干、精神困倦、昏昏欲眠、舌质红赤、苔色坚老等症时，这是少阴精液损耗不能上承的缘故，与加减复脉汤甘润存津。

【原文】

热邪深入，或在少阴，或在厥阴，均宜复脉。（8）

【译解】

热邪深入下焦，无论在少阴或在厥阴，均会导致阴液损伤，都可用加减复脉汤治疗。

【原文】

下后大便溏甚，周十二时三四行，脉仍数者，未可与复脉汤，一甲煎主之；服一二日，大便不溏者，可与一甲复脉汤。（9）

【译解】

温病使用攻下法后，大便泄泻较重，一昼夜三四次，但脉象仍数的，不能用加减复脉汤，须用一甲煎治疗。服药一二天后大便不再稀溏的，可用一甲复脉汤治疗。

【原文】

下焦温病，但大便溏者，即与一甲复脉汤。（10）

【译解】

下焦温病，但见大便稀溏的，立即用一甲复脉汤治疗。

一甲复脉汤方

炙甘草六钱　干地黄六钱　生白芍六钱　麦冬（不去心）五钱　阿胶三钱（烊化）　牡蛎一两。

水八杯，煮取三杯，分三次温服，每日一剂。

【原文】

少阴温病，真阴欲竭，壮火复炽，心中烦，不得卧者，黄连阿胶汤为主。（11）

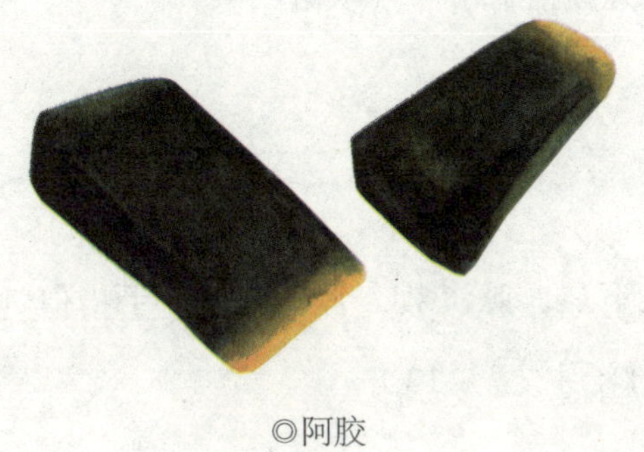

◎阿胶

【译解】

少阴温病，肾阴受损，真阴欲竭，阴虚则邪火更盛，心受干扰，则出现心中烦、不得卧等症，治用黄连阿胶汤为主。

黄连阿胶汤方（苦甘咸寒法）

黄连四两　黄芩二两　芍药二两　阿胶三两　鸡子黄二枚

上五味，以水六升，先煮三物，取二升，去滓，纳胶烊尽，小冷，纳鸡子黄，搅令相得，温服七合，日三服。

【原文】

夜热早凉，热退无汗，热自阴来者，青蒿鳖甲汤主之。（12）

【译解】

夜间发热，次日早晨不汗出而退凉，这是热从厥阴而来表现。

用青蒿鳖甲汤入厥阴而引邪从少阳外出。

【原文】

热邪深入下焦，脉沉数，舌干齿黑。手指但觉蠕动，急防痉厥[①]，二甲复脉汤主之。(13)

【注释】

①痉厥：痉是指肢体拘挛或手足抽搐的痉证，又称动风、痉挛或抽筋；厥有神志不清的昏厥和四肢清冷不温的含义，但由于临床上痉、厥常常并见，故痉厥并称。此处指痉，即动风。

【译解】

热邪深入下焦，脉象沉数，舌面干燥，牙齿焦黑，手指微微抽动，急需防止痉厥的发生，用二甲复脉汤治疗。

二甲复脉汤方（咸寒甘润法）

炙甘草、干地黄、生白芍药各六钱　麦冬（不去心）、生牡蛎各五钱　阿胶、火麻仁各三钱　生鳖甲八钱

水煎，分三次服。

【原文】

下焦温病，热深厥甚，脉细促，心中憺憺大动[①]，甚则心中痛者，三甲复脉汤主之。(14)

【注释】

①心中憺憺大动：形容心跳很快，心跳撞击胸壁，有心虚震动之感。憺(音淡)，震动之意。

【译解】

温病邪传下焦，热邪越盛则四肢抽搐厥冷的程度也越重，脉象细而快，心跳剧烈而有空虚感，严重的心胸疼痛，用三甲复脉汤治疗。

【原文】

既厥且哕[①](俗名呃忒)，脉细而劲，小定风珠主之。(15)

【注释】

①哕：呃逆，俗称打嗝儿。

【译解】

温邪久踞下焦，消烁肝肾阴液，发生四肢厥逆。又因热邪干扰冲脉，冲脉隶属阳明，热则必使胃阴损伤，胃气上逆，出现呃逆症状。阴液亏虚，则肝阳横逆，出现细而劲的脉象。当以滋液息风的小定风珠为主治方剂。

小定风珠方（甘寒咸法）

鸡子黄一枚（生用） 真阿胶二钱 生龟甲六钱 童便半杯 淡菜三钱

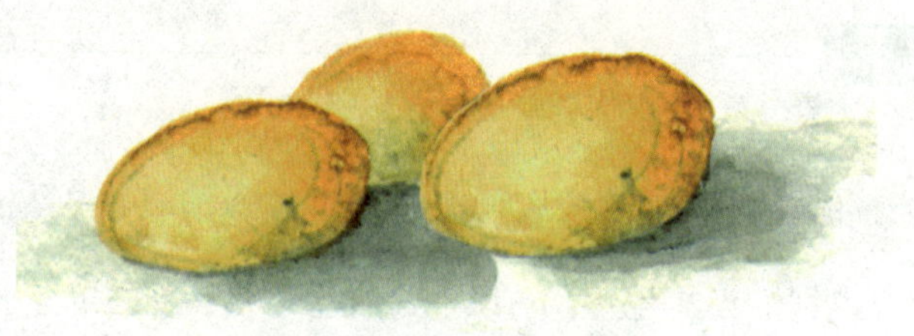

◎鸡子

水五杯，先煮龟甲、淡菜得二杯，去滓，入阿胶上火烊化，纳鸡子黄，搅令相得，再冲童便，顿服之。

【原文】

热邪久羁，吸烁真阴，或因误表，或因妄攻，神倦瘛疭，脉气虚弱，舌绛苔少，时时欲脱者，大定风珠主之。（16）

【译解】

温邪停留下焦时间过久，消烁肝肾阴液。如果在治疗过程中误用表散或攻下方法，以致阴液更加损伤，出现精神疲倦，手足筋脉抽掣，脉象虚弱，舌质绛，苔少，时时表现有虚脱证象者，这是邪气虽去八九，而真阴亦仅存一二的危候，必须以大剂滋阴潜阳的大定风珠治疗。恢复真阴，以敛阳气，来挽救虚脱的危险局面。

大定风珠方（酸甘咸法）

生白芍六钱　阿胶三钱　生龟甲四钱　干地黄六钱　麻仁二钱　五味子二钱　生牡蛎四钱　麦冬六钱（连心）　炙甘草四钱　鸡子黄二枚（生）　鳖甲四钱（生）

水八杯，煮取三杯，去滓，再入鸡子黄，搅令相得，分三次服。喘，加人参。自汗者，加龙骨、人参、小麦。悸者，加茯神、人参、小麦。

【原文】

壮火尚盛者，不得用定风珠、复脉。邪少虚多者，不得用黄连阿胶汤。阴虚欲痉者，不得用青蒿鳖甲汤。（17）

【译解】

邪火仍然炽盛的，不能用大小定风珠、加减复脉汤治疗。邪火轻微阴虚较重的，不能用黄连阿胶汤治疗。阴虚将要动风的，不能使用青蒿鳖甲汤治疗。

【原文】

痉厥神昏，舌短，烦躁，手少阴证未罢者，先与牛黄、紫雪辈，开窍搜邪；再与复脉汤存阴，三甲潜阳，临证细参，勿致倒乱。（18）

【译解】

抽搐神昏，舌体短缩，烦躁不安，手少阴心包症候没有尽解的，先用安宫牛黄丸、紫雪丹之类的方药，清心开窍、泄热达邪，然后再用加减复脉汤滋养阴液，用牡蛎、鳖甲、龟板这三甲潜阳，临床辨证须据证详审，不要颠倒混乱。

【原文】

邪气久羁，肌肤甲错，或因下后邪欲溃；或因存阴得液蒸汗，正气已虚，不能即出，阴阳互争而战者，欲作战汗也，复脉汤热饮之。虚盛者加人参。肌肉尚盛者，但令静，勿妄动也。（19）

【译解】

热邪久踞，肌肤出现干燥粗糙；或因下后邪气欲溃；或因存阴液有汗的来源；或正气已虚，不能即出，阴阳互争而战者，都可欲作战汗，可用加减复脉汤乘热饮服。虚甚者，加入人参；如果肌肉皮肤丰盛，津虚不甚，而欲作战汗的患者，但令病人安静，不必服药，待其战汗之后，再与养阴之剂。

【原文】

时欲漱口不欲咽，大便黑而易者，有瘀血也，犀角地黄汤主之。（20）

【译解】

不时要用水漱口又不愿下咽，大便色黑而容易排出者，是内有瘀血的表现，用犀角地黄汤治疗。

【原文】

少腹坚满，小便自利，夜热昼凉，大便闭，脉沉实者，蓄血也，桃仁承气汤主之，甚则抵当汤。（21）

【译解】

小腹坚硬胀满、小便自利、夜间发热、白天则热退身凉、大便闭结不通、脉象沉实有力、下焦蓄血的征象，宜用桃仁承气汤治疗，严重的则用抵当汤治疗。

【原文】

温病脉，法当数，今反不数而濡小者，热撤里虚也。里虚下利稀水，或便脓血者，桃花汤主之。（22）

【译解】

温病的脉象，照理应当是数的，现在反而不数，而出现濡小，

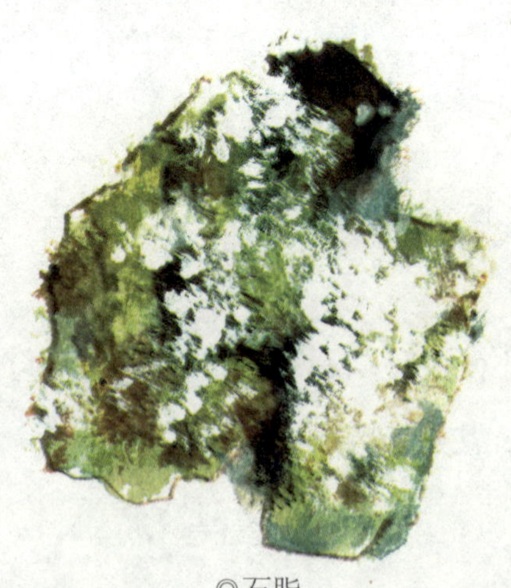

◎石脂

这是因为用了清热药，热邪虽清，而下焦亦随之而虚寒了。即使没有大便下利，也应该用温补方法治疗。现在出现大便清稀，或排出脓血样的粪便，这是少阴肾阳虚衰、关门不固的缘故，所以用桃花汤甘温固涩，堵截阳明大肠，以止下利。

桃花汤方（甘温兼涩法）

赤石脂一两（半整用煎，半为细末调） 炮姜五钱 白粳米二合

水八杯，煮取三杯，去渣，入石脂末一钱五分，分三次服。若一服愈，余勿服。虚甚者加人参。

【原文】

温病七八日以后，脉虚数，舌绛苔少，下利日数十行，完谷不化，身虽热者，桃花粥主之。（23）

【译解】

温病已经七八天以后，脉象虚数，舌质色绛，舌苔少，一天中下利几十次，排出未消化的食物残渣样粪便，这是脾的阳气下陷、火衰不能化土、肾之关门不得闭藏的征象。虽然患者有发热，但这是虚热，应该急予补法。如果不急予救治，则将有亡阳外脱的危险，用桃花粥甘温固涩，培补脾胃阳气为主。

【原文】

温病少阴下利，咽痛，胸满，心烦者，猪肤汤主之。（24）

【译解】

温病邪入下焦少阴肾经，大便泄泻，咽喉疼痛，胸中满闷，心烦不安，用猪肤汤治疗。

猪肤汤方（甘润法）

鲜猪皮一斤（用白皮从内刮去肥，令如纸薄） 白粉（米粉）五合 白蜜一升

将猪皮用文火炖成浓汁，下白米粉、白蜜熬成膏。于空腹时服食 20~30 克，日服三次。

【原文】

温病少阴咽痛者，可与甘草汤；不差者，与桔梗汤。（25）

【译解】

温病邪入少阴咽喉疼痛者，可用甘草汤治疗；若服药后不愈者，可用桔梗汤治疗。

桔梗汤方（苦辛甘开提法）

桔梗三钱 甘草二钱。

水煎服。

【原文】

温病入少阴，呕而咽中伤，生疮不能语，声不出者，苦酒汤主之。（26）

【译解】

温邪侵入少阴，出现呕吐，咽喉损伤呈现疮样，以致发声障碍的，这是肾水亏损，心火上炎的缘故，用苦酒汤治疗。

苦酒汤方（酸甘微辛法）

半夏二钱，炙鸡子一枚（去黄，内上苦酒鸡子壳中）

上二味，内半夏着苦酒中，以鸡子壳置刀环中，安火上，令三沸，去渣，少少含咽之。不瘥，更做三剂。

按：苦酒即现在的米醋。

【原文】

妇女温病，经水适来，脉数耳聋，干呕烦渴，辛凉退热，兼清血分，甚至十数日不解，邪陷发痉者，竹叶玉女煎主之。（27）

【译解】

妇女感受温邪，又正逢月经来潮，气分热邪乘机向血室侵扰，而呈现脉象频数、耳聋、干呕、烦渴等气血两燔证，此时应采用辛凉退热兼清血分的两感治疗方法。严重的历时十余日不解，热邪陷入厥阴，发生抽搐痉挛的，这是外热没有清除，而里热又炽盛，当用两清表里的竹叶玉女煎治疗。

竹叶玉女煎方（辛凉合甘寒微苦法）

生石膏六钱　干地黄四钱　麦冬四钱　知母二钱　牛膝二钱　竹叶三钱

水八杯，先煮石膏、地黄，得五杯，再入余四味，煮成二杯，先服一杯，候六时复之。病解，停后服，不解再服（上焦用玉女煎去牛膝者，以牛膝为下焦药，不得引邪深入也。兹在下焦，故仍用之）。

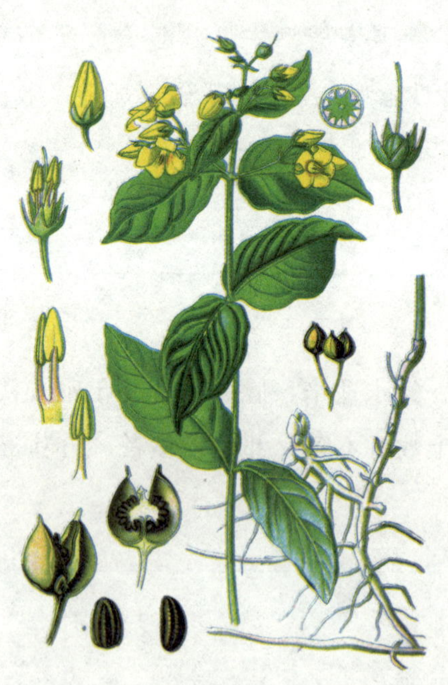

◎牛膝

【原文】

热入血室[①]，医与两清气血，邪去其半，脉数，余邪不解者，护阳和阴汤主之。(28)

【注释】

①血室：一指子宫，亦称胞宫。《类经附翼·求正录》："故子宫者……医家以冲任之脉盛于此，则月经意以时下，故名曰血室。"二指肝。《伤寒来苏集·阴阳脉证上》："血室者，肝也。肝为藏血之脏，故称血室。"三指冲脉。《妇科经论》："王太仆曰：冲为血海。诸经朝会，男子则运而行之，女子则停而止之，谓之血室。"此处是指胞宫。

【译解】

温病邪热侵入血室，医生给气血两清治疗后，邪热祛除过半，脉数，余邪未完全解除的，用护阳和阴汤治疗。

护阳和阴汤方（甘凉甘温复法，偏于甘凉，即复脉汤法也）

白芍五钱　炙甘草二钱　人参二钱　麦冬二钱（连心炒）　干地黄三钱（炒）

水五杯，煮取二杯，分两次温服

【原文】

热入血室，邪去八九，右脉虚数，暮微寒热者，加减复脉汤，仍用参主之。(29)

【译解】

热入血室，经过适当的治疗，病已减退十分之八九，患者右手脉象虚弱无力而数，傍晚时有轻度寒热发作，这是邪少虚多、气血虚弱、营卫未能调和的缘故，不可误认为邪实，应该用加减复脉汤，仍旧加入人参以补养元气来治疗。

加减复脉汤仍用参方：即于前复脉汤内，加入人参三钱。

复脉汤方

炙甘草四钱　桂枝三钱三分　人参三钱三分　生地黄八钱　阿胶三钱三分（烊化）　生姜三钱　麦冬三钱三分　麻仁三钱　大枣10枚　白酒（少量）

水煎服。

【原文】

热病经水适至，十余日不解，舌萎饮冷，心烦热，神气忽清忽乱，脉右长左沉，瘀热在里也，加减桃仁承气汤主之。（30）

【译解】

妇女感受温邪发热，恰遇月经来潮，十多天身热不退，且有舌体痿软，喜饮冷水，心中烦热，神志有时清楚有时混乱，脉象右手长，左手沉，热邪、瘀血在里，宜用加减桃仁承气汤治疗。

加减桃仁承气汤方（苦辛走络法）

大黄（制）、桃仁（炒）各三钱　细生地黄六钱　牡丹皮四钱　泽兰、人中白各二钱水八杯，煮取三杯，先服一杯。候六时，得下黑血，下后神清渴减，止后服。不知，渐进。

【原文】

温病愈后，嗽稀痰而不咳，彻夜不寐者，半夏汤主之。（31）

【译解】

温病治愈后，咯吐稀痰，但不咳嗽，整夜不能入睡的，用半夏汤治疗。

半夏汤方（辛甘淡法）

半夏八钱（制） 秫米二两

水八杯，煮取三杯，分三次温服。

【原文】

饮退则寐，舌滑，食不进者，半夏桂枝汤主之。（32）

【译解】

痰饮消退能够入睡，但舌苔水滑，不能进食，用半夏桂枝汤治疗。

半夏桂枝汤方（辛温甘淡汤）

半夏六钱　秫米一两　白芍六钱，桂枝四钱　炙甘草一钱　生姜三钱　大枣二枚（去核）

水八杯，煮取三杯，分温三服。

【原文】

温病解后，脉迟，身凉如水，冷汗自出者，桂枝汤主之。（33）

【译解】

温病热退以后，脉象迟，身体肌肤发凉，并且出冷汗的，这是患者阳气素来虚弱，热邪初退，暴露了阳虚现象，用桂枝汤来恢复阳气。

【原文】

温病愈后，面色萎黄，舌淡，不欲饮水，脉迟而弦，不食者，小建中汤主之。（34）

【译解】

温病治愈以后，患者面色萎黄，舌质色淡，不想喝水，脉象迟弦，而又不能饮食者，是素体阳虚的缘故，用小建中汤来建立中焦阳气。中阳恢复，自能饮食，全身阳气，也就都会恢复。

小建中汤方（甘温法）

白芍六钱（酒炒） 桂枝四钱 甘草三钱（炙） 生姜三钱 大枣二枚（去核） 胶饴五钱

水八杯，煮取三杯，去渣，入胶饴，上火烊化，分温三服。

【原文】

温病愈后，或一月，至一年，面微赤，脉数，暮热，常思饮，不欲食者，五汁饮主之，牛乳饮亦主之。病后肌肤枯燥，小便溺管痛①，或微燥咳②，或不思食，皆胃阴虚也，与益胃、五汁辈。（35）

【注释】

①溺管痛：指尿道疼痛。②燥咳：属阴虚咳嗽。指干咳或少量黏痰，咯出不爽。

【译解】

温病治愈以后，或一个月，甚或一年，病人面色微微发红，脉数，傍晚发热，时常想喝水而不想吃东西的，用五汁饮治疗，也可用牛乳饮治疗。若病愈后，病人皮肤干燥，排小便时尿道疼痛，或有轻微干咳，或不想进食，这些均为胃阴亏虚的表现，可给益胃汤、五汁饮之类的药物治疗。

暑温　伏暑

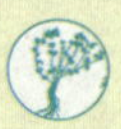

【原文】

暑邪深入少阴，消渴者，连梅汤主之。入厥阴，麻痹者，连梅汤主之。心热烦躁，神迷甚者，先与紫雪丹，再与连梅汤。（36）

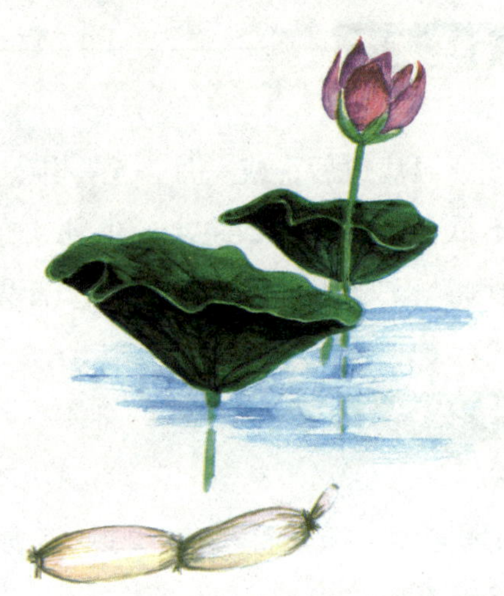

◎莲

【译解】

暑邪深入少阴，出现消渴证的，用连梅汤治疗。暑邪深入厥阴，出现肌肤麻痹的，也用连梅汤治疗。心胸烦热，精神躁扰不安，神志昏迷严重的，先用紫雪丹治疗，再用连梅汤治疗。

连梅汤方（酸甘化阴酸苦泄热法）

云连二钱　乌梅三钱（去核）　麦冬三钱（连心）　生地黄三

钱 阿胶二钱

用水五杯，煮取二杯，分二次服。脉虚大而芤者，加人参。

【原文】

暑邪深入厥阴，舌灰[1]，消渴，心下板实[2]，呕恶吐蛔，寒热，下利血水，甚至声音不出，上下格拒[3]者，椒梅汤主之。（37）

【注释】

①舌灰：指舌苔色灰。②心下板实：指胃脘部按之坚实硬满。③上下格拒：此处是指邪气阻隔，上下不通畅，以致上逆呕恶，下利便血等。

【译解】

暑热病邪深入厥阴经，舌苔灰色，口渴引饮，饮不解渴，胃脘部硬满如板，恶心呕吐，吐有蛔虫，恶寒发热，泻下血水样便，严重的发不出声音，上下阻隔不通的，用椒梅汤治疗。

椒梅汤方（酸苦复辛甘法）

乌梅二钱，花椒二钱，槟榔二钱，枳实二钱，木香（另研）二钱，香附二钱，砂仁二钱，肉桂二钱，厚朴二钱，干姜二钱，甘草二钱，楝子（去核）二钱。

上锉一剂。加生姜一片，水煎服。

【原文】

暑邪误治，胃口伤残，延及中下，气塞填胸，燥乱口渴，邪结内踞，清浊交混者，来复丹主之。(38)

【译解】

感受暑邪，而又治疗不当，损伤了胃气，邪气由上焦蔓延到中、下焦，呈现胸部气塞痞满，口渴闷乱等证，这是邪气固结在中焦，脾胃的升降功能紊乱所致，攻补都很棘手，只有用来复丹升清降浊一法来治疗。

来复丹（酸温法）

太阴元精石一两　舶上硫黄一两　硝石一两（同硫黄为末，微火炒结砂子大）　橘红二钱　青皮二钱（去白）　五灵脂二钱（澄去砂，炒令烟熄）。

【原文】

暑邪久热，寝不安，食不甘，神识不清，阴液元气两伤者，三才汤主之。(39)

【译解】

感受暑邪，发热日久不退，真阴受到消烁，以致心肾不交，睡眠不安。胃阴受伤，则纳食无味。同时，心气也受到损耗，出现神志迷糊不清状态。这是阴液元气都受损伤的缘故。用三才汤恢复阴液兼护阳气法来治疗。

三才汤方（甘凉法）

人参三钱　天冬二钱　干地黄五钱

水五杯，浓煎两杯，分二次温服。

【原文】

蓄血，热入血室，与温热同法。（40）

【译解】

暑温的蓄血证、热入血室证，其治疗与其他温热病的蓄血证、热入血室证相同。

【原文】

伏暑、湿温胁痛，或咳，或不咳，无寒，但潮热，或竟寒热如疟状，不可误认柴胡证，香附旋覆花汤主之；久不解者，间用控涎丹。（41）

【译解】

伏暑、湿温，胁肋部疼痛，或咳嗽，或不咳嗽，不恶寒，惟午后潮热，甚至寒热往来，如同疟疾发作一样，但不要把这种症候误认为是小柴胡汤证，治疗应用香附旋覆花汤治疗。迁延过久不解的，可用控涎丹治疗。

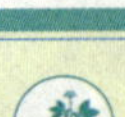 寒湿（附：便血咳嗽疝瘕） 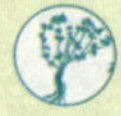

【原文】

湿之为物也，在天之阳时为雨露，阴时为霜雪，在山为泉，在川为水，包含于土中者为湿。其在人身也，上焦与肺合，中焦与脾合，其流于下焦也，与少阴癸水合。（42）

【译解】

六气之一的湿气，它在天时温暖的时候，便是雨和露，在寒冷的时候，便是霜和雪，在山陵是泉，在河流是水，蕴藏在土中的是湿。当它侵袭人体以后，在上焦与肺合，在中焦与脾合，如治疗不当流入下焦，与少阴肾水合。

【原文】

湿久不治，伏足少阴，舌白身痛，足跗[①]浮肿，鹿附汤主之（43）

【注释】

①足跗：足背。

【译解】

湿邪久留，没有及时治疗，伏藏于足少阴肾经，舌苔白，身疼痛，足背水肿，用鹿附汤治疗。

鹿附汤方（苦辛咸法）

鹿茸五钱　附子三钱　草果一钱　菟丝子三钱　茯苓五钱

上用水五杯，煮取二杯，一日二次，滓再煮一杯服。

【原文】

湿久脾阳消乏，肾阳亦惫者，安肾汤主之。（44）

【译解】

寒湿停积中焦时间过久，致使脾的阳气日渐消耗。因脾的功

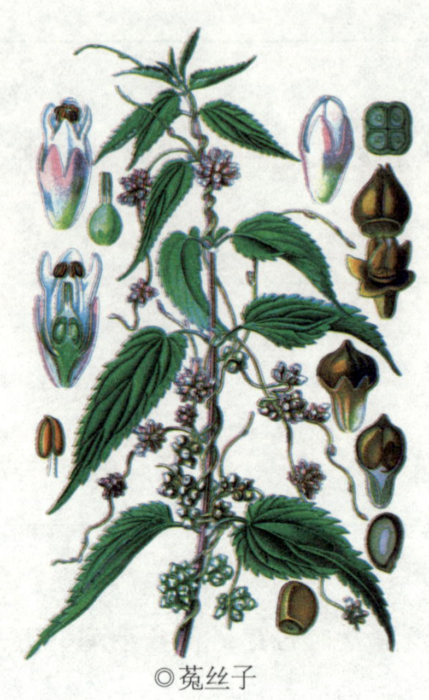

◎菟丝子

能困乏，导致肾阳衰弱，用安肾汤温补督脉。

安肾汤方（辛甘温法）

鹿茸三钱　胡芦巴三钱　补骨脂三钱　韭子一钱　大茴香二钱　附子二钱　茅术二钱　茯苓三钱　菟丝子三钱

水八杯，煮取三杯，分三次服。大便溏者加赤石脂。久病恶汤者，可用二十分作丸。

【原文】

湿久伤阳，痿弱不振，肢体麻痹，痔疮下血，术附姜苓汤主之。（45）

【译解】

寒湿久停，损伤了人体阳气，以致四肢痿软无力，皮肤知觉迟钝而有麻木感，肛门痔疮出血。如医者只知道因湿热下注的痔疮出血，而用槐花、地榆之类药物来治疗，殊不知痔疮下血，也有由于寒湿而致的。寒湿痔疮下血，应用补脾肾阳气的术附姜苓汤治疗。

术附姜苓汤方（辛温苦淡法）

生白术五钱　附子三钱　干姜三钱　茯苓五钱

水五杯，煮取二杯，日再服。

【原文】

先便后血，小肠寒湿，黄土汤主之。(46)

【译解】

先大便而后出血，因小肠寒湿所致的，用黄土汤治疗。

黄土汤方（甘苦合用刚柔互济法）

甘草、干地黄、白术、附子（炮）、阿胶、黄芩各三两　灶中黄土半斤

上七味，用水八升，煮取二升，分二次温服。

【原文】

秋湿内伏，冬寒外加，脉紧无汗，恶寒身痛。喘咳稀痰，胸满，舌白滑。恶水不欲饮，甚则倚息不得卧，腹中微胀，小青龙汤主之；脉数有汗，小青龙去麻、辛主之；大汗出者，倍桂枝，减干姜，加麻黄根。（47）

【译解】

秋季感受湿邪伏藏体内，冬季又复加外感寒邪，症见脉紧无

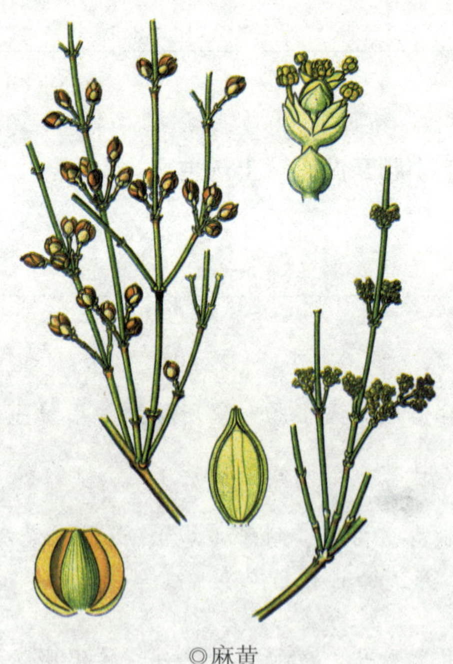

◎麻黄

汗，恶寒身痛，咳嗽气喘，咯吐稀痰，胸部满闷，舌苔白滑，见水厌恶不饮，严重的端坐喘息不能平卧，腹部轻度胀满，用小青龙汤治疗。若脉数有汗，用小青龙汤去麻黄、细辛治疗；若汗出过多的，重用桂枝，减少干姜，再加麻黄根治疗。

【原文】

喘咳息促，吐稀涎，脉洪数，右大于左，喉哑，是为热饮，麻杏石甘汤主之。（48）

【译解】

咳嗽气喘，呼吸迫促，吐稀薄涎沫，脉洪数，且右手脉比左手大，喉咙嘶哑，治疗用麻杏石甘汤。

麻杏石甘汤方（辛凉甘淡法）

麻黄（去节）三钱　杏仁（去皮、尖）三钱　甘草（炙）二钱　石膏（碎，绵裹）三钱

以水八杯，煮麻黄，减二杯，去上沫，内诸药，煮取三杯，去滓。温服一杯。

【原文】

支饮不得息，葶苈大枣泻肺汤主之。（49）

【译解】

支饮壅塞在胸膈，阻碍了肺气下降功能，以致呼吸困难，甚至有气塞不通的现象，病势很急，应急用葶苈大枣泻肺汤治疗。

葶苈大枣泻肺汤方（苦辛甘法）

苦葶苈三钱（炒香，碾细） 大枣五枚（去核）

水五杯，煮成二杯，分二次服。得效减其制，不效再作服，衰其大半而止。

【原文】

饮家①反渴，必重用辛，上焦加干姜、桂枝，中焦加枳实，橘皮，下焦加附子、生姜。（50）

【注释】

①饮家：泛指平素患痰饮病的人。

【译解】

痰饮病人反而出现口渴症状，治疗必须重用辛味药物。饮在上焦的加干姜、桂枝，饮在中焦的加枳实、橘皮，饮在下焦的加附子、生姜。

【原文】

饮家阴吹[①]，脉弦而迟，不得固执《金匮》法[②]，当反用之，橘半桂苓枳姜汤主之。（51）

【注释】

①阴吹：指妇女阴道时有气出，或气出有声，状如矢气者。②《金匮》法：是指《金匮要略》中，因阳明津液枯槁，大便秘结，压迫阴道引起阴吹，用猪膏发煎润大便治阴吹的方法。

【译解】

有痰饮病的妇女出现阴吹症，脉象弦而迟，治疗不能固守《金匮要略》阴吹的治法。而应采取与它作用相反的治疗方法，用橘半桂苓枳姜汤治疗。

【原文】

暴感寒湿成疝[①]，寒热往来，脉弦反数，舌白滑，或无苔，不渴，当脐痛，或胁下痛，椒桂汤主之。（52）

【注释】

①疝：病名，见于《素问・大奇论》。一般泛指体腔内容物向外突出的病症，常伴有气痛的症状；也有特指生殖器、睾丸、阴囊部位之病症。

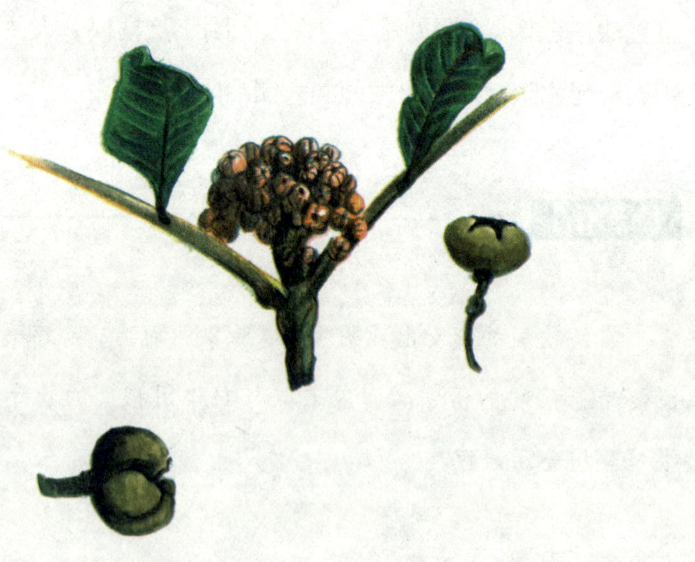

◎吴茱萸

【译解】

患者肝脏本来虚弱，或素有肝气郁结，或因暴怒而又感受寒湿邪气，以致成为疝证。此证在秋天比较多见，呈现寒热往来，脉弦而数，舌苔白滑，或没有苔，口不渴，当脐部位疼痛，或胁下疼痛。这是寒湿在表，浊阴与肝气郁结于里，表证和里证都很急剧，应该用表里两解的椒桂汤治疗。

椒桂汤方（苦辛通法）

川椒六钱（炒黑） 桂枝六钱 良姜三钱 柴胡六钱 小茴香四钱 广皮三钱 吴茱萸三钱（泡淡） 青皮三钱

急流水八碗，煮成三碗，温服一碗，覆被令微汗，佳。不汗，服第二碗，接饮生姜汤促之得汗。次早服第三碗，不必覆被再令汗。

【原文】

寒疝脉弦紧，胁下偏痛，发热，大黄附子汤主之。（53）

【译解】

寒疝证，脉象弦紧，这是肝气郁遏，里有寒邪的表现。胁下疼痛偏在一侧，乃是寒邪侵犯肝胆经络与血搏结的缘故。发热是由于胆的清气为肝气郁结而阻滞，与寒邪抗争的结果。应当用温下法的大黄附子汤治疗。

大黄附子汤方（苦辛温下法）

大黄五钱　熟附子五钱　细辛三钱

水五杯，煮取两杯，分温二服。（原方分量甚重，此则从时减轻，临时对证斟酌）

【原文】

寒疝，少腹或脐旁下引睾丸，或掣胁下，掣腰，痛不可忍者，

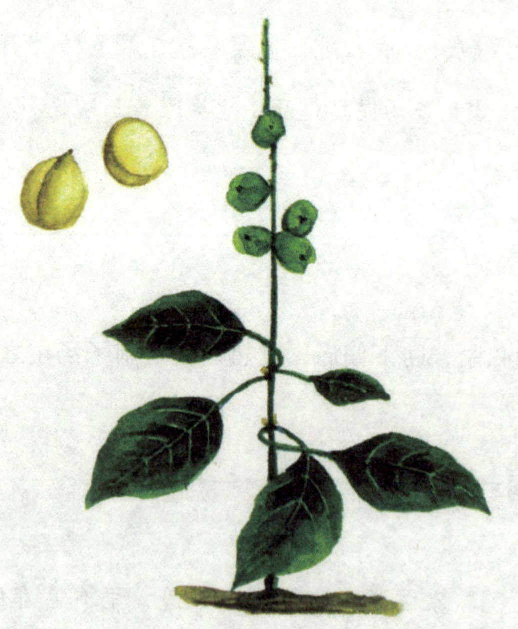

◎巴豆

天台乌药散主之。(54)

【译解】

寒疝证，少腹部疼痛，或向脐下放散，牵引到睾丸；或向上放散，牵引到胁下或腰部。疼痛程度很剧烈，使人不能忍受，这是寒湿侵犯肝、肾、小肠所致。可用温通足厥阴与手太阳的天台乌药散治疗。

天台乌药散方（苦辛热急通法）

乌药五钱　木香五钱　小茴香五钱（炒黑）　良姜五钱（炒）　青皮五钱　川楝子十枚　巴豆七十二粒　槟榔五钱

先以巴豆微打破，加麸数合，炒川楝子，以巴豆黑透为度，去巴豆、麸子不用，但以川楝同前药为极细末。黄酒和服一钱，不能饮者，姜汤代之。重者日再服；痛不忍者，日三服。

湿温

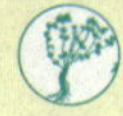

【原文】

湿温久羁，三焦弥漫，神昏窍阻，少腹硬满，大便不下，宣清导浊汤主之。（55）

【译解】

湿温病湿热病邪久留不去，湿热弥漫上、中、下三焦，症见神昏窍闭、少腹坚硬胀满、大便不通畅等，用宣清导浊汤治疗。

宣清导浊汤方（苦辛淡法）

猪苓五钱　茯苓五钱　寒水石六钱　晚蚕沙四钱　皂荚子（去皮）三钱

水五杯，煮成两杯，分二次服。以大便通快为度。

【原文】

湿凝气阻，三焦俱闭，二便不通，半硫丸主之。(56)

【译解】

湿浊凝滞，气机闭阻，致上中下三焦气机闭塞不通，导致大小便不通的，用半硫丸治疗。

【原文】

浊湿久留，下注于肛，气闭，肛门坠痛，胃不喜食，舌苔腐白，术附汤主之。(57)

【译解】

湿浊邪气停留肠胃时间过久，湿邪下注肛门，以致气道闭塞，肛门有下坠感而且疼痛。同时，胃纳减退，不喜吃东西，舌上起白色腐苔，这是气虚而寒湿闭结的缘故，所以用术附汤治疗。

术附汤方（苦辛温法）

生茅术五钱　人参二钱　厚朴三钱　生附子三钱　炮姜三钱　广皮三钱

水五杯，煮成两杯，先服一杯，约三时，再服一杯，以肛痛愈为度。

【原文】

疟邪久羁，因疟成劳，谓之劳疟[①]；络虚而痛，阳虚而胀，胁有疟母[②]，邪留正伤，加味异功汤主之。(58)

【注释】

①劳疟：因疟疾日久而致身体虚弱，将成虚劳，又称“虐劳”。或因久病劳损，气血两虚而患疟疾，均称劳疟。其特点为微寒微热，或发于昼，或发于夜，气虚多汗，饮食少进，或停止发作后遇劳即发。②疟母：病症名，疟疾的一种。因疟疾久延不愈，胁下结块，触之有形，按之疼痛者称之。类似久疟后脾脏肿大的病症。

【译解】

疟邪久留不去，因疟而转成虚劳，称为劳疟。因脉络虚损而痛，因阳气虚弱而胀，胁下结块而成疟母。这是邪气久留正气损伤的缘故，用加味异功汤治疗。

【原文】

疟久不解，胁下成块，谓之疟母，鳖甲煎丸主之。(59)

【译解】

患疟疾长期不愈，胁下有结块形成，称为疟母，用鳖甲煎丸治疗。

【原文】

太阴三疟[①]，腹胀不渴，呕水，温脾汤主之。（60）

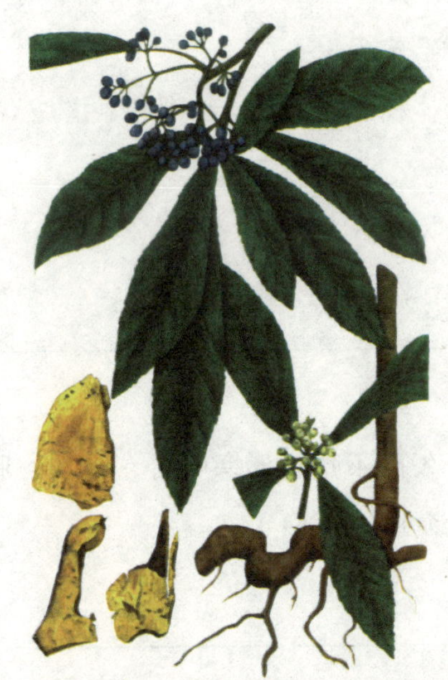

◎蜀漆

【注释】

①三疟，即三阴疟，由于元气内耗、卫气不固，温邪步步深入，三日发作一次，故曰三疟。又一说因疟邪缠绵日久，兼有三阴经主症，故曰“三疟”，即太阴、少阴、厥阴。

【译解】

三阴疟疾，原是深入脏腑损耗真气的顽固疾病，往往经年累月不易痊愈。若表现腹部胀满，口不渴，呕水等脾胃症状的，还算轻而浅，这是脾脏寒湿的缘故，用温脾汤治疗。

温脾汤方（苦辛温里法）

草果二钱　桂枝三钱　生姜五钱　茯苓五钱　蜀漆（炒）三钱　厚朴三钱

水五杯，煮取两杯，分二次温服。

【原文】

少阴三疟，久而不愈，形寒嗜卧，舌淡，脉微，发时不渴，气血两虚，扶阳汤主之。（61）

【译解】

少阴疟疾，邪气已经深入，本来是不容易好的，又系三日疟，更是不易治愈。日久不愈则气血日渐损耗，出现怕冷嗜睡的少阴证，以及舌质淡、脉微、发作时口不渴等症，这些都是气血两虚的现象，用扶阳汤治疗。

扶阳汤方（辛甘温阳法）

鹿茸五钱（生锉末，先用黄酒煎透） 熟附子三钱 人参二钱 粗桂枝三钱 当归二钱 蜀漆三钱，炒黑

水八杯，加入鹿茸酒，煎成三小杯，日三服。

【原文】

厥阴三疟，日久不已，劳则发热，或有痞结，气逆欲呕，减味乌梅圆法主之。（62）

【译解】

若是厥阴的三日疟，时间过久，导致阴阳两伤，遇有疲劳，即行发热，这是阴气受伤，热从内发。或者有结气痞块，乃是阴邪凝聚的缘故。气上逆欲呕吐，则是厥阴之邪侵犯阳明，阳明胃阳也将疲乏之征。这是木克土所致，宜用减味乌梅丸治疗。此方刚药和柔药同时应用，柔药以救阴，刚药以救阳。

减味乌梅丸法（酸苦为阴，辛甘为阳复法）

半夏 黄连 干姜 吴茱萸 茯苓 桂枝 川椒（炒黑） 白芍 乌梅

以上方中多无分量，以分量本难预定，用者临时斟酌可也

【原文】

酒客久痢，饮食不减，茵陈白芷汤主之。(63)

【译解】

平素喜欢喝酒的人患痢疾，日久不愈，但饮食不减的，用茵陈白芷汤治疗。

茵陈白芷汤方（苦辛淡法）

绵茵陈三钱　白芷四钱　北秦皮三钱　茯苓皮五钱　黄柏三钱　藿香三钱

【原文】

老年久痢，脾阳受伤，食滑便溏，肾阳亦衰，双补汤主之。(64)

【译解】

老年人下痢日久，以致脾阳受伤，食滑腻之品随即就泻，是肾阳亦衰，治疗用双补汤。

【原文】

久痢小便不通，厌食欲呕，加减理阴煎主之。（65）

【译解】

痢疾日久不愈，小便不通，厌恶饮食，恶心欲呕，用加减理阴煎治疗。

【原文】

久痢带瘀血，肛中气坠，腹中不痛，断下渗湿汤主之。（66）

【译解】

久痢，大便带有瘀血，这是气分湿热侵入血分、血溢妄行的缘故。同时肛门有气下坠，腹中不痛，此乃湿热下注，阻滞气机，而肠胃又无积滞的关系。宜用断下渗湿汤治疗。

断下渗湿汤方（苦辛淡法）

樗根皮一两（炒黑） 生茅术一钱 生黄柏一钱 地榆一钱五分（炒黑） 楂肉三钱（炒黑） 金银花一钱五分（炒黑） 赤苓三钱 猪苓一钱五分

水八杯，煮成三杯，分三次服。

【原文】

下痢无度，脉微细，肢厥，不进食，桃花汤主之。(67)

【译解】

下痢很厉害，甚至没有次数可以计算，脉象微细，四肢厥冷，不想吃东西，这是肾阳欲脱，关闸不能闭藏的缘故，用涩阳明阳分的方法，以桃花汤治疗。

【原文】

久痢，阴伤气陷，肛坠尻痠，地黄余粮汤主之。(68)

【译解】

痢疾日久不愈，阴液耗伤，气虚下陷，肛门下坠，尾骶骨部位酸楚，用地黄余粮汤治疗。

地黄余粮汤方（酸甘兼涩法）

生地黄一钱　人参一钱　熟地黄一钱　枇杷叶一钱　甘草四分　黄耆八分　天门冬七分　麦冬七分　泽泻七分　石斛七分

以水二钟，煎一钟，食前温服。

【原文】

久痢伤肾，下焦不固，肠腻滑下[①]，纳谷运迟，三神丸主之。（69）

【注释】

①肠腻滑下：久痢湿热之邪滞留于肠黏膜，成为“肠垢”，滑下，即大便排出黏腻状秽浊之邪。

【译解】

久痢损伤肾阳，下焦关门不固，以致肠中膏脂和不消化的食物滑泄而出。又因火衰不能上蒸脾土，脾肾阳气均衰，使吃下去的东西不能运化，应该用三神丸治疗。

三神丸方（酸甘辛温兼涩法，亦复方也）

五味子　补骨脂　肉果（去净油）

【原文】

久痢伤阴，口渴舌干，微热微咳，人参乌梅汤主之。（70）

【译解】

久痢阴液大伤，出现口渴、舌干，且有轻微发热与轻微咳嗽等症，说明已无湿热邪气，用人参乌梅汤紧急救阴治疗。

人参乌梅汤方（酸甘化阴法）

人参　莲子（炒）　炙甘草　乌梅　木瓜　山药

（原著无用量，水煎服。）

【原文】

痢久阴阳两伤，少腹肛坠，腰胯[①]脊髀[②]痠痛。由脏腑伤及奇经，参茸汤主之。（71）

【注释】

①胯：人体部位名称，指腰的两侧和大腿之间的部位。这里指“环跳穴”所处的部位。②髀（音币）：人体部位名称，指大腿部。

【译解】

痢疾日久不愈，阴阳两伤，症见少腹及肛门重坠，腰部、胯部、脊背部、大腿部酸痛，这是由于脏腑虚衰累及奇经八脉所致，治疗选参茸汤。

【原文】

久痢伤及厥阴，上犯阳明，气上撞心，饥不欲食，干呕腹痛，乌梅圆主之。（72）

【译解】

痢疾日久不愈，伤及足厥阴肝，肝气上逆侵犯阳明胃，自觉有气从下腹部向上冲撞心胸，虽感饥饿但不想进食，干呕腹痛，治疗用乌梅丸。

【原文】

休息痢[1]经年不愈，下焦阴阳皆虚，不能收摄，少腹气结，有似癥瘕，参芍汤主之。（73）

【注释】

①休息痢：指初痢、暴痢之后，长期迁延不愈，时发时止，反复不已的一种痢疾。

【译解】

休息痢长年不愈，致下焦真阴真阳俱虚，不能收敛固摄，出现少腹气结成块，类似癥瘕，治用参芀汤。

【原文】

噤口痢[1]，热气上冲，肠中逆阻似闭，腹痛在下尤甚者，白头翁汤主之。（74）

【注释】

①噤口痢：见《丹溪心法·痢》。指痢疾患者饮食不进，呕呃不能食。多见于疫痢、湿热痢重症等病程中，是痢疾比较严重的症候。多由湿浊热毒郁结肠中，邪毒亢盛，胃阴受劫，和降失常，脾胃两伤，中气败损所致。

【译解】

下痢而不想吃东西，叫作噤口痢。由于肠中湿浊热毒邪气阻遏，邪热气向上逆冲，所以不想吃东西。肠中浊气闭阻不通，故腹痛在下腹部更加剧烈，这是热毒偏重的实证，可用白头翁汤治疗。

白头翁汤方（苦寒法）

白头翁三钱　秦皮二钱　黄连二钱　黄柏二钱　黄芩三钱　白芍二钱

水八杯，煮取三杯，分三次服。

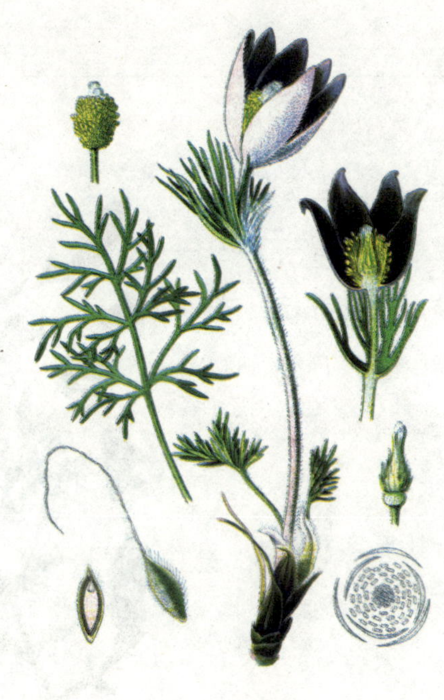

◎白头翁

【原文】

噤口痢，左脉细数，右手脉弦，干呕，腹痛，里急后重，积下不爽[①]，加减泻心汤主之。（75）

【注释】

①积下不爽：湿浊热毒积滞于肠黏膜内，排便时感里急后重，细少不畅，欲解不能。

【译解】

噤口痢，湿热入里，左脉细数而右手脉弦（木强克土）。胃气上逆则干呕；湿热黏滞，气阻不行，则腹痛，里急后重，痢下不爽，这是湿热很重的实证，用加减泻心汤治疗。

加减泻心汤方（苦辛寒法）

川连　黄芩　干姜　金银花　山楂炭　白芍　木香汁

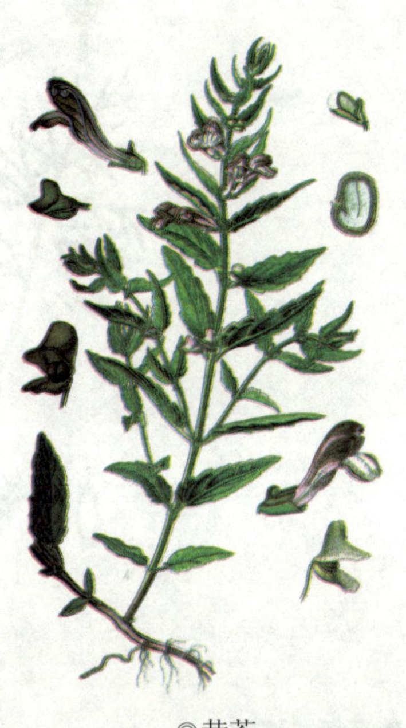
◎黄芩

【原文】

噤口痢，呕恶不饥，积少痛缓，形衰脉弦，舌白不渴，加味参苓白术散主之。（76）

【译解】

噤口痢，恶心欲呕，不知饥饿，形体衰弱，说明正气损伤，运化无权，胃气上逆。腹痛缓和，排便时积滞不多，说明邪气已少。舌苔白是里无热。脉弦是阴精阳气均已不足，用加味参苓白术散治理中焦。

加味参苓白术散方（甘淡微苦法。加味则辛甘化阳，芳香悦脾，微辛以通，微苦以降也）

人参二钱　白术一钱五分（炒焦）　茯苓一钱五分　扁豆二

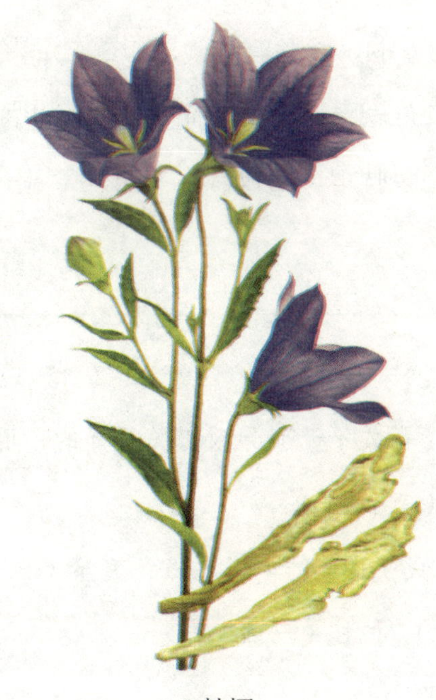

◎桔梗

钱（炒） 薏苡仁一钱五分 桔梗一钱 砂仁七分（炒） 炮姜一钱 肉豆蔻一钱 炙甘草五分

共为极细末，每服一钱五分，香粳米汤调服，日二次。

【原文】

噤口痢，胃关不开①，由于肾关不开②者，肉苁蓉汤主之。（77）

【注释】

①胃关不开：胃主受纳，若噤口不食，即责之于胃口不开，不能受纳饮食，这里主要是就噤口不食的症状而说。②肾关不开：此处是指肾阳虚弱不能温暖脾胃，而致胃不受纳，噤口不食。

【译解】

噤口痢，由于肾关不开而导致胃关不开的，用肉苁蓉汤治疗。

肉苁蓉汤方（辛甘法）

肉苁蓉（三钱） 麻仁（三钱） 茯苓（三钱） 半夏（三钱） 甘草（二钱） 桂枝（三钱）

煎一杯，温服。

秋燥

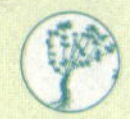

【原文】

燥久伤及肝肾之阴，上盛下虚，昼凉夜热，或干咳，或不咳，甚则痉厥者，三甲复脉汤主之，定风珠亦主之，专翕大生膏亦主之。（78）

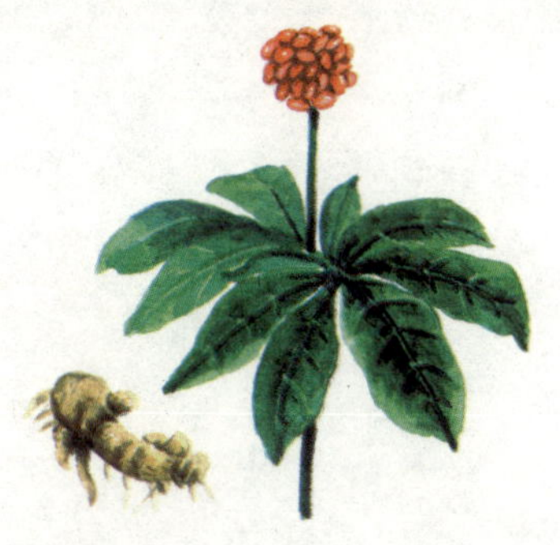

◎三七

【译解】

因感受燥气日久不愈，损伤了肝肾的阴液，以致水亏火亢，形成上盛下虚的局面，呈现白天不发热而夜里发热，有的干咳，有的没有咳嗽。严重的可因水不涵木，肝风内动，发生痉挛抽搐，四肢厥逆。治宜根据病情的轻重，选用三甲复脉汤、定风珠、专翕大生膏来治疗。

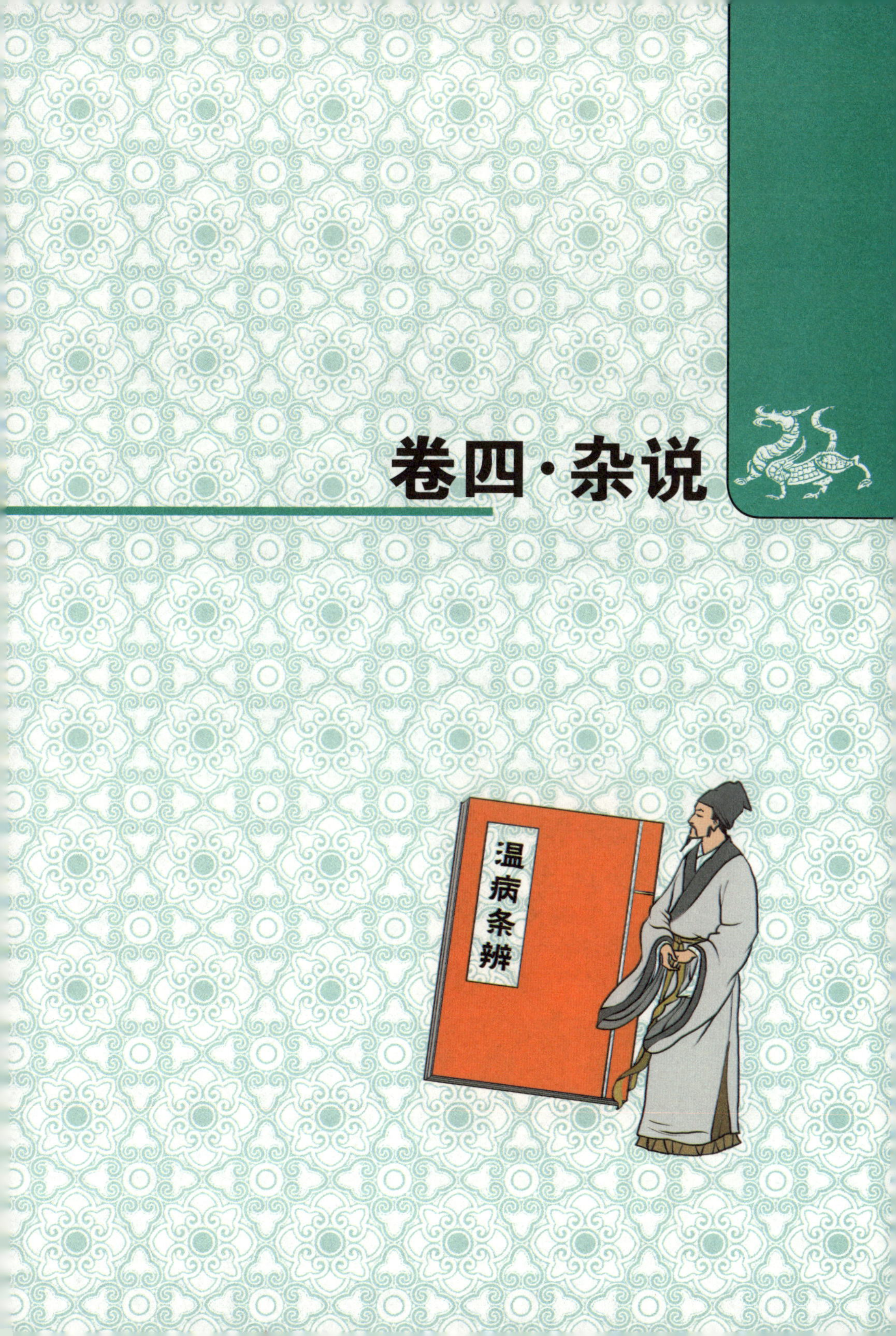
卷四·杂说
温病条辨

【题解】

本篇是一部学术论文集合，集中反映作者对各种医学学术问题的看法和见解，内容较为庞杂，故名之为“杂说”。

本篇包括了《汗论》《伤寒注论》《风论》《本论起银翘散论》《寒疫论》《温病起手太阴论》《燥气论》等内容。其中《汗论》篇主要讨论伤寒汗出与温病汗出的不同病机及治法，《伤寒注论》品评了历代伤寒注家的学术贡献，《风论》篇讨论了风邪治病的原因及分类，《本论起银翘散论》是对本论部分的补充说明，《寒疫论》讨论了寒疫与温病的区别及辨证论治规律，《温病起手太阴论》讨论了温病与伤寒起病的不同及原因，《燥气论》讨论了燥气寒化和燥化的不同诊治规律。

汗论

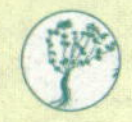

【原文】

汗也者，合阳气阴精蒸化而出者也。《内经》云："人之汗，以天地之雨名之。"盖汗之为物，以阳气为运用，以阴精为材料，阴精有余，阳气不足，则汗不能自出，不出则死。阳气有余，阴精不足，多能自出，再发则痉，痉亦死；或熏灼而不出，不出亦死也。其有阴精有余，阳气不足，又为寒邪肃杀之气所搏，不能自出者，必用辛温味薄急走之药，以运用其阳气，仲景之治伤寒是也。《伤寒》一书，始终以救阳气为主。其有阳气有余，阴精不足，又为温热升发之气所烁，而汗自出，或不出者，必用辛凉以止其自出之汗，用甘凉甘润，培养其阴精为材料，以为正汗之地，本论之治温热是也。本论始终以救阴精为主，此伤寒所以不可不发汗，温热病断不可发汗之大较也。唐宋以来，多昧于此，是以人各著一伤寒书，而病温热之祸亟矣，呜呼！天道欤？抑人事欤？

【译解】

汗，是人体内的阳气和阴精起了蒸化作用而变成的一种液体，《黄帝内经》说：人体的汗液，可用天地间的雨来譬喻。原来汗液的本身，是以阴精为材料，但要依靠阳气的鼓舞，才能排出于体表。这和天空所下的雨，是由于地面的热气不断地上升，遇到天空的冷气，然后下降为雨的道理是相同的。如果阴精有余而阳气不足，就不能蒸汗外出。例如，伤寒病阳气不足不能作汗抗邪外出，往往导致邪气内陷，阳气愈损，造成危险。阳气有余而阴精不足的，阳气蒸发太过，阴津损耗必多，往往会使筋脉失养，容易发生颈项强直、角弓反张的痉病。这种痉病也是危险的。或者用熏灼疗法，求其出汗，而汗不出的，这是阴津本来不足反用火来迫汗，两阳相熏灼，阴愈伤而汗愈不出，亦属险证。所以凡是阳气不足阴精有余的人，一旦感受寒邪，则阳气更不能蒸发，相反就会被寒邪所抑制，治疗上当用辛温味薄急走之药，鼓动其阳气，使寒邪随汗液而解除，这就是张仲景治伤寒的主要方法，所以《伤寒论》一书，始终以救阳为主。阳气有余而阴精不足的人，一旦感受温邪，体内的津液，势必受温热升发之气所蒸烁而为自汗出，或者不出汗；但无论汗出与否，在治疗上首先应用辛凉之品清解温邪，以达到解肌止汗的目的；同时，用甘凉甘润之药，培养阴精，为解肌止汗提供材料，这就是本论治疗温热病的方法，也就是温热病始终要以救阴为主。所以说，伤寒要助阳发汗，温热病要顾阴而不能发汗，这是两者在治疗上的最大差别点，必须特别注意。自从唐宋以来，医家多不明此理，虽然有许多《伤寒论》注解，但仍不能明确地指出伤寒和温病在证治上的差别，因而往往误以治伤寒之法治温病，给温病患者带来了极其严重的不良后果，这完全是人为的事。

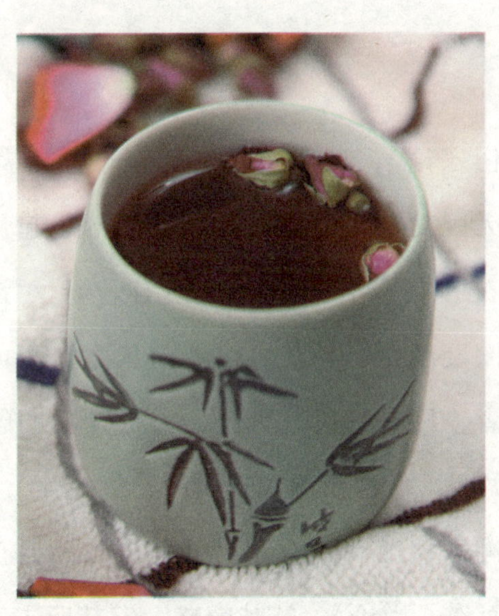

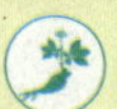

伤寒注论

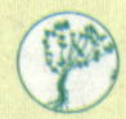

【原文】

仲祖《伤寒论》，诚为金科玉律，奈注解甚难。盖代远年湮，中间不无脱简，又为后人妄增，断不能起仲景于九原而问之，何条在先，何条在后，何处尚有若干文字，何处系后人伪增，惟有阙疑阙殆，择其可信者而从之，不可信者而考之已尔。创斯注者，则有林氏、成氏，大抵随文顺解，不能透发精义；然创始实难，不为无功。有明中行方先生，实能苦心力索，畅所欲言，溯本探微，阐幽发秘，虽未能处处合拍，而大端已具。喻氏起而作《尚论》，补其阙略，发其所未发，亦诚仲景之功臣也。然除却心解数处，其大端亦从方论中来，不应力诋方氏。北海林先生刻方氏《前条辨》，附刻《尚论篇》，历数喻氏僭窃之罪，条分而畅评之。喻氏之后，又有高氏注《尚论发明》

（编者按：清·高学山著《伤寒尚论辨似》，不是《尚论发明》，吴氏误记），亦有心得可取处，其大端暗窃方氏，明尊喻氏，而又力诋喻氏，亦如喻氏之于方氏也。北平刘觉庵先生起而证之，亦如林北海之证《尚论》者然，公道自在人心也。其他如郑氏、程氏之《后条辨》，无足取者，明眼人自识之。舒驰远之《集注》，一以喻氏为主，兼引程郊倩之《后条辨》，杂以及门之论断，若不知有方氏之《前条辨》者，遂以喻氏窃方氏之论，直谓为喻氏书矣。此外，有沈目南注，张隐庵集注，程云来集注，皆可阅。至慈溪柯韵伯注《伤寒论》，著《来苏集》，聪明才辨，不无发明，可供采择。然其自序中谓大青龙一证，方、喻之注大错，目之曰郑声、曰杨墨。及取三注对勘，虚中切理而细绎之，柯注谓风有阴阳，汗出、脉缓之桂枝证，是中鼓动之阳风；汗不出、脉紧、烦躁之大青龙证，是中凛冽之阴风。试问中鼓动之阳风者，而主以桂枝辛甘温法，置《内经》“风淫于内，治以辛凉，佐以苦甘”之正法于何地？仲景自序云：“撰用《素问》《九卷》”，反背《素问》而立法耶？且以中鼓动之阳风者，主以甘温之桂枝；中凛冽之阴风者，反主以寒凉之石膏，有是理乎？其注烦躁，又曰热淫于内，则心神烦扰，风淫于内，故手足躁乱（方先生原注：风为烦，寒则躁）。既曰凛冽阴风，又曰热淫于内，有是理乎？种种矛盾，不可枚举。方氏立风伤卫、寒伤营、风寒两伤营卫，吾不敢谓即仲景之本来面目。然欲使后学眉目清楚，不为无见。如柯氏之所序，亦未必即仲景之心法，而高于方氏也。其删改原文处，多逞臆说，不若方氏之纯正矣。且方氏创通大义，其功不可没也。喻氏、高氏、柯氏三子之于方氏，补偏救弊，其卓识妙悟，不无可取，而独恶其自高己见，各立门户，勿掩前人之善耳。后之学者，其各以明道济世为急，毋以争名竞胜为心，民生幸甚。

【译解】

张仲景所著的《伤寒论》，后世医家多尊为医学上辨证施治的范本，但因文辞深奥，要注释它是很难的。由于年代久远，又经历代兵火之乱，其中文字，一定有脱落和后人所妄加的地方，以致丧失了本来的面目，断不能起仲景于黄泉之下，请问他究竟哪条在前，哪条在后，哪里还有多少文字，哪些是后人所妄加？唯有抱着谨严的怀疑态度，选择其中可靠的部分而加以研究；对于某些疑难费解的条文，留待做进一步的探讨，这样才是正确的治学方法。

首先开始注解《伤寒论》的是林亿和成无己，不过他们仅仅是依照文字做解释，并没有把它的精神实质表达出来。然而一开始注解《伤寒论》，就要完全符合原书深奥的意义，这是很难的一回事情，不能苛求；但二人所著的《伤寒论》注解，对后世读者是有一定的启发作用，不能说没有功绩的。到明朝方中行先生对于《伤寒论》不仅下了一番苦功加以研究，并且把要讲的话都大胆地讲了出来，追本穷源地发掘其中的深奥意义，虽然有的地方还是不够全面，然而《伤寒论》原书的基本精神，大体上已经具备了。

随着方中行之后，喻嘉言也作了《伤寒尚论篇》来补充方氏的不足，并对方氏没有解释清楚的地方提出了自己的看法，加以发挥，这对仲景的《伤寒论》来说，也是一个有功的人。但除了他自己有心得的几处之外，大部分是根据方中行的理论而来的，那么，就不应该在书中尽力排斥方氏。后来林北海先生把方氏的《前条辨》和喻氏的《尚论篇》合并刻在一起，同时又一一举出喻氏《尚论篇》中抄袭方氏的地方，并分条加以评述。喻氏之后，又有高学山著《伤寒尚论辨似》作了注解并加以发明，也有他个人心得，可以取法，但其中主要内容也有暗中窃取方中行的《前条辨》。在表面上尊重喻氏的《尚论篇》，骨子里又有力地驳斥喻氏的错误。这种做法，也好像喻氏批评方氏一样。后来刘觉庵先生也起来作了评论，这也是好像林北海指出喻氏的《尚论篇》系窃自方氏一样。这样彼此攻击，究属谁是谁非，大家自有公论的。其他如郑重光的《伤寒条辨续注》和程应旄（郊倩）的《伤寒论后条辨》都没有什么精彩可取之处，有见识的人自然能够辨别。以后舒驰远著《伤寒集注》，他的材料，也是以喻氏的《尚论篇》为主，并引用了程郊倩的《后条辨》，加上他自己和学生们的见解，他好像不知道有方氏《前条辨》那部书，因而就把喻氏窃取方氏材料而写成的《尚论篇》误认为是喻氏所著之书了。此外，还有沈目南的《伤寒六经辨证治法》、张隐庵《伤寒论集注》和程云来的注解，都有好的地方，可以阅读。至于慈溪柯韵伯注解《伤寒论》著《来苏集》，凭着他的聪明才辩，对《伤寒论》有很多发明，值得参考采用。不过他在自序里指出方氏、喻氏二人对于伤寒大青龙汤证的注解有很大的错误，甚至把它们看作邪说，歪曲了仲景的理法；但是只要把三家注解互相对勘一下，虚心谨慎地根据理论仔细加以分析和研究，就可以发现问题不是这样的。例如柯注说“风有阴阳，汗出脉缓的桂枝证，是感受了鼓动的阳风所致；汗不出、脉紧、烦躁的大青龙汤证，是感受了凛冽的阴风所致。”我要请问他，既是中了鼓动的阳风，而主用桂枝汤的辛甘温法，那么对《黄帝内经》里的“风淫于内，治以辛凉，佐以苦甘”的正治法，怎样来理解呢？仲景自序曾说：“他所著《伤寒论》是根据《素问》和《九卷》立法的。”难道他违背《素问》而另立治法吗？更何况对于感受鼓动的阳风的病人，主用辛温的桂枝来以热治热；对感受凛冽的阴风的病人，反而主用寒凉的石膏来以寒治寒，有这样的道理吗？他又说热淫于内，所以要发生心神烦扰；风淫于内，所以要发生手足躁乱。既然说是凛冽的阴风，又说是热淫于内，能有这种道理吗？像这样许多矛盾之处，这里就不一一举出了。方中行所提出的风伤卫、寒伤营、风寒两伤营卫的论点，我不敢说这就是仲景的原来意思。但是为了使后学能够搞清楚原书的眉目，我认为这种见识和方法，还是比较好的。关于柯氏自序中的说法，当然未必符合仲景的原意，也不见得比方氏高明多少。他又凭着个人臆断来删改仲景《伤寒论》原文，在这些地方，还不如方氏的来得纯正了。而且方氏能刻苦钻研通晓仲景《伤寒论》的大义，对后学有一定的帮助，其功绩是不可埋没的。不过喻氏、高氏、柯氏对于方氏的论述，能够起到补偏救弊的作用，这种卓越的见识，当然也有他好的一面，但是嫌他们只知抬高自己的意见，各立门户，自成派别，而把前人的长处一概抹杀，这是不对的。所以希望今后，学者应以阐明医道、济世教人为首要任务，不要存着争名竞胜的心理。那么，对于人们的身体健康，更有好处了。

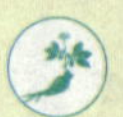

风论

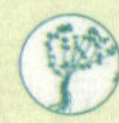

【原文】

《内经》曰：风为百病之长。又曰：风者善行而数变。夫风何以为百病之长乎？《大易》曰：元者善之长也。盖冬至四十五日，以后夜半少阳起而立春，于立春前十五日交大寒节，而厥阴风木行令，所以疏泄一年之阳气，以布德行仁，生养万物者也。故王者功德既成以后，制礼作乐，舞八佾而宣八风，所谓四时和，八风理，而民不夭折。风非害人者也，人之腠理密而精气足者，岂以是而病哉！而不然者，则病斯起矣。以天地生生之具，反为人受害之物，恩极大而害亦广矣。盖风之体不一，而风之用有殊。春风自下而上，夏风横行空中，秋风自上而下，冬风刮地而行。其方位也，则有四正[①]四隅[②]，此方位之合于四时八节[③]也。立春起艮方[④]，从东北隅而来，名之曰条风，八节各随其方而起，常理也。如立春起坤方[⑤]，谓之冲风，又谓之虚邪贼风，为其乘月建之虚，则其变也。春初之风，则夹寒水之母气；春末之风，则带火热之子气；夏初之风，则木气未尽，而炎火渐生；长夏之风，则挟暑气、湿气、木气（未为木库），大雨而后暴凉，则挟寒水之气；久晴不雨，以其近秋也，而先行燥气，是长夏之风，无所不兼，而人则无所不病矣。初秋则挟湿气，季秋则兼寒水之气，所以报冬气也。初冬犹兼燥金之气，正冬则兼寒水本令，而季冬又报来春风木之气，纸鸢[6]起矣。再由五运六气而推，大运如甲己之岁，其风多兼湿气；一年六气中，客气所加何气，则风亦兼其气而行令焉。然则五运六气非风不行，风也者，六气之帅也，诸病之领袖也，故曰：百病之长也。其数变也奈何？如夏日早南风，少移时则由西而北而东，方南风之时，则晴而热，由北而东，则雨而寒矣。四时皆有早暮之变，不若夏日之数而易见耳。夫夏日曰长曰化，以盛万物也，而病亦因之而盛，《阴符》所谓害生于恩也。无论四时之风，皆带凉气者，木以水为母也；转化转热者，木生火也；且其体无微不入，其用无处不有，学者诚能体察风之体用，而于六淫之病，思过半矣。前人多守定一桂枝，以为治风之祖方，下此则以羌、防、柴、葛为治风之要药，皆未体风之情，与《内经》之精义者也。桂枝汤在伤寒书内，所治之风，风兼寒者也，治风之变法也。若风之不兼寒者，则从《内经》风淫于内，治以辛凉，佐以苦甘，治风之正法也。以辛凉为正而甘温为变者何？风者，木也，辛凉者，金气，金能制木故也。风转化转热，辛凉苦甘则化凉气也。

【注释】

①四正：指正东、正西、正南、正北四个方向。②四隅：指东北、西南、东南、西北四个方位。③八节：指立春、春分、立夏、夏至、立秋、秋分、立冬、冬至八个节气。④艮方：在八卦中列东北方。⑤坤方：在八卦中列西南方。⑥纸鸢：风筝。

【译解】

《黄帝内经》中说：风为引起多种疾病的首要因素，又说：风性善动且变化多端。为什么说风为引起多种疾病的首要因素呢？这与《大易》中所说："气是万物生长变化的根本"同理。冬至后的第四十五天，从后半夜少阳之气开始升发而进入立春，而在立春前十五日交大寒节气，此时厥阴风木行令，故可以疏泄一年的阳气，为万物的生长"布德行仁"。就好像国家统治者功成名就后，要制礼节、乐章，载歌载舞，演示太平、威风一样。即所谓四季和顺，八方风调，人民就不会患病夭折。风，正常情况下不会伤害人体，人的腠理致密，精气充足，怎么会因为风而生病呢？但若不是这样，则疾病就会因风袭而发生。风本来是使天地自然生生不患而存在，却反过来成为伤害人的病邪，其恩泽极大而危害也越广呀！由于风的性质不一，风的作用也有变化。春天的风自下而上，而夏

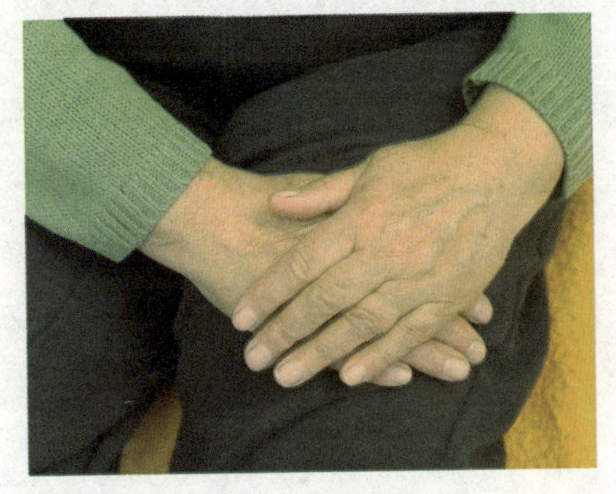

天的风则横行空中，秋天的风自上而下，而冬天的风则刮地面行。风的方位，也有四正四隅的不同，这些不同方位的风与四季八节气相合，如立春的风起于艮方，从东北方向而来，名为条风，八个节气，各随不同方位所起的风有不同的命名，这是正常现象。假如立春的风起于坤方，则称为冲风，又称之为虚邪贼风，因为这种风是乘月建的空虚改变了方位形成的。另外，初春时的风，还夹杂着冬季的寒气；春末时的风，则已带有夏季火热之气；初夏时的风，春木之气未尽，而夏季炎火之气渐生；长夏时的风，多挟暑气、湿气、木气（月建属未为木库）。大雨之后的暴凉，风中则挟寒水之气；久晴无雨，天气近似秋季，燥气先行来到，所以说长夏的风，无所不兼，而人感之则可发生各种各样的病症。初秋时的风，则挟长夏湿土之气，秋末时的风则兼寒水之气，预告冬季快到了。初冬的风尚兼有秋令燥金之气，正冬则为寒水之气本令之时，而冬末又显露春季风木之气，风筝可以升起。再由五运六气来推算，六十年一轮的大运如碰到天干甲、己的年份，其风多兼湿气。另外，一年的风、寒、暑、湿、燥、火六气中，加入何种客气，则风就兼挟何种客气而行令。然而，五运六气没有风是不行的，风是六气的统帅，是导致许多疾病发生的领袖。所以说：风为百病之长。那么风变化多端又怎么解释呢？例如夏天早上的风是南风，没过多久则转为西风、北风、东风，在刮南风时，天气晴朗而温热，如转北风或东风，天气就会下雨而凉爽。四季的气候在早上、晚上都有变化，但不如夏季变化快而且容易见到。这是因为夏天主生长、变化，是使万物旺盛的季节，而疾病也因此发生较多，在《阴符》中所说："害生于恩"就是这个意思。不论四季何种风，都带有凉气，是因为风属木，木之母是水的缘故。风转化而化热，这是木能生火的缘故。而且风具有无孔不入的特性，风的作用无处不有，学者若能认真体察风的性质、作用，那么对于六淫所引起的疾病，就能领会大半了。前人大多守定一个桂枝汤，把它作为治风的基本方剂。以后有人又把羌活、防风、柴胡、葛根作为治风的要药，都没有真正体察风的特性与《黄帝内经》中对风邪精深含义的理解。桂枝汤在《伤寒论》这本书内所治疗的风，是风兼寒的病症，属治疗风邪的变法。如果风不兼寒的，则遵从《黄帝内经》中："风淫于内，治以辛凉，佐以苦甘"的原则，这才是治风的正法。那么为什么辛凉为治风正法，而甘温则为治风变法呢？是因为风属木，辛凉是金之气，金就能克木的缘故。风转化成热时，辛凉苦甘也能转化成寒凉金气来克制风木。

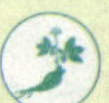 本论起银翘散论 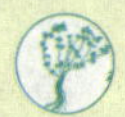

【原文】

本论第一方用桂枝汤者，以初春余寒之气未消，虽曰风温（系少阳之气），少阳紧承厥阴，厥阴根乎寒水，初起恶寒之证尚多，故仍以桂枝为首，犹时文之领上文来脉也。本论方法之始，实始于银翘散。

吴按：六气播于四时，常理也。诊病者，要知夏日亦有寒病，冬日亦有温病，次年春夏尚有上年伏暑，错综变化，不可枚举，全在测证的确。本论凡例内云：除伤寒宗仲景法外，俾四时杂感，朗若列眉，后世学者，察证之时，若真知确见其为伤寒，无论何时，自当仍宗仲景；若真知六气中为何气，非伤寒者，则于本论中求之。上焦篇辨伤寒、温暑疑似之间最详。

【译解】

本书的第一个方剂所以用桂枝汤，是因为初春之时，残存寒气尚未尽消，虽然说是风温（春系少阳之气当令），但以六气分主四时来说，春初少阳之气，紧紧承接厥阴风木而来，厥阴风木又根源于太阳寒水，这种病症，初起恶寒的症候尚多，因而仍以桂枝汤为首方，就好像时下写文章，先交代上文来龙去脉后，才引入下文一样。所以应当明白，本书治疗温病方法，其实是始于银翘散的。

吴按：六气分布在四季之中，这是正常现象。但诊治疾病的医生，要知道夏季也有感寒所致的伤寒病，冬季也有感温邪所致的温病，第二年春、夏季节，尚有上一年伏邪所致疾病。这些错综变化的例子，不可枚举，全在于临床审机辨证准确。本书凡例中提道：除了伤寒必须遵守张仲景的治法以外，其他四时杂感疾病，本书已清楚地罗列出来。后世学者，在诊察病症之时，如果真能确认为伤寒的，无论发生在哪个季节，自然应当仍按张仲景方法治；如果真能确定是六气中某气所致疾病，不是伤寒病症的，则可在本书中寻求治法。本书上焦篇有关伤寒与温病、暑病之间异同点的辨别最为详细。

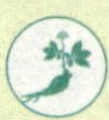

寒疫论

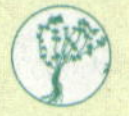

【原文】

世多言寒疫者，究其病状，则憎寒壮热，头痛骨节烦疼，虽发热而不甚渴，时行则里巷之中，病俱相类，若役使者然，非若温病之不甚头痛骨痛而渴甚，故名曰寒疫耳。盖六气寒水司天在泉，或五运寒水太过之岁，或六气中加临之客气为寒水，不论四时，或有是证，其未化热而恶寒之时，则用辛温解肌：既化热之后，如风温证者，则用辛凉清热，无二理也。

【译解】

人们经常所说的寒疫，详细考察它的症状是恶寒高热，头痛骨节烦疼。虽然发热，但是没有多大的口渴，流行的时候，互相传染，家家户户的病人，其病状都是相同的，好像受人役使的样子。这种寒疫不像温病那样的，头痛、骨痛不很厉害，而口渴特甚，所以称为寒疫。说到寒疫发生的因素，主要是由于六气寒水司天在泉，或遇到五运寒水太过的年庚，或六气中加临的客气为太阳寒水，那么，不论四时中的任何季节，都可能发生这样的病症。治疗上在见到恶寒而还没有化热的时候，须用辛温解肌的方剂，来祛除表寒；若已经化热之后，好像风温症状的，则用辛凉清热的方剂，以解除风热之邪。这和治疗伤寒证应用辛温、治温病应用辛凉的道理是一样的。

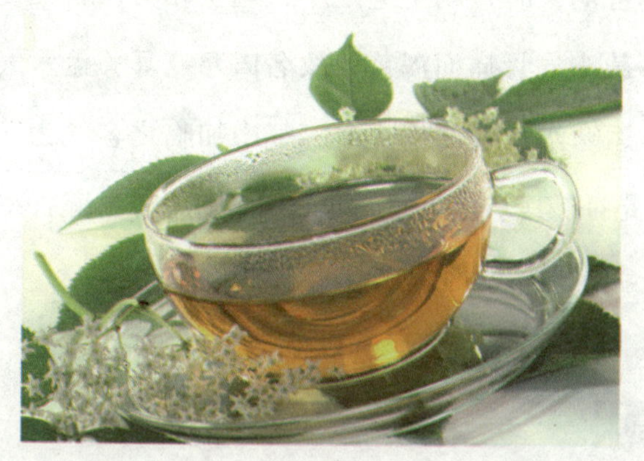

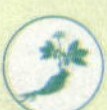 温病起手太阴论 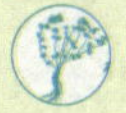

【原文】

四时温病，多似伤寒；伤寒起足太阳，今谓温病起手太阴，何以手太阴亦主外感乎？手太阴之见证，何以大略似足太阳乎？手足有上下之分，阴阳有反正之义，庸可混乎！《素问·平人气象论》曰：藏真高于肺，以行营卫阴阳也。《伤寒论》中，分营分卫，言阴言阳，以外感初起，必由卫而营，由阳而阴。足太阳如人家大门，由外以统内，主营卫阴阳；手太阴为华盖，三才之天，由上以统下，亦由外以包内，亦主营卫阴阳，故大略相同也。大虽同而细终异，异者何？如太阳之窍主出，太阴之窍兼主出入；太阳之窍开于下，太阴之窍开于上之类，学者须于同中求异，异中验同，同异互参，真诠自见。

【译解】

四季温病，与伤寒有许多相似之处。但伤寒初起在足太阳膀胱经，而现在说温病初起在手太阴肺经，为什么手太阴肺经也是主外感表证呢？手太阴肺经的病变为什么与足太阳膀胱经病变相似呢？手与足在部位上有上下之区分，阴与阳有反正之不同，岂可混淆！《素问·平人气象论》中说：五脏的真气上藏于肺，可以主宰营卫阴阳的运行。《伤寒论》中，区分营、卫，也言及阴、阳，是因为外感病初起，必然先从卫始，再累及营，从阳发展到阴。足太阳膀胱经好比人体的大门，由外而统摄内，主管营卫阴阳。手太阴肺位为五脏的华盖，在天地人三才中属天，由上来统领下，也由外来包围内，也可以主管营卫阴阳，所以大致相同。虽然大致相同，但细究终归不同，不同在什么地方？例如足太阳膀胱之窍是前阴主司排出，而手太阴肺之窍是鼻，既呼气又吸气；足太阳膀胱之窍开于下，手太阴肺之窍开于上等。学习者应该于同中求异，异中求同，同异相互对比着分析，真实含义自然就清楚了。

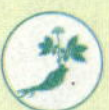

燥气论

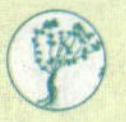

【原文】

前三焦篇所序之燥气，皆言化热伤津之证，治以辛甘微凉（金必克木，木受克，则子为母复仇，火来胜复矣），未及寒化。盖燥气寒化，乃燥气之正，《素问》谓“阳明所至，为清劲”是也；《素问》又谓“燥极而泽”（土为金母，水为金子也），本论多类及于寒湿、伏暑门中，如腹痛呕吐之类，经谓“燥淫所胜，民病善呕，心胁痛，不能转侧”者是也。治以苦温，《内经》治燥之正法也。前人有六气之中，惟燥不为病之说，盖以燥统于寒（吴氏《素问注》云：寒统燥湿，暑统风火。故云寒暑六入也）而近于寒，凡见燥病，只以为寒，而不知其为燥也。合六气而观之，余俱主生，独燥主杀，岂不为病者乎。细读《素问》自知。再前三篇，原为温病而设，而类及于暑温、湿温，其于伏暑湿温门中，尤必三致意者：盖以秋日暑湿踞于内，新凉燥气加于外，燥湿兼至，最难界限清楚，稍不确当，其败坏不可胜言。经谓粗工治病，湿证未已，燥证复起，盖谓此也（湿有兼热、兼寒，暑有兼风、兼燥，燥有寒化、热化，先将暑湿燥分开，再将寒热辨明，自有准的）。

【译解】

在前面三焦篇里所提到的燥气，都是说明由于感受燥邪因而化热伤津之证，故治以辛甘微凉之品，而没有说到燥从寒化的症候。因为燥气有胜复的不同，上述化热伤津之证，是属于燥的复气；燥气寒化，是燥的正化，也是燥的胜气，如《素问》里说："阳明所至为清劲。"这就是说阳明主燥化，如果遇到卯或酉阳明燥金司天的年庚，自然界气候，必转为清肃劲急而从燥化了。又说："燥极而泽。"这是由于土为金母，水为金子，母子相生，因此，虽然在极度干燥的情况下，仍有恢复润泽的可能。本论将燥证多依类列于寒湿伏暑门中，如腹痛、呕吐等类，就是《黄帝内经》里所谓"燥淫所胜，民病善呕，心胁痛不能转侧"的病变。这是说阳明属胃，胃被燥伤，所以发生呕逆、心胁作痛而且连身体也不能转侧等症候，须要用苦降温通之品来医治，这是《黄帝内经》中治疗燥证的正治法。从前有人认为六气之中，只有燥气不会致病，其实他们不明了燥已包括在寒气之中。一般但知燥属次寒，以寒论治，而不知这是寒化而成燥。再把六气总的来看，其中风、寒、暑、湿、火五气之间都有相互制约和生化的内在联系，只有燥为秋令肃杀之气，这种气难道不会致病吗？《素问》中论之最详，如果能深刻地加以体会，自可融会贯通。本书的三焦篇虽专为温病而设，但对暑温、湿温也连带加以论述，尤其是在伏暑湿温门中，更是再三地说明，这是因为秋天暑湿潜伏于内，新凉燥气加之于外，燥湿夹杂，界限最难分清，在诊断上稍不确当，就会造成不堪想象的不良后果。《黄帝内经》上所说的粗工治病，湿证未已，燥证复起，就是指这种情况而言。

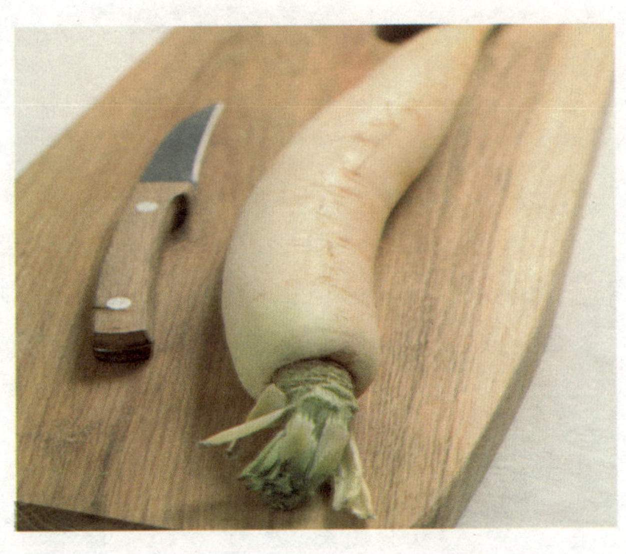

卷五·解儿难

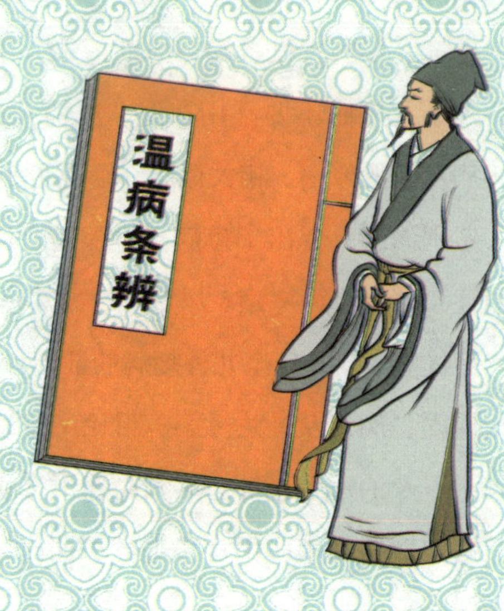

【题解】

本篇从小儿的生理病理特点以及社会、家庭、医者等众多因素，分析说明了诊治小儿病的困难之处，故篇名为“解儿难”。本卷共有短文二十四篇，重点讨论儿科常见病症，尤其是痉、疳、痘、疹四大病症的辨证论治。同时也结合儿科病特点，讨论了部分方剂药物应用的方法和注意事项。

本篇第一阐述了小儿病难治的主要原因。吴氏认为：一难于小儿脏腑娇嫩，“藩篱疏”，抗病力弱，外邪易侵，且易迅速转变内陷；二难于小儿稚阴稚阳之体，易实易虚；三难于幼儿言语障碍，名曰哑科，不能正确述说病情；四难于父母溺爱，温饱过度；五难于庸陋之医，医术不精或医德不佳，失治误治。第二讨论了小儿的用药特点。吴氏认为：小儿用药不宜重用苦寒，以防克伐生气、影响胃气、竭夺津液，选方用药宜甘多酸少，同时还强调了小儿外感不要乱用辛温“风药”。第三较全面地分析了小儿痉病发生的原因、相关概念，阐述了小儿痉病的病因、病机、诊断、鉴别诊断，提出了痉病当辨虚实寒热以及痉病瘛病九大纲论，论述了寒痉、风寒痉、风温痉、温热痉、暑痉、燥痉、内伤饮食痉、客忤痉、本脏自痉九种痉病的证治。第四论述了小儿疳疾的概念、成因、病机及治法。第五讨论了痘证发生的环境、气候、体质因素以及治疗禁忌等。第六简述了疹病辨治。第七对小儿常用方剂泻白散的临床应用宜忌进行了探讨，指出外感咳嗽不可滥用泻白散。最后提出治病选药不在价钱贵贱，“合病情者用之，不合者避之”，同时注意药物形态与生、长、化、藏之间的关系，正确选用药物的枝叶、根茎、果实等。

儿科总论

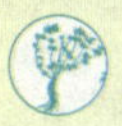

【原文】

古称难治者，莫如小儿，名之曰哑科。以其疾痛烦苦，不能自达；且其脏腑薄，藩篱疏，易于传变；肌肤嫩，神气怯，易于感触；其用药也，稍呆则滞，稍重则伤，稍不对证，则莫知其乡，捉风捕影，转救转剧，转去转远；惟较之成人，无七情六欲之伤，外不过六淫，内不过饮食、胎毒而已。然不精于方脉、妇科，透彻生化之源者，断不能作儿科也。

【译解】

历代医家一般都认为最难诊疗的是小儿的疾病，儿科被称为哑科。这是因为关于疾病的痛苦，在婴儿则口不能言，孩童虽能言，亦往往不能正确地把病情用语言表达出来；尤其是小儿有生理上的特点，脏腑薄弱，腠理疏松，因而有了疾病，容易转变；又肌肤娇嫩，神气怯弱，所以又容易感受病邪；至于在用药方面，如果稍有补益即出现留滞，或稍用猛烈之品，便会伤元气，引起不良后果；倘然药稍不对证，又将变化不测，由于小儿有易虚易实的特点，因此在有病时往往会很快地发生剧变，假如医者没有很好地掌握四诊八纲来辨证，又不能随机应变和灵活地来治疗，只会捕风捉影地加以诊治。那么与病情愈离愈远，会使疾病愈治愈重。小儿病虽然没有成人的七情六欲的伤害，外因不过是感受六淫之邪，内因不过是伤于饮食或先天的胎毒，然而不精通成人和妇科的理法及熟悉生化原理的人，是绝对不能做好儿科医生的。

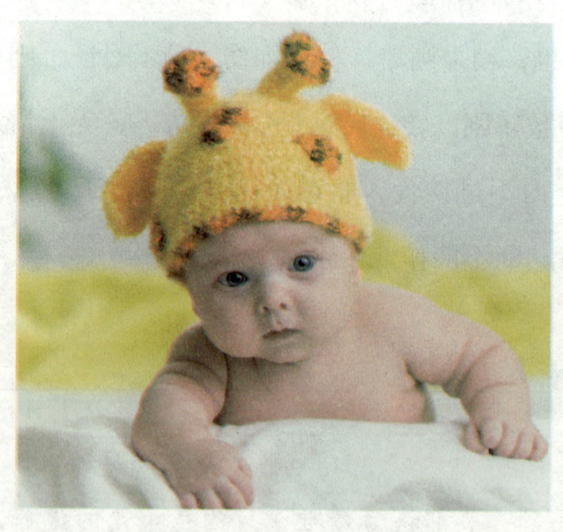

儿科风药①禁

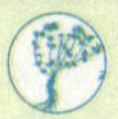

【原文】

近日行方脉者[2]，无论四时所感为何气，一概羌、防、柴、葛。不知仲景先师，有风家[3]禁汗，亡血家[4]禁汗，湿家[5]禁汗，疮家[6]禁汗四条，皆为其血虚致痉也。然则小儿痉病，多半为医所造，皆不识六气之故。

【注释】

①风药：指具有祛风发汗解表的药物。②方脉者：指从事处方诊脉的医生。③风家：一指平素容易伤风感冒的人。二指中风或伤风感冒的患者。④亡血家：指平素患有呕血、衄血、尿血、便血、崩漏和金疮等失血性疾病的病人。⑤湿家：指平素易感受湿邪或患有湿病的人。⑥疮家：一指由于刀剑所伤、失血过多的病人。二指平素

经常有疮、疡、疖、痈的病人。

【译解】

最近有些行医的人，不论一年四季患者感受哪种病邪，一概用羌活、防风、柴胡、葛根等辛温发汗的药物治疗，却不知道仲景先师有四条发汗禁例：即平时经常感受风邪为病者禁用发汗；平素患有多种出血性疾病者禁用发汗；平常易感受湿邪或患有湿病者禁用发汗；外科疮疡久不愈合的禁用发汗。因为这 4 类病人发汗后，极易使阴津受损而导致血亏液少，筋脉失于濡养，从而产生痉病。之所以说小儿痉病有半数以上都是医生所造成的，是因为其对六气为病认识不清，滥用疏风发汗解表药的缘故。

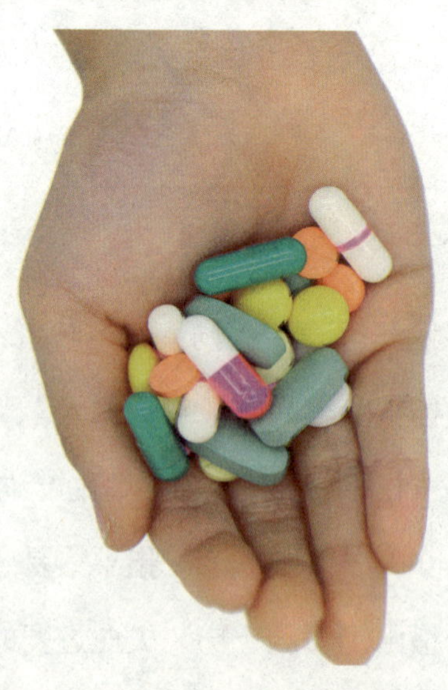

湿痉或问

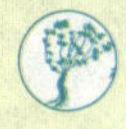

【原文】

或问子疑《素问》痉因于湿，而又谓六淫之邪，皆能致痉，亦复有湿痉一条，岂不自相矛盾乎？曰：吾所疑者，诸字皆字，似湿之一字，不能包括诸痉，惟风可以概括之也。再者湿性柔，不能致强，初起之湿痉，必兼风而后成也。且俗名痉为惊风，原有急慢二条。所谓急者，一感即痉，先痉而后病；所谓慢者，病久而致痉者也。一感即痉者，只要认证真、用药确，一二帖即愈，易治也。病久而痉者，非伤脾阳，肝木来乘，即伤胃汁肝阴，肝风鸱张。一虚寒，一虚热，为难治也。吾见湿因致痉，先病后痉者多，如夏月小儿暑湿，泄泻暴注，一昼夜百数十行，下多亡阴，肝乘致痉之类，霍乱最能致痉，皆先病后痉者也。当合之杂说中风论一条参看。以卒得痉病而论，风为百病之长，六淫之邪，皆因风而入。以久病致痉而论，其强直背反瘛疭之状，皆肝风内动为之也。似风之一字，可以包得诸痉，要知痉者，筋病也，知痉之为筋病，思过半矣。

【译解】

或许有人要问，你既怀疑《素问》痉因于湿的说法，然而又说“六淫之邪，皆能致痉”，且又有湿痉一条，岂非自相矛盾吗？其实我所怀疑的是“诸”字和“皆”字；就只一个“湿”字，似乎难以包括各种痉证，我看只有“风”字，才能概括，这是一方面。另一方面，湿性柔润，不能立刻导致身体强直的痉病。初起即发的湿痉，是一定兼夹风邪而造成的。并且习俗把痉证称为“惊风”，又分别为急惊风和慢惊风两种类型。所谓急惊风，就是一感病邪；随即发痉，为先痉而后再现其他病状；所谓慢惊风，是患病时间较长，而后转化为痉的。在一感即痉的病例中，只要诊断明确，用药适当，一二帖就能痉愈，治疗比较容易。病久而痉的病例，在病理上往往不是脾阳受伤，肝木来乘，就是劫伤胃汁和肝阴，导致肝风横暴。二者一属虚寒，一属虚热，治疗都很困难。

据我观察，因湿致痉的，常以先病而后转痉的为多，像夏季里小儿因感受暑湿而突发暴泻，一昼夜一百次以上，结果由于下多亡阴，肝木来乘而致痉。又如霍乱患者，吐泻过甚，阴液消失过多，最能发生痉病。这都属于先病后痉的一类。关于这些论点，可以结合前面杂说中的“风论”一起来参看。以猝然而得的痉病来说，由于风为百病之长，故六淫之邪，都必须随着风的媒介而侵入。以久病致痉来说，其所表现的颈项强直，角弓反张、手足搐搦等症状，也都是肝风内动的现象。因此我认为像“风”字才可以包括的各种痉证。总的说，痉是筋脉为病，若知道了痉是筋脉为病，那么对治疗痉病，也就基本上能掌握了。

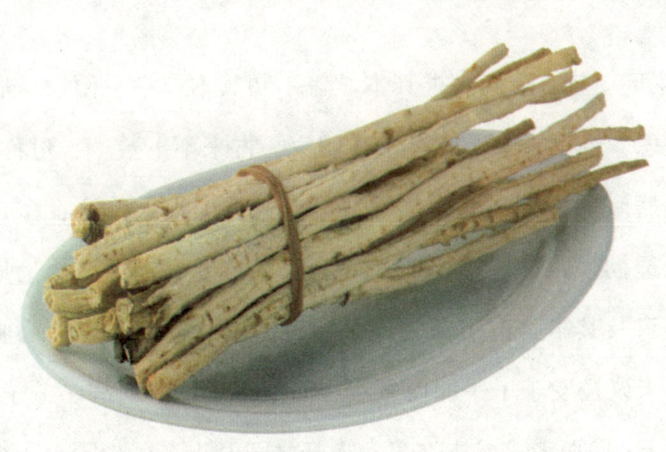

痘[1]证总论

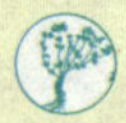

【原文】

《素问》曰：治病必求其本。盖不知其本，举手便误，后虽有锦绣心思，皆鞭长莫及矣。治痘明家，古来不下数十，可称尽善，不比温病毫无把握，尚俟愚陋之鄙论也。但古人治法良多，而议病究未透彻来路，皆由不明六气为病，与温病之源。故论痘发之源者，只及其半，谓痘证为先天胎毒，由肝肾而脾胃而心肺，是矣。总未议及发于子午卯酉之年，而他年罕发者何故。盖子午者，君火司天；卯酉者，君火在泉。人身之司君火者，少阴也。少阴有两脏，心与肾也。先天之毒，藏于肾脏，肾者，坎也，有二阴以恋一阳，又以太阳寒水为腑，故不发也，必待君火之年，与人身君火之气相搏，激而后发也。故北口外寒水凝结之所，永不发痘。盖人生之胎毒如火药，岁气之君火如火线，非此引之不发，以是知痘证与温病之发同一类也。试观《六元正纪》所载温厉大行，民病温厉之处，皆君相两火加临之候，未有寒水湿土加临而病温者，亦可知愚之非臆说矣。

【注释】

①痘：指天花。

【译解】

《素问》说："治病必求其本。"因为不知道疾病的原因，一动手治疗就会发生错误。治疗错误发生后，即使是高明的医生对此也无能为力。治疗痘证比较出名的医家，自古以来不少于几十位，治疗理论可称得上非常完善，不像温病还没有形成完整的辨治体系，尚待我做浅陋的论述。然而古人治疗痘证的方法虽然很多，但对疾病发生的来路却还没有透彻的认识，这都是对六气致病的特点及温病发病的原因不甚明了所造成的。因此在谈论痘证的发病缘由时，只涉及一个方面，认为痘证是先天胎毒所引起的，其病理传变从肝肾开始，经过脾胃，再到心肺，这种认识是正确的。但是却始终没有涉及为什么本病多发生在子午卯酉之年，而在其他年份则少见是什么原因。其实，按照五运六气的规律，子午之年是君火司天，卯酉之年为君火在泉。以人体脏腑来说，君火是指少阴，而少阴有手少阴心和足少阴肾两脏。先天的胎毒隐匿于肾脏，肾属八卦中的坎卦，象征二阴以恋一阳，又与寒水之腑足太阳膀胱为表里。所以肾中伏藏的胎毒之火，受到寒水的抑制，在平常的年份就藏而不发，到了君火当令的年份，司天的君火与人身的君火之气相搏，肾中伏藏的毒邪受到激发，因而发生痘证。所以，在北方寒水凝结的严寒地区，就很少发生痘证。因为人身的胎毒如同火药，司天的君火之气好像导火索，火药不靠导火索的引发是不会爆发的。由此可以知道，痘证和温病的发病原因是基本相同的。试看《素问·六元正纪大论》所记载的瘟疫大流行，以及老百姓患瘟疫的时令特点，都是发生在少阴君火和少阳相火当令的年头，没有看到太阳寒水和太阴湿土当令的年份发生温病的，这也可证明我的上述观点并非是凭空杜撰，而是有一定的依据的。

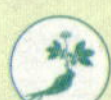

痘证禁表药论

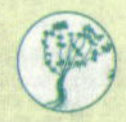

【原文】

表药者，为寒水之气郁于人之皮肤经络，与人身寒水之气相结，不能自出而设者也。痘证由君火温气而发，要表药何用？以寒水应用之药，而用之君火之证，是犹缘木而求鱼也。缘木求鱼[①]，无后灾；以表药治痘疮，后必有大灾。盖痘以筋骨为根本[②]，以肌肉为战场[③]，以皮肤结痂为成功之地[④]。用表药虚表，先坏其立功之地，故八九朝[⑤]灰白塌陷，咬牙寒战，倒靥[⑥]，黑陷之证蜂起矣。古方精妙不可胜数，惟用表药之方，吾不敢信。今人且恣用羌、防、柴、葛、升麻、紫苏矣。更有愚之愚者，用表药以发闷证是也。痘发内由肝肾，外由血络；闷证有紫白之分：紫闷者，枭毒把持太过，法宜清凉败毒，古用枣变百祥丸，从肝肾之阴内透，用紫雪芳凉，从心包之阳外透；白闷则本身虚寒，气血不支之证，峻用温补气血，托之外出，按理立方，以尽人力，病在里而责之表，不亦愚哉?

【注释】

①缘木求鱼：爬树捕鱼，比喻必然得不到。②痘以筋骨为根本：吴氏认为痘出于筋骨，因为痘证发生时，胎毒之气首先从肝肾而发，肝主筋而肾主骨，肝肾不败，筋骨尚强，痘则顺发，故言痘以筋骨为根本。③以肌肉为战场：吴氏认为痘发肌肉，因为痘毒透出，见点，起胀，灌浆，均在肌肉，是邪正交争的场所，正胜邪退，灌浆充足，按期结痂，为痘发顺证，反之为逆，故言痘以肌肉为战场。④以皮肤结痂为成功之地：毒邪已尽，皮肤上痘疹起痂，并按时脱落，标志病愈，故言痘以皮肤为成功之地。⑤八九朝：即八九天。⑥倒靥：靥（音叶）原意为酒窝，本处指痘疹灌浆之后不结痂，反而腐烂与皮一起脱去。

【译解】

具有发表作用的药物，主要是针对风寒之邪郁阻于人体肌表经络，与人身太阳寒水之气相搏结，人体正气不能自行将其

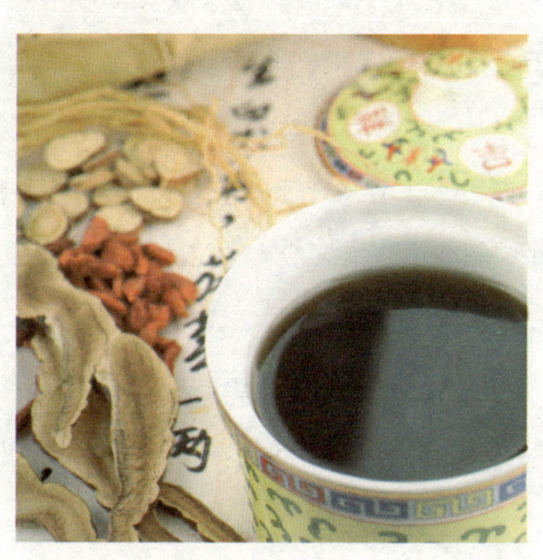

驱逐于外的病症而设。痘证是由君火司令的温热之气而引发，毒邪由里外发，邪不在表，用表药治疗有什么用处呢？以治疗风寒表证的药物，来治疗君火之邪引发的火热病症，就好比是爬到树上去捕鱼。爬树捕鱼，虽说方法不对，但也不会造成多大的伤害；用表药治疗痘证，则必然引起严重的后果。因为痘出于筋骨，透发于肌肉，结痂于皮肤，故痘证误用辛温解表的药物，先使肌表虚弱，造成痘证获得成功的先决条件遭到破坏，所以到八九天后痘疹颜色灰白、疮顶凹陷，牙齿紧咬，振寒战栗，痘疮不结痂，反而腐烂，或痘疮成黑色，枯萎凹陷等等险恶症候纷纷出现。治疗痘证的古方中有很多可取之处，只是对于用解表药物组方，我不敢轻易地信服。如今有些人却恣意乱用羌活、防风、柴胡、葛根、升麻、紫苏等发表的药物，甚至还有更加愚蠢的人，竟然用发表的药物来透发痘疮“闷证”。痘疹的发生，内因于火毒藏于肝肾，外因湿热交争于肌表血络，更何况痘疹的“闷证”还有紫色和白色的区别：痘点紫黑的“紫闷”，是火热邪毒太盛，正气无力透邪外达的缘故，适宜用清凉解毒的方药治疗，古方用枣变百祥丸，使火毒从肝肾的阴分由内透外，用紫雪丹芳香清凉，使火毒从心包的阳分外透；痘疹色白的是“白闷”，则为患者自身虚寒，气血不足之证，治疗应重用温补气血托邪外出的方药。对这两种“闷证”都应该按照其病理变化的特点，立法处方，以尽人力。总之，痘证是病发于里，若误为表证而用辛温解表的方法治疗，不是太愚蠢了吗？

痘证初起用药论

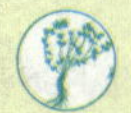

【原文】

痘证初起，用药甚难。难者何？预护之为难也。盖痘之放肥、灌浆、结痂，总从见点之初立根基，非深思远虑者不能也。且其情势未曾显张，大约辛凉解肌、芳香透络、化浊解毒者，十之七八。本身气血虚寒，用温煦保元者，十之二三。尤必审定儿之壮弱肥瘦，黑白青黄，所偏者何在？所不足者何在？审视体质明白，再看已未见点，所出何苗；参之春夏秋冬，天气寒热燥湿，所病何时，而后定方。务于七日前，先清其所感之外邪，七日后，只有胎毒，便不夹杂矣。

【译解】

痘证在初起阶段，用药比较困难。难的是什么呢？就是在于难以预先防护。因为痘疮的放肥（起胀的别称）、灌浆、结痂等转归的好坏，常决定于痘疮开始见点初立根基的时候，所以医者如果不深思熟虑地谨慎细致从事的话，是不可能掌握得好的。何况在这个阶段，又往往不会出现比较明显的症状。大抵在这个时期，用辛凉解肌、芳香透络、化浊解毒的约占十之七八；因本身气血虚寒，宜用温煦保元的约占十之二三。同时，更必须审察患儿体质的强弱肥瘦，皮色的黑白青黄，偏于阴还是偏于阳，哪一处比较不足。明察了这些以后，再要注意是否已经见点，以及所现痘疮属于何种类型，结合春夏秋冬四季气候中，寒热湿燥的哪一个时令，而后周密地制定方剂。一般地说，一定要在发病七日以前，先清除其所感的外邪。这样，在七日以后，仅有胎毒，处理起来，就不复杂了。

治痘明家论

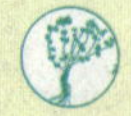

【原文】

治痘之明家甚多，皆不可偏废者也。若专主于寒热温凉一家之论，希图省事，祸斯亟矣。痘科首推钱仲阳、陈文中二家。钱主寒凉，陈主温热，在二家不无偏胜，在后学实不可偏废。盖二家犹水火也，似乎极不同性，宗此则害彼，宗彼则害此，然万物莫不成于水火，使天时有暑而无寒，万物焦矣；有寒而无暑，万物冰矣。一阴一阳之谓道，二家之学，似乎相悖，其实相需，实为万世治痘立宗旨。宗之若何，大约七日以前，外感用事，痘发由温气之行，用钱之凉者，十之八九，用陈之温者一二；七日以后，本身气血用事，纯赖脏真之火，炼毒成浆，此火不外鼓，必致内陷，用陈之温者多，而用钱之凉者少也。若始终实热者，则始终用钱；始终虚寒者，则始终用陈。痘科无一定之证，故无一定之方也。丹溪立解毒和中安表之说，亦最为扼要。痘本有毒可解，但须解之于七日之前，有毒郁而不放肥，不上浆者，乌得不解毒哉？如天之亢阳不雨，万物不生矣。痘证必须和中，盖脾胃最为吃紧，前所谓以中焦作战场也。安表之论，更为妙谛，表不安，虽至将成犹败也。前所谓以皮肤结痂，为成功之地，而可不安之也哉？安之不暇，而可混发以伤之也哉！至其宗钱而非陈，则其偏也。万氏以脾胃为主，魏氏以保元为主，亦确有见识，虽皆从二家脱化，而稍偏于陈。费建中《救偏琐言》，盖救世人不明痘之全体大用，偏用陈文中之辛热者也。书名救偏，其意可知。若专主其法，悉以大黄、石膏从事，则救偏而反偏矣。胡氏辄投汗下，下法犹有用处，汗法则不可也。翁仲仁《金镜录》一书，诚为痘科宝筏，其妙处全在于看，认证真确，治之自效，初学必须先熟读其书，而后历求诸家，方不误事。后此翟氏、聂氏，深以气血盈亏，解毒化毒，分晰阐扬钱氏、陈氏底蕴，超出诸家之上，然分别太多，恐读者目眩。愚谓看法必宗翁氏，叶氏有补翁仲仁不及之条，治法兼用钱、陈。以翟氏、聂氏为钱、陈之注，参考诸家可也。近日都下盛行《正宗》一书，大抵因费氏、胡氏之法而推广之，恣用大汗大下，名归宗汤，石膏、大黄始终重用，此在枭毒太过者则可，岂可以概治天下之小儿哉？南方江西江南等省，全恃种痘，一遇自出之痘，全无治法。医者无论何痘，概禁寒凉，以致有毒火者，轻者重，重者死，此皆偏之为害也。

【译解】

治疗痘证的高明医家很多，不论是主寒凉，主温热，各家都有所长，不能偏信一家。若偏信一家的主张，认为简单省事，而不参考其他各家，在治疗上必会造成严重的错误，祸患无穷。考痘科名家，首推钱仲阳、陈文中二家。钱氏主张寒凉，陈氏主张温热，二家都各有独到之处，学者都不应该否定其中任何一家而偏信一家，因为这二家正像水火一般，似乎极其矛盾，如果偏重于一家，则终究有不足的一面。然而万物都是水火构成，譬如天时有暑热而无冬寒，则万物焦枯；有冬寒而无暑热，则万物都冰冻了。所以《周易》说“一阴一阳之谓道”。二家学说似乎是相悖的，其实是相互依赖的，永远是治疗痘证的主要宗旨。那么我们将怎样效法呢？一般来说，痘的发生，是由温热之气所致，大约当痘证在七日以前，外感偏重的时候，可采用钱氏寒凉法施治的占十分之八九，可用陈氏温补法的十分之一二；七日以后，痘之顺逆，当以本身气血为重，有赖于五脏真火炼毒成浆，若真火不能鼓毒外出，必致毒气内陷，这时可采用陈氏温法的较多，而适合钱氏凉法的较少了。如果始终是实热的病例，便始终用钱氏法；始终是虚寒的病例，便始终用陈氏法。痘科本来没有一定不变的症状，所以也没有固定不易的方法。朱丹溪创立解毒、和中、安表的学说，是比较扼要可用的。痘证本来需要解毒，但必须解于七日以前，有些因为毒郁过甚而不起胀、不上浆的病例，岂可不用解毒法吗？否则，将如天时过度亢热，久不下雨，万物也将无法生存了。痘证必须和中，因为脾胃极为重要，脾胃健则气血充盈，所以前面也曾提到“以中焦作战场”。至于安表的论说，更有精确的意义，表气如果不安，往往虽将接近成功，也会转致失败，即前面所说的“以皮肤结痂为成功之地”，又岂可不安表呢？施用安和表气，还恐怕有失时机，难道可以再乱用发表而重伤表气吗？但是他片面地崇尚钱氏，而批判陈氏，这是他的偏差了。其他如万全氏以调理脾胃为主、桂岩魏氏以保护元气为主，都是比较有见识的。其学说虽都从钱、陈二家脱化而来，但比较偏重于陈氏。另如费建中所著《救偏琐言》，他的用意是在补救人们对痘证的认识不够全面，多偏重于陈氏辛热方法，故其书名《救偏》。如果专用其法，以大黄、石膏从事，则救偏反而更加偏差了。又石壁胡氏，经常采用汗、下二法。下法还有用的时候，如当痘半出，或出得太盛，兼见喘促腹满，大便秘结，即宜攻下；至于汗法，能劫伤卫表，则根本不可应用。翁仲仁所著《金镜录》一书，的确是痘科的宝筏，其优点完全着重在诊断方面，诊断正确，治疗当然有效，初学痘科的人，必须先熟读这部书，然后再参考各家学说，才不致误事。至于后世的翟良、聂久吾着重调治气血和解毒化毒，的确是进一步阐述和发扬了钱、陈两家学说的基本精神，超过了其他各家。但是分析得过于复杂，恐怕读者要感到头昏目眩。我认为诊断方面可按照翁氏的方法，叶天士也有补翁仲仁不足的地方。治疗方面，可综合地采用钱、陈两氏的方法。其次翟氏、聂氏的学说，又可作为钱、陈二家的注解，再适当参考其他各家学说，那就比较全面了。

近来京都附近，盛行着《正宗》一书，其中方法，大都根据费、胡二氏的学说而加以扩充，任意地用大汗大下的方法，里面的"归宗汤"，始终重用大黄、石膏，在病毒严重的病人，还比较适合，怎么能施用于每一个小儿？就不够恰当了。

南方江西江南等省，一向推行种痘来预防，对治疗没有经验，因此一遇自发的痘证，便没有办法治疗了。并且那里的医生，不论任何类型的痘证，一概禁用寒凉，所以火毒偏重的病人，往往轻病转重，重病致死，这都是偏信一家说法的害处。

痘疮稀少不可恃论

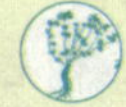

【原文】

相传痘疮稀少，不过数十粒，或百余粒，根颗圆绽者，以为状元痘，可不服药。愚则以为三四日间，亦须用辛凉解毒药一帖，无庸多服；七八日间，亦宜用甘温托浆药一帖，多不过二帖，务令浆行满足。所以然者何？愚尝见稀少之痘，竟有浆行不足，结痂后患目①，毒流心肝二经，或数月或半年后，烦躁而死，不可救药者。

【注释】

①患目：发生眼部疾患。

【译解】

相传痘疮发出稀少，全身仅有几十粒，或百余粒，痘形圆而饱满的，是所谓的“状元痘”，可以不用药物治疗。我则认为，在发病后的三四天内，也必须用辛凉解毒的药物一帖，以治其先天的胎毒和时令的温邪，但不必多服；到发病七八天的时候，也可用甘温托浆的药物一帖，最多不超过两帖，务必使提浆饱满，以便毒邪完全外泄。为什么这样呢？因为我曾见到痘证稀少的患者，由于提浆不足，毒邪内陷心肝两经，以致结痂后发生眼部的疾患，甚至于在数月或半年后，突发烦躁而死，难以救治。

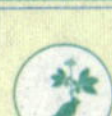

痘证限期论

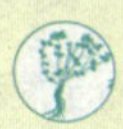

【原文】

痘证限期，近日时医以为十二日结痂之后，便云收功。古传百日内，皆痘科事也。愚有表侄女，于三四月间出痘，浆行不足，百日内患目，目珠高出眼外，延至次年二月方死，死时面现五色，忽而青而赤而黄而白而黑，盖毒气遍历五脏，三昼夜而后气绝。至今思之，犹觉惨甚，医者可不慎哉！十二日者，结痂之限也；况结痂之限，亦无定期。儿生三岁以后者，方以十二日为准；若初周以后，只九日限耳；未周一岁之孩，不过七日限。

【译解】

痘证的病程期限，近来的医生以为在发病十二天痘疮结痂以后，就算痊愈了。古代流传的经验是痘疮发生后一百天内的一切病症，都与痘科有关。我有一个表侄女，在三四月份出痘，由于提浆不足，邪毒内陷心肝，以致在百天内患了眼病，眼珠溃烂外凸。迁延到第二年二月才死去，死时面部呈现五色交替的变化，忽而青，忽而红，忽而黄，忽而白，忽而黑，这是邪毒传遍五脏，脏真之色显露于外的缘故。经三昼夜后才呼吸停止而死亡。直到今日我想起此事，仍然感到非常的凄惨。医生怎么能不谨慎从事呢？所谓十二天，只是结痂的一般期限，何况由于痘证类型很多，结痂的期限也不一致。小儿出生后满三足岁的，才能以十二日为准，若在一周岁或稍多一些的，应当以九天为限；未满一周岁的婴儿，则又以不过七天为限。

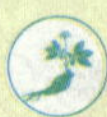

痧论

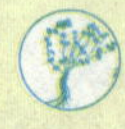

【原文】

若明六气为病，疹不难治。但疹之限期最迫，只有三日，一以辛凉为主。如俗所用防风、广皮、升麻、柴胡之类，皆在所禁。俗见疹必表，外道也。大约先用辛凉清解，后用甘凉收功。赤疹误用麻黄、三春柳等，辛温伤肺，以致喘咳欲厥者，初用辛凉，加苦梗、旋覆花，上提下降，甚则用白虎加旋覆、杏仁，继用甘凉，加旋覆花以救之，咳大减者去之。凡小儿连咳数十声，不能回转，半日方回如鸡声者，千金苇茎汤，合葶苈大枣泻肺汤主之。近世用大黄者，杀之也。盖葶苈走肺经气分，虽兼走大肠，然从上下降，而又有大枣以裁之缓之，使不急于趋下。大黄则纯走肠胃血分，下有形之滞，并不走肺，徒伤其无过之地故也，若固执病在脏，泻其腑之法，则误矣。

【译解】

若能明确辨识六气所致的各种疾病，那么治疹也就不困难了。但出疹的病，期限急促，只有3天，用药应该以辛凉为主。例如习俗所用的防风、广皮、升麻、柴胡之类的辛温升提药，都应禁用，因为疹属阳，最忌辛散。俗习一见发疹，不问情由，一律用表法，这是错误的治疗方法。一般来讲，在早期疹子未透或出而不彻，须用辛凉解表的方法，使疹毒尽泄于外。在后期疹子已回，阴液受损，则须用甘凉收功。若患赤疹误用了麻黄、三春柳等辛温的药物，以致伤肺而发生气喘咳嗽，甚至欲变为痉厥的危证。治疗方法，初起在辛凉药内加苦桔梗、旋覆花，升提降气，严重的可用白虎汤加旋覆花、杏仁，清其已炽之热，并降气宣肺以止喘镇咳。热盛必伤津液，所以继用甘凉药加旋覆花来救治，

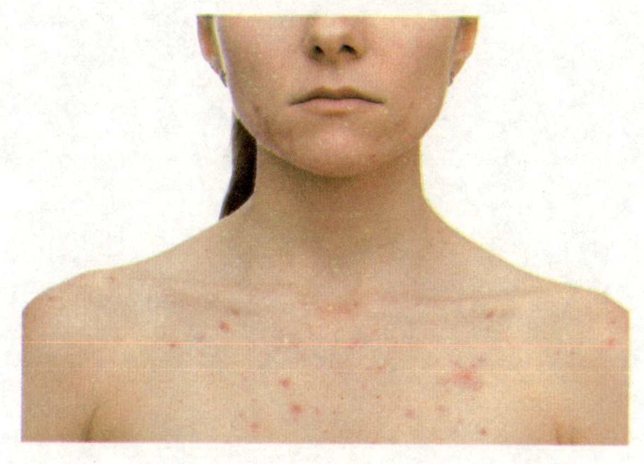

咳嗽大减，可去旋覆花。凡是小儿连声咳嗽数十声，停了一息，才回过气来，回过气来的时候，喉间有声像水鸡的声音，这是已成“顿咳”，可以采用千金苇茎汤配合葶苈大枣泻肺汤，清肺金泻肺气，以达到平喘止咳的目的。近来有用大黄来治疗的，真是害人不浅。因为葶苈是走入肺经气分的药，虽然也兼走大肠。然而是先入上焦肺经，然后达于大肠，又有大枣的甘缓来缓和它，使不急于趋下。大黄则单纯是走肠胃血分的药物，是下有形的积滞的，而且又不走肺经。今病邪在肺，径下肠胃，是徒伤其无病的地方，医者必须辨证论治，若固执地运用“病在脏，泻其腑”的方法，是错误的。

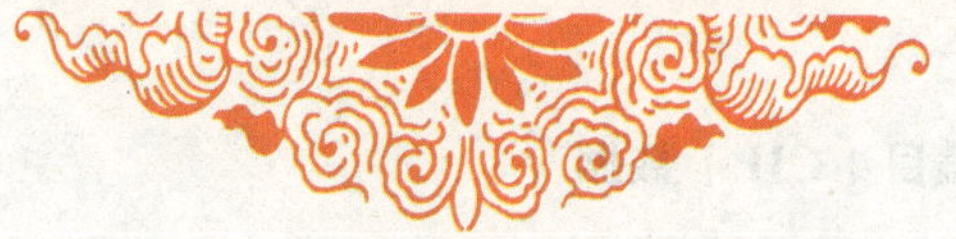

中医四大经典

黄帝内经

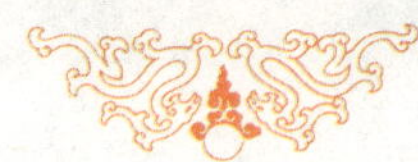

常国良　编

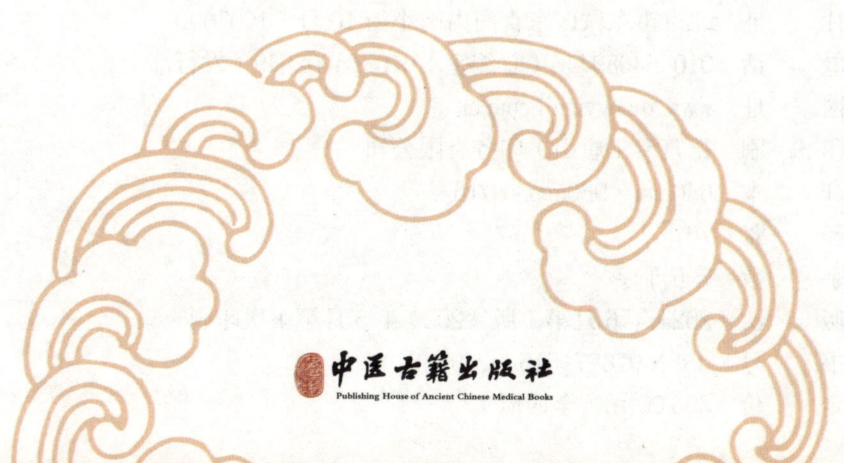

中医古籍出版社
Publishing House of Ancient Chinese Medical Books

图书在版编目（CIP）数据

中医四大经典：全四册 / 常国良编．-- 北京：中医古籍出版社，2024.6

ISBN 978-7-5152-2797-9

Ⅰ.①中… Ⅱ.①常… Ⅲ.①中医典籍 Ⅳ.①R2-5

中国国家版本馆 CIP 数据核字（2024）第 008960 号

中医四大经典（全四册）

常国良　编

策划编辑　姚　强
责任编辑　吴　迪
封面设计　法思特
出版发行　中医古籍出版社
社　　址　北京市东城区东直门内南小街 16 号（100700）
电　　话　010-64089446（总编室）010-64002949（发行部）
网　　址　www.zhongyiguji.com.cn
印　　刷　德富泰（唐山）印务有限公司
开　　本　640mm × 960mm　1/16
印　　张　76
字　　数　756 千字
版　　次　2024 年 6 月第 1 版　2024 年 6 月第 1 次印刷
书　　号　ISBN 978-7-5152-2797-9
定　　价　396.00 元（全四册）

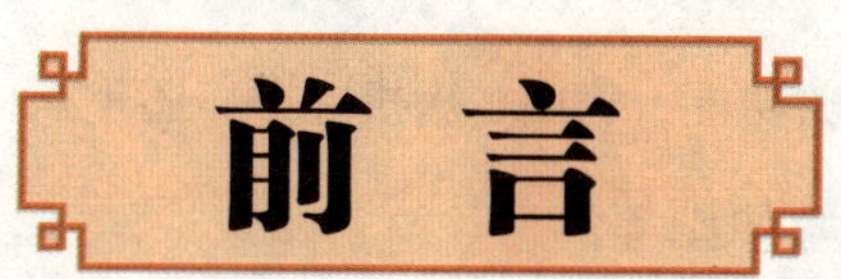

前言

中医学博大精深，自肇源迄今，绵亘数千年的中医药理论精华，向来为历代医家奉为珍籍之秘典和临证之法宝。

在中医学界强调回归传统，反思传承的今天，经典著作的学习和运用是促进中医走向未来、更好地为人类健康服务的有效途径。鉴于此，为了重新认识中医学这一国粹的重要性和必要性，更好地继承和发扬中医学，我们编著了“中医四大经典”系列，包括《黄帝内经》《伤寒论》《金匮要略》《温病条辨》。本系列丛书以古为今用为目的，以深入浅出为要求，以阐明内涵为根本，对中医药理论精华进行了全面研究、系统阐述、朴素解读。

《黄帝内经》又称《内经》，是我国现存医书中最早的典籍。它的问世，开创了中医学独特的理论体系，为中医学的发展奠定了坚实的基础，有“医学之宗”的美誉。

《黄帝内经》主要讲述了阴阳五行、藏象经络、整体观念、病因病机、诊法治则、预防养生和运气学说等。它分为《素问》和《灵枢》两部分。《素问》重点论述了脏腑、经络、病因、病机、病症、诊法、治疗原则以及针灸等内容。《灵枢》内容与《素问》大体相同，除了论述脏腑功能、病因、病机之外，还重点阐述了经络腧穴、针具、刺法及治疗原则等。

在中医学术发展史上，《黄帝内经》具有不可取代的地位，几千年来，一直是炎黄子孙寻求健康养生祛病之道的宝藏。

本书参考历代权威版本，精选《黄帝内经》中常见常用且无学术争议的篇章，其中《素问》十三篇，《灵枢》九篇，结合现代人的生活特点，深入挖掘《黄帝内经》中的医病养生智慧，介绍了大量具有可操作性的中医医病养生实用方法，注释准确详尽，译解通俗易懂，并配有精美的图解，深入浅出地诠释了一些重要的中医理论，便于理解记忆。同时还附以大量的人体生理、经络穴位图等，具有极强的实用性，一目了然，能够帮助广大中医爱好者无障碍读懂，切实掌握和灵活运用《黄帝内经》中的养生方法，轻松实现家庭健康、祛病、养生的目标。

目录

素问

灵枢

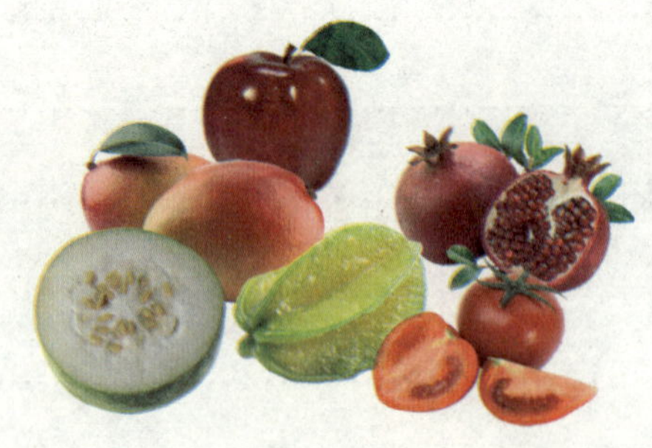

素问

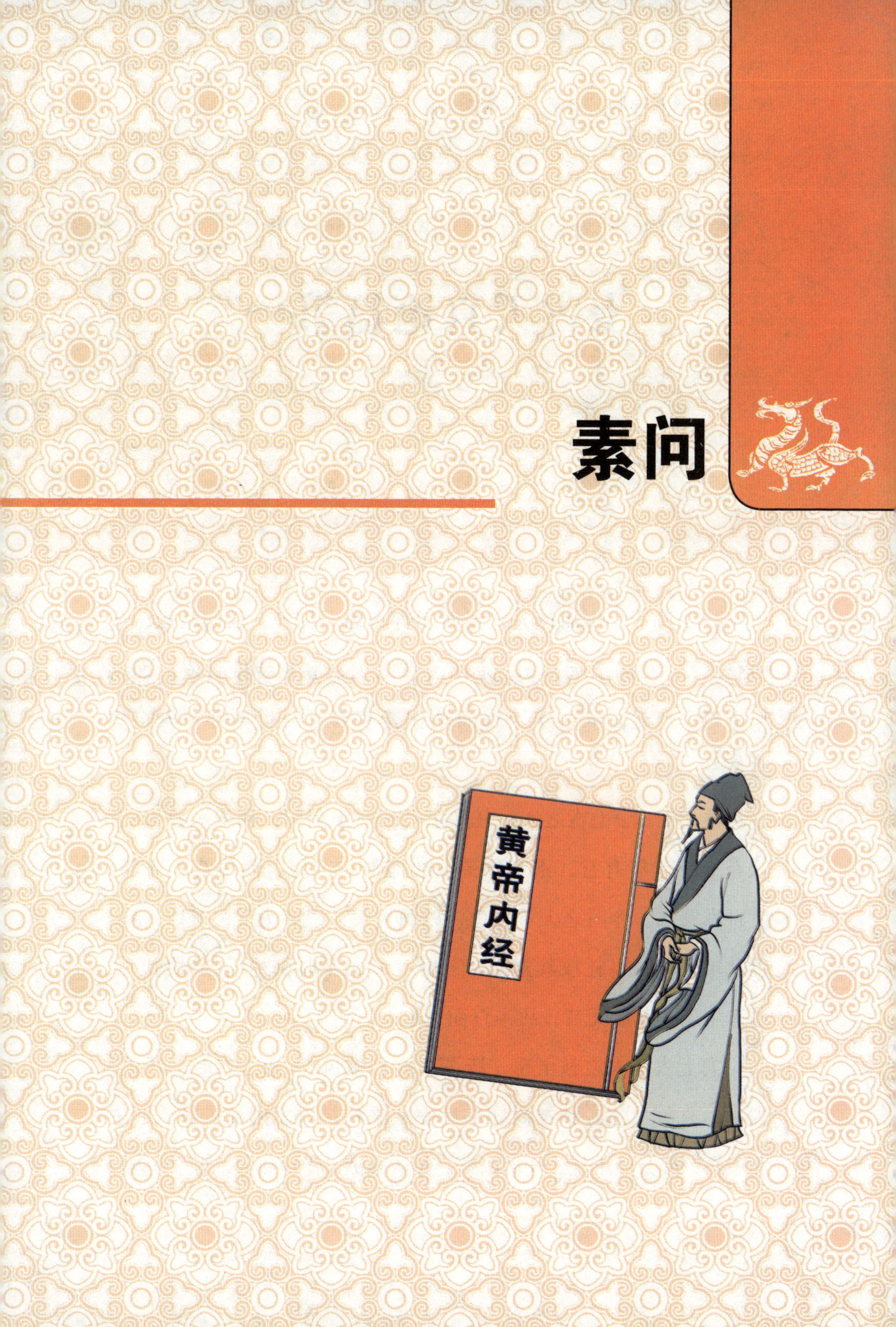

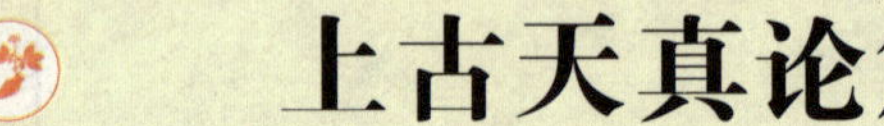

上古天真论篇第一

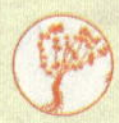

【原文】

昔在黄帝，生而神灵，弱而能言，幼而徇齐，长而敦敏，成而登天[①]。乃问于天师曰：余闻上古之人，春秋皆度百岁，而动作不衰；今时之人，年半百而动作皆衰者，时世异耶？人将失之耶？

岐伯对曰：上古之人，其知道者，法于阴阳，和于术数[②]，食饮有节，起居有常，不妄作劳，故能形与神俱，而尽终其天年，度百岁乃去。今时之人不然也，以酒为浆，以妄为常，醉以入房，以欲竭其精。以耗散其真[③]，不知持满[④]，不时御神[⑤]，务快其心，逆于生乐，起居无节，故半百而衰也。

夫上古圣人之教下也，皆谓之虚邪贼风[⑥]，避之有时，恬惔[⑦]虚无，真气从之，精神内守，病安从来？是以志闲而少欲，心安而不惧，形劳而不倦，气从以顺，各从其欲，皆得所愿。故美其食，任其服，乐其俗，高下不相慕，其民故曰朴。是以嗜欲不能劳其目，淫邪不能惑其心，愚智贤不肖，不惧于物，故合于道。所以能年皆度百岁而动作不衰者，以其德全不危也。

帝曰：人年老而无子者，材力尽耶？将天数然也？

岐伯曰：女子七岁，肾气盛[8]，齿更发长；二七，而天癸[9]至，任脉[10]通，太冲脉[11]盛，月事以时下，故有子；三七，肾气平均，故真牙生而长极；四七，筋骨坚，发长极，身体盛壮；五七，阳明脉[12]衰，面始焦，发始堕；六七，三阳脉[13]衰于上，面皆焦，发始白；七七，任脉虚，太冲脉衰少，天癸竭，地道不通[14]，故形坏而无子也。丈夫八岁，肾气实，发长齿更；二八，肾气盛，天癸至，精气溢泻，阴阳和，故能有子；三八，肾气平均，筋骨劲强，故真牙生而长极；四八，筋骨隆盛，肌肉满壮；五八，肾气衰，发堕齿槁；六八，阳气衰竭于上，面焦，发鬓斑白；七八，肝气衰，筋不能动；八八，天癸竭，精少，肾脏衰，形体皆极，则齿发去。肾者主水，受五脏六腑之精而藏之，故五脏盛，乃能泻。今五脏皆衰，筋骨解堕，天癸尽矣，故发鬓白，身体重，行步不正，而无子耳。

帝曰：有其年已老而有子者。何也？

岐伯曰：此其天寿过度，气脉常通，而肾气有余也。此虽有子，男不过尽八八，女不过尽七七，而天地之精气皆竭矣。

帝曰：夫道者年皆百数，能有子乎？

岐伯曰：夫道者能却老而全形。身年虽寿，能生子也。

黄帝曰：余闻上古有真人者，提挈天地，把握阴阳，呼吸精气，独立守神，肌肉若一，故能寿敝天地，无有终时，此其道生。中古之时，有至人者，淳德全道，和于阴阳，调于四时，去世离俗，积精全神，游行天地之间，视听八达之外，此盖益其寿命而强者也，亦归于真人。其次有圣人者，处天地之和。从八风⑮之理，适嗜欲于世俗之间。无恚嗔之心，行不欲离于世，被服章，举不欲观于俗，外不劳形于事，内无思想之患，以恬愉为务，以自得为功，形体不敝，精神不散，亦可以百数。其次有贤人者，法则天地，像似日月，辨列星辰，逆从阴阳，分别四时，将从上古合同于道，亦可使益寿而有极时。

【注释】

①登天：登天子之位，就是当了皇帝。②术数：大自然和人体的变化规律的调节法则，也就是调养精气的方法。③真：天真之气，也就是先天的元气。④持满：意思是说保护天真之气，应当像拿着盛满东西的器皿一样小心谨慎。⑤御神：就是动脑筋。⑥虚邪贼风：虚邪是乘虚而入的邪气；贼风是乘虚而伤人的风。⑦恬惔：就是清静的意思。⑧肾气盛：中医以“肾”为先天之本，拿它当作生命的源泉看待。所以肾气盛就是指机体

趋向成熟而言。古人认为女子 7 岁、男子 8 岁是肾气盛的时候。这是因为女子属阴，阴中必有阳，阳数为七；男子属阳，阳中必有阴，阴数为八。故以七数和八数来说明男女发育的时期。⑨天癸：又称元阴。人在初生的时候，此气尚微，必须发育至一定阶段始能充实。一般男子在二八（16 岁），女子在二七（14 岁），天癸开始充盛。天癸充盛之后女子始有月经，男子始有精液。⑩任脉：也是奇经八脉之一。起于胞中，循腹上行，主胎胞。⑪太冲脉：系中医经络学说中奇经八脉之一。起于胞中，上行循脊里，为经络之海。⑫阳明脉：阳明经脉之气荣于面部而循行于发部。⑬三阳脉：三阳脉指太阳、阳明、少阳而言。该三阳脉均行于头部。⑭地道不通：指的是月经闭止。⑮八风：据《灵枢·九宫八风》篇说，八风是：大弱风、谋风、刚风、折风、大刚风、凶风、婴儿风、弱风。简单地可以理解为四面八方的风。

【译解】

从前，有一位叫黄帝的人，生下来就显得与众不同，十分聪明灵慧。他三岁时已经能说会道，十岁时对周围事物有很强的理解力，长大后诚朴又敏达，到成年时当上天子。他向天师岐伯求教道：“我听说上古时代的人，年龄都能活到一百岁，而且行

黄帝的人物生平

黄帝是中国古史传说时期最早的宗祖神，是华夏民族的祖先，相传他的寿命达到了一百二十岁，是人类自然寿命的高峰。他带领中国华夏民族从野蛮走向文明，中华文明在他的统治下得到长足的发展和进步，出现了很多文明和创作，如文字、音乐、历数、宫室、指南车，等等。可能也正是由于这个原因，后人才把《黄帝内经》冠以黄帝之名，以传承中华民族的养生大道。

文字
他命仓颉创造了象形文字
60岁
音乐
他命伶伦用竹子做成三寸九分长的十二音阶，配成乐曲
车船
他制造了车船，予人以舟楫交通之便
历数
90岁
他推算天文，制定了中国最早的方法
30岁
衣裳
他命人制造了冕衣裳
120岁
指南车
传说他发明了世界上第一套指示方向的机械装置——指南车
宫室
他领导人们修造房屋，台养家畜，种植五谷
黄帝
黄帝是上古帝王轩辕氏的称号，为中华民族始祖。《史记·五帝本记》记载：“黄帝者，少典之子，姓公孙，名轩辕，黄帝居于轩辕之丘”。
岐伯（医祖）
《帝王世纪》中载：“（黄帝）又使岐伯尝味百草。典医疗疾，今经方、本草之书咸出焉”。因此，他被后人称为中华医学的鼻祖。

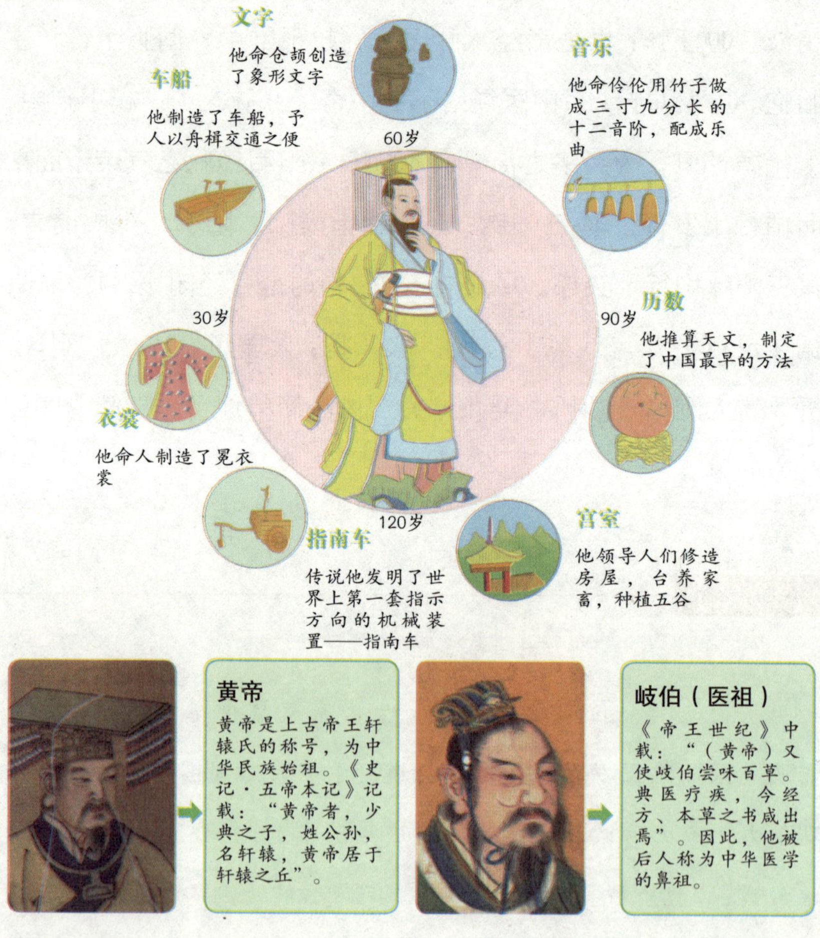

动还没有衰老现象；现在的人，年龄才到五十岁，行动就已经衰老了，这是因为岁月的轮转呢？还是现在人违背了养生规律造成的呢？”

岐伯这样回答他说：“上古时代的人，大都比较了解养生的学问，因此能效法于阴阳之道，并采用各种养生方法来保养自己的身体，在饮食上有节制，而且作息有常规，不轻易使身心受到损害，因而能够使形体和精神协调，活到他们应该到的寿数，到一百岁以后才去世。现在的人就不同了，很多人纸醉金迷，纵欲无度，不少人沉迷于无聊和荒淫的生活中，尤其是有的人乘着酒兴纵意房事，因色欲过度而耗竭精气，造成真元败散。正是由于不懂得要保持旺盛的精气，经常过分使用自己的精力，贪图一时的快意，背弃了养生的乐趣，生活全无规律，所以才到五十岁就衰老了。

上古的圣人经常教导老百姓：对一年四季中的各种病邪，要根据节气的变化而谨慎躲避；同时在思想上要安闲清静，不贪不求，使体内真气和顺，精神内守，这样，疾病又怎么会侵袭你呢？所以那时的人都能心态安闲少欲望，心境安定不忧惧，形体劳动而不疲倦，真气从容而顺调，每个人都感到自己的愿望得到了满足，所以都能以自己所食用的食物为甘美，所穿着的衣服为舒适，所处的环境为安乐，不因地位的尊卑而羡慕嫉妒，这样的人才称得上是朴实。对这些朴实的人来讲，嗜欲又怎能干扰他们的视听，

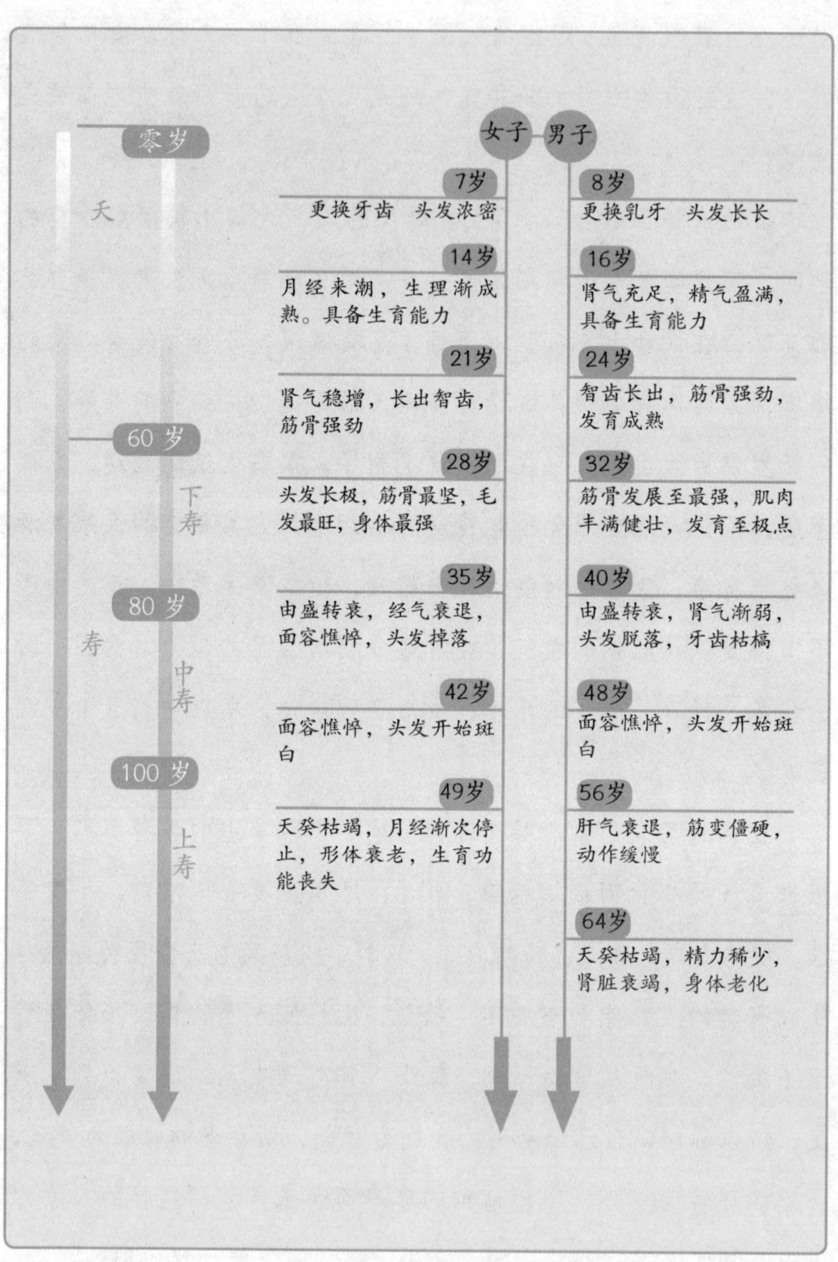
零岁
夭
60岁
下寿
80岁
寿
中寿
100岁
上寿
女子
男子
7岁
更换牙齿 头发浓密
8岁
更换乳牙 头发长长
14岁
月经来潮，生理渐成熟。具备生育能力
16岁
肾气充足，精气盈满，具备生育能力
21岁
肾气稳增，长出智齿，筋骨强劲
24岁
智齿长出，筋骨强劲，发育成熟
28岁
头发长极，筋骨最坚，毛发最旺，身体最强
32岁
筋骨发展至最强，肌肉丰满健壮，发育至极点
35岁
由盛转衰，经气衰退，面容憔悴，头发掉落
40岁
由盛转衰，肾气渐弱，头发脱落，牙齿枯槁
42岁
面容憔悴，头发开始斑白
48岁
面容憔悴，头发开始斑白
49岁
天癸枯竭，月经渐次停止，形体衰老，生育功能丧失
56岁
肝气衰退，筋变僵硬，动作缓慢
64岁
天癸枯竭，精力稀少，肾脏衰竭，身体老化

淫乱邪论也不能扰乱他们的心态，无论是愚笨的、聪明的或者是有才能的、能力差的，都能追求内心的安定，而不依赖于外物的获得或丧失，所以能符合养生之道。因此，年龄都超过一百岁，但行动不显衰老，是因为他们熟练掌握了养生之道，才是他们避免了身体受到伤害的原因啊。”

黄帝问：“人年老了就不能生育，这是因为精力枯竭了呢？还是自然生长发育规律的必要结果呢？”

岐伯说：“人的生理要经历这样的过程：女子到七岁，肾气已经充盛，牙齿更换，头发生长；十四岁，天癸发育成熟，任脉通畅，太冲脉旺盛，月经按时来潮，所以能怀孕生育；二十一岁，肾气充满，智齿长出，生长发育期结束；二十八岁，这是身体最强壮的阶段，筋肉骨骼强健坚固，头发长到极点；到了三十五岁，身体开始衰老，首先是阳明脉衰退，面容开始枯焦，头发也会堕脱；四十二岁，上部的三阳脉衰退，面容枯焦槁悴，头发开始变白；到了四十九岁，任脉空虚，太冲脉衰微，天癸枯竭，月经断经，所以形体衰老，不再有生育能力。男子八岁，肾气充实起来，头发开始茂盛，乳齿也更换了；十六岁，肾气旺盛，天癸产生，精气满溢而能外泄，两性交合，就能生育子女；二十四岁，肾气充满，筋肉骨骼强劲，真牙生出，牙齿长全，生长发育期结束；三十二岁，这是身体最强壮的阶段，筋骨粗壮，肌肉丰富；到了四十岁，肾气开始衰

养生的四种境界

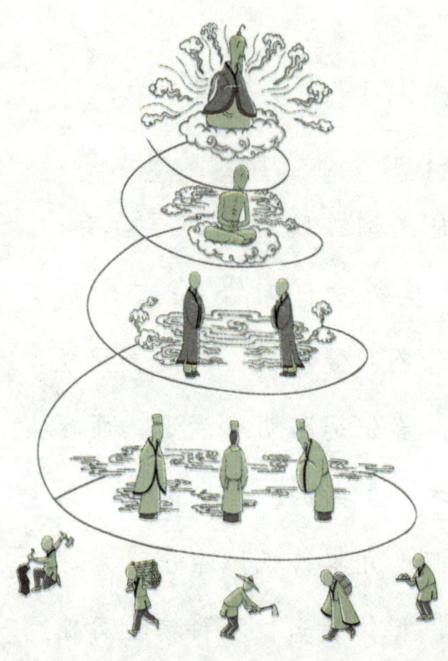

真人

掌握了养生之道，寿命同天地一样长久。只有极少数人能达到这种境界。

至人

懂得养生之道，可延长寿命，保持形体不衰。能达到这种境界的人也极少。传说颛顼的玄孙彭祖历经唐、虞、夏、商等朝代，活了八百多岁，为至人。

圣人

能够顺应自然，不为外界所劳累，没有过多的思虑，寿命可以达到一百多岁。只有少数人能真正遵循养生之道，所以达到这种境界的人也不多。

贤人

善于养生，可以根据阴阳变化调养身体，可以增益寿命，但却有一定的限度。只要遵循养生之道，许多人都可以达到这种境界。

退，头发脱落，牙齿开始枯槁；四十八岁，人体上部阳明经衰竭，面容枯焦，发鬓斑白；五十六岁，肝气衰弱，筋脉活动不便，天癸枯竭，精气少，肾脏衰退，形体衰惫；到了六十四岁，牙齿和头发脱落。肾是人体中主管水的脏器，能接受五脏六腑的精气而贮藏起来，所以只有五脏旺盛，肾脏才有精气排泄。如果年纪大了，五脏都已衰退，筋骨懈怠无力，天癸也完全枯竭，所以发鬓斑白，身体沉重，步态不稳，不再有生育的能力。”

黄帝又问：“有的人年纪已经很大，但仍能生育子女，这是什么道理呢？”

岐伯说：“这是因为他先天有超常的禀性，气血经脉能保持通畅，而且肾气有余的缘故。不过，这种人虽然能较长时间保持生育能力，但一般男子不会超过六十四岁，女子不会超过四十九岁。到这个时候，天地所赋予的精气都已竭尽，也就不再有生育能力了。”

黄帝说：“那些掌握了养生之道的，年龄超过一百岁，还能不能有生育能力呢？”

岐伯回答说：“掌握了养生之道的人能延缓衰老，保持机体的旺盛，年寿虽然已高，仍然有生育能力。”

黄帝说：“我听说上古时代有一种叫真人的，他能把握天地自然变化之机，掌握阴阳消长之要，吐故纳新，保养精气，精神内守，超然独立，肌肉形体，永远不变，所以能与天地同寿，永无终结。这是因为契合养生之道，因而能够长生。中古时代有一种叫至人的，他们有醇厚的道德，并懂得一套完整的养生方法，能应和于阴阳的变化，调适于四时气候的递迁，远离世俗的纷扰，聚精会神，悠游于天地之间，视听所及，达于八荒之外。这是一类能增益寿命而自强不息的人，可以归属于真人。其次有称作圣人的，安处于天地间的和气，顺合于八风的变化，让自己的嗜欲喜好同于世俗，也就不会产生恼恨的情绪，行为并不脱离世俗，但举动又不受世俗牵制。在外不使形体过度劳累，在内不让思想有所负担，务求精神安逸愉悦，以悠然自得为己功，形体不会衰惫，精神不会耗散，也可以活到一百岁。另外有称作贤人的，他以天地为法则，观察日月的运行，分辨星辰的位置，顺从阴阳的消长，根据四时气候的变化来调养身体。大家应该学习过去的人们，寻找并确定自己的养生方法，那样就能够把自己的生命延长到理想的地步了。”

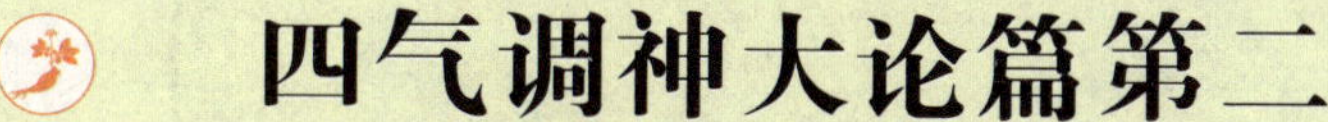
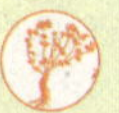

四气调神大论篇第二

【原文】

春三月，此谓发陈[①]，天地俱生，万物以荣，夜卧早起，广步于庭，被发缓形，以使志生，生而勿杀，予而勿夺，赏而勿罚，此春气之应，养生之道也。逆之则伤肝，夏为寒变，奉长者少。

夏三月，此谓蕃秀[②]，天地气交，万物华实，夜卧早起，无厌于日，使志勿怒，使华英成秀，使气得泄，若所爱在外，此夏气之应，养长之道也。逆之则伤心，秋为痎疟[③]，奉收者少，冬至重病[④]。

秋三月，此谓容平[⑤]，天气以急，地气以明，早卧早起，与鸡俱兴，使志安宁，以缓秋刑，收敛神气，使秋气平，无外其志，使肺气清，此秋气之应，养收之道也。逆之则伤肺，冬为飧泄，奉藏者少。

人体内部的中庸之道
肾属水，主冬
肺属金，主秋
肝属木，主春
脾属土，主长夏
心属火，主夏

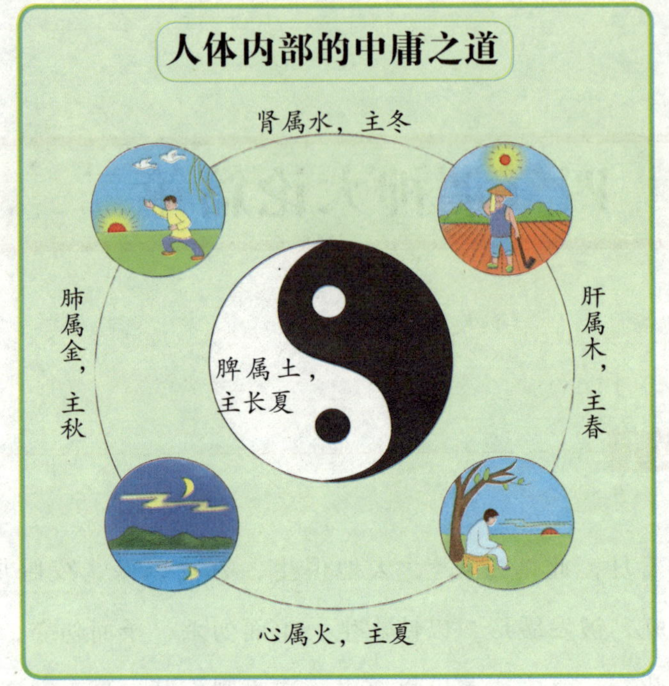

冬三月，此谓闭藏，水冰地坼[⑥]，勿扰乎阳，早卧晚起，必待日光。使志若伏若匿，若有私意，若已有得，去寒就温，无泄皮肤，使气亟夺，此冬气之应，养藏之道也。逆之则伤肾。春为痿厥[⑦]，奉生者少。

天气，清净光明者也，藏德不止，故不下也。天明则日月不明，邪害空窍。阳气者闭塞，地气者冒明，云雾不精，则上应白露不下，交通不表，万物命故不施，不施则名木[⑧]多死。恶气不发，风雨不节，白露不下，则菀槁[⑨]不荣。贼风数至，暴雨数起，天地四时不相保，与道相失，则未央[10]绝灭。唯圣人从之，故身无奇病，万物不失，生气不竭。

逆春气，则少阳不生，肝气内变。逆夏气，则太阳不长，心气内洞。逆秋气，则太阴不收，肺气焦满。逆冬气，则少阴不藏，肾气独沉。

夫四时阴阳者，万物之根本也。所以圣人春夏养阳，秋冬养阴，以从其根，故与万物沉浮于生长之门。逆其根，则伐其本，坏其真矣。

故阴阳四时者，万物之终始也，死生之本也，逆之则灾害生，从之则苛疾不起，是谓得道。道者，圣人行之，愚者佩之[11]。从阴阳则生，逆之则死。从之则治，逆之则乱。反顺为逆，是谓内格[12]。是故圣人不治已病治未病，不治已乱治未乱，此之谓也。夫病已成而后药之，乱已成而后治之，譬犹渴而穿井，斗而铸锥，不亦晚乎？

【注释】

①发陈：就是生发陈布的意思。②蕃秀：茂盛秀丽的意思。③痎疟：疟疾的总称。④按：据前后文例，“冬至重病”四字，恐系剩文（《素问》识）。⑤容平：平定的意思。⑥坼：音撤，地裂的意思。⑦痿厥：四肢

痿弱无力。⑧名木：作大树解。⑨菀槁：菀音郁。菀槁，是抑郁枯槁的意思。⑩未央：未及一半的意思。⑪倔之：古倔、背通用。⑫内格：内外格拒不能相通。

【译解】

春季的正月、二月和三月，是万物更新、生命萌发的时候。大地回春，一切都显得朝气蓬勃，一片欣欣向荣的景象。此时，人们应该到了夜晚就早点儿睡觉，早些起身，放松头发，大解衣裳，尽量把自己的形体放松和舒展，要常常散步，多在外面呼吸新鲜空气，使精神愉快，胸怀开畅，保持万物的生机。不要杀生和暴戾，多去做些好事情，少敛夺，多奖励，少惩罚，这是适应春季的时令，保养生发之气的方法。如果违逆了春生之气，便会损伤肝脏，使提供给夏长之气的条件不足，到夏季就会发生寒性病变。

夏季的四月、五月和六月这三个月，谓之蕃秀，是鲜花招展绿树成荫的时令。此时，天气下降，地气上腾，天地之气相交，植物开花结实，长势旺盛，人们应该在夜晚睡眠，早早起身，不要厌恶长日，情志应保持愉快，切勿发怒，要使精神之英华适应夏气以成其秀美，使气机宣畅，通泄自如，精神外向，对外界事物有浓厚的兴趣。这是适应夏天的气候，保护长养之气的方法。

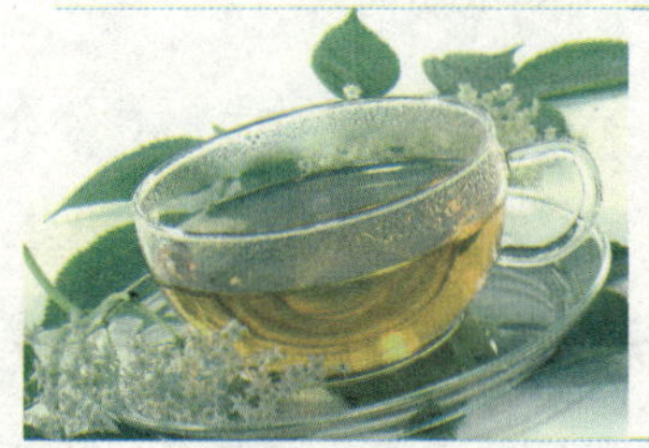

◎**春季**：春季属阳，天气干燥，应常吞口中津液，并保证水分的足量摄入

◎**夏季**：夏季炎热出汗多，应适当多吃酸味食物，如番茄、柠檬、草莓、葡萄等，以生津解渴、敛汗止泻祛湿，预防流汗过多而耗气伤阴

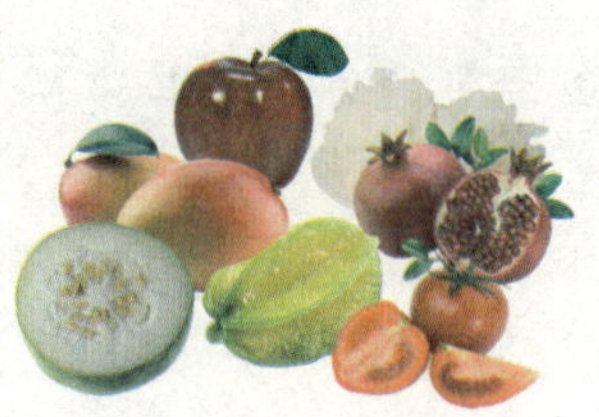

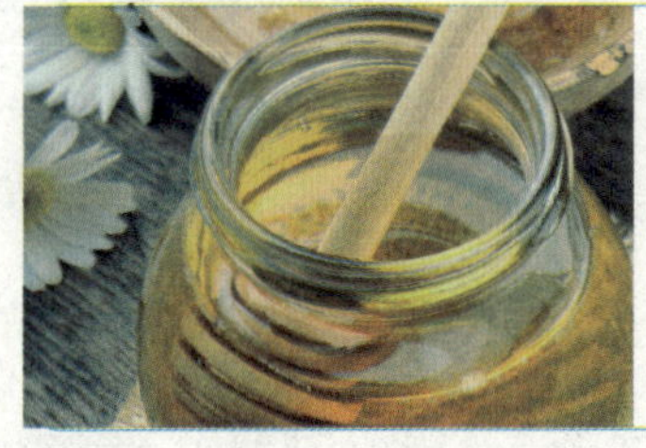

◎**秋季**：秋季处于“阳消阴长”的过渡阶段，气候干燥，易耗损津液，此时宜吃核桃、莲子、牛奶、蜂蜜等清热生津、养阴润肺的食物

◎**冬季**：冬季天气寒冷，属阴，应以固护阴精为本，宜少泄津液。故冬“去寒就温”，预防寒冷。但不可暴暖，以免损耗津液伤身

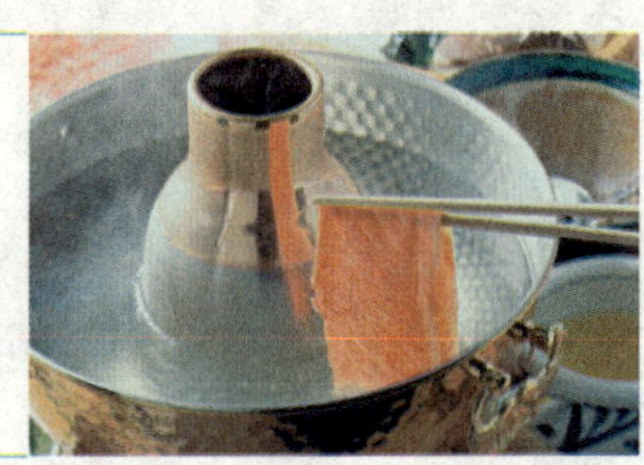

如果违逆了夏长之气就会损伤心脏，使提供给秋收之气的条件不足，到秋天容易发生疟疾，冬天再次发生疾病。

秋季的七月、八月和九月这三个月，谓之容平，自然界景象因万物成熟而平定收敛。此时，天高风急，地气清肃，人应早睡早起，和鸡的作息时间相仿，以保持神志的安宁，减缓秋季肃杀之气对人体的影响；收敛神气，以适应秋季容平的特征，不使神思外驰，以保持肺气的清肃功能，这就是适应秋令的特点而保养人体收敛之气的方法。若违逆了秋收之气，就会伤及肺脏，使提供给冬天的潜藏之气就会不足，冬天就要发生飧泄病。

冬天的十月、十一月和十二月这三个月，谓之闭藏，是生机潜伏、万物蛰藏的时令。当此时节，冰天雪地寒风刺骨，人应该早睡晚起，待到日光照耀时起床才好，不要轻易地扰动阳气，妄事操劳，要使神志深藏于内，安静自若，这就像一个人把一种秘密悄悄地深藏不露一般，又像得到了一件少有的宝贝，要把它密藏起来一样；要躲避寒冷，求取温暖，不要使皮肤开泄而令阳气不断地损失，这是适应冬季的气候而保养人体闭藏机能的方法。违逆了冬令的闭藏之气，就要损伤肾脏，使提供给春生之气的条件不足，春天就会发生痿厥之疾。

天气，是清净光明的，蕴藏其德，运行不止，由于天不暴露自己的光明德泽，所以永远保持它内涵的力量而不会下泄。如果天气阴霾晦暗，就会出现日月昏暗，阴霾邪气侵害山川，阳气闭塞不通，大地昏蒙不明，云雾弥漫，日色无光，相应的雨露不能下降。天地之气不交，万物的生命就不能绵延。生命不能绵延，自然界高大的树木也会死亡。恶劣的气候发作，风雨无时，雨露当降而不降，草木不得滋润，生机郁塞，茂盛的禾苗也会枯槁不荣。贼风频频而至，暴雨不时而作，天地四时的变化失去了秩序，违背了正常的规律，致使万物的生命未及一半就夭折了。只有圣人能适应自然变化，注重养生之道，所以身无大病，因不背离自然万物的发展规律，而生机不会竭绝。

假如违背了春天的生气的话，少阳就不会生发，以致肝气内郁而发生病变。违逆了夏长之气，太阳就不能盛长，以致心气内虚。违逆了秋收之气，太阴就不能收敛，以致肺热叶焦而胀满。违逆了冬藏之气，少阴就不能潜藏，以致肾气不蓄，出现注泻等疾病。

四时阴阳的变化，是万物生命的根本，所以圣人在春夏季节保养阳气以适应生长的需要，在秋冬季节保养阴气以适应收藏的需要，顺从了生命发展的根本规律，就能与万物一样，在生、长、收、藏的生命过程中运动发展。如果违逆了这个规律，就会伤害生命力，破坏真元之气。因此，阴阳四时是万物的终结，是盛衰存亡的根本，违逆了它，就会产生灾害；顺从了它，就不会发生重病，这样便可谓懂得了养生之道。对于养生之道，圣人能够加以实行，愚人则时常有所违背。

顺应阴阳的规律来安排，就能生存，违逆了就会死亡。顺从了它，就会正常；违逆了它，就会乖乱。相反，如背道而行，就会使机体与自然环境相格拒。所以圣人不等病已经发生再去治疗，而是治疗在疾病发生之前，如同不等到乱事已经发生再去治理，而是治理在它发生之前。假如在发生了疾病之后，再去想到治疗，问题就已经产生了。就犹如口渴了才想起来打井，打仗了才想起来铸造兵器，一切不是显得太晚了吗？

阴阳应象大论篇第五

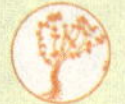

【原文】

黄帝曰：阴阳者，天地之道也，万物之纲纪[①]，变化之父母，生杀之本始，神明之府也。治病必求于本。故积阳为天，积阴为地。阴静阳躁，阳生阴长，阳杀阴藏。阳化气，阴成形。寒极生热，热极生寒。寒气生浊，热气生清。清气在下，则生飧泄；浊气在上，则生䐜胀[②]。此阴阳反作，病之逆从也。

故清阳为天，浊阴为地；地气上为云，天气下为雨；雨出地气，云出天气。故清阳出上窍，浊阴出下窍；清阳发腠理，浊阴走五脏；清阳实四肢，浊阴归六腑。

水为阴，火为阳，阳为气，阴为味。味归形，形归气，气归精，精归化，精食气，形食味，化生精，气生形，味伤形，气伤精，精化为气，气伤于味。

阴味出下窍，阳气出上窍。味厚者为阴，薄为阴之阳。气厚

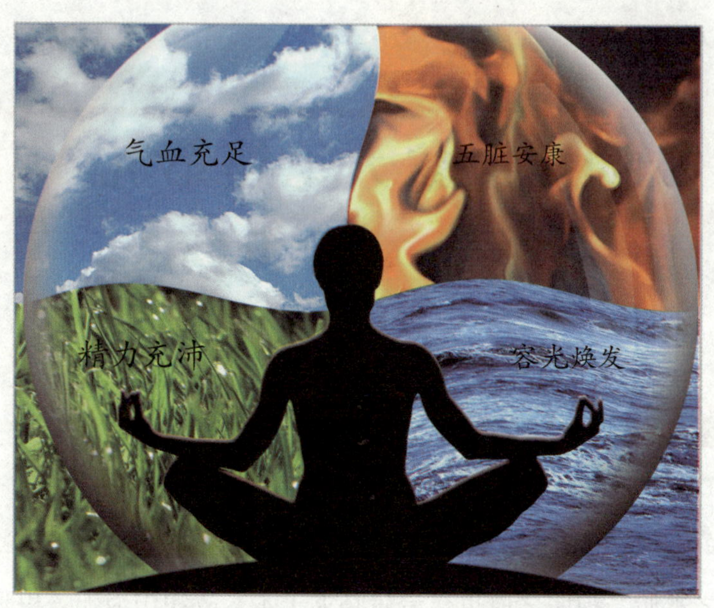

◎如果我们的身体内部阴阳调和，各个部位正常运转，我们就是健康的、美丽的；而如果阴阳失调，任何一个方面缺乏或者太过，我们就会出现亚健康、疾病、早衰等各种症状。所以，要想身体健康，保持阴阳平衡是最基础的条件

者为阳，薄为阳之阴。味厚则泄，薄则通。气薄则发泄，厚则发热。壮火之气衰，少火之气壮。壮火食气，气食少火。壮火散气，少火生气。气味，辛甘发散为阳，酸苦涌泄③为阴。

阴胜则阳病，阳胜则阴病。阳胜则热，阴胜则寒。重寒则热，重热则寒。寒伤形，热伤气。气伤痛，形伤肿。故先痛而后肿者，气伤形也；先肿而后痛者，形伤气也。风胜则动，热胜则肿，燥胜则干，寒胜则浮，湿胜则濡泄④。

天有四时五行，以生长收藏，以生寒暑燥湿风。人有五脏化五气，以生喜怒悲忧恐。故喜怒伤气，寒暑伤形。暴怒伤阴，暴喜伤阳。厥气上行，满脉去形。喜怒不节，寒暑过度，生乃不固。故重阴必阳，重阳必阴。

故曰：冬伤于寒，春必温病；春伤于风，夏生飧泄；夏伤于暑，秋必痎疟；秋伤于湿，冬生咳嗽。

帝曰：余闻上古圣人，论理人形，列别脏腑，端络经脉，会通六合⑤，各从其经，气穴所发，各有处名，溪谷⑥属骨，皆有所起，分部逆从，各有条理，四时阴阳，尽有经纪⑦，外内之应，皆有表里，其信然乎？

岐伯对曰：东方生风，风生木，木生酸，酸生肝，肝生筋，筋生心，肝主目。其在天为玄，在人为道，在地为化。化生五味，道生智，玄生神，神在天为风，在地为木，在体为筋，在脏为肝，在色为苍，在音为角，在声为呼，在变动为握，在窍为目，在味为酸，在志为怒。怒伤肝，悲胜怒；风伤筋，燥胜风；酸伤筋，辛胜酸。

南方生热，热生火，火生苦，苦生心，心生血，血生脾，心主舌。其在天为热，在地为火，在脏为心，在色为赤，在音为徵，在声为笑，在变动为忧，在窍为舌，在味为苦，在体为脉，在志为喜。喜伤心，恐胜喜；热伤气，寒胜热，苦伤气，咸胜苦。

中央生湿，湿生土，土生甘，甘生脾，脾生肉，肉生肺，脾主口。其在天为湿，在地为土，在体为肉，在脏为脾，在色为黄，在音为宫，在声为歌，在变动为哕[8]。在窍为口，在味为甘，在志为思。思伤脾，怒胜思；湿伤肉，风胜湿；甘伤肉，酸胜甘。

西方生燥，燥生金，金生辛，辛生肺，肺生皮毛，皮毛生肾，肺主鼻。其在天为燥，在地为金，在体为皮毛，在脏为肺，在色为白，在音为商，在声为哭，在变动为咳，在窍为鼻，在味为辛，在志为忧。忧伤肺，喜胜忧；热伤皮毛，寒胜热；辛伤皮毛，苦胜辛。

北方生寒，寒生水，水生咸，咸生肾，肾生骨髓，髓生肝，肾主耳。其在天为寒，在地为水，在体为骨，在脏为肾，在色为黑，在音为羽，在声为呻，在变动为栗，在窍为耳，在味为咸，在志为恐。恐伤肾，思胜恐；寒伤血，燥胜寒；咸伤血，甘胜咸。

故曰：天地者，万物之上下也；阴阳者，血气之男女也；左右者，阴阳之道路也；水火者，阴阳之征兆也；阴阳者，万物之能始也。故曰：阴在内，阳之守也；阳在外，阴之使也。

帝曰：法阴阳奈何？

岐伯曰：阳胜则身热，腠理闭，喘粗为之俛[9]仰，汗不出而热，齿干以烦冤，腹满死，能冬不能夏。阴胜则身寒，汗出身常清，数栗而寒，寒则厥，厥则腹满死，能夏不能冬。此阴阳更胜之变，病之形能也。

帝曰：调此二者奈何？

岐伯曰：能知七损八益[10]，则二者可调，不知用此，则早衰也。年四十，而阴气自半也，起居衰矣；年五十，体重，耳目不聪明矣；年六十，阴痿，气大衰，九窍不利，下虚上实，涕泣俱出矣。故曰：知之则强，不知则老，故同出而名异耳。智者察同，愚者察异，愚者不足，智者有余，有余则耳目聪明，身体轻强，老者复壮，壮者益治。是以圣人为无为之事，乐恬憺之能。从欲快志于虚无之守，故寿命无穷，与天地终，此圣人之治身也。

天不足西北，故西北方阴也，而人右耳目不如左明也。地不满东南，故东南方阳也。而人左手足不如右强也。

帝曰：何以然？

岐伯曰：东方阳也。阳者其精并于上，并于上则上明而下虚，故使耳目聪明，而手足不便也。西方阴也，阴者其精并于下，并于下则下盛而上虚，故其耳目不聪明，而手足便也。故俱感于邪，其在上则右甚，在下则左甚。此天地阴阳所不能全也，故邪居之。

故天有精，地有形，天有八纪[11]，地有五里[12]，故能为万物之父母。清阳上天，浊阴归地，是故天地之动静，神明为之纲纪，故能以生长收藏，终而复始。惟贤人上配天以养头，下象地以养足，中傍人事以养五脏。天地通于肺，地气通于嗌[13]，风气通于肝，雷气通于心，谷气通于脾，雨气通于肾。六经为川，肠胃为海，九窍为水注之气。以天地为之阴阳，阳之汗，以天地之雨名之；阳之气，以天地之疾风名之。暴气象雷，逆气象阳。故治不法天之纪，不用地之理，则灾害至矣。

故邪风之至，疾如风雨，故善治者治皮毛，其次治肌肤，其次治筋脉，其次治六腑，其次治五脏。治五脏者，半死半生也。故天之邪气感，则害人五脏；水谷之寒热感，则害于六腑；地之湿气感，则害皮肉筋脉。

故善用针者，从阴引阳，从阳引阴，以右治左，以左治右，以我知彼，以表知里，以观过与不及之理，见微得过，用之不殆。善诊者，察色按脉，先别阴阳；审清浊，而知部分；视喘息，听音声，而知所苦；观权衡规矩⑭，而知病所主。按尺寸，观浮沉滑涩，而知病所生；以治无过，以诊则不失矣。

故曰：病之始起也，可刺而已；其盛，可待衰而已。故因其轻而扬之，因其重而减之，因其衰而彰之。形不足者，温之以气；精不足者，补之以味。其高者，因而越之；其下者，引而竭之；中满者，泻之于内；其有邪者，渍形⑮以为汗；其在皮者。汗而发之；其慓悍者，按而收之；其实者，散而泻之。审其阴阳，以别柔刚⑯，阳病治⑰阴，阴病治阳，定其血气。各守其乡，血实宜决之，气虚宜掣引之。

【注释】

①纲纪：总的为纲，分支为纪。②䐜胀：䐜音存。䐜胀，是胸膈间胀闷。③涌泄：吐泻也。④濡泄：泄泻。⑤六合：十二经分为六个表里关系，如少阴与太阳合，太阴与阳明合，厥阴与少阳合，手足各三，共成六合。⑥溪谷：肉的大会为谷，小会为溪，分肉之间，是溪谷之会。本篇所说的溪谷，是指骨骼之间的连属部位。⑦经纪：当规律讲。⑧哕：音月。气逆而口发音，有声无物称为哕，俗谓干哕。⑨麤、俛：麤与粗相同。俛，与俯同。⑩七损八益：就是"上古天真论"中所说的女子七七中的五七至七七为三损，男子八八中的五八至八八为四损，合为七损；女子一七至四七为四益，男子一八至四八为四益，合为八益。七损八益是说明男女在生理发育中的盛衰时期。⑪八纪：即八节，为立春、春分、立夏、夏至、立秋、秋分、立冬、冬至。⑫五里：古里与理通用，即五行的条理。⑬嗌：食道的上口。⑭权衡规矩：象征着冬石（权）、秋毛（衡）、春弦（规）、夏洪（矩）的四时脉象。⑮渍形：用热汤洗浴。⑯柔刚：柔代表正虚，刚代表邪盛。⑰治：当平衡讲。

【译解】

黄帝这样说：在宇宙之中，阴阳的规律变化关系到事物的发展和结局，许许多多的哲理蕴含其中。因此医治病患，必须求得病情变化的根本，而道理也同样来源于阴阳二字。以自然界变化来比喻，清阳之气聚于上，而成为天，浊阴之气积于下，而成为地。阴是相对静止的，阳是相对躁动的；阳主生成，阴主成长；阳主肃杀，阴主收藏。阳能化生力量，阴能构成形体。寒到极点会生热，热到极点会生寒；寒气能产生浊阴，热气能产生清阳；清阳之气居下而不升，就会发生泄泻之病。浊阴之气居上而不降，就会发生胀满之病。这就是阴阳的正常和反常变化，因此疾病也就有逆证和顺证的分别。

所以天地的清阳之气上升为天，浊阴之气下降为地。地气蒸发上升为云，天气凝聚下降为雨；雨是地气上升之云转变而成的，云是由天气蒸发水汽而成的。人体的变化也是这样，清阳之气出于上窍，浊阴之气出于下窍；清阳发泄于腠理，浊阴内注于五脏；清阳充实与四肢，浊阴内走于六腑。

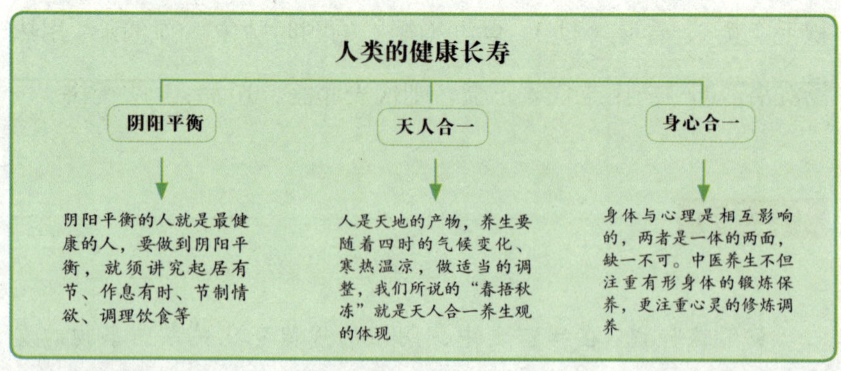

以水火分阴阳，则水属阴，火属阳。就人体来说，功能属阳，饮食物属阴。饮食物可以滋养形体，而形体的生成又须赖气化的功能，功能是由精所产生的，就是精可以化生功能。而精又是由气化而产生的，所以形体的滋养全靠饮食物，饮食物经过生化作用而产生精，再经过气化作用滋养形体。如果饮食不节，反能损伤形体，机能活动太过，亦可以使精气耗伤，精可以产生功能，但功能也可以因为饮食不节而受损伤。

味属于阴，所以趋向下窍，气属于阳，所以趋向上窍。味厚的属纯阴，味薄的属于阴中之阳；气厚的属纯阳，气薄的属于阳中之阴。味厚的有泻下的作用，味薄的有疏通的作用；气薄的能向外发泄，气厚的能助阳生热。阳气太过，能使元气衰弱，阳气正常，能使元气旺盛，因为过度亢奋的阳气，会损害元气，而元气却依赖正常的阳气，所以过度旺盛的阳气，能耗散元气；正常的阳气，能增强元气。凡气味辛甘而有发散功用的，属于阳，气味酸苦而有通泄功用的，属于阴。

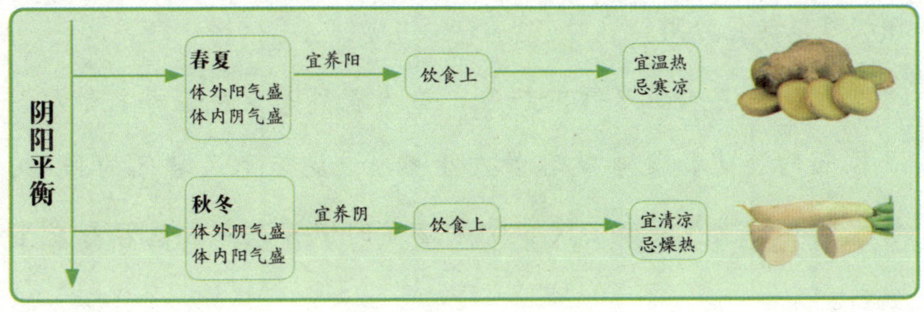

人体的阴阳是相对平衡的，如果阴气发生偏胜，则阳气受损而为病，阳气发生了偏胜，则阴气耗损而为病。阳偏胜则表现为热性病症，阴偏胜则表现为寒性病症。寒到极点，会表现热象。寒能伤形体，热能伤气分；气分受伤，可以产生疼痛形体受伤，形体可以发生肿胀。所以先痛而后肿的，是气分先伤而后及于形体；先肿而后痛的，是形体先病后及于气分。风邪太过，则能发生痉挛动摇；热邪太过，则能发生红肿；燥气太过，则能发生干枯；寒气太过，则能发生浮肿；湿气太过，则能发生濡泻。

宇宙的变化，出现了春、夏、秋、冬四时的交替，有木、火、土、金、水五行的变化，因此，产生了寒、暑、燥、湿、风的气候，它影响了自然界的万物，形成了生、长、化、收、藏的规律。人有肝、心、脾、肺、肾五脏，五脏之气化生五志，产生了喜、怒、悲、忧、恐五种不同的情志活动。喜怒等情绪变化，可以伤气，寒暑外侵，可以伤形。突然大怒，会损伤阴气；突然大喜，会损伤阳气。气逆上行，充满经脉，则神气浮越，离去形体了。所以喜怒不加以节制，寒暑不善于调适，生命就不能牢固。阴极可以转化为阳，阳极可以转化为阴。

所以冬季受了寒气的伤害，春天就容易发生温病；春天受了风气的伤害，夏季就容易发生飧泄；夏季受了暑气的伤害，秋天就容易发生疟疾；秋季受了湿气的伤害，冬天就容易发生咳嗽。

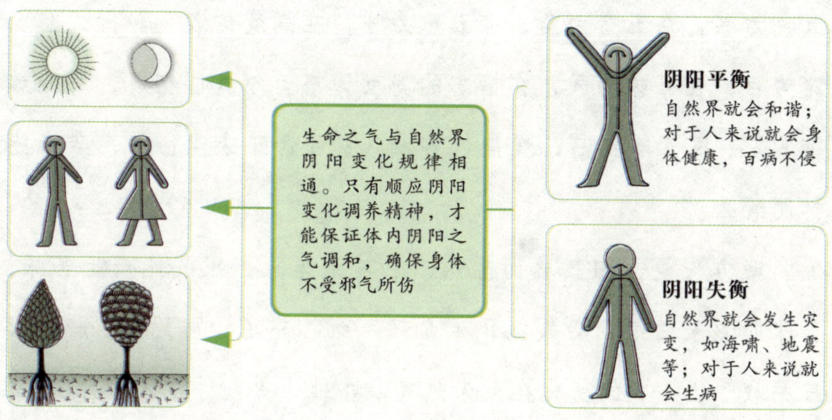

黄帝问道："我听说上古时代的圣人，讲求人体的形态，分辨内在的脏腑，了解经脉的分布，交会、贯通有六合，各依其经之循行路线；气穴之处，各有名称；肌肉空隙以及关节，各有其起点；分属部位的或逆或顺，各有条理；与天之四时阴阳，都有经纬纪纲；外面的环境与人体内部相关联，都有表有里。这些说法是否是正确的呢？"

岐伯回答说："春主东方，阳气这时上扬而日暖风和，草木生发，木气能生酸味，酸味能滋养肝气，肝气又能滋养于筋，筋膜柔和则又能生养于心，肝气关联于目。它在自然界是深远微妙而无穷的，在人能够知道自然界变化的道理，在地为生化万物。大地有生化，所以能产生一切生物；人能知道自然界变化的道理，就能产生一切智慧；宇宙间的深远微妙，是变化莫测的。变化在天空中为风气，在地面上为木气，在人体为筋，在五脏为肝，在五色为苍，在五音为角，在五声为呼，在病变的表现为握，在七窍为目，在五味为酸，在情志的变动为怒。怒气能伤肝，悲能够抑制怒；风气能伤筋，燥能够抑制风；过食酸味能伤筋，辛味能抑制酸味。”

南方应夏，阳气盛而生热，热甚则生火，火气能产生苦味，苦味能滋长心气，心气能化生血气，血气充足，则又能生脾，心气关联于舌。它的变化在天为热气，在地为火气，在人体为血脉，在五脏为心，在五色为赤，在五音为徵，在五声为笑，在病变的表现为忧，在窍为舌，在五味为苦，在情志的变动为喜。喜能伤心，以恐惧抑制喜；热能伤气，以寒气抑制热；苦能伤气，咸味能抑制苦味。

中央应长夏，长夏生湿，湿与土气相应，土气能产生甘味，甘味能滋养脾气，脾气能滋养肌肉，肌肉丰满，则又能养肺，脾气关联于口。它的变化在天为湿气，在地为土气，在人体为肌肉，在五脏为脾，在五色为黄，在五音为宫，在五声为歌，在病变的表现为哕，在窍为口，在五味为甘，在情志的变动为思。思虑伤脾，以怒气抑制思虑；湿气能伤肌肉，以风气抑制湿气，甘味能伤肌肉，酸味能抑制甘味。

西方应秋，秋天天气干燥，燥与金气相应，金能产生辛味，辛味能滋养肺气，肺气能滋养皮毛，皮毛润泽则又能养肾，肺气关联于鼻。它的变化在天为燥气，在地为金气，在人体为皮毛，

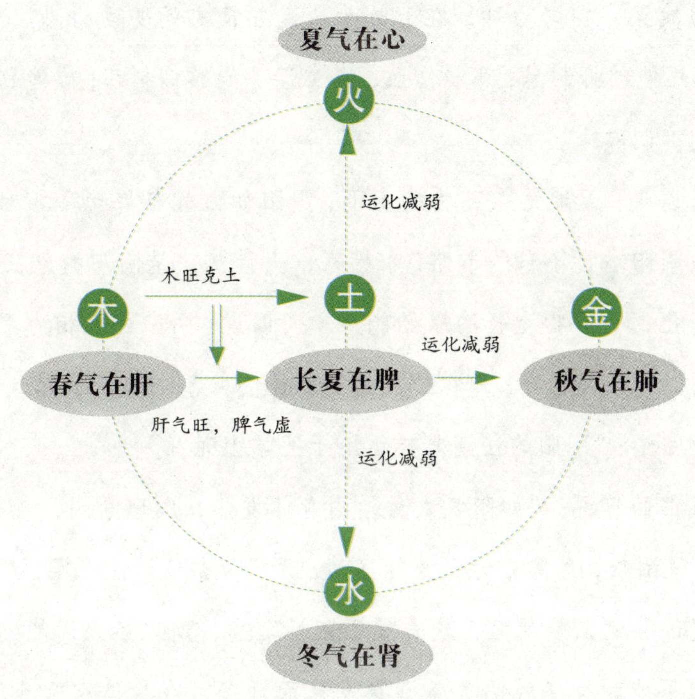

在五脏为肺，在五色为白，在五音为商，在五声为哭，在病变的表现为咳，在窍为鼻，在五味为辛，在情致的变动为忧。忧能伤肺，以喜抑制忧；热能伤皮毛，寒能抑制热；辛味能伤皮毛，苦味能抑制辛味。

北方应冬，冬天生寒，寒气与水气相应，水气能产生咸味，咸味能滋养肾气，肾气能滋长骨髓，骨髓充实，则又能养肝，肾气关联于耳。它的变化在天为寒气，在地为水气，在人体为骨髓，在五脏为肾，在五色为黑，在五音为羽，在五声为呻，在病变的表现为战栗，在窍为耳，在五味为咸，在情志的变动为恐。恐能伤肾，思能够抑制恐；寒能伤血，燥（湿）能够抑制寒；咸能伤血，甘味能抑制咸味。

所以说：天地是在万物的上下；阴阳如血气与男女之相对待；左右为阴阳运行不息的道路；水性寒，火性热，是阴阳的象征；阴阳的变化，是万物生长的原始能力。所以说：阴阳是互相为用的，阴在内，为阳之镇守；阳在外，为阴之役使。

黄帝道："阴阳的法则怎样运用于医学上呢？"

岐伯回答说："如阳气太过，则身体发热，腠理紧闭，气粗喘促，呼吸困难，身体亦为之俯仰摆动，无汗发热，牙齿干燥，烦闷，如见腹部胀满，是死症，这是属于阳性之病，所以冬天尚能支持，夏天就不能耐受了。阴气盛则身发寒而汗多，或身体常觉冷而不时战栗发寒，甚至手足厥逆，如见手足厥逆而腹部胀满的，是死症，这是属于阴性的病，所以夏天尚能支持，冬天就不能耐受了。这就是阴阳互相胜负变化所表现的病态。"

黄帝问道："那么怎样调摄体内的阴阳呢？"

岐伯说："如果懂得了七损八益的养生之道，则人身的阴阳就可以调摄，如其不懂得这些道理，就会发生早衰现象。一般的人，到了四十岁，阴气已经自然地衰减一半了，其起居动作，亦渐渐衰退；到了五十岁，身体觉得沉重，耳目也不够聪明了；到了六十岁，阴气萎弱，肾气大衰，九窍不能通利，出现下虚上实的现象，会常常流着眼泪鼻涕。所以说：知道调摄的人身体就强健，不知道调摄的人身体就容易衰老；本来是同样的身体，结果却出现了强弱不同的两种情况。懂得养生之道的人，能够注意共有的健康本能；不懂得养生之道的人，只知道强弱异形。不善于调摄的人，常感不足，而重视调摄的人，就常能有余；有余则耳目聪明，身体轻强，即使已经年老，亦可以身体强壮，当然本来强壮的就更好了。所以圣人不做勉强的事情，不胡思乱想，有乐观愉快的旨趣，常使心态平和，保持着安逸的生活，就能够寿命无穷，尽享天年，这些都是前人养身的宝贵经验。”

西北方的天气不足，所以西北方属阴，而人的右耳也不及左边的聪明；东南方的地气不足，所以东南方属阳，而人的左手足也不及右边的强。

黄帝问道：“这是什么道理？”

岐伯说：“东方属阳，阳性向上，所以人体的精神集合于下部，集合于下部则下部强盛而上部虚弱，所以耳目不聪明而手足便利。如虽左右同样感受了外邪，但在上部则身体的右侧较重，在下部则身体的左侧较重，这是天地阴阳之所不能全，而人身亦有阴阳左右之不同，所以邪气就能乘虚而居留了。”

因此才说天有精气地有形体；地有五方天，有八节之纲纪的道理，因此天地是万物生长的根本。无形的清阳上生于天，有形的浊阴下归于地，所以天地的运动与静止，是由阴阳的神妙变化为纲纪，而能始万物春生、夏长、秋收、冬藏，终而复始，循环不休。懂得这些道理的人，他把人体上部的头来比天，下部的足来比地，中部的五脏来比人事以调养身体。天的轻清通于肺，地的水谷之气通于嗌，风木之气通于肝，雷火之气通于心，溪谷之气通于脾，雨水之气通于肾。六经犹如河流，肠胃犹如大海，上下九窍以水津之气贯注。如以天地来比喻人体的阴阳，则阳气发泄的汗，像天下的雨；人身的阳气，像天地疾风。人的暴怒之气，像天有雷霆；逆上之气，像阳热的火。因此修身养性假如不取法于自然的道理，那么疾病就要发生了。因此外感致病因素伤害人体，急如疾风暴雨。善于治病的医生，于邪在皮毛的时候，就给予治疗；技术较差的，至邪在肌肤才治疗；又更差的，至邪在五脏才治疗。假如病邪传入到五脏，就非常严重，这时的治疗就如同生死各半，难以料定。

所以自然界中的邪气，侵袭了人体就能伤害五脏；饮食之或寒或热，就会损害人的六腑；地之湿气，感受了就能损害皮肉筋脉。

所以善于运针法的，病在阳，从阴以诱导之，病在阴，从阳以诱导之；取右边以治疗左边的病，取左边以治疗右边的病，以自己的正常状态来比较病人的异常状态，以在表的症状，了解里面的病变；并且判断太过或不及，就能在疾病初起的时候，便知道病邪之所在，此时进行治疗，不致使病情发展到危险的地步了。

因此那些高明富有经验的医生，都要先去诊察病人的颜色和经脉，查看病症的属阴属阳；审察五色的浮泽或重浊，而知道病的部位；观察呼吸，听病人发出的声音，可以得知所患的痛苦；诊察四时色脉的正常是否，来分析何脏何腑的病，诊察寸口的脉，从它的浮、沉、滑、涩，来了解疾病所产生之原因。这样在诊断上就不会有差错，治疗也没有过失了。

因此说：在疾病刚刚萌芽的时候，可用刺法而愈；及其病势正盛，必须待其稍微衰退，然后刺之而愈。所以病轻的，使用发散轻扬之法治之；病重的，使用消减之法治之；其气血衰弱的，应用补益之法治之。形体虚弱的，当以温补其气；精气不足的，当补之以厚味。病在上的，可用吐法；病在下的，可用疏导之法；病在中为胀满的，可用泻下之法；其邪在外表，可用汤药浸渍以使出汗；邪在皮肤，可用发汗，使其外泄；病势急暴的，可按得其状，以制伏之；实证，则用散法或泻法。观察病的在阴在阳，以辨别其刚柔，阳病应当治阴，阴病应当治阳；一定要分清病在血分还是在气分，要将病邪控制在各自的范围之内。病在血分而又盛实，宜用放血的方法治疗。病在气分，已致正气虚衰，宜用升阳补气的方法治疗轮回受害，因此血实最好采用泻血的方法，气虚则可以采用导引的办法来解决。

阴阳离合论篇第六

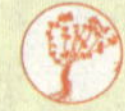

【原文】

黄帝问曰：余闻天为阳，地为阴，日为阳，月为阴，大小月三百六十日成一岁，人亦应之。今三阴三阳，不应阴阳，其故何也？

岐伯对曰：阴阳者，数之可十，推之可百，数之可千，推之可万，万之大不可胜数，然其要一也。天覆地载，万物方生，未出地者，命曰阴处，名曰阴中之阴；则出地者，命曰阴中之阳。阳予之正，阴为之主。故生因春，长因夏，收因秋，藏因冬，失常则天地四塞。阴阳之变，其在人者，亦数之可数。

帝曰：愿闻三阴三阳之离合[①]也。

岐伯曰：圣人南面而立，前曰广明[②]，后曰太冲，太冲[③]之地，名曰少阴，少阴之上，名曰太阳，太阳根起于至阴。结于命门，名曰阴中之阳。中身而上，名曰广明，广明之下，名曰太阴，太阴之前，名曰阳明，阳明根起于厉兑，名曰阴中之阳。厥阴之表，名曰少阳，少阳根起于窍阴，名曰阴中之少阳。是故三阳之离合也，太阳为开，阳明为阖，少阳为枢。三经者，不得相失也，搏而勿浮，名曰一阳。

帝曰：愿闻三阴。

岐伯曰：外者为阳，内者为阴，然则中为阴，其冲在下，名曰太阴，太阴根起于隐白，名曰阴中之阴。太阴之后，名曰少阴，少阴根起于涌泉，名曰阴中之少阴。少阴之前，名曰厥阴，厥阴根起于大敦，阴之绝阳，名曰阴之绝阴。是故三阴之离合也，太阴为开，厥阴为阖，少阴为枢。三经者，不得相失也，搏而勿沉，名曰一阴。阴阳𩅦𩅦[④]，积传为一周，气里形表而为相成也。

【注释】

①离合：离，是各行其是；合，是互相为用。②广明：古人以阳为明，广明是阳盛的意思。以身体的前后来说，则前为广明；以身体的上下来说，则半身以上为广明。③太冲：即太冲脉。在本篇指部位言，位居下焦，上循背里。④𩅦𩅦：音冲。阴阳之气往来的意思。

【译解】

黄帝问道："我听说天属阳，地属阴，日属阳，月属阴，这样大月和小月合起来，一共是三六十天，就叫作一年，人体也是如此大致相同。如今听说人体的三阴三阳，和天地阴阳之数不相符合，这是什么道理？"

岐伯回答说："天地阴阳的范围，很是复杂多变的，在具体运用时，经过进一步推演，则可以由十到百，由百到千，由千到万，再演绎下去，甚至是数不尽的，然而其总的原则仍不外乎对立统一的阴阳道理。天地之间，万物初生，未长出地面的时候，叫作居于阴处，称之为阴中之阴；若已长出地面的，就叫作阴中之阳。有阳气，万物才能生长，有阴气，万物才能成形。所以万物的发生，因于春气的温暖；万物的繁茂，因于夏气的炎热；万物的收成，因于秋气的清凉；万物的闭藏，因于冬气的寒冷。如果四时阴阳失序，气候无常，天地间的生长收藏的变化就要失去正常。这种阴阳变化的道理，就人而言，还是有其规律可循的，而且能够提前预知的。"

黄帝说："我真是希望听你讲讲三阴三阳的离合情况。"

阳	运动	外向	上升	温热	明亮	无形	功能	兴奋	推动	温煦
阴	静止	内守	下降	寒冷	晦暗	有形	物质	抑制	凝聚	滋润

岐伯说:“圣人面向南方站立,前方名叫广明,后方名叫太冲,行于太冲部位的经脉,叫作少阴。在少阴经上面的经脉,名叫太阳,太阳经的下端起于足小趾外侧的至阴穴,其上端结于睛明穴,因太阳为少阴之表,故称为阴中之阳。再以人身上下而言,上半身属于阳,称为广明,广明之下称为太阴,太阴前面的经脉,名叫阳明,阳明经的下端起于足大趾侧次趾之端的厉兑穴,因阴阳是太阴之表,故称为阴中之阳。厥阴为里,少阳为表,故厥阴经之表,为少阳经,少阳经下端起于窍阴穴,因少阳居厥阴之表,故称为阴中之少阳。因此,三阳经的离合,分开来说,太阳主表为开,阳明主里为阖,少阳介于表里之间为枢。但三者之间,不是各自为政,而是相互紧密联系着的,所以合起来称为一阳。”

黄帝说:“请你再详细讲讲三阴的离合情况。”

岐伯说:“在外的为阳,在内的为阴,所以在里的经脉称为阴经,行于少阴前面的称为太阴,太阴经起于足大趾之端的隐白穴,称为阴中之阴。太阴的后面,称为少阴,少阴经起于足心的涌泉穴,称为阴中之少阴。少阴的前面,称为厥阴,厥阴经的根起于足大趾之端的大敦穴,由于两阴相合而无阳,厥阴又位于最里,所以称之为阴之绝阴。因此,三阴经之离合,分开来说，太阴为三阴之表为开，厥阴为主阴之里为阖，少阴位于太、厥表里之间为枢。但三者之间，不能各自为政，而是相互协调紧密联系着的，所以合起来称为一阴。宇宙的阴阳之气，无穷无尽，周而复始运行于人的身上，气在内循环，外形上也得到一定的体现。所以说是阴阳离合表里相成，就说这样的道理了。”

六节脏象论篇第九

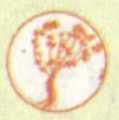

【原文】

黄帝问曰：余闻天以六六之节，以成一岁，人以九九制会，计人亦有三百六十五节，以为天地久矣，不知其所谓也。

岐伯对曰：昭乎哉问也，请遂言之。夫六六之节，九九制会者，所以正天之度、气之数也。天度者，所以制日月之行也；气数者，所以纪化生之用也。天为阳，地为阴；日为阳，月为阴。行有分纪，周有道理，日行一度，月行十三度而有奇[①]焉，故大小月三百六十五日而成岁，积气余而盈闰矣。立端于始，表正于中。推余于终，而天度毕矣。

帝曰：余已闻天度矣，愿闻气数何以合之。

岐伯曰：天以六六为节，地以九九制会，天有十日，日六竟而周甲，甲六覆而终岁。三百六十日法也。夫自古通天者，生之本，本于阴阳。其气九州九窍，皆通乎天气。故其生五，其气三，三而成天。三而成地，三而成人，三而三之，合则为九，九分为九野，九野为九藏，故形藏四，神藏五，合为九藏以应之也。

帝曰：余已闻六六、九九之会也，夫子言积气盈闰。愿闻何谓气。请夫子发蒙解惑焉。

岐伯曰：此上帝所秘，先师传之也。

帝曰：请遂闻之。

岐伯曰：五日谓之候，三候谓之气，六气谓之时，四时谓之岁，而各从其主治焉。五运相袭，而皆治之，终朞[②]之日，周而复始，时立气布，如环无端，候亦同法。故曰，不知年之所加，气之盛衰，虚实之所起，不可以为工矣。

帝曰：五运之始，如环无端，其太过不及何如？

岐伯曰：五气更立，各有所胜，盛虚之变，此其常也。

帝曰：平气何如？

岐伯曰：无过者也。

帝曰：太过不及奈何？

岐伯曰：在经有也。

帝曰：何谓所胜？

岐伯曰：春胜长夏，长夏胜冬，冬胜夏，夏胜秋，秋胜春。所谓得五行时之胜，各以气命其藏。

帝曰：何以知其胜？

岐伯曰：求其至也，皆归始春。未至而至。此谓太过，则薄所不胜，而乘所胜也。命曰气淫。不分邪僻内生，工不能禁。至而不至，此谓不及，则所胜妄行，而所生受病，所不胜薄之也，命曰气迫。所谓求其至者，气至之时也。谨候其时，气可与期，失时反候。五治不分，邪僻内生，工不能禁也。

帝曰：有不袭乎？

岐伯曰：苍天之气，不得无常也。气之不袭，是谓非常，非常则变矣。

帝曰：非常而变奈何？

岐伯曰：变至则病，所胜则微，所不胜则甚，因而重感于邪。则死矣。故非其时则微，当其时则甚也。

帝曰：善。余闻气合而有形，因变以正名。天地之运，阴阳之化，其于万物。孰多孰少，可得闻乎？

岐伯曰：悉乎哉问也，天至广不可度，地至大不可量，大神灵问，请陈其方。草生五色，五色之变，不可胜视，草生五味，五味之美，不可胜极。嗜欲不同，各有所通。天食人以五气，地食人以五味。五气入鼻，藏于心肺，上使五色修明，音声能彰。五味入口，藏于肠胃，味有所藏，以养五气，气和而生，津液相成，神乃自生。

帝曰：脏象何如？

岐伯曰：心者，生之本，神之变也，其华在面，其充在血脉，为阳中之太阳，通于夏气。肺者，气之本，魄之处也，其华在毛，

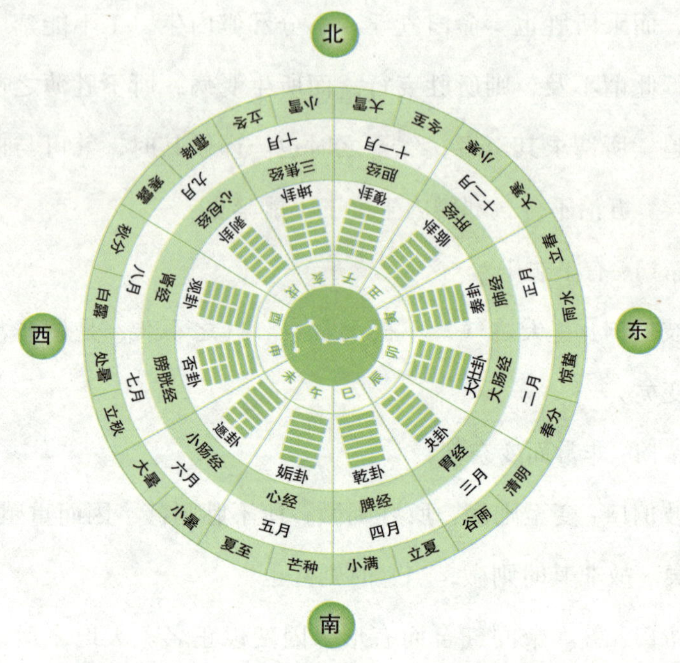

◎一年根据时间的不同、节气的不同，人体的气数也各有不同

其充在皮，为阳中之太阴，通于秋气。肾者，主蛰，封藏之本，精之处也，其华在发，其充在骨，为阴中之少阴，通于冬气。肝者，罢[③]极之本，魂之居也，其华在爪，其充在筋，以生血气，其味酸，其色苍，此为阳中之少阳，通于春气。脾、胃、大肠、小肠、三焦、膀胱者，仓廪之本，营之居也，名曰器，能化糟粕，转味而入出者也，其华在唇四白，其充在肌，其味甘，其色黄，此至阴之类，通于土气。凡十一脏取决于胆也。

故人迎一盛，病在少阳，二盛病在太阳，三盛病在阳明，四盛已上为格阳。寸口一盛，病在厥阴，二盛病在少阴，三盛病在太阴，四盛已上为关阴。人迎与寸口俱盛四倍以上为关格，关格之脉羸[④]，不能极于天地之精气，则死矣。

【注释】

①奇：当单数讲，在本篇当余数讲。②朞：音期，一周年。③罢：音疲。当疲劳讲。④羸：古与盈通用，当盛极讲。

【译解】

黄帝问道："甲、乙、丙、丁、戊、己、庚、辛、壬、癸这十天干与子、丑、寅、卯、辰、巳、午、未、申、酉、戌、亥十二地支，它们排列组合成纪年、纪月、纪日，这六十日就是一个周，也叫一'节'，我听说过天体的运行是以六个甲子构成一年的，人则以九九极数的变化来配合天道的准度，况且人也有三百六十五个穴，这正好与天地相对应，这种认识，已听说很久了，只是希望你告知其中的原因。"

岐伯答道："你提的问题很高明啊！请让我就此问题谈谈看法。六六之节和九九制会，是用来确定天度和气数的。天度，是计算日月行程的。气数，是标志万物化生之用的。天属阳，地属阴，日属阳，月属阴。它们的运行有一定的部位和秩序，其环周也有一定的道路。每一昼夜，日行一度，月行十三度有余，所以大月、小月合起来三百六十五天成一年，由于月份的不足，节气有盈余，于是产生了闰月。确定了岁首冬至并以此为开始，用圭表的日影以推正中气的时间，随着日月的运行而推算节气的盈余，直到岁尾，整个天度的变化就可以完全计算出来了。”

黄帝说：“我已经明白了天度，还想知道气数是怎样与天度配合的？”

岐伯说：“天以六六为节制，地以九九之数，配合天道的准度，天有十干，代表十日，十干循环六次而成一个周甲，周甲重复六次而一年终了，这是三百六十日的计算方法。自古以来，都以通于天气而为生命的根本，而这个根本不外天之阴阳。地的九州，人的九窍，都与天气相通，天衍生五行，而阴阳又依盛衰消长而各分为三。三气合而成天，三气合而成地，三气合而成人，三三而合成九气，在地分为九野，在人体分为九脏，形脏四，神脏五，合成九脏，以应天气。”

黄帝说：“我已经明白了六六九九配合的道理，先生说气的盈余积累成为闰月，我想听您讲一下是什么气？请您来启发我的蒙昧，解释我的疑惑！”

岐伯说：“这是上帝秘而不宣的理论，先师传授给我的。”

黄帝说：“就请全部讲给我听。”

岐伯说："五日称为候，三候称为气，六气称为时，四时称为岁，一年四时，各随其五行的配合而分别当旺。木、火、土、金、水五行随时间的变化而递相承袭，各有当旺之时，到一年终结时，再从头开始循环。一年分立四时，四时分布节气，逐步推移，如环无端，节气中再分候，也是这样的推移下去。所以说，不知当年气的盛衰、虚实的起因等情况，就不能做个好医生。"

黄帝说："五行的推移，周而复始，如环无端，它的太过与不及是怎样的呢？"

岐伯说："五行之气更迭主时，互有胜克，从而有盛衰的变化，这是正常的现象。"

黄帝说："平气是怎样的呢？"

岐伯说："这是没有太过和不及。"

黄帝说："太过和不及的情况怎样呢？"

岐伯说："这些情况在经书中已有记载。"

黄帝说："什么叫作所胜？"

岐伯说："春胜长夏，长夏胜冬，冬胜夏，夏胜秋，秋胜春，这就是时令根据五行规律而互相胜负的情况。同时，时令又依其五行之气的属性来分别影响各脏。"

黄帝说："怎样知道它们之间的相胜情况呢？"

岐伯说："首先要推求气候到来的时间，一般从立春开始向下推算。如果时令未到而气候先期来过，称为太过，某气太过就会侵侮所不胜之气，欺凌其所胜之气，这就叫作气淫；时令已到而气候未到，称为不及，某气不及，则其所胜之气因缺乏制约而妄行，其所生之气因缺乏资助而困弱，其所不胜则更会加以侵迫，这就叫作气迫。所谓求其至，就是要根据时令推求气候到来的早晚，要谨慎地等候时令的变化，气候的到来是可以预期的。如果搞错了时令或违反了时令与气候相合的关系，以至于分不出五行之气当旺的时间，那么，当邪气内扰，病及于人的时候，好的医生也不能控制了。”

黄帝说：“五行之气有不相承袭的吗？”

岐伯说：“天的五行之气，在四时中的分布不能没有常规。如果五行之气不按规律依次相承，就是反常的现象，反常就会使人发生病变，如在某一时令出现的反常气候，为当旺之气之所胜者，则其病轻微，若为当旺之气之所不胜者，则其病深重，而若同时感受其他邪气，就会造成死亡。所以反常气候的出现，不在其所克制的某气当旺之时令，病就轻微，若恰在其所克制的某气当旺之时令发病，则病深重。”

黄帝说：“好。我听说由于天地之气的和合而有万物的形体，又由于其变化多端以至万物形态差异而定有不同的名称。天地的气运，阴阳的变化，它们对于万物的生成，就其作用而言，哪个多，哪个少，可以听你讲一讲吗？”

岐伯说：“问的实在详细呀！天极其广阔，不可测度，地极其博大，也很难计量，像您这样伟大神灵的圣主既然发问，就请让我陈述一下其中的道理吧。草木显现五色，而五色的变化，是看也看不尽的；草木产生五味，而五味的醇美，是尝也尝不完的。人们对色味是分别与五脏相通的。天供给人们以五味。五味由鼻吸入，贮藏于心肺，其气上升，使面部五色明润，声音洪亮。五味入于口中，贮藏于肠胃，经消化吸收，五味精微内注五脏以养五脏之气，脏气和谐而保有生化机能，津液随之生成，神气也就在此基础上自然产生了。”

黄帝说：“脏象是怎样的呢？”

岐伯说：“心，是生命的根本，为神所居之处，其荣华表现于面部，其充养的组织在血脉，为阳中的太阳，与夏气相通。肺是气的根本，为魄所居之处，其荣华表现在毫毛，其充养的组织在

五行指导五脏系统疾病的治疗

控制五脏疾病的传变	制定五脏疾病的治疗原则	制定五脏疾病的诊治方法	指导五脏疾病的针刺选穴	用五行指导脏腑疾病的用药
五脏的疾病会向其他脏腑传变，在对所病之脏治疗的时候，还要根据五行生克乘侮采取阻断病传的措施	要根据五行的生克理论来确定五脏疾病的治疗原则，要抑强扶弱，虚则补其母，实则泻其子	具体诊治五脏疾病的时候，要注意滋水涵木、抑火补水、培土生金、金水相生的原则	运用五行学说指导针刺选穴，根据五输穴的五行属性，运用五行生克理论进行选穴论治	运用五行归类的理论，把五脏、六腑和药物的五色、五味归属于五行，同一类别的药物能调整相应脏腑的失调状态

皮肤，是阳中的太阴，与秋气相通。肾主蛰伏，是封藏经气的根本，为精所居之处，其荣华表现在头发，其充养的组织在骨，为阴中之少阴，与冬气相通。肝，是罢极之本，为魄所居之处，其荣华表现在爪甲，其充养的组织在筋，可以生养血气，其味酸，其色苍青，为阳中之少阳，与春气相通。脾、胃、大肠、小肠、三焦、膀胱，是仓廪之本，为营气所居之处，因其功能像是盛贮食物的器皿，故称为器，它们能吸收水谷精微，化生为糟粕，管理饮食五味的转化、吸收和排泄，其荣华在口唇四旁的白肉，其充养的组织在肌肉，其味甘，其色黄，属于至阴之类，与土气相通。人体十一脏功能的发挥，都取决于胆气的升发。”

人迎脉大于平时一倍，病在少阳；大两倍，病在太阳；大三倍，病在阳明；大四倍以上，为阳气太过，阴无以通，是为格阳。寸口脉大于平时一倍，病在厥阴；大两倍，病在少阴；大三倍，病在太阴；大四倍以上，为阴气太过，阳无以交，是为关阴。若人迎脉与寸口脉俱大与常时四倍以上，为阴阳气俱盛，阴关于内，阳格于外，是为关格。关格之脉盈盛太过，标志着阴阳极亢，也就失去了天地阴阳经气的平衡，这样的生命肯定不长久。

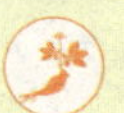

五脏生成篇第十

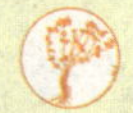

【原文】

心之合脉也，其荣色也，其主肾也。肺之合皮也，其荣毛也，其主心也。肝之合筋也，其荣爪也，其主肺也。脾之合肉也，其荣唇也，其主肝也。肾之合骨也，其荣发也，其主脾也。是故多食咸，则脉凝泣[①]而变色；多食苦，则皮槁而毛拔；多食辛，则筋急而爪枯；多食酸，则肉胝䐢[②]而唇揭；多食甘，则骨痛而发落。此五味之所伤也。故心欲苦，肺欲辛，肝欲酸，脾欲甘，肾欲咸，此五味之所合五脏之气也。五脏之气，故色见青如草兹者死，黄如枳实者死，黑如炲[③]者死，赤如衃[④]血者死，白如枯骨者死，此五色之见死也。青如翠羽者生，赤如鸡冠者生，黄如蟹腹者生，白如豕膏者生，黑如乌羽者生，此五色之见生也。生于心，如以缟裹朱；生于肺，如以缟裹红；生于肝，如以缟裹绀[⑤]；生于脾，如以缟裹栝蒌实，生于肾，如以缟裹紫，此五脏所生之外荣也。

色味当五脏[⑥]，白当肺，辛；赤当心，苦；青当肝，酸；黄当脾，甘；黑当肾，咸。故白当皮，赤当脉，青当筋，黄当肉，黑当骨。

诸脉者皆属于目，诸髓者皆属于脑，诸筋者皆属于节，诸血者皆属于心，诸气者皆属于肺，此四肢[⑦]八溪[⑧]之朝夕也。故人卧，血归于肝，肝受血而能视，足受血而能步，掌受血而能握，指受血而能摄。卧出而风吹之，血凝于肤者为痹，凝于脉者为泣，凝于足者为厥。此三者，血行而不得反其空，故为痹厥也。人有大谷[⑨]十二分。小溪[⑩]三百五十四名，少十二俞，此皆卫气之所留止。邪气之所客也。针石缘而去之。

诊病之始五决为纪，欲知其始，先建其母[⑪]，所谓五决者五脉[⑫]也。是以头痛巅疾，下虚上实，过在足少阴，巨阳，甚则入肾。徇蒙招尤[⑬]，目冥耳聋，下实上虚，过在足少阳、厥阴，甚则入肝。腹满䐜胀，支膈胠胁[⑭]，下厥上冒[⑮]，过在足太阴，阳明。

咳嗽上气，厥在胸中，过在手阳明，太阴。心烦头痛，病在膈中，过在手巨阳，少阴。夫脉之小大滑涩浮沉，可以指别；五脏之象，可以类推；五脏相音，可以意识；五色微诊[⑯]，可以目察。能合脉色，可以万全。赤脉之至也，喘而坚，诊曰：有积气在中，时害于食，名曰心痹，得之外疾，思虑而心虚，故邪从之。白脉之至也，喘而浮，上虚下实，惊，有积气在胸中，喘而虚，名曰肺痹，寒热，得之醉而使内也。青脉之至也，长而左右弹，有积气在心下，肢胠。名曰肝痹，得之寒湿，与疝同法，腰痛足清头痛。黄脉之至也，大而虚，有积气在腹中，有厥气，名曰厥疝，女子同法，得之疾使四肢，汗出当风。黑脉之至也，上坚而大，有积气在小腹与阴，名曰肾痹，得之沐浴，清水而卧。

凡相五色之奇脉，面黄目青，面黄目赤，面黄目白，面黄目黑者，皆不死也。面青目赤，面赤目白，面青目黑，面黑目白，面赤目青，皆死也。

【注释】

①泣：与涩同。②胝腐：音知住，胝是皮肤厚，腐是敛缩，胝腐是皮肤皱缩而厚的意思。③炲：音台，当黑色讲。④衃：音培，即败血凝结后之赤黑色。⑤绀：音甘，即红青色，俗称天青色。⑥色味当五脏：当，作合字讲。⑦四肢：即两手两足。⑧八溪：手的腋与肘和足的腘与胯叫作八溪。⑨大谷：手部的肩、肘、腕和足部的腘、膝、腕、四肢各有3处，合为12处。⑩小溪：为骨的小关节。⑪母：指胃气说的。⑫五脉：指五脏之脉说的。⑬徇蒙招尤：徇音眩，目动叫徇；蒙是目半合貌，招尤是摇动不定。徇蒙招尤，是描写病人患眩晕时候的形象。⑭胠胁：胠音去，是

胁的上部。⑮下厥上冒：是气上逆的意思。⑯微诊：是色诊很精微的意思。

【译解】

心脏与脉象结合，其荣华就体现在面部，因为肾属水，心属于火，因此心脏要受到肾脏的影响、支配。肺脏配合的是皮，它的光华表现于毫毛，制衡肺脏的是心。肝脏配合的是筋，它的光

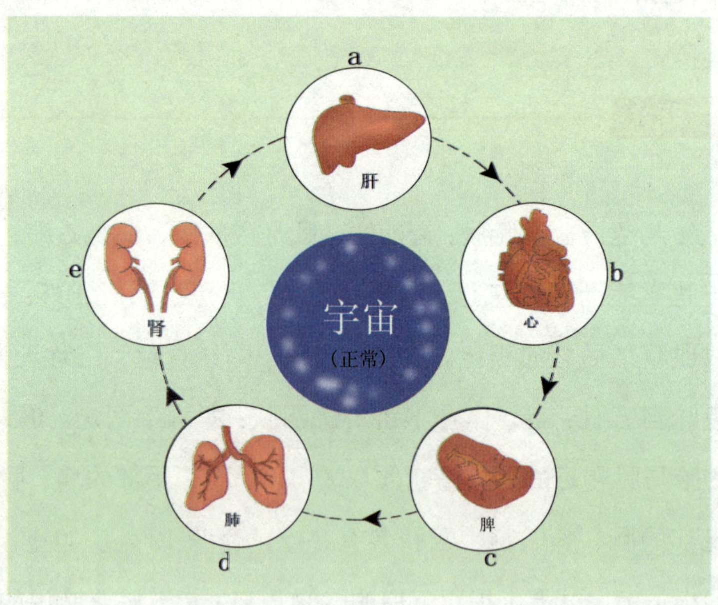

◎五脏与五行相合，肝为木、心为火、脾为土、肺为金、肾为水，呈现出图上五脏相生的规律

华表现于爪甲，制衡肝脏的是肺。脾脏配合的是肉，它的光华表现于口唇，制衡脾脏的是肝。与肾脏配合的是骨，它的光华表现于发，制衡肾脏的是脾。假如长期食用过咸的话，则使血脉凝塞不畅，而颜面色泽发生变化。过食苦味，则使皮肤枯槁而毫毛脱落。过食辛味，则使筋脉劲急而爪甲枯干。过食酸味，则使肌肉粗厚皱缩而口唇掀揭。过食甘味，则使骨骼疼痛而头发脱落。这是偏食五味所造成的损害。所以心欲得苦味，肺欲得辛味，肝欲得酸味，脾欲得甘味，肾欲得咸味，这是五味分别与五脏之气相合的对应关系。面色出现青如死草、枯暗无华的，为死症。出现黄如枳实的，为死症；出现黑如烟灰的，为死症；出现红如凝血的，为死症；出现白如枯骨的，为死症；这是五色中表现为死症的情况。面色青如翠鸟的羽毛，主生；红如鸡冠的，主生；黄如蟹腹的，主生；白如猪脂的，主生；黑如乌鸦毛的，主生。这是五色中表现有生机而预后良好的情况。心有生机，面色就像细白的薄绢裹着朱砂；肺有生机，面色就像细白的薄绢裹着粉红色的丝绸；肝有生机，面色就像细白的薄绢裹着天青色的丝绸；脾有生机，面色就像细白的薄绢裹着栝蒌实；肾有生机，面色就像细白的薄绢裹着天紫色的丝绸。这些都是五脏的生机显露于外的荣华。

色、味与五脏相应：白色和辛味应于肺，赤色和苦味应于心，青色和酸味应于肝，黄色和甘味应于脾，黑色和咸味应于肾。因五脏外合五体，所以白色应于皮，赤色应于脉，青色应于筋，黄色应于肉，黑色应于骨。

各条脉络，都属于目，而诸髓都属于脑，诸筋都属于骨节，诸血都属于心，诸气都属于肺。同时，气血的运行则朝夕来往，不离于四肢八溪的部位。所以当人睡眠时，血归藏于肝，肝得血而濡养于目，则能视物；足得血之濡养，就能行走；手掌得血之濡养，就能握物；手指得血之濡养就能拿取。如果刚刚睡醒就外出受风，血液的循环就要凝滞，凝于肌肤的，发生痹证；凝

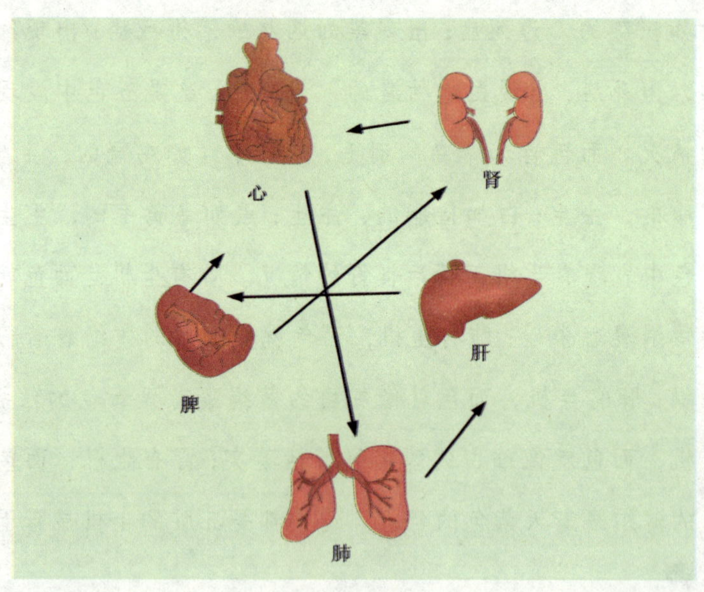

◎五脏与五行相合，同时遵循五行相克的规律，呈现图上五脏相克的规律

于经脉的，发生气血运行的滞涩；凝于足部的，该部发生厥冷。这三种情况，都是由于气血运行不能返回组织间隙的孔穴之处，所以造成痹厥等症。全身有大谷十二处，小溪三百五十四处，这里面减除了十二脏腑各自的腧穴数目。这些都是卫气留止的地方，也是邪气客居之所。治病时，可循着这些部位施以针石，以祛除邪气。

诊病的根本，要以五决为纲纪。想要了解疾病的关键，必先确定病变的原因。所谓五决，就是五脏之脉，以此诊病，即可决断病本的所在。比如头痛等巅顶部位的疾患，属于下虚上实的，病变在足少阴和足太阳经，病甚的，可内传于肾。头晕眼花，身体摇动，目暗耳聋，属下实上虚的，病变在足少阳和足厥阴经，病甚的，可内传于肝。腹满膜胀，支撑胸膈胁肋，于下部逆气上犯的，病变在足太阴和足阳明经。咳嗽气喘，气机逆乱于胸中，病变在手阳明和手太阳经。心烦头痛，胸膈不适的，病变在手太阳和手少阴经。脉象的小、大、滑、浮、沉等，可以通过医生的手指加以鉴别；五脏功能表现于外，可以通过相类事物的比象，加以推测；五脏各自的声音，可以凭意会而识别，五色的微小变化，可以用眼睛来观察。诊病时，如能将色、脉两者合在一起进行分析，就可以万无一失了。外现赤色，脉来急疾而坚实的，可诊为邪气积聚于中脘，常表现为影响饮食，病名叫作心痹。这种病得之于外邪的侵袭，是由于思虑过度以至心气虚弱，邪气才随之而入的。外现白色，脉来急疾而浮，这是上虚下实，故常出现惊骇，病邪积聚于胸中，迫肺而作喘，但肺气本身是虚弱的，这种病的病名叫作肺痹，它有时发寒热，常因醉后行房而诱发。青色外现，脉来长而左右搏击手指，这是病邪积聚于心下，支撑胁肋，这种病的病名叫作肝痹，多因受寒湿而得，与疝的病理相同，它的症状有腰痛、足冷、头痛等。外现黄色，脉来虚大，这是病邪积聚在腹中，有逆气产生，病名叫作厥疝，女子也有这种情况，多由四肢剧烈的活动，汗出当风所诱发。外现黑色，脉象尺上坚实而大，这是病邪积聚在小腹与前阴，病名叫作肾痹，多因冷水沐浴后睡卧受凉所引起。

大凡观察五色，面黄目青、面黄目赤、面黄目白、面黄目黑的，皆为不死，因面带黄色，证明尚有胃气存在。如见面青目赤、面赤目白、面青目黑、面黑目白、面赤目青的，证明胃气已经衰竭，是死亡的症状。

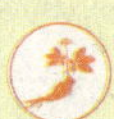 五脏别论篇第十一 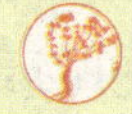

【原文】

黄帝问曰：余闻方士[①]，或以脑髓为脏，或以肠胃为脏，或以为腑，敢问更相反，皆自谓是，不知其道，愿闻其说。

岐伯对曰：脑、髓、骨、脉、胆、女子胞，此六者地气之所生也，皆藏于阴而象于地，故藏而不泻，名曰奇恒之府[②]。夫胃大肠小肠三焦膀胱，此五者，天气之所生也，其气象天，故泻而不藏，此受五脏浊气，名曰传化之府。此不能久留，输泻者也。魄门[③]亦为五脏使，水谷不得久藏。所谓五脏者，藏精气而不泻也，故满而不能实。六腑者，传化物而不藏，故实而不能满也。所以然者，水谷入口，则胃实而肠虚；食下，则肠实而胃虚。故曰实而不满，满而不实也。

帝曰：气口何以独为五脏之主？

岐伯曰：胃者，水谷之海，六腑之大源也。五味入口，藏于胃，以养五脏气，气口亦太阴也，是以五脏六腑之气味，皆出于胃，变见于气口。故五气入鼻，藏于心肺，心肺有病，而鼻为之不利也。凡治病必察其下，适其脉，观其志意与其病也。拘于鬼神者，不可与言至德。恶于针石者，不可与言至巧。病不许治者，病必不治，治之无功矣。

【注释】

①方士：懂得方术的人，在本文中是说的医生。②奇恒之府：就是异于恒常之府。由于脑、髓、骨、脉、胆、女子胞，此六者在作用上是藏精气以濡养机体而不泄于体外的，它们的功能不同于传化之府的转化而不藏，所以叫作奇恒之府。③魄门：古魄与粕通用，魄门就是肛门。

【译解】

黄帝问道："我听说在医生当中，对脏腑的观点也不尽相同。有人以脑髓为脏，有人以肠胃为脏，也有人把这些都称为腑，如果向他们提出相反的意见，却又都坚持自己的看法，不知哪种理论是对的，希望你谈一谈这个问题。"

岐伯回答说："脑、髓、骨、脉、胆、女子胞，这六种是秉承

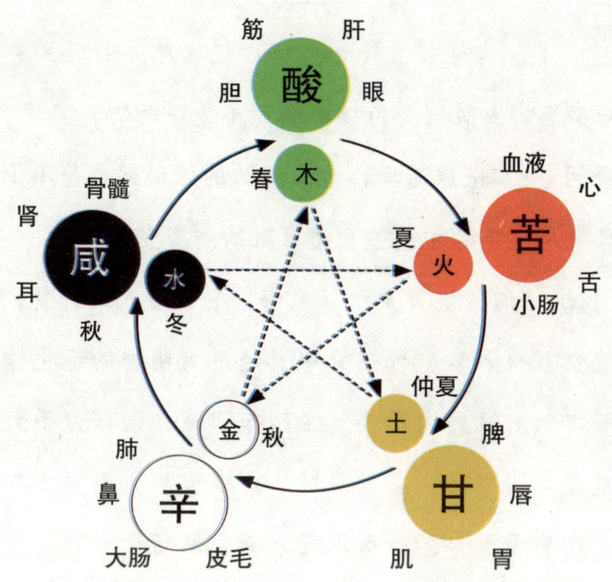

地气而生的，都能贮藏阴质，就像大地包藏万物一样，所以它们的作用是藏而不泻，叫作奇恒之腑。胃、大肠、小肠、三焦、膀胱，这五者是秉承天气所生的，它们的作用，像天一样健运周转，所以是泻而不藏的，它们受纳五脏的浊气，所以称为传化之腑。这是因为浊气不能久停其间，而必须及时转输和排泄的缘故。此外，肛门也为五脏行使输泻浊气，这样，水谷的糟粕就不会久留于体内了。所谓五脏，它的功能是贮藏精气而不向外发泄的，所以它是经常地保持充盈饱满，而不是一时地得到充实。六腑，它的功能是将水谷加以传化，而不是加以贮藏，所以它有时显得充实，但却不能永远保持盛满。所以出现这种情况，是因为水谷入口下行，胃充实了，但肠中还是空虚的，食物再下行，肠充实了，而胃中就空虚了，这样依次传递。所以说六腑是一时的充实，而不是持续地盛满，五脏则是持续盛满而不是一时的充实。”

黄帝问道：“按照道理，十二经脉的脉动部位是不少的，可是为什么只有从气口脉才能够看清五脏的病变呢？”

岐伯说：“通常说胃是水谷之海，它装着人的饮食，为六腑的泉源，饮食五味入口，留在胃中，经足太阴脾的运化输转，而能充养五脏之气。脾为太阴经，主输布津液，气口为手太阴肺经过之处，也属太阴经脉，主朝百脉，所以五脏六腑的水谷精微，都出自胃，反应于气口的。而五气入鼻，藏留于心肺，所以心肺有了病变，则鼻为之不利。凡治病并观察其上下的变化，审视其脉候的虚实，查看其情志精神的状态表现。对那些信守鬼神迷信观念的人，是不能与其谈论至深的医学理论的，对那些讨厌针石治疗的人，也不可能和他们讲什么医疗技巧。同样那些有了病却不愿意治疗的人，其病也是无法治疗的，就是去治疗的话，也未必会有奇迹出现。”

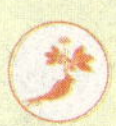

诊要经终论篇第十六

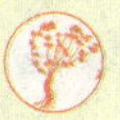

【原文】

黄帝问曰：诊要何如？

岐伯对曰：正月二月，天气始方，地气始发，人气在肝。三月四月，天气正方，地气定发，人气在脾。五月六月，天气盛，地气高，人气在头。七月八月，阴气始杀，人气在肺。九月十月，阴气始冰，地气始闭，人气在心。十一月十二月，冰复[①]，地气合，人气在肾。

故春刺散俞[②]，及与分理[③]，血出而止，甚者传气，间者环也。夏刺络俞[④]，见血而止，尽气闭环，痛病必下。秋刺皮肤，循理，上下同法，神变而止。冬刺俞窍于分理，甚者直下，间[⑤]者散下[⑥]。春夏秋冬，各有所刺，法其所在。

春刺夏分，脉乱气微，入淫骨髓，病不能愈，令人不嗜食，又且少气。春刺秋分，筋挛逆气，环为咳嗽。病不愈，令人时惊，又且哭。春刺冬分，邪气著藏，令人胀，病不愈，又且欲言语。

夏刺春分，病不愈，令人解堕[7]，夏刺秋分，病不愈，令人心中欲无言，惕惕[8]如人将捕之。夏刺冬分，病不愈，令人少气，时欲怒。

秋刺春分，病不已，令人惕然，欲有所为，起而忘之。秋刺夏分，病不已，令人益嗜卧，又且善梦。秋刺冬分，病不已，令人洒洒[9]时寒。

冬刺春分，病不已，令人欲卧不能眠，眠而有见。冬刺夏分，病不愈，气上，发为诸痹。冬刺秋分，病不已，令人善渴。

凡刺胸腹者，必避五脏。中心者，环死；中脾者，五日死；中肾者，七日死；中肺者，五日死；中膈者，皆为伤中，其病虽愈，不过一岁必死。刺避五脏者，知逆从也。所谓从者，膈与脾肾之处，不知者反之。刺胸腹者，必以布憿[10]著之，乃从单布上刺，刺之不愈，复刺。刺针必肃，刺肿摇针，经刺勿摇，此刺之道也。

帝曰：愿闻十二经脉之终，奈何？

岐伯曰：太阳之脉，其终也，戴眼[11]，反折，瘈疭[12]，其色白，绝汗乃出，出则死矣。少阳终者，耳聋，百节皆纵，目睘[13]绝系，绝系一日半死，其死也，色先青白，乃死矣。阳明终者，口目动作，善惊妄言，色黄，其上下经盛，不仁，则终矣。少阴终者，面黑齿长而垢，腹胀闭，上下不通而终矣。太阴终者，腹胀闭不得息，善噫善呕，呕则逆，逆则面赤，不逆则上下不通，不通则面黑，

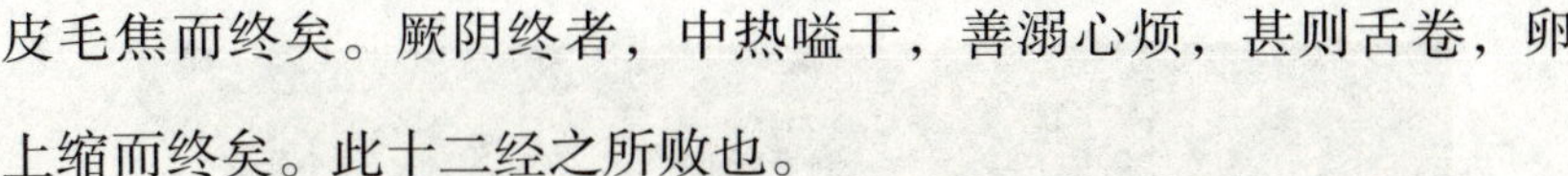

皮毛焦而终矣。厥阴终者，中热嗌干，善溺心烦，甚则舌卷，卵上缩而终矣。此十二经之所败也。

【注释】

①冰复：复即重复之意，言冰而复冰，形容很冷的意思。②散俞：各经分散的孔穴。③分理：指分肉和腠理而言。分肉，皮内近骨之肉与骨相分处，在肌肉的内层。腠理，皮肤内层的纹理。分肉与腠理互相贯通，故曰分理。分理外可达于皮肤，内可入于筋骨。春刺取分理，是结合时令使气外达于皮肤，冬刺取分理，也是结合时令使气内至筋骨。所以春冬都可刺分理。④络俞：属于络脉的孔穴。⑤间：当病轻讲。⑥散下：即扎针时以手按之散其卫气，而后下针，以免伤其卫气。⑦解堕：同懈惰。⑧惕惕：恐惧貌。⑨洒洒：恶寒貌。⑩布憿：憿据张介宾、马元台皆以为檄字之误。憿音皎，布巾也。⑪ 戴眼：目睛上窜，不能转动的现象。⑫ 瘈疭：音炽纵，牵引拘急的意思。⑬ 目睘：睘音琼，直视如惊的现象。

【译解】

黄帝问："什么是诊治疾病的要点？"

岐伯答："要点在于掌握天地自然之气的变化规律，及其与

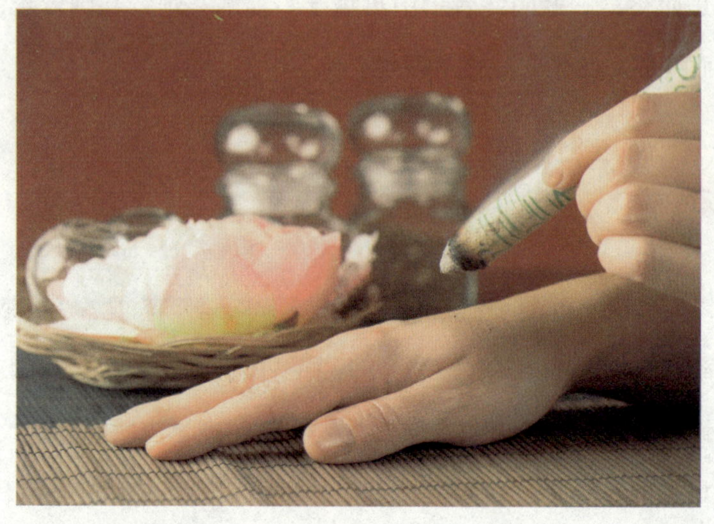

◎针与灸都是根据中医的经络学说，通过刺激体表的特定部位（穴位）来进行治病

人体脏腑经脉之气的相应关系。如正月和二月，天气开始有一种升华的气象，地气也开始萌动，人体中的肝脏之气与它相应；三月和四月，天气虽旺而尚未盛极，地气也正在上升，人体中的脾脏之气与它相应；五月和六月，正是夏暑季节，天之阳气旺盛，地上的火热之气上升，人体的头脑之气与它相应；七月、八月，这时阳气开始下降，阴气开始上升，天地之气清凉敛降，人体中的肺脏之气与它相应；九月、十月，阴气渐盛而凝聚，地气开始闭藏，阳气藏于里，人体中的心脏之气与它相应；十一月、十二月，阴气盛极，阳气密藏，冰封大地，人体中的肾脏之气

与它相应。

春夏秋冬，各有所宜的刺法，须根据气之所在，而确定刺的部位。如果春天刺了夏天的部位，伤了心气，可使脉乱而气微弱，邪气反而深入，浸淫于骨髓之间，病就很难治愈，心火微弱，火不生土，使人不思饮食，而且呼吸短促；春天刺了秋天的部位，伤了肺气，春病在肝，发为痉挛，邪气因误刺而环周于肺，则又发为咳嗽，病不能愈，肝气伤，将使人时惊，肺气伤，且又使人欲哭；春天刺了冬天的部位，伤了肾气，以致邪气深着于内脏，使人胀满，其病不但不愈，肝气日伤，而且使人欲多言语。

夏天刺了春天的部位，伤了肝气，病不能愈，反而使人精力倦怠；夏天刺了秋天的部位，伤了肺气，病不能愈，反而使人肺气伤而声不出，心中不欲言，肺金受伤，肾失其母，故虚而自恐，惕惕然好像被逮捕的样子；夏天刺了冬天的部位，伤了肾气，病不能愈，反而使精不化气而少气，水不涵木而时常要发怒。

秋天刺了春天的部位，伤了肝气，病不能愈，反而使人血气上逆，惕然不宁，且又善忘；秋天刺了夏天的部位，伤了心气，病不能愈，心气伤，火不生土，反而使人嗜卧，心不藏神，又且多梦；秋天刺了冬天的部位，伤了肾气，病不能愈，反使人肾不闭藏，血气内散，时时发冷。

冬天刺了春天的部位，伤了肝气，病不能愈，肝气少，魂不藏，使人困倦而又不得安眠，即便得眠，睡中如见怪异等物；冬天刺了夏天的部位，伤了心气，病不能愈，反使人脉气发泄，而邪气闭于脉，发为诸痹；冬天刺了秋天的部位，伤了肺气，病不能愈，化源受伤，反使人常常作渴。

凡于胸腹之间用针刺，必须注意避免刺伤五脏。假如伤了心脏，经气环身一周便死；假如中伤了脾脏，五日便死；假如伤了肾脏，七日便死；假如伤了肺脏，五日便死；假如伤了膈膜的，皆为伤中，当时病虽然似乎好些，但不过一年其人必死。刺胸腹注意避免中伤五脏，主要是要知道下针的逆从。所谓从，就是要明白膈和脾肾等处，应该避开；如不知其部位不能避开，就会刺伤五脏，那就是逆了。凡刺胸腹部位，应先用布巾覆盖其处，然后从单布上进刺。如果刺之不愈，可以再刺，这样就不会把五脏刺伤了。在用针刺治病的时候，必须注意安静严肃，以候其气；如刺脓肿的病，可以用摇针手法以出脓血；如刺经脉的病，就不要摇针。这是刺法的一般规矩。”

黄帝问：“请告诉我十二经气绝时情形是什么样子？”

岐伯答：“太阳经脉之气败绝时，患者便会出现两目上视、眼睛不能转动、角弓反张、手足抽搐、面色苍白等症状。如果汗出如油，叫绝汗，这种绝汗一出，人很快就会死亡；少阳经脉之气败绝时，患者就会出现耳聋，全身骨节松懈无力，两眼直视的症状，如同突然受惊那样，这是因为眼与脑相连的‘目系’败坏了。目系败坏后一天半，人就会死亡。当患者面色出现青白色，这就是快要死了；阳明经脉之气败绝的时候，患者就会发生口眼颤动的现象，容易惊恐，胡言乱语，面色发黄，上部的‘人迎’脉和下部的‘跗阳’脉的脉象，都躁疾盛大而不和缓。当发展到肌肉麻木不仁的时候，人很快就要死亡了；少阴经脉之气败绝的时候，患者就会面色发黑，牙齿松动好像变长了似的，并且出现齿上积满污垢、腹部胀满等症状，假如再出现大小便闭塞不通，就要死亡了；太阴经脉之气败绝的时候，患者就会腹部胀满，大便秘结，呼吸困难，并且不断嗳气，时常呕吐，呕吐就会使气上逆，气上逆就引起面色发红。假若气不上过，而人体的上下之气又阻隔不通，就会出现面色发黑的现象，当发展到皮肤毫毛干枯的时候，人就会死亡了；厥阴经脉之气绝的时候，患者就会感到胸中发热，咽喉干燥，小便频数，心烦，病重时甚至还会出现舌体卷曲、睾丸上缩的情况，那样就要死亡了。这些都是十二经脉之气败绝时呈现出来的症状。”

经脉别论篇第二十一

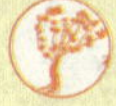

【原文】

黄帝问曰：人之居处动静勇怯，脉亦为之变乎？

岐伯对曰：凡人之惊恐恚劳动静，皆为变也。是以夜行则喘出于肾，淫气[①]病肺。有所堕恐，喘出于肝，淫气害脾。有所惊恐，喘出于肺，淫气伤心。度水跌仆，喘出于肾与骨，当是之时，勇者气行则已，怯者则着而为病也。故曰，诊病之道，观人勇怯。骨肉皮肤，能知其情，以为诊法也。故饮食饱甚，汗出于胃。惊而夺精，汗出于心。持重远行，汗出于肾。疾走恐惧，汗出于肝。摇体劳苦，汗出于脾。故春秋冬夏，四时阴阳，生病起于过用，此为常也。

食气入胃，散精于肝，淫气于筋。食气入胃，浊气归心，淫精于脉。脉气流经，经气归于肺。肺朝百脉，输精于皮毛。毛脉合精，行气于腑。腑精神明，留于四藏，气归于权衡。权衡以平，气口成寸，以决死生。饮入于胃，游溢精气，上输于脾。脾气散精，上归于肺。通调水道，下输膀胱。水精四布，五经并行，合于四时，五脏阴阳，揆度以为常也。

太阳脏独至[2]，厥喘虚气逆，是阴不足阳有余也，表里当俱泻，取之下俞，阳明脏独至，是阳气重并也，当泻阳补阴，取之下俞。少阳脏独至，是厥气也，蹻前卒大，取之下俞，少阳独至者，一阳之过也。太阴脏搏者，用心省真，五脉气少，胃气不平，三阴也，宜治其下俞，补阳泻阴。

二阴独啸[3]，少阳厥也，阳并于上，四脉争张，气归于肾，宜治其经络，泻阳补阴。

一阴至，厥阴之治也，真虚痟心[4]，厥气留薄，发为白汗[5]，调食和药，治在下俞。

帝曰：太阳脏何象？

岐伯曰：象三阳而浮也。

帝曰：少阳脏何象？

岐伯曰：象一阳也。一阳脏者，滑而不实也。

帝曰：阳明脏何象？

岐伯曰：象大浮也。太阴脏搏，言伏鼓也。二阴搏至，肾沉不浮也。

【注释】

①淫气：偏胜的病气。②独至：是说明由于一脏偏盛，而其气独至。③啸：在本文中当耳鸣讲。④痟心：痟音渊，痟心就是心痛。⑤发为白汗：白汗二字不知其义，有说是自汗之误的，今存疑。

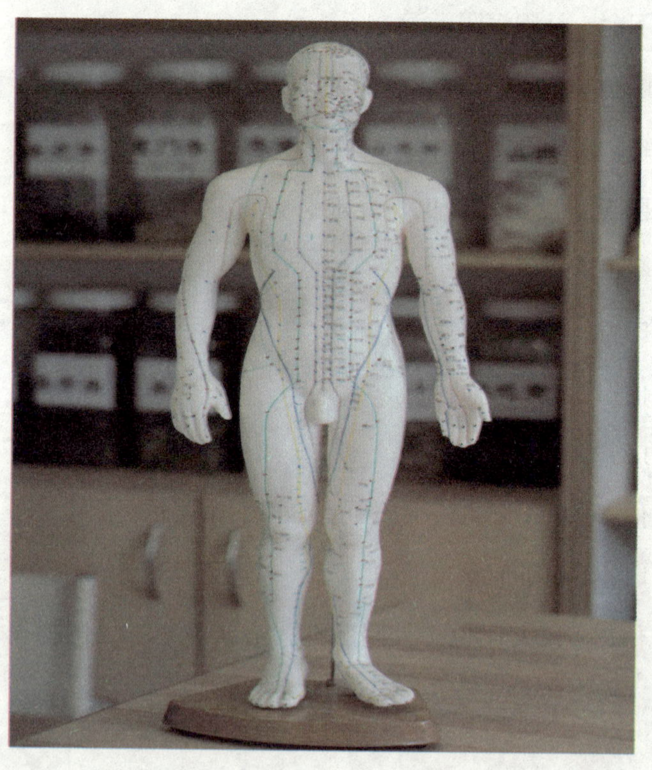

◎十二经脉对称地分布在人体左右，每侧都有十二条，全身实则有二十四条经脉

【译解】

黄帝问道："人们的居住环境、活动、安静、勇敢、怯懦有所不同，其经脉血气也随着变化吗？"

岐伯回答说："人在惊恐、愤怒、劳累、活动或安静的情况下，经脉血气都要受到影响而发生变化。所以夜间远行劳累，就会扰动肾气，使肾气不能闭藏而外泄，则气喘出于肾脏，其偏胜之气，就会侵犯肺脏。若因堕坠而受到恐吓，就会扰动肝气，而喘出于肝，其偏胜之气就会侵犯脾脏。或有所惊恐，惊则神越气乱，扰动肺气，喘出于肺，其偏胜之气就会侵犯心脏。渡水而跌仆，跌仆伤骨，肾主骨，水湿之气通于肾，致肾气和骨气受到扰动，气喘于肾和骨。在这种情况下，身体强盛的人，气血畅行，不会出现什么病变；怯弱的人，气血留滞，就会发生病变。所以说：诊察疾病，观察病人的勇怯及骨骼、肌肉、皮肤的变化，便能了解病情，并以此作为诊病的方法。在饮食过饱的时候，则食气蒸发而汗出于胃。惊则神气浮越，则心气受伤而汗出于心。负重而远行的时候，则骨劳气越，肾气受伤而汗出于肾。疾走而恐惧的时候，由于疾走伤筋，恐惧伤魂，则肝气受伤而汗出于肝。劳力过度的时候，由于脾主肌肉四肢，则脾气受伤而汗出于脾。春、夏、秋、冬四季阴阳的变化都有其常度，人在这些变化中发生疾病，就是因为对身体的劳用过度所致，这是通常的道理。”

五谷入胃，其所化生的一部分精微之气输送到肝脏，再由肝将此精微之气滋养于筋。五谷入胃，其所化生的精微之气，注入于心，再由心将此精气输入于血脉。血气流行在经脉之中，上达于肺，肺又将血气输送到全身百脉中，最后把精气输送到皮毛。皮毛和经脉的精气汇合，运行精气到六腑，六腑的精气化生神明，周流于四脏。这些正常的生理活动，都要取决于气血阴阳的平衡。气血阴阳平衡，则表现在气口的脉象变化上，气口的脉象，可以判断疾病的死生。水液入胃以后，游溢布散其精气，上行输送于脾，经脾对精微的布散转输，上归于肺，肺主清肃而司治节，肺气运行，通调水道，下输于膀胱。如此则水精四布，外而布散于皮毛，内而灌输于五脏之经脉，并能合于四时寒暑的变易和五脏阴阳的变化。做出适当的调节，这就是经脉的正常生理现象。

太阳经脉偏盛，则发生厥逆、喘息、虚气上逆等症状，这是阴不足而阳有余，表里两经俱当用泻法，取足太阳经的束骨穴和足少阴经的太溪穴。阳明经脉偏盛，是太阳、少阳之气重并于阳明，当用泻阳补阴的治疗方法，当泻足阳明经的陷谷穴，补太阴经的太白穴。少阳经脉偏盛，是厥气上逆，所以阳蹻脉前的少阳脉猝然盛大，当取足少阳经的临泣穴。少阳经脉偏盛而独至，就是少阳太过。太阴经脉鼓搏有力，应当细心地审查是否真脏脉至，若五脏之脉均气少，胃气又不平和，这是足太阴脾太过的缘故，应当用补阳泻阴的治疗方法，补足阳明之陷谷穴，泻足太阴之太白穴。

二阴经脉独盛，是少阴厥气上逆，而阳气并越于上，心、肝、脾、肺四脏受其影响，四脏之脉争张于外，病的根源在于肾，应治其表里的经络，泻足太阳经的经穴昆仑、络穴飞扬，补足少阴的经穴复溜，络穴大钟。一阴经脉偏盛，是厥阴所主，出现真气虚弱，心中酸痛不适的症状，厥气留于经脉与正气相搏而发为白汗，应该注意饮食调养和药物的治疗，如用针刺，当取厥阴经下部的太冲穴，以泄其邪。

黄帝说:“太阳经的脉象是怎样的呢？”

岐伯说:“其脉象似三阳之气浮盛于外，所以脉浮。”

黄帝说:“少阳经的脉象是怎样的呢？”

岐伯说:“其脉象似一阳之初生，滑而不实。”

黄帝说:“阳明经的脉象是怎样的呢？”

岐伯说：“其脉象大而浮。太阴经的脉象搏动，虽沉伏而指下仍搏击有力；少阴经的脉象搏动，是沉而不浮。”

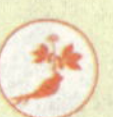

热论篇第三十一

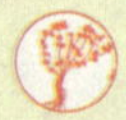

【原文】

黄帝问曰：今夫热病者，皆伤寒之类也。或愈或死，其死皆以六七日之间，其愈皆以十日以上者，何也？不知其解，愿闻其故。

岐伯对曰：巨阳者，诸阳之属也，其脉连于风府，故为诸阳主气也。人之伤于寒也，则为病热，热虽甚不死；其两感于寒[①]而病者，必不免于死。

帝曰：愿闻其状。

岐伯曰：伤寒一日，巨阳受之，故头项痛，腰脊强。二日阳明受之，阳明主肉，其脉侠鼻络于目，故身热目痛而鼻干，不得卧也。三日少阳受之，少阳主胆，其脉循胁络于耳，故胸胁痛而耳聋。三阳经络皆受其病，而未入于脏者，故可汗而已。四日太阴受之，太阴脉布胃中络于嗌，故腹满而嗌干。五日少阴受之，少阴脉贯肾络于肺，系舌本，故口燥舌干而渴。六日厥阴受之，厥阴脉循阴器而络于肝，故烦满而囊缩。三阴三阳，五脏六腑皆受病，荣卫不行，五脏不通，则死矣。

其不两感于寒者，七日巨阳病衰，头痛少愈；八日阳明病衰，身热少愈；九日少阳病衰，耳聋微闻；十日太阴病衰，腹减如故，则思饮食；十一日少阴病衰，渴止不满，舌干已而嚏；十二日厥阴病衰，囊纵少腹微下，大气②皆去，病日已矣。

帝曰：治之奈何？

岐伯曰：治之各通其脏脉，病日衰已矣。其未满三日者，可

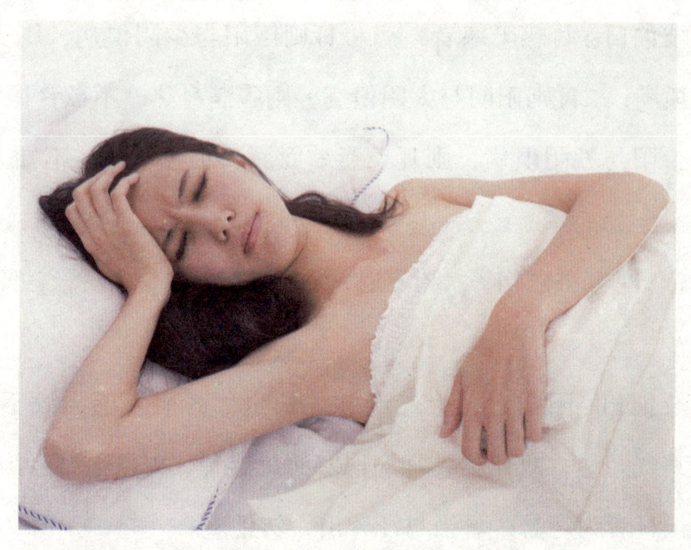

◎发热的诱因有很多，我们要根据不同的病因进行诊治

汗而已；其满三日者，可泄而已。

帝曰：热病已愈，时有所遗者，何也？

岐伯曰：诸遗者，热甚而强食之，故有所遗也。若此者，皆病已衰，而热有所藏，因其谷气相薄，两热相合，故有所遗也。

帝曰：善，治遗奈何？

岐伯曰：视其虚实，调其逆从，可使必已矣。

帝曰：病热当何禁之？

岐伯曰：病热少愈，食肉则复，多食则遗，此其禁也。

帝曰：其病两感于寒者，其脉应与其病形何如？

岐伯曰：两感于寒者，病一日则巨阳与少阴俱病，则头痛口干而烦满；二日则阳明与太阴俱病，则腹满身热，不欲食谵言；三日则少阳与厥阴俱病，则耳聋囊缩而厥，水浆不入，不知人，六日死。

帝曰：五脏已伤，六腑不通，荣卫不行，如是之后，三日乃死，何也？

岐伯曰：阳明者，十二经脉之长也，其血气盛，故不知人，三日其气乃尽，故死矣。凡病伤寒而成温者，先夏至日者为病温，后夏至日者为病暑，暑当与汗皆出，勿止。

【注释】

①两感于寒：伤寒未愈，再感于寒，致脏腑阴阳俱受损伤，叫作两感于寒。②大气：在本文指邪气。

【译解】

黄帝问道："现在所说的外感发热的疾病，都属于伤寒一类。其中有的痊愈，有的死亡，死亡的往往在六七日之间，痊愈的都在十日以上，这是什么道理呢？我不知如何解释，想听听其中的道理。"

岐伯回答说："太阳经为六经之长，统摄阳分，故诸阳皆隶属于太阳。太阳的经脉上连于风府，与督脉、阳维相会，循行于巅背之表，所以太阳为诸阳主气，主一身之表。人感受寒邪以后，就要发热，发热虽重，一般不会死亡；如果阴阳二经表里同时感受寒邪而发病，就难免于死亡了。"

黄帝说："我想知道伤寒的症状。"

岐伯说："伤寒病一日，为太阳经感受寒邪，足太阳经脉从头下来，侠脊抵腰中，所以头项痛，腰脊强直不舒。二日阳明经受病，阳明主肌肉，足阳明经脉挟鼻络于目，下行入腹，所以身热目痛而鼻干，不能安卧。三日少阳经受病，少阳主胆，足少阳经脉，循胁胁而上络于耳，所以胸胁痛而耳聋。若三阳经络皆受病，尚未入里入阴的，都可以发汗而愈。四日太阴经受病，足太阴经脉散布于胃中，上络于咽，所以腹中胀满而咽干。五日少阴经受病，足少阴经脉贯肾，络肺，上系舌本，所以口燥舌干而渴。六日厥阴经受病，足厥阴经脉环阴器而络于肝，所以烦闷而阴囊收缩。如果三阴三阳经脉和五脏六腑均受病，以致营卫不能运行，五脏之气不通，人就要死亡了。”

“如果病不是阴阳表里两感于寒邪的，则第七日太阳病减轻，头痛稍愈；八日阳明病衰，身热稍退；九日少阳病衰，耳聋将逐渐能听到声音；十日太阴病衰，腹满已消，恢复正常，而欲饮食；十一日少阴病衰，口不渴，腹不胀满，舌不干，能打喷嚏；十二日厥阴病衰，阴囊松弛，少腹部也觉得舒服。至此，大邪之气已去，病也逐渐痊愈。”

黄帝说：“怎么治疗呢？”

岐伯说：“治疗时，应根据病在何脏和经，分别予以施治，病将日渐衰退而愈。对这类病的治疗原则，一般病未满三日，而邪犹在表的，可发汗而愈；病已满三日，邪已入里的，可以泻下而愈。”

黄帝说：“热病已经痊愈，常有余邪不尽，是什么原因呢？”

岐伯说：“凡是余邪不尽的，都是因为在发热较重的时候强行进饮食，所以有余热遗留。像这样的病，都是病势虽然已经衰退，

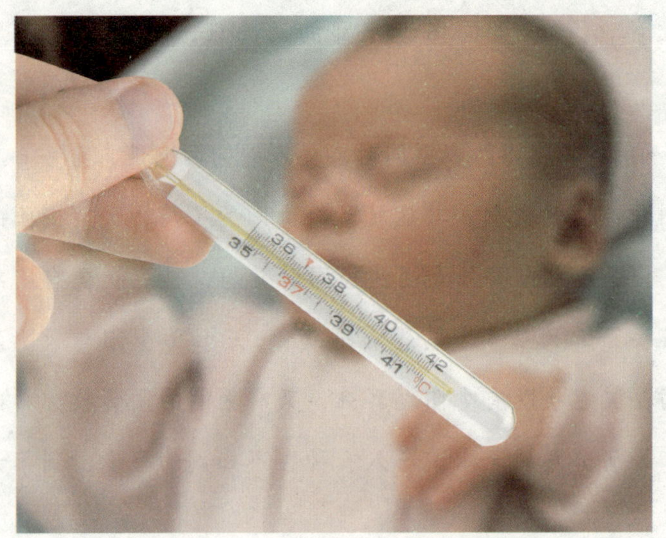

◎根据病的虚实，予以适当的治疗，采用或补或泻的方法，可使其病痊愈

但尚有余热蕴藏于内，如勉强病人进食，则必因饮食不化而生热，与残存的余热相搏，则两热相合，又重新发热，所以有余热不尽的情况出现。”

黄帝说：“好，怎样治疗余热不尽呢？”

岐伯说：“应诊察病的虚实，或补或泻，予以适当的治疗，可使其病痊愈。”

黄帝说：“发热的病人在护理上有什么禁忌呢？”

岐伯说：“当病人热势稍衰的时候，吃了肉食，病即复发；如果饮食过多，则容易出现余热不尽，这都是热病所应当禁忌的。”

黄帝说："表里同伤于寒邪的两感证，其脉和症状是怎样的呢？"

岐伯说："阴阳两表里同时感受寒邪的两感证，第一日为太阳与少阴两经同时受病，其症状既有太阳的头痛，又有少阴的口干和烦闷；二日为阳明与太阴两经同时受病，其症状既有阳明的身热谵言妄语，又有太阳的腹满不欲食；三日为少阳与厥阴两经同时受病，其症状既有少阳之耳聋，又有厥阴的阴囊收缩和四肢发冷。如果病势发展至水浆不入、神昏不知人的程度，到第六天便死亡了。"

黄帝说："病已发展至五脏已伤，六腑不通，荣卫不行，像这样的病，要三日以后死亡，是什么道理呢？"

岐伯说："阳明为十二经之长，此经脉的气血最盛，所以病人容易神志昏迷。三日以后，阳明的气血已经竭尽，所以就要死亡。"

大凡伤于寒邪而成为温热病的，病发于夏至日以前的就称之为温病，病发于夏至日以后的就称之为暑病。暑病汗出，可使暑热从汗散泄，所以暑病汗出，不要止汗。

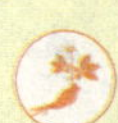

疟论篇第三十五

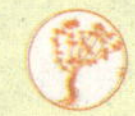

【原文】

黄帝问曰：夫痎疟皆生于风，其蓄作有时者何也？

岐伯对曰：疟之始发也。先起于毫毛，伸欠乃作，寒慄鼓颔，腰脊俱痛，寒去则内外皆热，头痛如破，渴欲冷饮。

帝曰：何气使然？愿闻其道。

岐伯曰：阴阳上下交争，虚实更作，阴阳相移也。阳并于阴，则阴实而阳虚，阳明虚，则寒慄鼓颔也；巨阳虚，则腰背头项痛；三阳俱虚，则阴气胜，阴气胜则骨寒而痛；寒生于内，故中外皆寒；阳盛则外热，阴虚则内热，外内皆热则喘而渴，故欲冷饮也。

此皆得之夏伤于暑，热气盛，藏于皮肤之内，肠胃之外，此荣气之所舍也。此令人汗空疏，腠理开，因得秋气，汗出遇风，及得之以浴，水气舍于皮肤之内，与卫气并居。卫气者，昼日行于阳，夜行于阴，此气得阳而外出，得阴而内薄，内外相薄，是以日作。

帝曰：其间日而作者何也？

岐伯曰：其气之舍深，内薄于阴，阳气独发，阴邪内著，阴与阳争不得出，是以间日而作也。

帝曰：善。其作日晏与其日早者，何气使然？

岐伯曰：邪气客于风府，循膂[①]而下，卫气一日一夜大会于风府，其明日日下一节，故其作也晏[②]，此先客于脊背也。每至于风府则腠理开，腠理开则邪气入，邪气入则病作。以此日作稍益晏也。其出于风府，日下一节，二十五日下至骶骨，二十六日入于脊内，注于伏膂[③]之脉；其气上行，九日出于缺盆之中，其气日高，故作日益早也。其间日发者，由邪气内薄于五脏，横连募原[④]也。其道远，其气深，其行迟，不能与卫气俱行，不得皆出，故间日乃作也。

帝曰：夫子言卫气每至于风府，腠理乃发，发则邪气入，入则病作。今卫气日下一节，其气之发也，不当风府，其日作者奈何？

岐伯曰：此邪气客于头项循膂而下者也，故虚实不同，邪中异所，则不得当其风府也。故邪中于头项者，气至头项而病；中于背者，气至背而病；中于腰脊者，气至腰脊而病；中于手足者，气至手足而病。卫气之所在，与邪气相合，则病作。故风无常府，卫气之所发，必开其腠理，邪气之所合，则其府也。

帝曰：善。夫风之与疟也，相似同类，而风独常在，疟得有时而休者何也?

岐伯曰：风气留其处。故常在，疟气随经络沉以内薄，故卫气应乃作。

帝曰：疟先寒而后热者，何也?

岐伯曰：夏伤于大暑，其汗大出，腠理开发，因遇夏气凄沧之水寒，藏于腠理皮肤之中。秋伤于风，则病成矣。夫寒者，阴气也，风者，阳气也，先伤于寒而后伤于风，故先寒而后热也，病以时作，名曰寒疟。

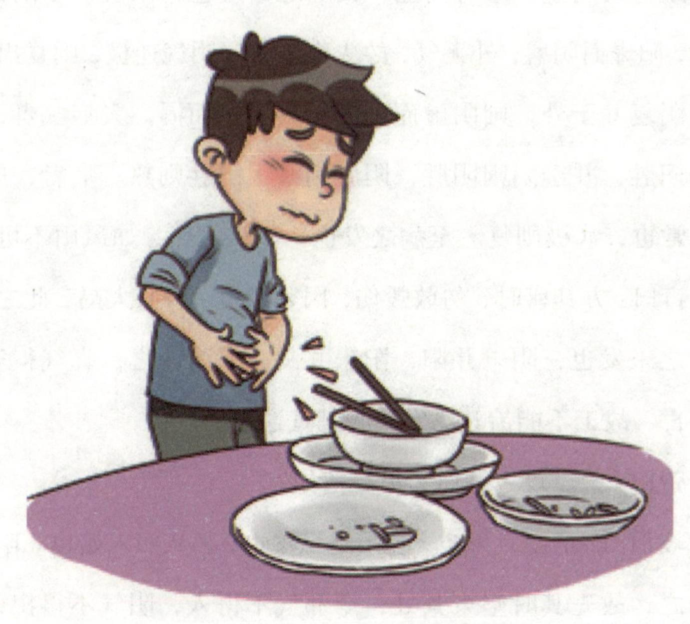

◎80%以上的病是“吃”出来的

帝曰：先热而后寒者，何也？

岐伯曰：此先伤于风而后伤于寒，故先热而后寒也，亦以时作，名曰温疟。其但热而不寒者，阴气先绝，阳气独发，则少气烦冤，手足热而欲呕，名曰瘅疟。

帝曰：夫经言有余者泻之，不足者补之。今热为有余，寒为不足。夫疟者之寒，汤火不能温也，及其热，冰水不能寒也，此皆有余不足之类。当此之时，良工不能止，必须其自衰，乃刺之，其故何也？愿闻其说。

岐伯曰：经言无刺熇熇⑤之热，无刺浑浑之脉，无刺漉漉⑥之汗，故为其病逆，未可治也。夫疟之始发也，阳气并于阴，当是之时，阳虚而阴盛，外无气，故先寒栗也。阴气逆极，则复出之阳，阳与阴复并于外，则阴虚而阳实，故先热而渴。夫疟气者，并于阳则阳胜，并于阴则阴胜，阴胜则寒，阳胜则热。疟者，风寒之气不常也，病极则复。至病之发也，如火之热，如风雨不可当也。故经言曰：方其盛时，勿敢毁伤，因其衰也，事必大昌，此之谓也。夫疟之未发也，阴未并阳，阳未并阴，因而调之，真气得安，邪气乃亡，故工不能治其已发，为其气逆也。

帝曰：善。攻之奈何？早晏何如？

岐伯曰：疟之且发也，阴阳之且移也，必从四末始也。阳已伤，阴从之，故先其时坚束其处，令邪气不得入，阴气不得出，审候见之，在孙络盛坚而血者皆取之，此真往而未得并者也。

帝曰：疟不发，其应何如？

岐伯曰：疟气者，必更盛更虚，当气之所在也，病在阳，则热而脉躁；在阴，则寒而脉静；极则阴阳俱衰。卫气相离，故病得休；卫气集，则复病也。

帝曰：时有间二日或至数日发，或渴或不渴，其故何也？

岐伯曰：其间日者，邪气与卫气客于六腑，而有时相失，不能相得，故休数日乃作也。疟者，阴阳更胜也，或甚或不甚，故或渴或不渴。

帝曰：论言"夏伤于暑，秋必病疟"，今疟不必应者，何也？

岐伯曰：此应四时者也。其病异形者，反四时也。其以秋病者寒甚，以冬病者寒不甚，以春病者恶风，以夏病者多汗。

帝曰：夫病温疟与寒疟而皆安舍，舍于何脏？

岐伯曰：温疟者，得之冬中于风，寒气藏于骨髓之中，至春则阳气大发，邪气不能自出，因遇大暑，脑髓烁，肌肉消，腠理发泄，或有所用力，邪气与汗皆出，此病藏于肾，其气先从内出之于外也。如是者，阴虚而阳盛，阳盛则热矣，衰则气复反入，入则阳虚，阳虚则寒矣。故先热而后寒，名曰温疟。

帝曰：瘅疟何如？

岐伯曰：瘅疟者，肺素有热。气盛于身，厥逆上冲，中气实而不外泄，因有所用力，腠理开。风寒舍于皮肤之内、分肉之间而发，发则阳气盛，阳气盛而不衰则病矣。其气不及于阴，故但热而不寒，气内藏于心，而外舍于分肉之间，令人消烁脱肉，故命曰瘅疟。

帝曰：善。

【注释】

①膂：在本文指脊骨说的。②晏：当晚字讲。③伏膂：即伏冲脉。④募原：即膜原，为脏腑之间的系膜。⑤熇熇：熇音贺，热盛貌。⑥漉漉：漉音鹿，水流貌。

【译解】

黄帝问道："一般来说，疟疾都是由于感受了风邪而引起的，它的休作有一定时间，这是什么道理？"

岐伯回答说："疟疾开始发作的时候，先起于毫毛竖立，继而四体不舒，欲得引申，呵欠连连，乃至寒冷发抖，下颌鼓动，腰脊疼痛；及至寒冷过去，便是全身内外发热，头痛有如破裂，口渴喜欢冷饮。"

黄帝道："这是什么原因引起的？请说明它的道理。"

岐伯说："这是由于阴阳上下相争，虚实交替而作，阴阳虚实相互移易转化的关系。阳气并入于阴分，使阴气实而阳气虚，阳明经气虚，就寒冷发抖乃至两颌鼓动；太阳经气虚便腰背头项疼痛；三阳经气都虚，则阴气盛，阴气盛则骨节寒冷而疼痛，寒从内生，所以内外都觉得寒冷。阳主外，阳盛就发生外热；阴主内，阴虚就发生内热，因此外内都发热，热甚的时候就气喘口渴，所以喜欢冷饮。这都是由于夏天伤于暑气，热气过盛，并留藏于皮肤之内，肠胃之外，亦即邪气居留在荣气的处所。由于暑热内伏，使人汗孔疏松，腠理开泄，一遇秋凉，汗出而感受风邪，或者由于洗澡时感受水气，风邪水气停留于皮肤之内，与卫气相合并居于卫气流行的所在；而卫气白天行于阳分，夜里行于阴分，邪气也随之循行于阳分时则外出，循行于阴分时则内搏，阴阳内外相搏，所以每日发作。”

黄帝道:“疟疾有隔日发作，为什么？”

岐伯说：“因为邪气舍留之处较深，向内迫近于阴分，致使阳气独行于外，而阴分之邪留着于里，阴与阳相争而不能即出，所以隔一天才发作一次。”

黄帝道：“讲得好！疟疾发作的时间，有逐日推迟，或逐日提前的，是什么缘故？”

岐伯说：“邪气从风府穴侵入后，循脊骨逐日逐节下移，卫气是一昼夜会于风府，而邪气却每日向下移行一节，所以其发作时间也就迟一天，这是由于邪气先侵袭于脊骨的关系。每当卫气会于风府时，则腠理开发，腠理开发则邪气侵入，邪气侵入与卫气交争，病就发作，因邪气日下一节，所以发病时间就日益推迟了。

这种邪气侵袭风府，逐日下移一节而发病的，约经二十五日，邪气下行至骶骨；二十六日，又入于脊内，而流注于伏冲脉；再沿冲脉上行，至九日上至于缺盆之中。因为邪气日渐上升，所以发病的时间也就一天早一天。至于隔一天发病一次的，是因为邪气内迫与五脏，横连与膜原，它所行走的道路较远，邪气深藏，循行迟缓，不能和卫气并行，邪气与卫气不得同时皆出，所以隔一天才能发作一次。”

黄帝道：“您说卫气每至于风府时，腠理开发，邪气乘机袭入，邪气入则病发作。现在又说卫气与邪气相遇的部位每日下行一节，那么发病时，邪气就不恰在于风府，而能每日发作一次，是何道理？”

岐伯说：“以上是指邪气侵入于头项，循着脊骨而下说的，但人体各部分的虚实不同，而邪气侵犯的部位也不一样，所以邪气所侵，不一定都在风府穴处。例如：邪中于头顶的，卫气行至头顶而病发；邪中于背部的，卫气行至背部而病发；邪中于腰脊的，卫气行至腰脊而病发；邪中于手足的，卫气行至手足而病发；凡卫气所行之处，和邪气相合，那病就要发作。所以说风邪侵袭人体没有一定的部位，只要卫气与之相应，腠理开发，邪气得以相合，这就是邪气侵入的地方，也就是发病的所在。”

黄帝道：“讲得好！风病和疟疾相似而同属一类，为什么风病的症状持续常在，而疟疾却发作有休止呢？”

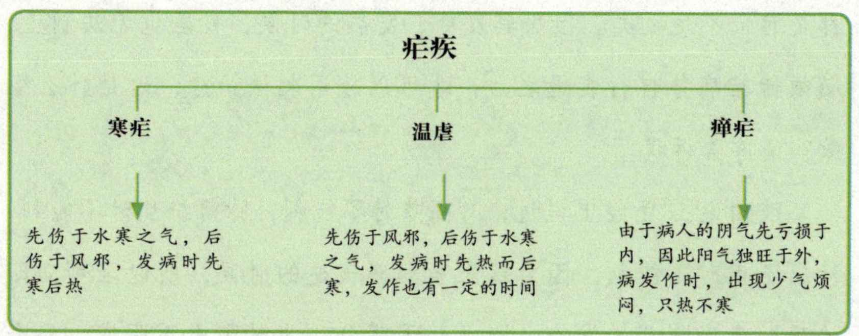

岐伯说："风邪为病是稽留于所中之处，所以症状持续常在；疟邪则是随着经络循行，深入体内，必须与卫气相遇，病才发作。"

黄帝道："疟疾发作有先寒而后热的，为什么？"

岐伯说："夏天感受了严重的暑气，便留藏在腠理皮肤之中，到秋天又伤了风邪，就成为疟疾了。所以水寒，是一种阴气，风邪是一种阳气。先伤于水寒之气，后伤于风邪，所以先寒而后热，病的发作有一定的时间，这就叫寒疟。"

黄帝道："有一种先热而后寒的，为什么？"

岐伯说："这是先伤于风邪，后伤于水寒之气，所以先热而后寒，发作也有一定的时间，这就叫温疟。还有一种只发热而不恶寒的，这是由于病人的阴气先亏损于内，因此阳气独旺于外，病发作时，出现少气烦闷，手足发热，要想呕吐，这就叫瘅疟。"

黄帝道："医经上说有余的应当泻，不足的应当补。今发热是有余，发冷是不足。而疟疾的寒冷，虽然用热水或向火，亦不能使之温暖，及至发热，即使用冰水，也不能使之凉爽。这些寒热都是有余不足之类。但当其发冷、发热的时候，良医也无法制止，必须待其病势自行衰退之后，才可以施用刺法治疗，这是什么缘故？请你告诉我。”

岐伯说：“医经上说过，有高热时不能刺，脉搏纷乱时不能刺，汗出不止时不能刺，因为这正当邪盛气逆的时候，所以未可立即治疗。疟疾刚开始发作，阳气并于阴分，此时阳虚而阴盛，外表阳气虚，所以先寒冷发抖；至阴气逆乱已极，势必复出于阳分，于是阳气与阴气相并于外，此时阴分虚而阳分实，所以先热而口渴。因为疟疾并与阳分则阳气胜，并于阴分则阴气胜；阴气胜则发寒，阳气胜则发热。由于疟疾感受的风寒之气变化无常，所以其发作至阴阳之气俱逆极时，则寒热休止，停一段时间，又重复发作。当其病发作的时候，像火一样的猛烈，如狂风暴雨一样迅不可当。所以医经上说：当邪气盛极的时候，不可攻邪，攻之则正气也必然受伤，应该乘邪气衰退的时候而攻之，必然获得成功，便是这个意思。因此治疗疟疾，应在未发的时候，阴气尚未并于阳分，阳气尚未并于阴分，便进行适当的治疗，则正气不至于受伤，而邪气可以消灭。所以医生不能在疟疾发病的时候进行治疗，就是因为此时正当正气和邪气交争逆乱的缘故。”

黄帝道：“讲得好！疟疾究竟怎样治疗？时间的早晚应如何掌握？”

岐伯说：“疟疾将发，正是阴阳将要相移之时，它必从四肢开始。若阳气已被邪伤，则阴分也必将受到邪气的影响，所以只有在未发病之先，以索劳缚其四肢末端，使邪气不得入，阴气不得出，两者不能相移；劳缚以后，审察络脉的情况，见其孙络充实而瘀血的部分，都要刺出其血。这是当真气尚未与邪气相并之前的一种‘迎而夺之’的治法。”

黄帝道：“疟疾在不发作的时候，它的情况应该怎样？”

岐伯说：“疟气留舍于人体，必然使阴阳虚实，更替而作。当邪气所在的地方是阳分，则发热而脉搏躁急；病在阴分，则发冷而脉搏较静；病到极期，则阴阳二气都已衰惫，卫气和邪气互相分离，病就暂时休止；若卫气和邪气再相遇合，则病又发作了。”

黄帝道：“有些疟疾隔二日，或甚隔数日发作一次，发作时有的口渴，有的不渴，是什么缘故？”

岐伯说：“其所以隔几天再发作，是因为邪气与卫气相会于风府的时间不一致，有时不能相遇，不得皆出，所以停几天才发作。疟疾发病，是由于阴阳更替相胜，但其中程度上也有轻重不同，所以有的口渴，有的不渴。”

黄帝道：“医经上说‘夏伤于暑，秋必病疟’，而有些疟疾，并不是这样，是什么道理？”

岐伯说：“夏伤于暑，秋必病疟，这是指和四时发病规律相应而言的。亦有些疟疾形症不同，与四时发病规律相反的。如发于秋天的，寒冷较重；发于冬天的，寒冷较轻；发于春天的，多恶风；

发于夏天的，汗出得很多。”

黄帝道：“有病温疟和寒疟，邪气如何侵入？逗留在哪一脏？”

岐伯说：“温疟是由于冬天感受风寒，邪气留藏在骨髓之中，虽到春天阳气生发活泼，邪气仍不能自行外出，乃至夏天，因夏热炽盛，使人精神倦怠，脑髓消烁，肌肉消瘦腠理发泄，皮肤空疏，或由于劳力过甚，邪气才乘虚与汗一齐外出。这种病邪原是伏藏于肾，故其发作时，是邪气从内而于外。这样的病，阴气先虚，而阳气偏盛，阳盛就发热，热极之时，则邪气又回入于阴，邪入于阴则阳气又虚，阳气虚便出现寒冷，所以这种病是先热而后寒，名叫温疟。”

黄帝道：“瘅疟的情况怎样？”

岐伯说：“瘅疟是由于肺脏素来有热，肺气壅盛，气逆而上冲，以致胸中气实，不能发泄，适因劳力之后，腠理开泄，风寒之邪便乘机侵袭于皮肤之内、肌肉之间而发病，发病则阳气偏盛，阳气盛而不见衰减，于是病就但热不寒了。为什么不寒？因邪气不入于阴分，所以但热而不恶寒，这种病邪内伏于心脏，而外出则流连于肌肉之间，能使人肌肉瘦削，所以名叫瘅疟。”

黄帝道：“讲得好！”

咳论篇第三十八

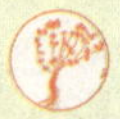

【原文】

黄帝问曰：肺之令人咳，何也？

岐伯对曰：五脏六腑皆令人咳，非独肺也。

帝曰：愿闻其状。

岐伯曰：皮毛者，肺之合也，皮毛先受邪气，邪气以从其合也。其寒饮食入胃，从肺脉上至于肺，则肺寒，肺寒则外内合邪，因而客之，则为肺咳。五脏各以其时受病，非其时，各传以与之。人与天地相参，故五脏各以治时，感于寒则受病，微则为咳，甚者为泄为痛。乘秋则肺先受邪，乘春则肝先受之，乘夏则心先受之，乘至阴则脾先受之，乘冬则肾先受之。

帝曰：何以异之？

岐伯曰：肺咳之状，咳而喘息有音，甚则唾血。心咳之状，咳则心痛，喉中介介[①]如梗状，甚则咽肿喉痹。肝咳之状，咳则两胁下痛，甚则不可以转，转则两胠[②]下满。脾咳之状，咳则右胁下痛，阴阴[③]引肩背，甚则不可以动，动则咳剧。肾咳之状，咳则腰背相引而痛，甚则咳涎。

帝曰：六腑之咳奈何？安所受病？

岐伯曰：五脏之久咳，乃移于六腑。脾咳不已，则胃受之；胃咳之状，咳而呕，呕甚则长虫出。肝咳不已，则胆受之，胆咳之状，咳呕胆汁。肺咳不已，则大肠受之；大肠咳状，咳而遗失[④]。心咳不已，则小肠受之；小肠咳状，咳而失气，气与咳俱失。肾咳不已，则膀胱受之；膀胱咳状，咳而遗溺。久咳不已，则三焦受之；三焦咳状，咳而腹满，不欲食饮。此皆聚于胃，关于肺，使人多涕唾而面浮肿气逆也。

帝曰：治之奈何？

岐伯曰：治脏者治其俞，治腑者治其合，浮肿者治其经。

帝曰：善。

【注释】

①介介：强直之象，乃形容喉中如有物阻塞的现象。②胠：即胁下。③阴阴：即隐隐之意。④遗失：失与矢同，就是大便不禁。

【译解】

黄帝问道："肺脏有病，能使人咳嗽，这是什么道理？"

岐伯回答说："五脏六腑有病，都能使人咳嗽，不单是肺病如此。"

黄帝说："请告诉我各种咳嗽的症状。"

岐伯说："皮毛与肺是相配合的，皮毛先感受了外邪，邪气就会影响到肺脏。再由于吃了寒冷的饮食，寒气在胃循着肺脉上于肺，引起肺寒，这样就使内外寒邪相合，停留于肺脏，从而成为肺咳。这是肺咳的情况。至于五脏六腑之咳，是五脏各在其所主的时令受病，并非在肺所主时受病，而是各脏之病传给肺的。人和自然界是相应的，故五脏在其所主的时令受了寒邪，便能得病，若轻微的，则发生咳嗽，严重的，寒气入里就成为腹泻、腹痛。所以当秋天的时候，肺先受邪；当春天的时候，肝先受邪；当夏天的时候，心先受邪；当长夏太阴主时，脾先受邪；当冬天的时候，肾先受邪。"

黄帝道："怎样鉴别这些咳嗽呢？"

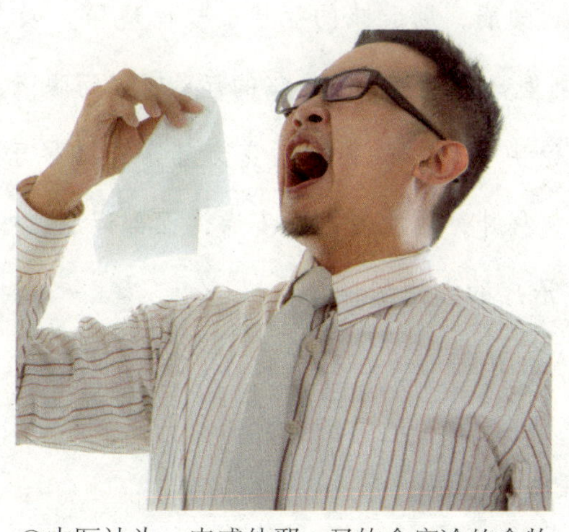

◎中医认为，皮感外邪，又饮食寒冷的食物就会引起咳嗽

岐伯说："肺咳的症状，咳而气喘，呼吸有声，甚至唾血。心咳的症状，咳则心痛，喉中好像有东西一样，甚至咽喉肿痛闭塞。肝咳的症状，咳则两侧胁肋下疼痛，甚至痛得不能转侧，转侧则两胁下胀满。脾咳的症状，咳则右胁下疼痛，并隐隐然疼痛牵引肩背，甚至不可以动，一动就会使咳嗽加剧。肾咳的症状，咳则腰背互相牵引作痛，甚至咳吐痰涎。"

黄帝道："六腑咳嗽的症状如何？是怎样受病的？"

岐伯说："五脏咳嗽日久不愈，就要传移于六腑。例如脾咳不愈，则胃就受病；胃咳的症状，咳而呕吐，甚至呕出蛔虫。肝咳不愈，则胆就受病，胆咳的症状是咳而呕吐胆汁。肺咳不愈，则大肠受病，大肠咳的症状，咳而大便失禁。心咳不愈，则小肠受病，小肠咳的症状是咳而排气，而且往往是咳嗽与排气同时出现。肾咳不愈，则膀胱受病，膀胱咳的症状，咳而遗尿。以上各种咳嗽，如经久不愈，则使三焦受病，三焦咳的症状，咳而腹满，不想饮食。凡此咳嗽，不论由于哪一脏腑的病变，其寒邪必聚于胃，并循着肺的经脉而影响及肺，才能使人多痰涕，面部浮肿，咳嗽气逆。"

黄帝道："治疗的方法怎样？"

岐伯说："治五脏的咳，取其俞穴；治六腑的咳，取其合穴；凡咳而浮肿的，可取有关脏腑的经穴而分治之。"

黄帝道："讲得好！"

经络论篇第五十七

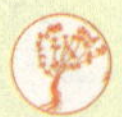

【原文】

黄帝问曰：夫络脉之见也，其五色各异，青黄赤白黑不同，其故何也？

岐伯对曰：经有常色，而络无常变也。

帝曰：经之常色何如？

岐伯曰：心赤，肺白、肝青、脾黄、肾黑，皆亦应其经脉之色也。

帝曰：络之阴阳，亦应其经乎？

岐伯曰：阴络之色应其经，阳络之色变无常，随四时而行也。寒多则凝泣，凝泣则青黑；热多则淖泽①，淖泽则黄赤；此皆常色，谓之无病，五色具见者，谓之寒热。

帝曰：善。

【注释】

①淖泽：浓厚滑润。

【译解】

黄帝问道："络脉显露在外面，五色各不相同，有青、黄、赤、白、黑的不同，这是什么缘故呢？"

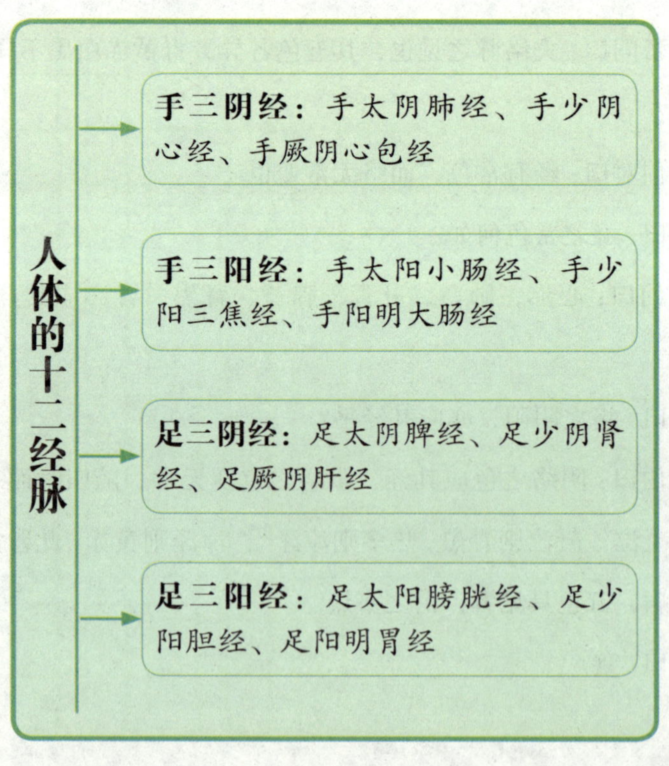

岐伯回答说："经脉的颜色是不变的，而络脉则没有常色，容易变动。"

黄帝说："经脉的常色是怎样的呢？"

岐伯说："心主赤、肺主白、肝主青、脾主黄、肾主黑，这些都是与其所属经脉的常色相应的。"

黄帝说："阴络与阳络，也与其经脉的主色相应吗？"

岐伯说："阴络的颜色与其经脉相应，阳络的颜色则变化无常，它是随着四时的变化而变化的。寒气多时则气血运行迟滞，因而多出现青黑之色；热气多时则气血运行滑利，因而多出现黄赤的颜色。这都是正常的，是无病的表现。如果体表络脉上五色同时出现，则是患有寒热病的缘故。"

黄帝道："讲得好。"

灵枢

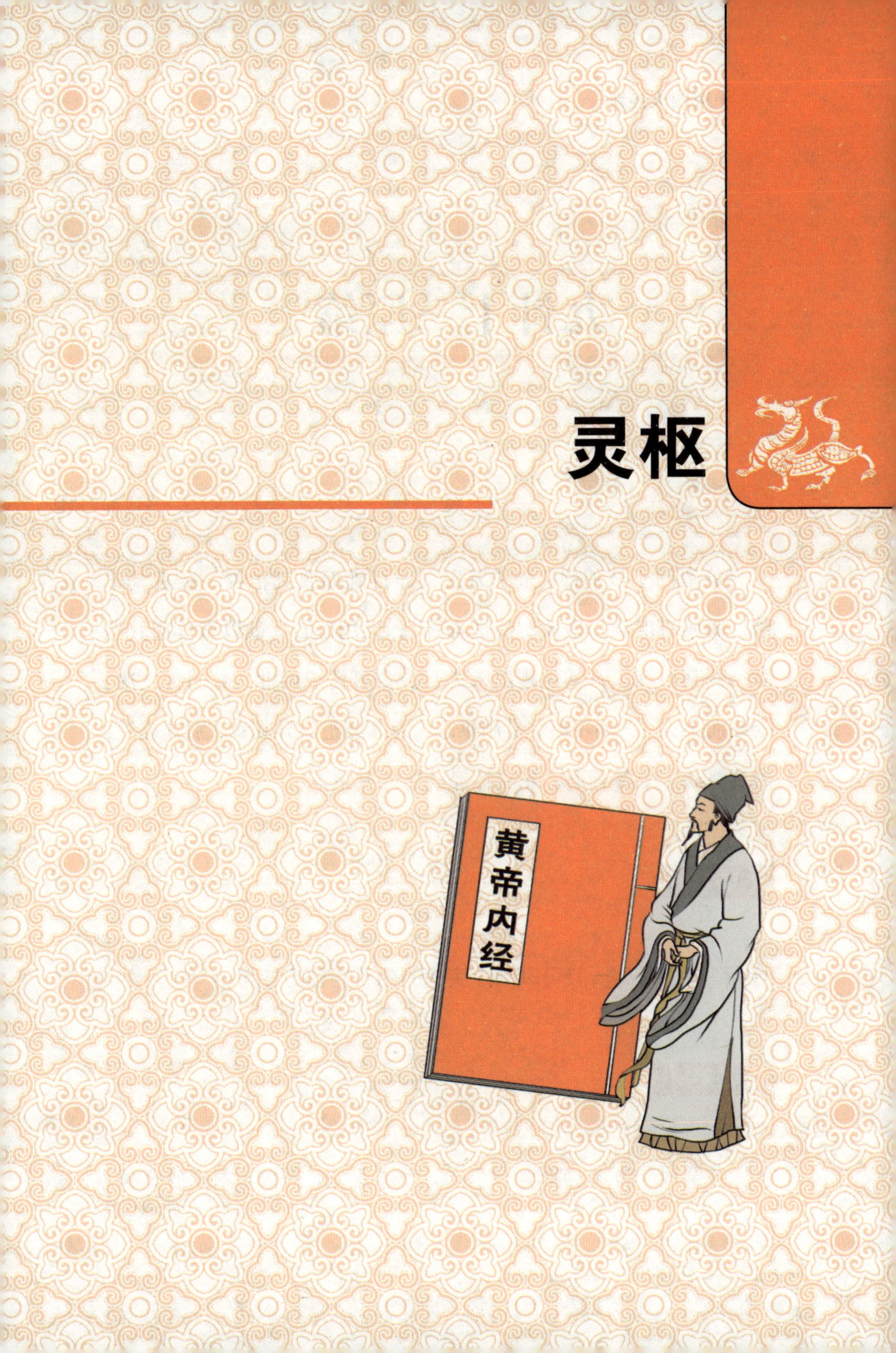

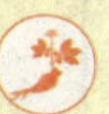

九针十二原第一

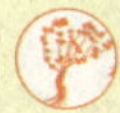

【原文】

黄帝问于岐伯曰：余子万民，养百姓而收其租税。余哀其不给，而属有疾病。余欲勿使被毒药①，无用砭石，欲以微针通其经脉，调其血气，营其逆顺出入之会。令可传于后世，必明为之法。令终而不灭，久而不绝，易用难忘，为之经纪。异其章，别其表里，为之终始。令各有形，先立针经。愿闻其情。

【注释】

①毒药：古人将一般可以治疗疾病的药石通称为毒药。

【译解】

黄帝问岐伯说："我怜爱万民，亲养百姓，并向他们征收租税。

我哀怜他们生活尚难自给，还不时为疾病所苦。我想不采用服药物和砭石的治法，而是用微针，以疏通经脉，调理气血，增强经脉气血的逆顺出入来治疗疾病。同时，为了把这种疗法流传到后世去，就必须明确地制定出使用法则，而使它永远不会被湮没，历久而不失传；并且这个法则还应该是容易运用而不容易忘记的，要做到这一点，就必须使其有纲有纪。清楚地分出章节，辨明表里关系，确定气血终而复始的循行规律。而所用的针具也都要交代出具体的形状。为此，我想综合以上的问题先著一部针经。现在，我想听听你对于这个问题的意见。”

【原文】

岐伯答曰：臣请推而次之，令有纲纪，始于一，终于九焉。请言其道。小针[①]之要，易陈而难入。粗守形，工守神。神乎神，客在门，未睹其疾，恶知其原？刺之微，在速迟，粗守关，上守机，机之动，不离其空[②]，空中之机，清静而微，其来不可逢，其往不可追。知机之道者，不可挂以发，不知机道，叩之不发，知其往来，要与之期，粗之暗乎，妙哉工独有之。往者为逆，来者为顺，明知逆顺，正行无间。逆而夺之，恶得无虚？追而济之，恶得无实？迎之随之，以意和之，针道毕矣。

【注释】

①小针：亦称微针，即现代所用的毫针。②空：即孔穴，也就是穴位。

【译解】

岐伯答道："让我按次序，从小针开始，直到九针，说说其中的道理。小针治病，容易掌握，但要达到精妙的地步却很困难。低水平的医生死守形迹，高明的医生则能根据病情的变化来加以

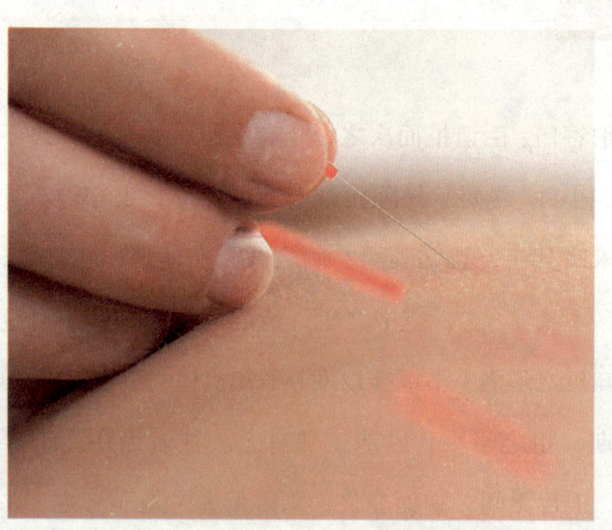

◎进针时针尖随着经脉循行的方向刺入为补法

针治。神奇啊！气血循行于经脉，出入有一定的门户，病邪也可从这些门户侵入体内。没有认清疾病，怎么能了解产生疾病的原因呢？针刺的奥妙，在于针刺的快慢。医生仅仅死守四肢关节附近的固定穴位，而针治高手却能观察经气的动静和气机变化，因经气的循行，不离孔穴，因此能了解孔穴里蕴含的玄机，并且还能了解客居在人体内的外邪往来出入的门户所在。要知道，没有看出疾病的性质，怎么能知道疾病的来源，而给以适当的治疗呢？至于针刺的微妙作用，关键在于正确使用除疾的不同手法。劣医昏昧无知，只有大医才能体察它的奥妙。正气去者叫作逆，正气来复叫作顺，明白逆顺之理。就可以大胆直刺而不必犹豫不决了。正气已虚，反用泻法，怎么会不更虚呢？邪气正盛，反用补法，怎么会不更实呢？迎其邪而泻，随其去而补，用心体察其中的奥妙，针刺之道也就尽在其中了。”

【原文】

凡用针者，虚则实之，满则泄之，菀陈[①]则除之，邪胜则虚之。《大要》曰：徐而疾则实，疾而徐则虚。言实与虚，若有若无，察后与先，若存若亡，为虚与实，若得若失。

【注释】

①菀陈：菀，同“郁”。菀陈，即血郁积日久的意思。

【译解】

凡在针刺时，正气虚弱则应用补法，邪气盛实则用泻法，气血瘀结的给予破除，邪气胜的则用攻邪法。《大要》说：进针慢而出针快并急按针孔的为补法，进针快而出针慢不按针孔的为泻法。这里所说的补和泻，应为似有感觉又好像没有感觉；考察气的先至与后至，以决定留针或去针。无论是用补法还是用泻法，都要使患者感到补之若有所得，泻之若有所失。

【原文】

虚实之要，九针最妙，补泻之时，以针为之。泻曰：必持内之[①]，放而出之，排阳得针[②]，邪气得泄。按而引针，是谓内盈[③]。血不得散，气不得出也。补日随之，随之意若妄之，若行若按，如蚊虻止，如留如还，去如弦绝，令左属右[④]，其气故止，外门已闭，中气乃实，必无留血，急取诛之。

【注释】

①必持内之：内，作“纳”字解。②排阳得针：指皮肤的浅表部。即摇大针孔，以利邪气泄出。③内盈：指气血蕴蓄于内。④令左属右：即右手出针，左手随即按压针孔的意思。

【译解】

虚实补泻的要点，以九针最为有效。补或泻都可用针刺实现。所谓泻法，指的是要很快持针刺入，得气后，摇大针孔，转而出针，排出表阳，以泄去邪气。如果病症当用泻法，而反用按住针孔后出针的手法，就会使血气怫郁在内，这就是一般所说的内温。内温会造成瘀血不得泄散，邪气不得外出的后果。所谓补的手法，主要是随着经气将去的方向而进针，以补其气。像这样在气去之后随之行针，医者的意念、手法可轻松随意。而在行针导气和按穴下针时，又要非常轻巧，如同蚊子用尖锐的嘴叮在皮肤上一样，似有似无。在留针与出针时，更要像蚊子叮咬皮肤后，悄然飞去，而感觉上好像它仍旧停留在那里那样的轻妙。出针时，又要像箭离开了弓弦那样干脆与迅疾。针入皮肤，候气之时，仿佛停留徘徊；得气之后，急速出针，如箭离弦，右手出针，左手急按针孔，经气会因此而留止，针孔已闭，中气仍然会充实，也不会有瘀血停留，若有瘀血，应及时除去。

【原文】

持针之道，坚者为宝。正指直刺，无针左右。神在秋毫，属意病者。审视血脉者，刺之无殆。方刺之时，必在悬阳[①]及与两卫[②]。神属勿去，知病存亡。血脉者，在腧横居，视之独澄，切之独坚。

【注释】

①悬阳：卫气居表而属阳，固护于外，如太阳之悬挂在天，故称悬阳。②两卫：脾所主之肌肉为脏腑的外卫，卫气循行皮肤之中，为表之外卫，二者合称两卫。

【译解】

持针的方法，紧握而有力最为贵。对准腧穴，端正直刺，针体不可偏左偏右。进针时用右手拇、食、中三指夹持针具，要直针而下，切不可偏左或偏右。在操作过程中，必须聚精会神于针下的感觉，明察秋毫。同时还要凝神注意病者神态的变化，并细心观察病人血脉的虚实，唯有这样进行针刺，才不致发生不良的

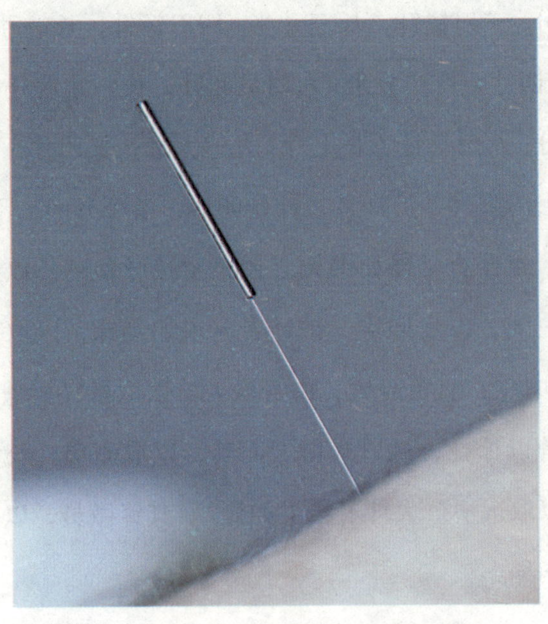

◎直刺

后果。刚开始针刺的时候，必先刺到表阳所主的卫分，然后刺到脾阴所主的肌肉；由此体察病者的神气及其各脏腑的气是否有散失，则可知道疾病的存在或消失。至于血脉横结在经穴之间的病症，更是可以观察清楚的，而用手去按切时，由于外邪的结聚，有病的部位必然显得特别坚实。

【原文】

九针之名，各不同形。一曰镵针①，长一寸六分；二曰员针，长一寸六分；三曰鍉针，长三寸半；四曰锋针，长一寸六分；五曰铍针[②]，长四寸，广二分半；六曰员利针，长一寸六分；七曰毫针，长三寸六分；八曰长针，长七寸；九曰大针，长四寸。镵针者，头大末锐，去泻阳气。员针者，针如卵形，揩摩分间，不得伤肌肉，以泻分气。鍉针者，锋如黍粟之锐，主按脉勿陷，以致其气。锋针者，刃三隅，以发痼疾。铍针者，末如剑锋，以取大脓。员利针者，大如氂[③]，且员且锐，中身微大，以取暴气。毫针者，尖如蚊虻喙，静以徐往，微以久留之而养，以取痛痹。长针者，锋利身薄，可以取远痹。大针者，尖如梃[④]。其锋微员，以泻机关之水也。九针毕矣。

【注释】

①镵针：镵，锐也。即针尖非常尖锐的针。②铍针：铍音劈。即剑形针具。③大如氂：氂，音毛，指长毛，牦牛尾之毛。④尖如梃：梃，音艇，作杖解。

【译解】

九针的形状依据名称的不同而各有不同：第一种叫作镵针，长一寸六分；第二种叫员针，长一寸六分；第三种是鍉针，长三寸

名称	形状	用途
镵针	长一寸六分，头大而针尖锐利	泻肌表邪火
员针	长一寸六分，针形如卵	疏泄肌肉之间的邪气
鍉针	长三寸半，其锋如小米粒一样微圆而尖	按摩经脉，疏通气血
锋针	长一寸六分，三面有刃	治疗顽固的旧疾
铍针	长四寸，针尖像剑锋一样锐利	刺痈排脓
员利针	长一寸六分，针尖像长毛，针的中部稍粗	治疗急性病
毫针	长三寸六分，针形像蚊虻的嘴	治疗痛痹
长针	长七寸，针尖锐利，针身细长	治疗日月已久的痹证
大针	长四寸，针尖像折断后的竹茬，其锋稍圆	泻导关节积水

半；第四种叫锋针，长一寸六分；第五种叫铍针，长四寸，宽二分半；第六种叫员利针，长一寸六分；第七种叫毫针，长三寸六分；第八种叫长针，长七寸；第九种叫大针，长四寸；镵针，头大而针尖锐利，浅刺可以泻肌表阳气；员针，针形如卵，用以在肌肉之间按摩，不会损伤肌肉，却能疏泄肌肉之间的邪气；鍉针，其锋如季粟粒一样做圆，用于按压经脉，不会陷入皮肤内，所以可以引正气祛邪气；锋针，三面有刃，可以用来治疗顽固的旧疾；铍针，针尖像剑锋一样锐利，可以用来刺痈排脓；员利针，针尖像长毛，圆而锐利，针的中部稍粗，可以用来治疗急性病；毫针，针就像蚊子的嘴，可以轻微地刺入皮肉，轻微提插而留针，正气可以得到充养，邪气尽散，出针养神，可以治疗痛痹；长针，针尖锐利，

针身细长，可以用来治疗日月已久的痹证；大针，针尖像折断后的竹茬，其锋稍圆，可以用来泻去关节积水。关于九针的情况大致就是这样的。

九针的名称、形状与主治作用，都尽在于此了。

【原文】

夫气之在脉也，邪气在上，浊气在中，清气在下。故针陷脉①则邪气出，针中脉则浊气出，针太深则邪气反沉，病益。故曰：皮肉筋脉各有所处，病各有所宜，各不同形，各以任其所宜，无实无虚。损不足而益有余，是谓甚病，病益甚。取五脉者死，取三脉者恇②夺阴者死，夺阳者狂，针害毕矣。

【注释】

①陷脉：指孔穴在筋骨陷中而言。②取三脉者恇：即形体衰败的意思。此言泻手足三阳脉，必致形气虚弱。

【译解】

说到邪气侵犯经脉引起疾病的情况一般是这样的，贼风邪气，常常由头部侵入，所以说邪气在上；由饮食不节所致的浊气，往往滞留在肠胃，所以说浊气在中；清冷寒湿之邪，大多从足部侵入，所以说清气在下。在针刺的时候，上部取筋骨陷中的各经腧穴，则能使贼风邪气随针而出。针刺中土的经脉（指足阳明胃经），就可以排除滞留在肠胃中的浊气。凡是病在浅表的，都不宜深刺；如果刺得过深，邪气反而会随之深入，而加重病情。所以说皮、肉、筋、脉各有自己一定的部位，而每种病也各有与之相适应的治疗方法。九针之形状各不相同，各有其适应的病症，要根据病情适当选用。实证不可以用补法，虚证不可以用泻法。如果正气不足的反用了泻法，或是邪气有余的反用了补法，就会使病情更趋严重，这就是所谓的病上加病。在病重的时候，如果误泻了五脏阴经的经气，就会造成死亡；而如果误泻了六腑阳经的经气，就使病人形体衰败，难以恢复。误泻阴经，使脏气耗竭，就会导致死亡；误泻阳经，损耗阳气，就会使人发狂。这些都是误用补泻的害处。

【原文】

刺之而气不至，无问其数。刺之而气至，乃去之，勿复针。针各有所宜，各不同形，各任其所。为刺之要，气至而有效，效之信，若风之吹云，明乎若见苍天，刺之道毕矣。

黄帝曰：愿闻五脏六腑所出之处。

岐伯曰：五脏五腧，五五二十五腧，六腑六腧，六六三十六腧，经脉十二，络脉十五，凡二十七气，以上下，所出为井，所溜为荥，所注为输，所行为经，所入为合，二十七气所行，皆在五腧也。节之交，三百六十五会，知其要者，一言而终，不知其要，流散无穷。所言节者，神气之所游行出入也，非皮肉筋骨也。

【译解】

进针之后，如果没有得气的感觉，就说明“气”还没有“至”，应当继续施行手法，而不需拘泥于手法的次数，总之，以达到“气至”为度。如进针之后，有了得气的感觉（即“气至”）就可以出针，不需再行针刺和留针了。九针各有它的适应证，因而针的形状也各不相同，要根据病情选用，才能适合需要。针刺的要领，就在于达到气至，有了“气至”的感觉就表明有了疗效。疗效确切的，就好像风吹云散，立刻明朗地看到了青天一样。针刺的主要道理，就完全包括在这里了。

黄帝说：“我想听你谈谈五脏六腑的经气所出的情况。”

岐伯回答说：“五脏经脉，各有井、荥、输、经、合五个腧穴，五五则有二十五个腧穴。六腑经脉，各有井、荥、输、原、经、合六个腧穴，六六共三十六个腧穴。脏腑有十二条经脉，每经又各有一络，加上任、督脉二络和脾之大络，便有十五络了。十二

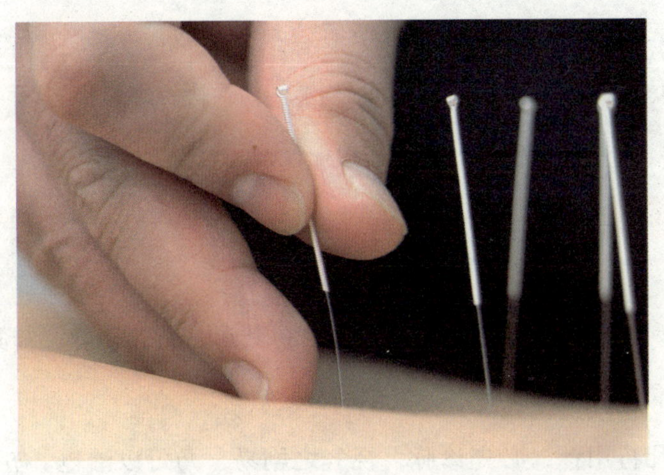

◎当针下不得气时，可间歇施以提插、捻转等手法，以待气至

经加十五络，这二十七脉之气在全身循环周转，经气所出的孔穴，叫作‘井’，如同初出的山间泉水；经气所流过的孔穴，叫作‘荥’，就像刚出泉源的微小水流，说明经气尚很微弱；经气所灌注的孔穴，叫作‘输’，即像水流汇聚，而能转输运行，其气也在逐渐盛大了；经气所行走的孔穴，叫作‘经’，像水流已经成渠，脉气正当旺盛；经气所进入的地方，叫作‘合’，像百川汇流入海，经气已就入合于内了。这二十七条经脉，都出入流注运行于井、荥、输、经、合五腧周身关节空隙的交通之处，共有三百六十五个腧穴。如果掌握了它的特点，懂得了其中的要领，那么一句话就可以将它说得明白；如果不懂得其中的要领，就会感到散漫而没有体系，而对这么多腧穴也就无法完全了解。需要指出的是，这里所说的

关节空隙之处，指的是神气运行活动、出入内外的处所，着重于内部功能的反应，而并非指皮、肉、筋、骨的局部形态。”

【原文】

观其色，察其目，知其散复。一其形，听其动静，知其邪正，右主推之，左持而御之，气至而去之。

凡将用针，必先诊脉，视气之剧易，乃可以治也。五脏之气已绝于内，而用针者反实其外，是谓重竭，重竭必死，其死也静，治之者，辄反其气，取腋与膺；五脏之气已绝于外，而用针者反实其内，是谓逆厥，逆厥则必死，其死也躁，治之者，反取四末①。刺之，害中而不去，则精泄；害中而去，则致气。精泄则病益甚而恇，致气则生为痈疡。

【注释】

①四末：指四肢的末梢部位。

【译解】

在进行针刺时，医者必须先观察病人的气色，注意病人的眼神，以了解病人的精神及正气是处于涣散状态还是有所恢复。然后要力求使所诊治的疾病内在变化与反映在形体上的病象相一致；同时还要诊脉，通过脉象的动静辨明邪正的盛衰情况。在进针时，右手持针，主要任务是进针；左手以两指夹持住针身，防止其倾斜和弯曲。针刺入后，等到针下有了得气的感觉，即可考虑出针。

凡是将用针刺进行治疗之前，医者都必须首先诊察脉象，只有根据脉气所呈现的病情轻重情况，才可以制定相应的治疗措施。如果病人内在的五脏之气已经虚绝，这本是阴虚证，而医生反用针去补在外的阳经，补阳则愈虚其阴，虚上加虚，叫作“重竭”。脏气重竭的病人必死。因为是五脏之气虚竭而死，所以临死前的表现是安静的。形成“重竭”的主要原因，是医者误治，违反了脏气阴虚理应补脏的原则，而误泻了腋下和胸前的脏气所出之腧穴，促使脏气愈趋虚竭所致。至于五脏之气已虚于外的病人，乃属阳虚，而医者反去补在内的阴经，助阴则阳气愈竭，这就形成了阴阳气不相顺接的病变，叫作“逆厥”。厥证的病人也必死。因为是五脏之气有余，所以病者在临死前的表现是烦躁的。这也是由于医者的误治，违反了阳气已虚、理应补阳的原则，反而误泻四肢末梢的穴位，促使阳气愈趋虚竭所致。凡针刺用泻法的，已刺中了病邪的要害，但仍然留针而不出的，就反而会使精气耗损；刺中了要害，但未经运用适当的针刺手法，就立即出针的，就会使邪气留滞，进而郁壅。如果出针太迟，损耗了精气，病情就会加重，甚至使形体衰败。如果出针太快，邪气留滞于气分，就会使肌肤上发生痈疡。

【原文】

五脏有六腑，六腑有十二原，十二原出于四关，四关主治五脏。五脏有疾，当取之十二原。十二原者，五脏之所以禀三百六十五节气味也。五脏有疾也，应出十二原。而原各有所出，明知其原，睹其应，而知五脏之害矣。阳中之少阴，肺也，其原出于太渊，太渊二。

阳中之太阳，心也，其原出于大陵，大陵二。阴中之少阳，肝也，其原出于太冲，太冲二。

阴中之至阴，脾也，其原出于太白，太白二。阴中之太阴，肾也，其原出于太溪，太溪二。

膏之原，出于鸠尾，鸠尾一。肓之原，出于脖胦[①]，脖胦一。凡此十二原者，主治五脏六腑之有疾者也。胀取三阳，飧泄[②]取三阴。

【注释】

①脖胦：音勃殃，是任脉气海穴的别名，在脐下1.5寸处。②飧泄：

飧音孙，饭和水为飧。飧泄，即指泻下的大便清稀，完谷不化。

【译解】

五脏有在外的六腑，六腑之外有十二原。十二个原穴的经气输注之源，多出自两肘两膝以下的四肢关节部位。这些在四肢关节以下部位的腧穴，都可以用来治五脏的疾病。凡是五脏发生

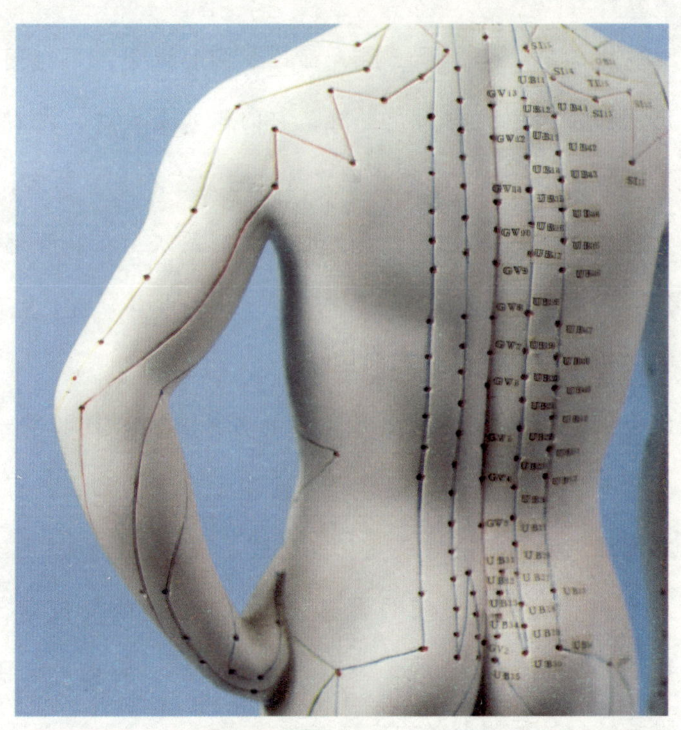

◎选用不同的腧穴灸治，常能收到不同的补泻治疗效果

的病变，都应当取用十二个原穴来治疗。因为这十二个原穴，是全身三百六十五节禀受五脏的气化与营养而精气注于体表的部位。所以五脏有疾病时，其变化就会反映在十二个原穴的部位上。十二个原穴各有其相应的脏腑，由其各自穴位上所反映出的现象，就可以了解相应脏腑的受病情况了。五脏中的心肺二脏，位于胸膈以上，上为阳，其中又有阴阳的分别阳中的少阴是肺脏，它的原穴是太渊，左右共有两穴；阳中的太阳是心脏，它的原穴是大陵穴，左右共有两穴。

五脏中的肝、脾、肾三脏，都位于胸膈以下，下为阴，其中再分出阴阳，阴中的少阳是肝脏，它的原穴是太冲，左右共有两穴；阴中的至阴是脾脏，它的原穴是太白，左右共有两穴；阴中的太阴是肾脏，它的原穴是太溪，左右共有两穴。在胸腹部脏器附近，还有膏和肓的两个原穴。膏的原穴是鸠尾，属任脉，只有一穴；肓的原穴是气海，属任脉，也只有一穴。

以上五脏共十穴，加上膏和肓的各一穴，合计共有十二穴。这十二个原穴，都是脏腑经络之气输注于体表的部位，可以用它们来主治五脏六腑的各种疾患。凡患腹胀病的，当取用足三阳经，即取足太阳膀胱经、足阳明胃经、足少阳胆经的穴位进行治疗。凡患完谷不化的泄泻证的，当取用足三阴经，即在足太阴脾经、足少阴肾经、足厥阴肝经的穴位进行治疗。

【原文】

今夫五脏之有疾也，譬犹刺也，犹污也，犹结也，犹闭也。刺虽久，犹可拔也；污虽久，犹可雪也；结虽久，犹可解也；闭虽久，犹可决也。或言久疾之不可取者，非其说也。夫善用针者，取其疾也，犹拔刺也，犹雪污也，犹解结也，犹决闭也。疾虽久，犹可毕也。言不可治者，未得其术也。

刺诸热者，如以手探汤；刺寒清者，如人不欲行。阴有阳疾[①]者，取之下陵三里[②]，正往无殆，气下乃止，不下复始也。疾高而内者，取之阴之陵泉；疾高而外者，取之阳之陵泉也。

【注释】

①阴有阳疾：指热在阴分。②下陵三里：即足三里穴。

【译解】

现在来说一说五脏有病的情况。五脏有病，就好比人的皮肉中扎了刺、物体上有了污点、绳子上打了结扣、河道中发生了淤塞一样。刺扎的日子虽久，但仍可以拔掉它；沾染的污点日子虽久，但仍可以洗掉它；打上的结扣日子虽久，但仍可以解开它；河道淤塞的日子虽久，但仍可以疏通它。有些人认为久病是不能治疗的，这种说法是不对的。善于用针的医生，其治疗疾病就好像拔刺、洗污点、解绳结、疏通河道一样，无论患病的日子多么久，都是可以治愈的。说久病不能救治的人，那是因为他没有掌握好针灸的治疗技术。

针刺治疗各种热病，适宜用浅刺法，手法轻而且捷，就好像用手去试探沸腾的汤水一样，一触即还。针刺治疗寒性和肢体清冷的病症，适宜用深刺留针法，静待气至，就好像旅人留恋着家乡不愿出行一样。在内的阴分为阳邪侵入而有热象的，应当取用足阳明胃经的足三里穴进行治疗，要正确地去进行治疗，不要松懈疏忽，直到气至而邪气下退，方可停针；如果邪气不退，则应持续治疗。如果症候出现在上部，且属于在内的脏病，就可以取用足太阴脾经的阴陵泉穴进行治疗；如果症候出现在上部，而属于在外的腑病，则应该取用足少阳胆经的阳陵泉穴进行治疗。

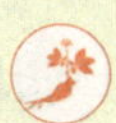

邪气脏腑病形第四

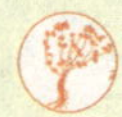

【原文】

黄帝问于岐伯曰：邪气之中人也，奈何？

岐伯答曰：邪气之中人高也。

黄帝曰：高下有度乎？

岐伯曰：身半已上者，邪中之也；身半已下者，湿中之也。故曰：邪之中人也，无有常。中于阴则溜于腑，中于阳则溜于经。

黄帝曰：阴之与阳也，异名同类，上下相会。经络之相贯，如环无端。邪之中人，或中于阴，或中于阳，上下左右，无有恒常，其故何也？

岐伯曰：诸阳之会，皆在于面。中人也，方乘虚时，及新用力，若饮食汗出腠理开，而中于邪。中于面，则下阳明，中于项则下太阳，中于颊则下少阳，其中于膺背两胁，亦中其经。

黄帝曰：其中于阴，奈何？

岐伯答曰：中于阴者，常从臂胻[①]始。夫臂与胻，其阴皮薄，其肉淖泽[②]，故俱受于风，独伤其阴。

黄帝曰：此故伤其脏乎？

岐伯答曰：身之中于风也，不必动脏。故邪入于阴经，则其脏气实，邪气入而不能客，故还之于腑。故中阳则溜于经，中阴则溜于腑。

【注释】

①胻：音横，指人的小腿，即足胫。②淖泽：淖，音闹，湿也。淖泽，即柔润的意思。

【译解】

黄帝问于岐伯："风、雨、寒、暑等天之邪气（即外邪）侵袭人体的情形是怎样的？"

岐伯回答说："外邪伤人，大多是侵犯于人体的上部。"

黄帝问："邪气侵袭部位在上在下，有一定的法度吗？"

岐伯回答说："在上半身发病的，是感受了风寒等外邪所致；在下半身发病的，是感受了湿邪所致。但这只是一般的规律，事实并非绝对如此。因为邪气还有一个传变的过程，所以说：外邪侵犯了人体，发病的部位并不一定固定在它侵入的地方。外邪侵袭了五脏的阴经，会流传到属阳的六腑；外邪侵袭了阳经，就直接流传到这条经循行的通路上发病。”

黄帝说：“阴经和阳经，虽然名称不同，但其实都同属于经络系统而为运行气血的组织，它们分别在人体的上部或下部相会合，而使经络之间的相互贯通像圆形的环一样没有尽头。外邪侵袭人体时，有的侵袭于阴经，有的侵袭于阳经，而其病所或上或下或

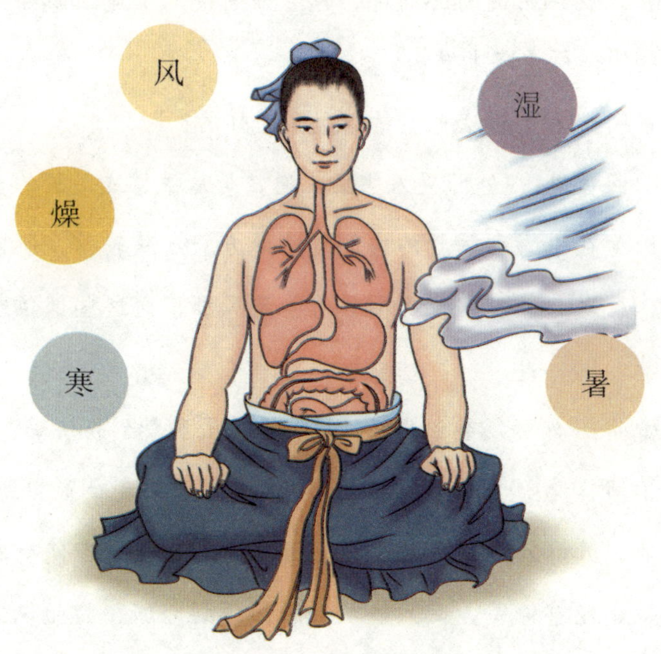

◎邪气包括风、燥、寒、暑、湿等。它们从肌表侵入腠理后发展为各种疾病

左或右，没有固定的部位，这是什么缘故呢？”

岐伯说：“手足三阳经的会合之处，都是在头面部。邪气侵袭人体，往往是在人体正气不足、有虚可乘的时候，如用力劳累之后，或因吃饭而出了汗，以致腠理开泄的时候，容易被邪气所侵袭。由于足三阳经的循行通路，都是由头至足、自上而下的。所以邪气侵入面部，就由此下入于足阳明胃经；邪气侵入顶部，就由此下入于足太阳膀胱经；邪气侵入颊部，就由此下入于足少阳胆经。如果外邪并没有侵入头面部而是直接侵入了在前的胸膺、在后的脊背以及在两侧的胁肋部，也会分别侵入上述三阳经而在其各自所属的循行通路上发病。”

黄帝问：“外邪侵袭阴经的情况是怎样的？”

岐伯回答说：“外邪侵入阴经，通常是从手臂或足胫的内侧开始的。因为在手臂和足胫的内侧这些地方，皮肤较薄，肌肉也较为柔润，所以身体各部位都同样感受到风邪，而这些部位却最容易受伤。”

黄帝问：“外邪侵袭了阴经之后，会使五脏受到伤害吗？”

岐伯回答说：“身体虽然感受了风邪，却不一定会影响到五脏。由此而言，外邪侵入阴经后，若是五脏之气充实，即使有邪气侵入了，也不能够停留，而只能从五脏归还到六腑。因此说阳经感受了邪气，就能流注于本经上发病；而阴经感受了邪气，若是脏气充实，邪气就会由里出表，流传到和五脏相表里的六腑而发病。”

【原文】

黄帝曰：邪之中人脏，奈何？

岐伯曰：愁忧恐惧则伤心。形寒寒饮则伤肺，以其两寒相感，中外皆伤，故气逆而上行。有所堕坠，恶血留内，若有所大怒，气上而不下，积于胁下，则伤肝。有所击仆，若醉入房，汗出当风，则伤脾。有所用力举重，若入房过度，汗出浴水，则伤肾。

黄帝曰：五脏之中风，奈何？

岐伯曰：阴阳俱感，邪乃得往。

黄帝曰：善哉。

黄帝问于岐伯曰：首面与身形也，属骨连筋，同血合于气耳。天寒则裂地凌冰[①]，其卒寒或手足懈惰，然而其面不衣，何也？

岐伯答曰：十二经脉，三百六十五络，其血气皆上于面而走空窍，其精阳气上走于目而为睛，其别气走于耳而为听，其宗气上出于鼻而为臭，其浊气出于胃，走唇舌而为味。其气之津液皆上熏于面，而皮又厚，其肉坚，故天气甚寒不能胜之也。

【注释】

①凌冰：即指积冰。

【译解】

黄帝问:“病邪侵袭人体五脏的情形是怎样的?”

岐伯回答说:“愁、忧、恐惧等情绪变化过久过激,就会使心脏受伤。形体受寒,又饮冷水,两寒相交,就会使肺脏受伤。因为此表里两种寒邪内外相应,而使在内之肺脏和在外之皮毛都受到伤害,所以就会导致肺气失于肃降而上逆,进而发生喘、咳等病变。如从高处坠落跌伤,瘀血留滞在体内,若此时又有大怒的情绪刺激,就会导致气上逆而不下,血亦随之上行,郁结于胸胁之下,而使肝脏受伤。倘若被击打或跌倒于地,或醉后行房事以致汗出后受风着凉,就会使脾脏受伤。倘若用力提举过重的物品,或房事过度以及出汗后用冷水沐浴,就会使肾脏受伤。”

黄帝问:“五脏为风邪所侵袭,其情形是怎样的呢?”

岐伯说:“一定是属阴的五脏内有所伤,属阳的六腑外有所感,以致内外俱虚的情形下,风邪才能内侵五脏。”黄帝说:“说得真好。”黄帝问于岐伯说:“人的头面和全身上下各部,所有筋骨密切相连,气血相合运行。但是当天气寒冷的时候,大地冻裂,冰雪凌人,此时若是天气猝然变冷,人们往往都是缩手缩脚,懒于动作,而面部却能露出在外面,并不用像身体那样必须穿上衣服才能御寒,这是什么缘故?”

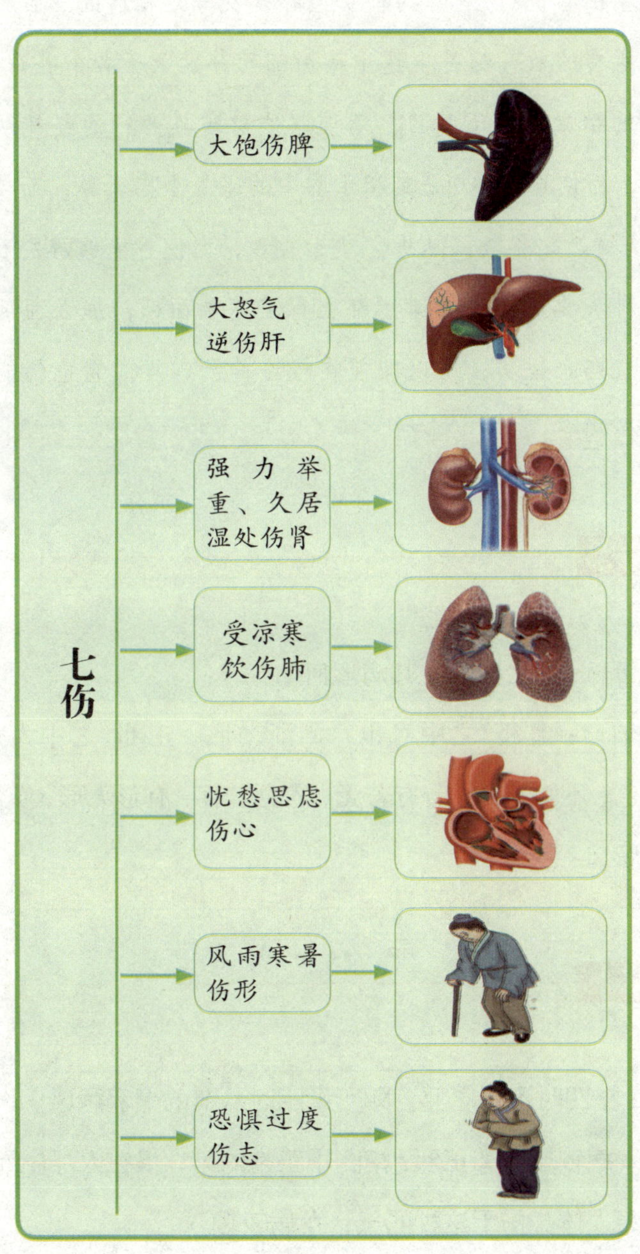
七伤
大饱伤脾
大怒气逆伤肝
强力举重、久居湿处伤肾
受凉寒饮伤肺
忧愁思虑伤心
风雨寒暑伤形
恐惧过度伤志

岐伯回答说："周身的十二经脉以及与之相通的三百六十五络脉，其所有的血气都是上达于头面部而分别入于各个孔窍之中的。其阳气的精微上注于眼目，而使眼能够视其旁行的经气从两侧上注于耳，而使耳能够听；其积于胸中的宗气上出于鼻，而使鼻能够嗅；还有胃腑之谷气，从胃上达于唇舌，而使舌能够辨别五味。尤其是各种气化所产生的津液都上行熏蒸于面部，加之面部的皮肤较厚，肌肉也坚实，所以即使在极冷的天气里，它也仍能抗拒寒气而不畏寒冷。"

【原文】

黄帝曰：邪之中人，其病形何如？

岐伯曰：虚邪①之中身也，洒淅动形。正邪②之中人也，微，先见于色，不知于身，若有若无，若亡若存，有形无形，莫知其情。

黄帝曰：善哉。

【注释】

①虚邪：指四时不正之邪，即所谓四时八节的虚邪贼风。伤于这种邪气，发病较剧。②正邪：指四季正常的风，仅在人汗出而腠理开泄时侵袭人体。伤于这种邪气，发病较轻。

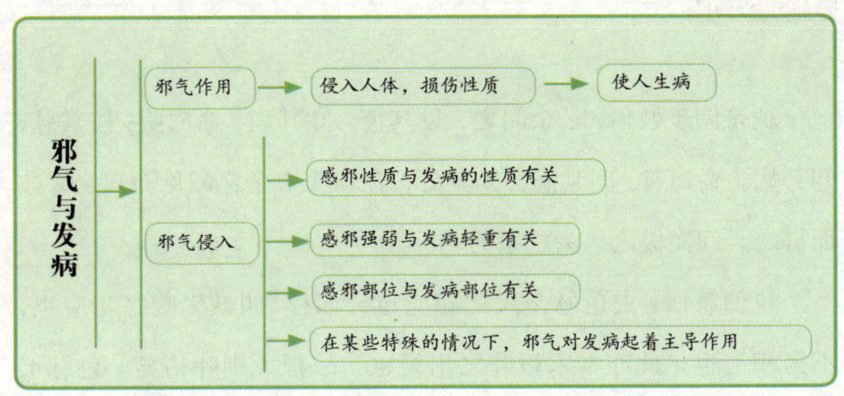

【译解】

黄帝问："外邪侵袭人体，其显露在外表上的病状情形是怎样的？"

岐伯说："虚邪侵袭人体，病人有恶寒战栗的病象在外表上表现出来。正邪侵袭人体，开始只在气色上略有所见，而在身体上是没有什么感觉的，就好像有病，又好像没有病，好像所感受的病邪早已消失，又好像仍存留在体内，同时在表面上可能有一些病症的形迹表现出来，但也有毫无形迹的，所以就不容易明了它的病情。"

黄帝说："说得真好。"

【原文】

黄帝问于岐伯曰：余闻之，见其色，知其病，命曰明；按其脉，知其病，命曰神；问其病，知其处，命曰工。余愿闻见而知之，按而得之，问而极之，为之奈何？

岐伯答曰：夫色脉与尺之相应也，如桴[①]叫鼓影响之相应也，不得相失也，此亦本末根叶之出候也，故根死则叶枯矣。色脉形肉不得相失也，故知一则为工，知二则为神，知三则神且明矣。

黄帝曰：愿卒闻之。

岐伯答曰：色青者，其脉弦也；赤者，其脉钩也；黄者，其脉代也；白者，其脉毛；黑者，其脉石。见其色而不得其脉，反得其相胜之脉[②]，则死矣；得其相生之脉[③]，则病已矣。

【注释】

①桴：音浮，击鼓的槌子叫桴。②相胜之脉：相胜，就是相克的意思。比如，面色青，得弦脉，同应于肝，乃属色脉象符；如果色青却得毛脉，毛脉为肺脉，属金，此为金克木，则毛脉即为弦脉的相胜之脉。以此类推。③相生之脉：生，就是生扶的意思。比如色青而得石脉，石脉为肾脉，属水，此为水生木，则石脉即为弦脉的相生之脉。以此类推。

【译解】

黄帝问于岐伯："我听说，通过观察病人气色就能够知道病情的，叫作明；通过切按病人的脉象而知道病情的，叫作神；通过询问病人的病情而知道病痛所在的，叫作工。我希望听你说说为什么通过望诊就可以知道病情，通过切诊就可以晓得病况，通过问诊就可以彻底了解病痛的所在呢？"

岐伯回答说："由于病人的气色、脉象和尺肤，都与疾病有一定的相应关系，这就好像看到木槌击鼓，随即就会听到响声一样，是不会有差错的；这也好似树木的根与树木的枝叶之间的关系，树根死了，则枝叶也必然枯萎。病人的面色、脉象以及形体肌肉的变化，也是相一致的，它们都是内在疾病在体表上的反映。因此，在察色、辨脉和观察尺肤这三方面，能够掌握其中之一的就可以称为工，掌握了其中两者的就可以称为神，能够完全掌握这三方面并参合运用的就可以称为神而明的医生了。"

黄帝说："有关面色、脉象方面的问题，希望听你详尽地解释一下。"

岐伯回答说："若病程中所呈现出的面色是青色，则与它相应的脉象应该是端直而长的弦脉；红色，与它相应的脉象应该是来盛去衰的钩脉；黄色，与它相应的脉象应该是软而弱的代脉；白色，与它相应的脉象应该是浮虚而轻的毛脉；黑色，与它相应的脉象应该是沉坚的石脉。以上是面色和脉象相应的关系，如果诊察到了面色，却不能诊得与之相应的脉象，反而诊得了相克的脉象，这就是死脉，预示着病危或是死亡；倘若诊得了相生的脉象，则即使有病也会很快痊愈的。”

【原文】

黄帝问于岐伯曰：五脏之所生，变化之病形何如？

岐伯答曰：先定其五色五脉之应，其病乃可别也。

黄帝曰：色脉已定，别之奈何？

岐伯曰：调其脉之缓、急、小、大、滑、涩，而病变定矣。

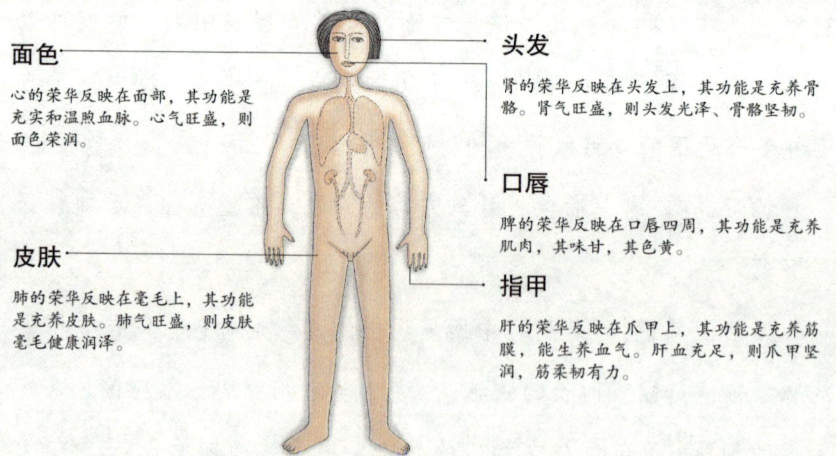

◎人体内脏腑的功能活动情况可以从体表反映出来

黄帝曰：调之奈何？

岐伯答曰：脉急者，尺之皮肤亦急；脉缓者，尺之皮肤亦缓；脉小者，尺之皮肤亦减而少气；脉大者，尺之皮肤亦贲[①]而起；脉滑者，尺之皮肤亦滑；脉涩者，尺之皮肤亦涩。凡此变者，有微有甚。故善调尺者，不待于寸；善调脉者，不待于色。能参合而行之者，可以为上工，上工十全九；行二者，为中工，中工十全七；行一者，为下工，下工十全六。

【注释】

①贲：音坟，即大的意思。

【译解】

黄帝问于岐伯："五脏所发生的疾病，以及它的内在变化和反映于体表的病状，是怎样的？"

岐伯回答说："首先要确定五脏与五色、五脉的对应关系，五脏的病情才可以辨别。"

黄帝问："确定了气色和脉象与五脏对应的关系之后，怎么就能够判别病情了呢？"

岐伯说："只要再诊查出脉来的缓急、脉象的大小、脉势的滑涩等情况，就可以确定是什么病变了。”

黄帝问：“怎样来诊查这些脉象的情况呢？”

岐伯回答说：“脉来急促，则尺部的皮肤也显得紧急；脉来徐缓，则尺部的皮肤也显得松弛；脉象小，则尺部的皮肤也显得瘦薄而少气；脉象大，则尺部的皮肤也显得好像要隆起似的；脉象滑，则尺部的皮肤也显得滑润；脉象涩，则尺部的皮肤也显得枯涩。大凡这一类的变化，有显著的也有不甚显著的，所以善于观察尺肤的医生，有时可以不必诊察寸口的脉象；善于诊察脉象的医生，有时也可以不必察望面色。能够将察色、辨脉以及观察尺肤这三者相互配合而进行诊断的医生，就可以称为上工。上工治病，十个病人中可以治愈九个；对色、脉、尺肤这三方面的诊察，能够运用其中两种的医生称为中工。中工治病，十个病人中可以治愈七个；对色、脉、尺肤这三方面的诊察，仅能进行其中之一的医生称为下工。下工治病，十个病人中只能治愈六个。”

【原文】

黄帝曰：请问脉之缓、急、小、大、滑、涩之病形何如？

岐伯曰：臣请言五脏之病变也。心脉急甚者为瘈疭[①]；微急为心痛引背，食不下。缓甚为狂笑；微缓为伏梁[②]，在心下，上下行，时唾血。大甚为喉吤[3]；微大为心痹引背，善泪出。小甚为善哕[4]；微小为消瘅。滑甚为善渴；微滑为心疝，引脐，小腹鸣。涩甚为喑；微涩为血溢[5]，维厥[6]耳鸣，颠疾。

【注释】

①瘛疭：音斥纵，筋脉挛急叫瘛，筋脉弛长叫疭。瘛疭，也就是手足相引，一伸一缩地搐搦现象。②伏梁：病名，指心下的积聚，属五脏积病之一。③喉吤：吤，音介，有芥蒂之意。喉吤，就是形容喉中如有物梗阻的感觉。④哕：音月，指因气上逆而发出的声音，也就是有声无物的作呕，亦称呃逆。⑤血溢：即指吐血、衄血而言。⑥维厥：维，就是四维，也就是手足四肢。维厥，就是手足厥冷的意思。

【译解】

黄帝说："请问缓、急、小、大、滑、涩这些脉象，它们所对应的病状情形是怎样的？"

岐伯说："让我就五脏所对应的这些脉象的病变分别来说吧。心脉急甚的，会见到手足搐搦；微急的，会见到心痛牵引后背，饮食不下；心脉缓甚的，会见到神散而狂笑不休；微缓的，是气血凝

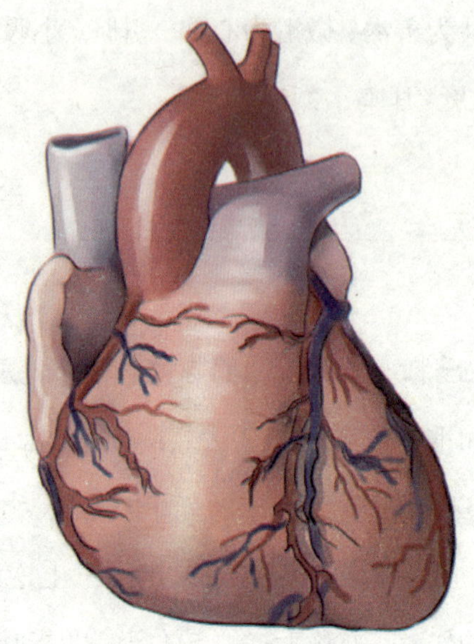

◎心脏

滞成形，伏于心胸之下的伏梁病，其滞塞感或上或下，能升能降，有时出现唾血。心脉大甚的，会见到喉中如有物阻而梗阻不利；微大的，是血脉不通的心痹病，心痛牵引肩背，并时时流出眼泪。心脉小甚的，会见到呃逆时作；微小的，是多食善饥的消瘅病。心脉滑甚的，是血热而燥，会时时口渴；微滑的，会见到热在于下的心疝牵引脐周作痛，并有少腹部的肠鸣。心脉涩甚的，会见到音哑而不能说话；微涩的，会见到血溢而发生吐血、衄血、四肢逆厥以及耳鸣等头部疾患。”

【原文】

肺脉急甚为癫疾；微急为肺寒热，怠惰，咳唾，引腰背胸，若鼻息肉不通。缓甚为多汗；微缓为痿瘘，偏风，头以下汗出不可止。大甚为胫肿；微大为肺痹，引胸背，起恶见日光。

小甚为泄；微小为消瘅。滑甚为息贲[①]上气，微滑为上下出血。涩甚为呕血；微涩为鼠瘘，在颈支腋之间，下不胜其上，其应善酸矣。

【注释】

①息贲：贲，音奔。息贲，属五积病之一。因肺气郁结于肋下，而致喘息上贲气急，故名息贲。

【译解】

肺脉急甚的，是癫疾的脉象表现；微急的，是肺中有寒热并存的病症，可见到倦怠乏力，咳而唾血，并牵引腰背胸部作痛，或是鼻中有息肉而导致鼻腔阻塞不通、呼吸不畅等症状。肺脉缓甚的，是表虚而多汗；微缓的，是手足软弱无力的痿证、瘘疮病、半身不遂以及头部以下汗出不止的症候。肺脉大甚的，会见到足胫部肿胀；微大的，是烦满喘息而呕吐的肺痹病，其发作时会牵引胸

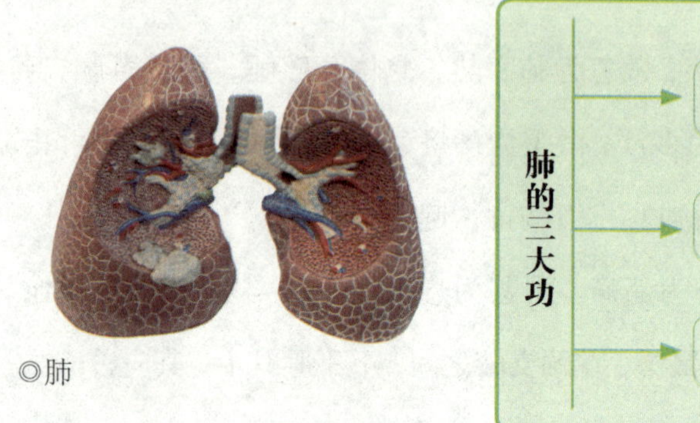

◎肺

背作痛，且怕见日光。肺脉小甚的，是阳气虚而腑气不固的泄泻病；微小的，是多食善饥的消瘅病。肺脉滑甚的，会见到喘息气急，肺气上逆；微滑的，会见到口鼻与二阴出血。肺脉涩甚的，会见到呕血；微涩的，主因气滞而形成的鼠瘘病，其病发于颈项及腋肋之间，同时还会伴有下肢轻而上肢重的感觉，此外患者还常常会感到下肢酸软无力。

【原文】

肝脉急甚者为恶言；微急为肥气①，在胁下若覆杯。缓甚为善呕；微缓为水瘕痹②也。大甚为内痈，善呕衄；微大为肝痹，阴缩，咳引小腹。小甚为多饮；微小为消瘅。滑甚为㿗疝③；微滑为遗溺。

涩甚为溢饮；微涩为瘈挛筋痹。

【注释】

①肥气：属五积之一，是肝积的病名。肥气，是形容肝气聚于左胁之下，如倒扣的杯子，突出如肉，而显得肥盛的样子。②水瘕痹：瘕，指的是腹中聚散无常、时有时无的结块肿物。痹，是闭的意思。水瘕痹，就是水积于胸下而结聚成形，并见小便不利的病症。③㿉疝：㿉，音颓，阴囊肿大叫作㿉。㿉疝，是疝气的一种。

【译解】

肝脉急甚的，会见到口出愤怒的言语，易怒少喜；微急的，是肝气积聚于胁下所致的肥气病，其状隆起如肉，就好像倒扣着

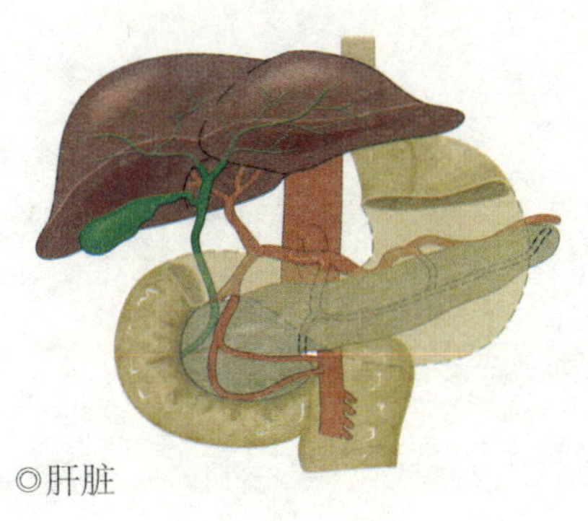

◎肝脏

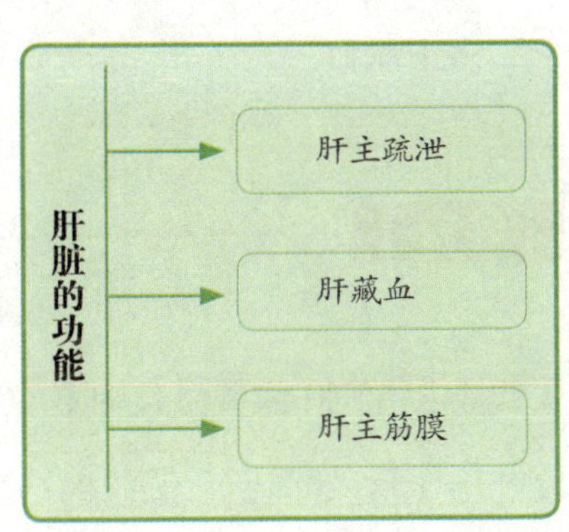

的杯子一样。肝脉缓甚的，会见到时时呕吐；微缓的，是水积胸胁所致的水瘕痹病，同时还会出现小便不利。肝脉大甚的，主肝气郁盛而内发痈肿，其病会见到时常呕吐和出鼻血；微大的，是肝痹病，其病会见到阴器收缩，咳嗽时牵引少腹部作痛。肝脉小甚的，主血不足而口渴多饮；微小的，主多食善饥的消瘅病。肝脉滑甚的，主阴囊肿大的㿗疝病；微滑的，主遗尿病。肝脉涩甚的，是水湿溢于肢体的溢饮病；微涩的，主因血虚所致的筋脉拘挛不舒的筋痹病。

【原文】

脾脉急甚为瘛疭；微急为膈中[①]，食饮入而还出，后沃沫。缓甚为痿厥；微缓为风痿，四肢不用，心慧然若无病。大甚为击仆；微大为疝气，腹里大脓血，在肠胃之外。小甚为寒热，微小为消瘅。滑甚为㿗癃；微滑为虫毒，蛕蝎[②]，腹热。涩甚为肠㿗；微涩为内㿗，多下脓血。

【注释】

①膈中：指肝旺侮脾以致脾不能运的病症，其主症是饮食入胃后又复吐出（食入即吐）。②蛕蝎：泛指肠中的各种寄生虫病。

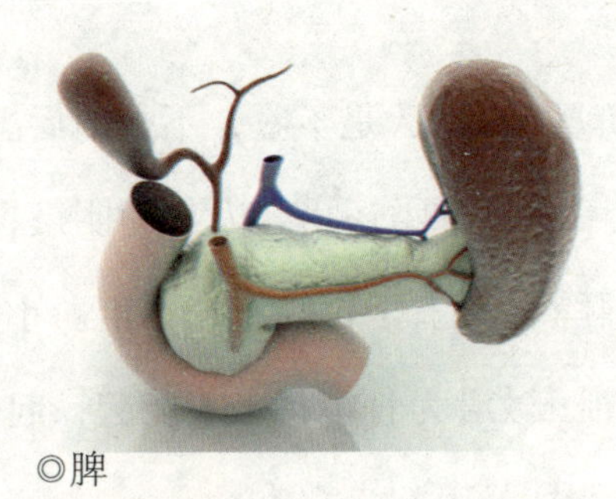
◎脾

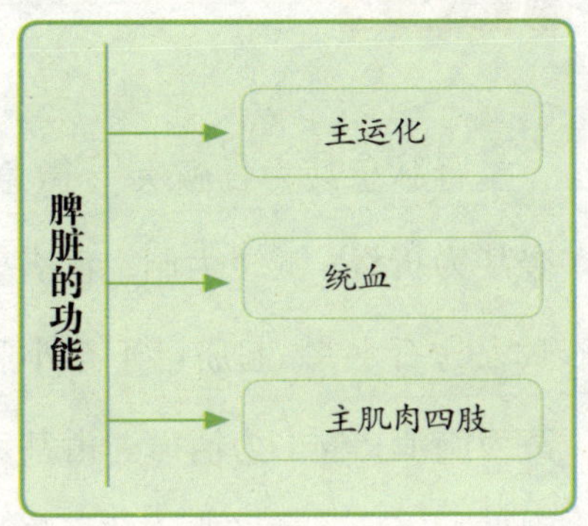

【译解】

脾脉急甚的，主手足搐搦；微急的，是膈中病，会见到因脾气不能上通而致饮食入胃后复吐出、大便下涎沫等症状。脾脉缓甚的，会见到四肢痿软无力而厥冷；微缓的，是风痿，会见到四肢偏废，但因其病在经络而不在内脏，所以心里明白，神志清楚，就好像没有病一样。脾脉大甚的，主猝然昏仆的病症，其病状就好像突然被击而倒地一样；微大的，是疝气，其病乃是由脾气壅滞而导致的腹中有大脓血且在肠胃之外的病症。脾脉小甚的，主寒热往来的病症；微小的，是多食善饥的消瘅病。脾脉滑甚的，是阴囊肿大兼见小便不通的癀癃病；微滑的，主腹中之湿热熏蒸于脾而生的各种虫病。脾脉涩甚的，是大肠脱出的肠癀病；微涩的，是肠腑溃烂腐败的内癀病，其病大便中会便下很多脓血。

【原文】

肾脉急甚为骨癫疾[①]；微急为沉厥奔豚[②]，足不收，不得前后。缓甚为折脊；微缓为洞，洞者，食不化，下嗌还出。大甚为阴痿；微大为石水[③]，起脐已下至小腹腄腄然[④]，上至胃脘，死不治。小甚为洞泄；微小为消瘅。滑甚为癃㿉；微滑为骨痿，坐不能起，起则目无所见。涩甚为大痈，微涩为不月沉痔[⑤]。

【注释】

①骨癫疾：是病邪深入至骨，邪气壅闭而胀满，伴有汗出于外、烦闷于内等现象的病症，属重证。②奔豚：是五积病之一，指肾脏积气。其病发自少腹，上至心下，似豚奔突，上下走窜，故名奔豚。③石水：是水肿病的一种。《金匮要略》中形容它的症状为脉沉、腹满而不喘。④腄腄然：腄，音垂，重而下坠之意。腄腄然，即形容腹大胀满，似要下坠的样子。⑤不月沉痔：月，即指月经；不月，就是月经不来，引申为月经不调。沉痔，即指日久不愈的痔疮。

【译解】

肾脉急甚的，主病邪深入于骨的骨癫疾；微急的，主肾气

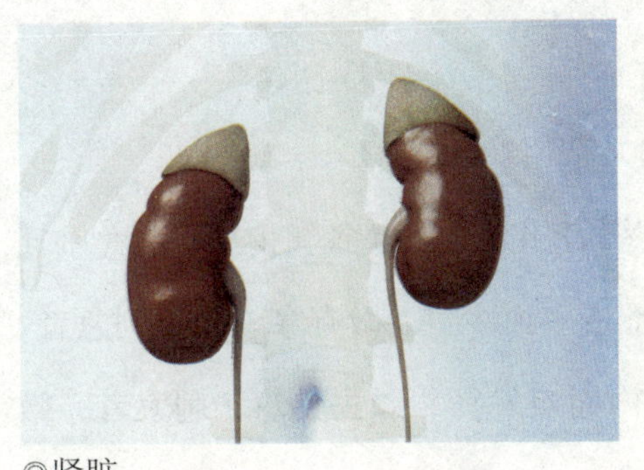

◎肾脏

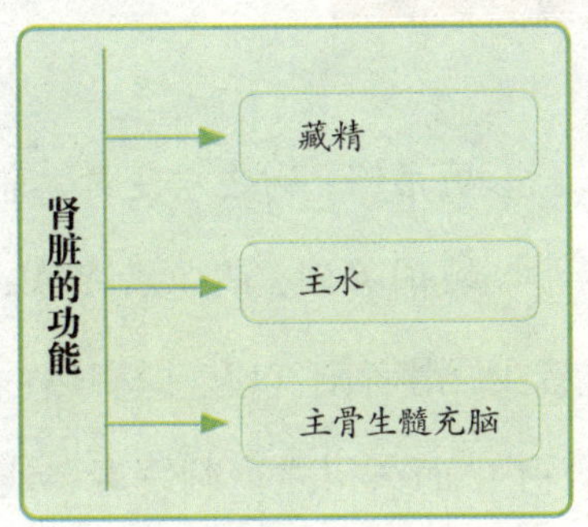

沉滞以致失神昏厥的病症以及肾脏积气的奔豚证，还会见到两足难以屈伸、大小便不通等症状。肾脉缓甚的，主脊背痛不可仰的病症；微缓的，主洞病，这种洞病的症状，是食物下咽之后，还未消化即便吐出。肾脉大甚的，是火盛水衰的阴痿病；微大的，是气停水积的石水病，其病会见到肿胀起于脐下，其肿势下至少腹，而使少腹胀满下坠，上至胃脘，它是属于不易治疗的死证。肾脉小甚的，主直泻无度的洞泄病；微小的，是多食善饥的消瘅病。肾脉滑甚的，是小便癃闭，兼见阴囊肿大的癀癃病；微滑的，主热伤肾气的骨痿病，其病能坐而不能起，起则双目昏黑，视物不清，若无所睹。肾脉涩甚的，会见到气血阻滞以致外发大痈；微涩的，主妇女月经不调的病症，或是日久不愈的痔疾。

【原文】

黄帝曰：病之六变者，刺之奈何？

岐伯答曰：诸急者多寒；缓者多热；大者多气少血；小者血气皆少；滑者阳气盛，微有热；涩者多血少气，微有寒。是故刺急者，深内[1]而久留之。刺缓者，浅内而疾发针，以去其热。刺大者，微泻其气，无出其血。刺滑者，疾发针而浅内之，以泻其阳气而去其热。刺涩者，必中其脉，随其逆顺而久留之，必先按而循[2]之。已发针，疾按其痏[3]，无令其血出，以和其脉。诸小者，阴阳形气俱不足，勿取以针，而调以甘药[4]也。

【注释】

①内：同“纳”，即以针刺入皮肤的意思。②循：即指按摩。③痏：音委，指针刺后皮肤上起的瘢痕，在此代指针孔。④甘药：是指性味甘温的药物。脾属土而喜甘，用甘药可补益脾气，脾旺则五脏之气俱盛，所以对阴阳形气俱不足的患者，不用针刺而用甘药来调理。

【译解】

黄帝问：“对于在疾病变化过程中出现上述6种脉象时的情况，

应该怎样进行相应的针刺治疗呢？”

岐伯回答说：“各种出现急脉的病症，大多是寒性的；出现缓脉的病症，大多是热性的；出现大脉的病症，属于阳盛而气有余，阴衰而血不足；出现小脉的病症，属于阳虚阴弱，气血皆少；出现滑脉的病症，属于阳气盛实而微有热；出现涩脉的病症，属于气滞，且阳气不足而微有寒。所以，在针刺治疗出现急脉的病症时，因其多寒，且寒从阴而难去，故要深刺，并长时间留针；在针刺治疗出现缓脉的病变时，因其多热，且热邪从阳而易散，故要浅刺，并迅速出针，而使热邪得以随针外泄；在针刺治疗出现大脉的病变时，因其阳盛而多气，故可以微泻其气，但不能出血；在针刺治疗出现滑脉的病变时，因其阳气盛实而微有热，故应当在进针后迅速出针，且进针亦宜较浅，以疏泄体表的阳气而宣散热邪；在针刺治疗出现涩脉的病变时，因其气滞而不易得气，故在针刺时必须刺中患者的经脉，并且要随着经气的运行方向行针，还要长时间的留针，此外在针刺之前还必须先按摩经脉的循行通路，使其气血流通以利经气运行，在出针之后，更要迅速地按揉针孔，不使它出血，从而使经脉中的气血调和。至于各种出现小脉的病变，因其阳虚阴弱，气血皆少，内外的形气都已不足，故不适宜使用针法进行治疗，而应当使用甘药来进行调治。”

【原文】

黄帝曰：余闻五脏六腑之气，荥输所入为合，令何道从入，入安连过，愿闻其故。

岐伯答曰：此阳脉之别入于内，属于腑者也。

黄帝曰：荥输与合，各有名乎？

岐伯答曰：荥输治外经，合治内腑。

黄帝曰：治内腑奈何？

岐伯曰：取之于合。

黄帝曰：合各有名乎？

岐伯答曰：胃合于三里，大肠合入于巨虚上廉，小肠合入于巨虚下廉，三焦合入于委阳，膀胱合入于委中央。胆合入于阳陵泉。

黄帝曰：取之奈何？

岐伯答曰：取之三里者，低跗；取之巨虚者，举足；取之委阳者，屈伸而索之委中者，屈而取之；阳陵泉者，正竖膝予之齐，下至委阳之阳取之；取诸外经者，揄申而从之。

黄帝曰：愿闻六腑之病。

岐伯答曰：面热者足阳明病，鱼络血者手阳明病，两跗之上脉竖陷者足阳明病，此胃脉也。大肠病者，肠中切痛而鸣濯濯，冬日重感于寒即泄，当脐而痛，不能久立，与胃同候，取巨虚上廉。胃病者，腹䐜胀，胃脘当心而痛，上肢两胁[①]，膈咽不通，食饮不下，取之三里也。小肠病者，小腹痛，腰脊控睾而痛，时窘之后，当耳前热，若寒甚，若独肩上热甚，及手小指次指之间热，若脉陷者。此其候也。手太阳病也，取之巨虚下廉。三焦病者，腹气满，小腹尤坚。不得小便，窘急，溢则水，留即为胀，候在足太阳之外大络，大络在太阳少阳之间，亦见于脉，取委阳。膀胱病者，小腹偏肿而痛，以手按之，即欲小便而不得。肩上热，若脉陷，及足小趾外廉及胫踝后皆热，若脉陷，取委中央。胆病者，善太息[②]，口苦，呕宿汁，心下澹澹[③]，恐人将捕之，嗌中吤吤然，数唾，在足少阳之本末，亦视其脉之陷下者灸之。其寒热者取阳陵泉。

【注释】

①上肢两胁：肢，应作“支”，乃支撑之意。②太息：就是长出气的意思。③心下澹澹：澹，就是动的意思。心下澹澹，就是形容心中跳动不安的样子。

【译解】

黄帝说：“我听说五脏六腑的脉气，都出于井穴，而流注于荥、输等各穴，最后进入于合穴，那么，这些脉气是从什么通路上进入于合穴的，在进入合穴时又和哪些脏腑经脉象连属呢？我想听你讲讲其中的道理。”

岐伯回答说：“您所说的，是手足各阳经的别络入体内，再连属于六腑的情况。”

黄帝问：“荥穴、输穴与合穴，都各有其特定的治疗作用吗？”

岐伯回答说：“荥穴、输穴，其脉气都浮显在较浅部位，故它们适用于治疗显现在体表和经脉上的病症；合穴的脉气深入于内，故它适用于治疗内腑的病变。”

黄帝问：“人体内腑的疾病，该怎样来进行治疗呢？”

岐伯说：“应当取用各腑之气与足三阳经相合的部位（即下合穴）来进行治疗。”

黄帝说：“六腑各自之腑气与足三阳经相合的部位都各有它自己的名称吗？”

岐伯回答说：“胃腑的腑气合于本经的合穴足三里穴；大肠腑的腑气合于足阳明胃经的上巨虚穴；小肠腑的腑气合于足阳明胃经的下巨虚穴；三焦腑的腑气合于足太阳膀胱经的委阳穴；膀胱腑的腑气合于本经的合穴委中穴；胆腑的腑气合于本经的合穴阳陵泉穴。”

黄帝说：“这些下合穴的取穴方法，是怎样的呢？”

岐伯回答说：“取足三里穴时，要使足背低平才能取之；取上、下巨虚穴时，要举足才能取之；取委阳穴时，要屈伸下肢以判断出腘窝横纹的位置后，再到腘窝横纹的外侧部去寻找它；取委中穴时，要屈膝才能取之；取阳陵泉穴时，要正身蹲坐，竖起膝盖，然后再沿着膝盖外缘直下，至委阳穴的外侧部（即腓骨小头前下方）取之。至于要取用浅表经脉上的荥输各穴来治疗外经的疾患时，也应在牵拉伸展四肢，而使经脉舒展、气血畅通之后，再行取穴。”

黄帝说：“希望听你讲讲六腑的病变情况。”

岐伯回答说：“颜面发热的，是足阳明胃腑发生病变的反映；手鱼际部位之络脉出现瘀血的，是手阳明大肠腑发生病变的反映；在两足跗之上（冲阳穴处）的动脉出现坚实而竖或虚软下陷的，也都是足阳明胃腑病变的反映，这一动脉（冲阳脉）还是测候胃气的要脉所在。大肠腑病变的症状，表现为肠中阵阵切痛，并伴有因水气在肠中往来冲激而发响的肠鸣；在冬天寒冷的季节里，如果再感受了寒邪，就会立即引起泄泻，并在脐周发生疼痛，其痛难忍，不能久立。因大肠的症候与胃密切相关，所以应该取用大肠腑的下合穴，即足阳明胃经的上巨虚穴，来进行治疗。胃腑病变的症状，表现为腹部胀满，在中焦胃脘部的心窝处发生疼痛，且痛势由此而上，支撑两旁的胸胁作痛，胸膈与咽喉间阻塞不通，使饮食不能下咽，当取用胃腑的下合穴，即本经（足阳明胃经）的足三里穴，来进行治疗。小肠腑病变的症状，表现为少腹部作痛，腰脊牵引睾丸发生疼痛，并时常会见到小便窘急以及里急后重等大小便不利的情况，同时还会在小肠经的循行通路上出现耳前发热，或耳前发冷，或唯独肩部发热，以及手小指与无名指之间发热，或是络脉虚陷不起等现象。这些症候，都是属于小肠腑病变的症状表现。手太阳小肠腑的病变，当取用小肠腑在下肢的下合穴，即足阳明胃经的下巨虚穴，来进行治疗。三焦腑病变的症状，表现为气滞所致的腹气胀满，少腹部尤为满硬坚实，小便不通而尿意窘急；小便不通则水道不利，水道不利则水液无所出，若水液泛溢于肌肤就会形成水肿，若水液停留在腹部就会形成胀病。三焦腑的病候变化，会在足太阳膀胱经外侧的大络上反映出来，此大络在足太阳膀胱经与足少阳胆经之间；此外，其病候变化，亦会在其本经（手少阳三焦经）的经脉上反映出来。三焦腑有病，当取用三焦腑在下肢的下合穴，即足太阳膀胱经的委阳穴，来进行治疗。膀胱腑病变的症状，表现为少腹部偏肿且疼痛，若用手按揉痛处，就会立即产生尿意，却又尿不出来；此外还会在膀胱经循行通路上出现肩背部发热，或是肩背部的经脉所在处陷下不起，以及足小趾的外侧、胫骨与足踝后都发热，或是这些部位的经脉循行处陷下不起。这些病症，都可以取用膀胱腑的下合穴，即本经（足太阳膀胱经）的委中穴，来进行治疗。胆腑病变的症状，表现为时时叹息而长出气，口中发苦，因胆汁上溢而呕出苦水；心神不宁，胆怯心跳，就好像害怕有人要逮捕他一样；咽部如有物梗阻，多次想把它吐出来，却什么也吐不出。对于这些病变，可以在足少阳胆经循行通路的起点处或终点处取穴，来进行治疗；也可以找到因血气不足而致的经脉陷下之处，在那里施行灸法，来进行治疗；出现寒热往来症状的，就应当取用胆腑的下合穴，即本经（足少阳胆经）的阳陵泉穴，来进行治疗。”

【原文】

黄帝曰：刺之有道乎？

岐伯答曰：刺此者，必中气穴[①]，无中肉节[②]。中气穴，则针染于巷[③]；中肉节，肤痛。补泻反则病益笃。中筋则筋缓，邪气不出，与其真相搏，乱而不去，反还内著[④]，用针不审，以顺为逆也。

【注释】

①气穴：即泛指全身的穴位。因穴位与脏腑经络之气相通，故称之为气穴。②肉节：即指皮肉之间、骨节相连的部位。③针染于巷：应作“针游于巷”。巷，就是街或道的意思。此句言针中气穴时，医者手下的感觉就好像人游行在街巷之中，毫无滞涩之感。④内著：就是邪气内陷的意思。

【译解】

黄帝问："针刺以上各穴，有一定的法度吗？"

岐伯回答说："针刺这些穴位时，一定要刺中气穴才行，切不可刺到皮肉之间、骨节相连的地方。若是刺中了气穴，则医者手下就会感觉到针尖好像游行于空巷之中，针体进出自如；若是误刺在皮肉骨节相连之处，则不但医者手下会感觉到针体进出涩滞，而且患者也会有皮肤疼痛的感觉。倘若该用补法的却反用了泻法，而该用泻法的却反用了补法，就会使病情更加严重。倘若误刺在筋上，就会使筋脉受损，弛缓不收，而病邪也不能被驱出体外；邪气和真气在体内相互斗争，就会使气机逆乱，而邪气依然不能祛除，甚至反而深陷于体内，使病情更加深重。这些都是用针时不审慎、错识病性、乱用刺法而造成的恶果。"

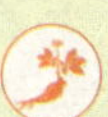

寿夭刚柔第六

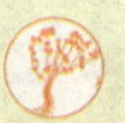

【原文】

黄帝问于少师曰：余闻人之生也，有刚有柔，有弱有强，有短有长，有阴有阳，愿闻其方。

少师答曰：阴中有阴，阳中有阳，审知阴阳，刺之有方，得病所始，刺之有理，谨度病端，与时相应。内合于五脏六腑，外合于筋骨皮肤。是故内有阴阳，外亦有阴阳。在内者，五脏为阴，六腑为阳；在外者，筋骨为阴，皮肤为阳。故曰，病在阴之阴者，刺阴之荥输①；病在阳之阳者，刺阳之合②；病在阳之阴者，刺阴之经③；病在阴之阳者，刺络脉④。故曰，病在阳者命曰风，病在阴者命曰痹，阴阳俱病命曰风痹。

病有形而不痛者，阳之类也；无形而痛者，阴之类也。无形而痛者，其阳完而阴伤之也，急治其阴，无攻其阳；有形而不痛者，其阴完而阳伤之也，急治其阳，无攻其阴。阴阳俱动，乍有形，乍无形，加以烦心，命曰阴胜其阳，此谓不表不里，其形不久。

【注释】

①阴之荥输：指手三阴经和足三阴经的荥穴（属火）及输穴（属土）。②阳之合：指手三阳经和足三阳经的合穴（属土）。③阴之经：指手三阴经和足三阴经的经穴（属金）。④络脉：即十五络脉，在此代指手三阳经和足三阳经的络穴。

【译解】

黄帝问少师："我听说人生在世，由于各人的禀赋不同，性情有刚有柔，体质有强有弱，形体有高有矮，一切生理病理的现象，就其性质来说，都是有阴有阳的。我想听你谈一谈这些差异的区别以及相应于这些差异而使用的不同针刺方法。"

少师回答说："人体所含的阴阳，内容是多方面的，其属性也是相对而言的，阴之中还可以再分出阴，阳之中还可以再分出阳，只有明确了解和掌握了阴阳的规律，才能找到恰当的针刺方法来调其不和；只有知晓开始发病时的病性，是属于阴的还是属于阳的，治疗起来才能有理有据。此外，还要认真诊察致病的原因，根据四季时令的变化来把握发病的性质和特点，同时，所选定的治疗方法，其功效在内要与五脏六腑的病候相合，其功效在外要与筋骨皮肤的病候相合，只有这样，才能取得良好的疗效。不仅身体的内部有阴阳之分，身体的外部也有阴阳之分。在体内，五脏属阴，六腑属阳；在体表，筋骨属阴，皮肤属阳。根据这种内外阴阳的关系，再由病候所发生的部位，就可以初步选定针刺治疗所要用的穴位。所以说内为阴，体内的五脏亦属阴，如果五脏有病，即所谓的病在阴中之阴，就应当针刺阴经的荥穴和输穴；相应的，外为阳，体表的皮肤亦属阳，如果皮肤有病，即所谓的病在

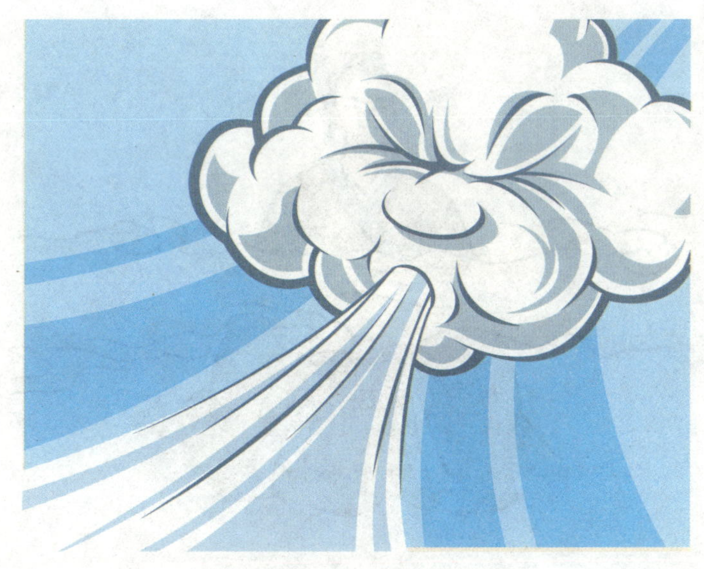

◎风寒邪气伤害人的外在形体

阳中之阳，就应当针刺阳经的合穴。此外，外为阳，体表的筋骨却属阴，如果筋骨有病，即所谓的病在阳中之阴，就应当针刺阴经的经穴；相应的，内为阴，体内的六腑却属阳，如果六腑有病，即所谓的病在阴中之阳，就应当针刺阳经的络穴。至于疾病的症候，其发病的部位也可以用阴阳来分类。病邪在体表阳分的疾患叫作风；病邪在体表阴分的疾患叫作痹；体表的阴分和阳分都有病的疾患，叫作风痹。

病患在外表有形态的变化而没有疼痛感的，是病在浅表、在皮肉筋骨，是属于阳的一类疾病；病患在外表没有形态的变化却

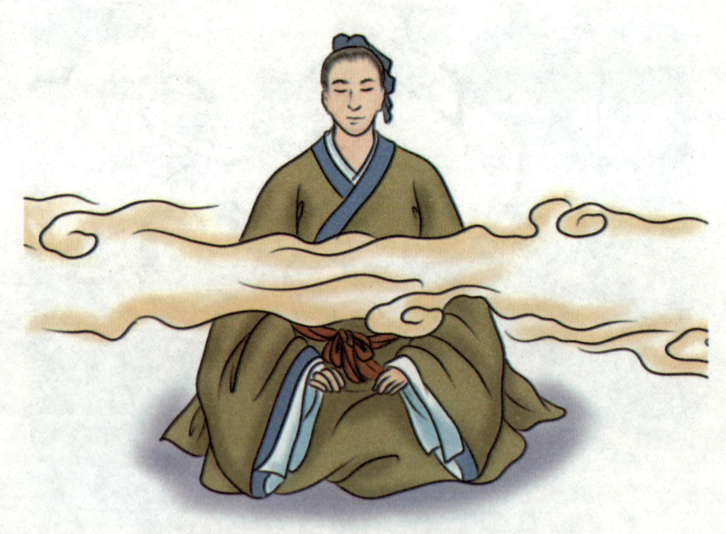

◎忧伤、恐惧、愤怒会导致气机运行失调

有疼痛感的，即病在深处、在五脏六腑，是属于阴的一类疾病。在外表没有病形的表现却感到疼痛的这一类病症，其属阳的体表完好如常，只是属阴的五脏六腑有病，应该急速治疗其属阴的五脏六腑，而不要治疗其属阳的皮肉筋骨。反之，在外表有病形的表现而不感到疼痛的这一类病症，其属阴的五脏六腑是没有病的，只是属阳的体表受到了损伤，应该急速治疗其属阳的皮肉筋骨，而不要治疗其属阴的五脏六腑。至于表里阴阳经都发生病患时，则有时会在体表出现病形的表现，有时就会因病在脏腑而在体表不出现病形的表现。倘若此时再感到心中烦躁不安，那就叫作阴病甚于阳病，即属阴的五脏受病比较厉害，这时的病情就是所谓的既不全是在表，又不全是在里，在表里阴阳都已受病的情况下，病患发展到了这个阶段，就难以治疗了，而离其形体的败坏也就不久远了。”

【原文】

黄帝问于伯高曰：余闻形气病之先后，外内之应奈何？伯高答曰：风寒伤形，忧恐忿怒伤气。气伤脏，乃病脏；寒伤形，乃应形；风伤筋脉，筋脉乃应。此形气外内之相应也。

黄帝曰：刺之奈何？伯高答曰：病九日者，三刺而已。病一月者，十刺而已。多少远近，以此衰[①]之。久痹不去身者，视其血络[②]，尽出其血。

黄帝曰：外内之病，难易之治，奈何？伯高答曰：形先病而未入脏者，刺之半其日。脏先病而形乃应者，刺之倍其日。此外内难易之应也。

【注释】

①衰：在此是祛除的意思。②血络：即指浅部静脉。大的浅静脉，有肘部的曲池、腘部的委中等；小的浅静脉，有掌部的鱼际、跖部的然谷等。

【译解】

黄帝问伯高："我听说外表的形体和体内的气机发生病变时，其发病之先后以及所发之在内在外的病症都是与其病因相应的，这其中的情形是怎样的？"伯高回答说："风寒之邪外袭，必先侵袭于在外的形体；忧思惊恐、恼怒等情绪刺激，必先影响到体内气机的运行。气机的活动失调，就会造成五脏不和，而使五脏发病；寒邪侵袭形体，就会使在外的形体受伤，而在肌表出现相应的病症；风邪伤及筋脉，就会在筋脉出现相应的病症。这就是形体与气机受到了伤害，而相应地在外与内发病的情况。"

黄帝问："根据病程的长短不同，怎样去合理使用针刺治疗呢？"伯高回答说："得病已经九天的，针刺三次就可以痊愈；得病已经一个月的，针刺十次也可以痊愈。不论病程时日的多少长短，都可以根据这一病三日就针刺一次的原则，来估计出祛除病邪最适当的治疗次数。如果有久患痹病而不能治愈的，就应当诊察他的血络，在有瘀血的地方用刺络放血的方法出尽恶血。"

黄帝问："外因与内因所致的疾病，在针刺时有难治与易治

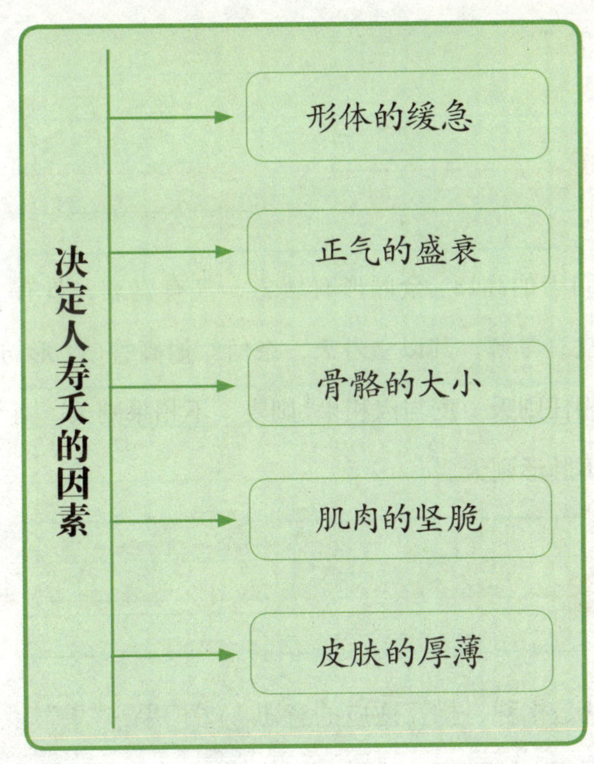

的不同，其具体情况是怎样的？”伯高回答说：“外邪伤人，形体先病而尚未传入内脏的，是病在浅表，其针刺的次数可以按照一般的标准减去一半，即原来患病一个月而需要针刺十次的，现在只要针刺五次就可以了；内因所伤，内脏先病，再由里达表而影响到在外的形体也相应地出现病症的，是病在深处，这时其针刺的次数就要按照一般的标准加上一倍，即原来患病一个月而需要针刺十次的，现在需要针刺二十次才可以。这些都是以患病一个月作为标准来说明外因与内因所致疾病在治疗上的难易区别。”

【原文】

黄帝问于伯高曰：余闻形有缓急，气有盛衰，骨有大小，肉有坚脆，皮有厚薄，其以立寿夭，奈何？伯高答曰：形与气相任①则寿，不相任则夭。皮与肉相果②则寿，不相果则夭。血气经络胜形则寿，不胜形则夭。

【注释】

①相任：就是相称、相互适应的意思。②相果：“果”就是“裹”的意思，因皮在外以裹肉而名。相果，在此指皮厚肉坚而言；皮厚

肉脆或皮薄肉坚的，叫作“不相果”。

【译解】

黄帝问伯高：“我听说人的形体有缓有急，元气有盛有衰，骨骼有大有小，肌肉有坚有脆，皮肤有厚有薄，从这几方面去观察，怎样可以断定一个人是长寿还是短命？”伯高回答说：“形体与元气相称，内外平衡的，就会长寿；反之，不相称、不平衡的，就会短命。皮厚肉坚，能够相称的，就会长寿；皮厚肉脆，互不相称的，就会短命。血气经络旺盛充实，胜过外表形体的，就会长寿；反之，血气经络衰退空虚，其情况还不及形体的，就会短命。”

【原文】

黄帝曰：何谓形之缓急？伯高答曰：形充而皮肤缓者则寿，形充而皮肤急者则夭。形充而脉坚大者顺也，形充而脉小以弱者气衰，衰则危矣。若形充而颧不起者，骨小，骨小则夭矣。

形充而大肉[①]䐃[②]坚而有分者[③]，肉坚，肉坚则寿矣；形充而大肉无分理不坚者，肉脆，肉脆则夭矣。此天之生命，所以立形定气而视寿夭者，必明乎此立形定气，而后以临病人，决死生。

黄帝曰：余闻寿夭，无以度之。伯高答曰：墙基[④]卑，高不及其地[⑤]者，不满三十而死；其有因加疾者，不及二十而死也。

黄帝曰：形气之相胜，以立寿夭奈何？伯高答曰：平人而气胜形者，寿；病而形肉脱，气胜形者，死，形胜气者，危矣。

【注释】

①大肉：指人体腿、臂、臀等肌肉较肥厚之处的肌肉。②䐃：音窘，肌肉结聚之处叫作䐃，在此指人体肩、肘、髀、膝等肌肉突起的部位。③有分者：就是分肉明显的意思。④墙基：在此指耳边而言。⑤地：耳前之肉叫作地。

【译解】

黄帝问："什么叫作形体的缓急？"伯高回答说："形体充实而皮肤和缓的人，就会长寿；形体充实而皮肤紧张的人，就会短命。形体充实而脉气坚大的，属表里如一，内外俱强，就叫作顺；形体充实而脉气弱小的，属外实内虚，脉气不足，是气衰的征象，出现气衰就表明其寿命不长了。形体充实而面部颧骨低平不起的，是骨骼弱小，出现这种形体充实而骨骼弱小之情况的人，就会短命。形体充实而臀部肌肉丰满且在其肩、肘、髀、膝等肌肉突起的地方也都是肌肉坚实而肤纹清楚的，就叫作肉坚，像这样的肌肉坚实的人，就会长寿；形体充实而臀部肌肉瘦削，没有肤纹且不坚实的，就叫作肉脆，像这样的肌肉脆薄的人，就会短命。

这些都是由各人的先天禀赋不同所造成的，所以通过判定在外之形体和在内之元气的盛衰，以及形体与气血之间是否平衡统一，就可以观察、推测出人的生命寿夭。作为医生必须明了这个道理，知道如何确定形体的强弱，判定元气的盛衰，观察形与气之间平衡协调与否，然后才能在临床上诊察病人，决定治疗措施，判断生死预后。”

黄帝说：“我听说人的寿命长短可以通过观察某些部位而大致估计出来，但究竟能活到多少岁数，我还是无法测度。”伯高回答说：“就面部来说，如果耳边四周的骨骼塌陷，低平窄小，高度还不及耳前的肌肉，这样的人不满三十岁就会夭亡；倘若再加上因外感内伤等原因而患了其他疾病，那么不到二十岁就会夭亡了。”

黄帝问：“形体与气两者相比有过与不及之时，怎样用它来辨别一个人长寿还是短命？”伯高回答说：“平常之人，气足神全胜过形体的，即使外貌较为瘦小，也会长寿。得了病的人，如果形体肌肉已消瘦不堪而脱陷，即使气能胜形，即气还不衰，但由于形体恢复困难，形脱则气难独存，所以仍是会死亡的；倘若形能胜气，由于元气已经衰竭，气衰神衰，因此即使外表的形体肌肉没有脱减，其病情也同样很危险，不会长寿。”

【原文】

黄帝曰：余闻刺有三变，何谓三变？伯高答曰：有刺营者，有刺卫者，有刺寒痹之留经者。

黄帝曰：刺三变者奈何？伯高答曰：刺营者出血，刺卫者出气，刺寒痹者内热[①]。

【注释】

①内热：内，通“纳”。内热，就是纳热的意思，即纳热于内，驱散寒邪。

【译解】

黄帝说：“我听说刺法中有‘三变’的说法，什么叫作三变？”伯高回答说：“所谓三变，就是根据不同的病症而设立的三种不同的针刺方法。其中有刺病在营分的，有刺病在卫分的，还有刺寒痹留滞在经络之中的。”

黄帝问：“针刺这三种病的方法都是怎样的？”伯高回答说：

“刺病在营分的，是用点刺放血的方法，使营分的病邪随瘀血而外泄；刺病在卫分的，是用摇大针孔的方法，以疏泄卫分，并使卫分的病邪得以消散；刺寒邪留滞经络而形成痹证的，是用焠刺的方法或是针后药熨的方法，使热气入内温煦经脉并驱散寒邪。”

【原文】

黄帝曰：营卫寒痹之为病奈何？伯高答曰：营之生病也，寒热少气，血上下行。卫之生病也，气痛时来时去，怫忾[①]贲响[②]，风寒客于肠胃之中。寒痹之为病也，留而不去，时痛而皮不仁。

黄帝曰：刺寒痹内热奈何？伯高答曰：刺布衣者，以火焠[③]之。刺大人者，以药熨之。

黄帝曰：药熨奈何？伯高答曰：用淳酒二十斤，蜀椒一斤，干姜一斤，桂心一斤，凡四种，皆㕮咀[④]，渍酒中。用绵絮[⑤]一斤，细白布四丈，并内酒中。置酒马矢煴中[⑥]，盖封涂，勿使泄。五日五夜，出布绵絮，曝干之，干复渍，以尽其汁。每渍必晬其日[⑦]，乃出干。干，并用滓与绵絮，复布为复巾[⑧]，长六七尺，为六七巾。则用之生桑炭炙巾，以熨寒痹所刺之处，令热入至于病所，寒复炙巾以熨之，三十遍而止。汗出以巾拭身，亦三十遍而止。起步内中，无见风。每刺必熨，如此病已矣。此所谓内热也。

【注释】

①怫忾：怫，作郁讲；忾，作气满讲。怫忾，就是气满郁塞的意思。②贲响：即指腹鸣。③焠：音翠，用火烧灼的意思，可作灸讲。焠刺，就是指火针法，即将针用火烧热后，迅速刺入，随即拔出。④㕮咀：就是嚼的意思，古人把将药咬成粗块的过程叫作㕮咀。㕮咀是古人炮制药物的方法，那

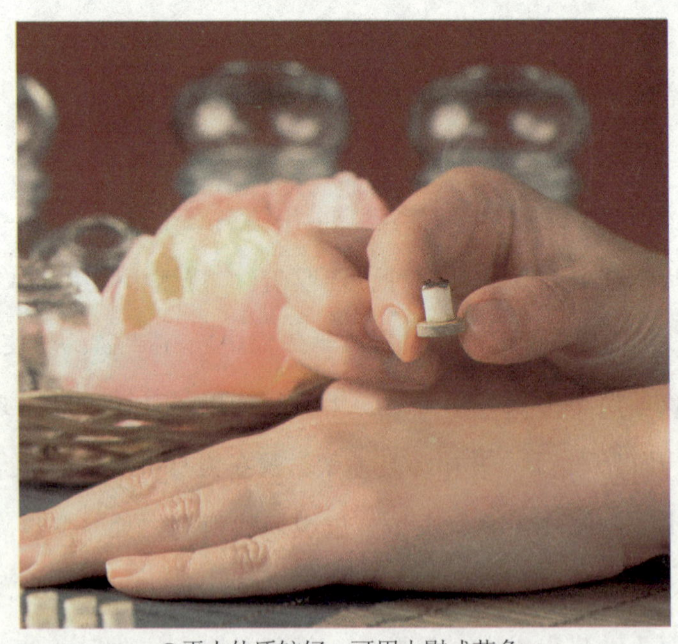

◎平人体质较好，可用火熨或艾灸

时候没有刀，所以就要用嘴把药物咬碎，使之变细，像芝麻豆粒一样大小。后世根据这个意思，虽然已经改用了刀锉，但对药物的相制，仍通称㕮咀。⑤绵絮：在此指用蚕茧制成的丝绵。⑥马矢煴中：指用燃烧的干马粪去煨，取其火微。⑦晬其日：晬，音最，就是一周的意思。晬其日，即指一日一夜。⑧复布为复巾：复布，就是双层布。巾，重布为巾，是指夹袋一类的东西；复巾，就是用双层布制成夹袋的意思。

【译解】

黄帝问："营分病、卫分病以及寒痹的症状表现都是怎样的？"伯高回答说："营和血是一体的，营分病的症状表现，主要是寒热往来，气弱无力，邪在营血而上下妄行的现象。卫分病的症状，主要是因气机不畅所致的气痛，表现为无形而痛，时来时去，忽痛忽止，此外还有腹部胀满不舒，或腹中肠鸣作响等症状，这些都是因风寒外袭，客于肠胃之中，气机不通而导致的。寒痹的症状，是因寒邪停留于经络之间，血脉凝滞不通所产生的，故而其症状表现为久病难去，肌肉时常疼痛并伴有皮肤麻木不仁（不知痛痒）的感觉。"

黄帝问："刺寒痹时使热气内入的方法是怎样的？"伯高

回答说："根据病人的体质不同，刺寒痹时使热气内入的方法会有所不同。对于普通劳动者，他们身体强健，皮厚肉坚，可以用火针或艾灸的方法来进行治疗；而对于那些王公贵族，他们养尊处优，皮薄肉脆，则适宜采用针后药熨的方法来进行治疗。"

黄帝问："药熨的制法及其应用是怎样的？"伯高回答说："药熨的疗法，是取醇酒二十升，蜀椒一升，干姜一斤，桂心一斤，共四种药料。将后三种药都用牙齿嚼碎成豆粒一样大小，然后一起浸泡在酒中；再取丝绵一斤，细白布四丈，也一起浸泡在酒中。

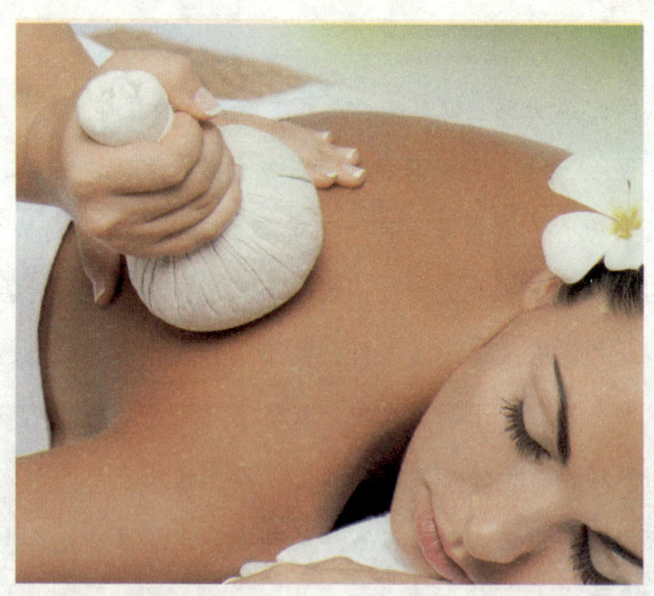

◎熨灸能起到温经散寒、疏通经脉、调和气血、活血化瘀、祛邪止痛等作用

此后再把盛有酒的酒器，放到燃烧的干马粪上去煨，不过酒器的盖子必须用泥土涂抹密封，不能让它露气。待到煨了五日五夜之后，将白布和丝绵取出晒干；晒干之后，再重复浸入酒中，不计次数，直到把酒吸尽为止。每浸泡一次，都要泡够一天一夜的时间，再取出晒干。待酒汁已被吸尽之后，就把药渣也取出来晒干，并将药渣与丝绵都放在夹袋内。这种夹袋，就是将双层的布再对折之后而制成的，每个夹袋都有六七尺长，一共要做六七个夹袋。使用的时候，先将夹袋放在生桑炭火上烤热，再用它来温熨寒痹局部施针的部位，使温热传入里面的病所；夹袋冷了，就放到生桑炭火上去烤热，烤热后再来熨，一共要熨三十次才能停止。熨后就会出汗，汗出来了，要用夹袋来擦拭身体，也是要擦三十次才能停止。擦干汗液之后，要在没有风的室内活动，切记不要受风。每次针刺都必须配合药熨，这样治疗，寒痹才能痊愈。这就是所谓的用药熨使热气内入的方法。”

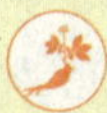

经脉第十

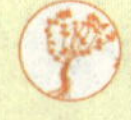

【原文】

雷公问于黄帝曰：禁脉[①]之言，凡刺之理，经脉为始，营其所行，制其度量，内次五脏，外别六腑，愿尽闻其道。

黄帝曰：人始生，先成精，精成而脑髓生，骨为干，脉为营，筋为刚，肉为墙，皮肤坚而毛发长，谷入于胃，脉道以通，血气乃行。

雷公曰：愿卒闻经脉之始也。

黄帝曰：经脉者，所以能决死生，处百病，调虚实，不可不通。

肺手太阴之脉，起于中焦，下络大肠，还循胃口，上膈属肺，从肺系横出腋下，下循臑内，行少阴心主之前，下肘中，循臂内上骨下廉，入寸口，上鱼，循鱼际，出大指之端；其支者，从腕后直出次指内廉，出其端。

是动则病肺胀满，膨胀而喘咳，缺盆中痛，甚则交两手而瞀，此为臂厥。是主肺所生病者，咳，上气，喘渴，烦心，胸满，臑臂内前廉痛厥，掌中热。气盛有余，则肩背痛，风寒，汗出中风，小便数而欠。气虚则肩背痛，寒，少气不足以息，溺色变。为此诸病，盛则泻之，虚则补之，热则疾之，寒则留之，陷下则灸之，不盛不虚，以经取之。盛者，寸口大三倍于人迎，虚者，则寸口反小于人迎也。

大肠手阳明之脉，起于大指次指之端，循指上廉，出合谷两骨之间，上入两筋之中，循臂上廉，入肘外廉，上臑外前廉，上肩，出髃骨之前廉，上出于柱骨之会上，下入缺盆络肺下膈，属大肠。其支者，从缺盆上颈，贯颊，入下齿中，还出挟口，交人中，左之右，右之左，上挟鼻孔。

是动则病齿痛，颈肿。是主津液所生病者，目黄，口干，鼽衄，喉痹，肩前臑痛，大指次指痛不用。气有余则当脉所过者热肿；虚则寒栗不复。为此诸病，盛则泻之，虚则补之，热则疾之，寒则留之，陷下则灸之，不盛不虚，以经取之。盛者，人迎大三倍于寸口；虚者，人迎反小于寸口也。

【注释】

①禁脉：乃“禁服”之误，其意就是指《灵枢》的禁服篇；“凡刺之理”等六句皆载于此篇。因该篇记载了黄帝授书于雷公时所说

的话“慎之慎之，吾为子言之。凡刺之理”，故雷公在这里以此发问。

【译解】

雷公问黄帝道：“《禁服》(原‘服’字作‘脉’，据《图经》及张注本改）篇上说，针刺治病的原理，首先应当懂得经脉系统，因为它是全身气血运行的通道，它循行的路线和长短都有一定的标准，在内依次与五脏相连，在外分别与六腑相通。希望听你详尽地讲讲其中的道理。”

黄帝说：“人在开始孕育的时候，首先是源自父母的阴阳之气会合而形成精，精形成之后再生成脑髓，此后人体才会逐渐成形以骨骼作为支柱，以脉道作为营藏气血的处所，以筋的刚劲来约束和强固骨骼，以肌肉作为保护内在脏腑和筋骨血脉的墙壁；等到皮肤坚韧之后，毛发就会生长出来，如此，人的形体就长成了。人出生以后，五谷入胃，化生精微而营养全身，就会使全身的脉道得以贯通，从此血气才能在脉道中运行不息，濡养全身，而使生命维持不息。”

雷公说：“我希望能够全面地了解经脉的起始所在及其在周身循行分布的情况。”

黄帝说：“经脉不但能够运行气血，濡养周身，而且还可以决断死生，诊断百病，调和虚实，治疗疾病，所以不能不通晓有关它的知识。”

肺的经脉手太阴经，起始于中焦胃脘部，向下行，联络于与本经相表里的脏腑——大肠腑，然后自大肠返回，循行环绕胃的上口，向上穿过横膈膜，联属于本经所属的脏腑——肺脏，再从气管横走并由腋窝部出于体表，沿着上臂的内侧，在手少阴心经与手厥阴心包络经的前面下行，至肘部内侧，再沿着前臂的内侧、桡骨的下缘，入于桡骨小头内侧、动脉搏动处的寸口部位，上至

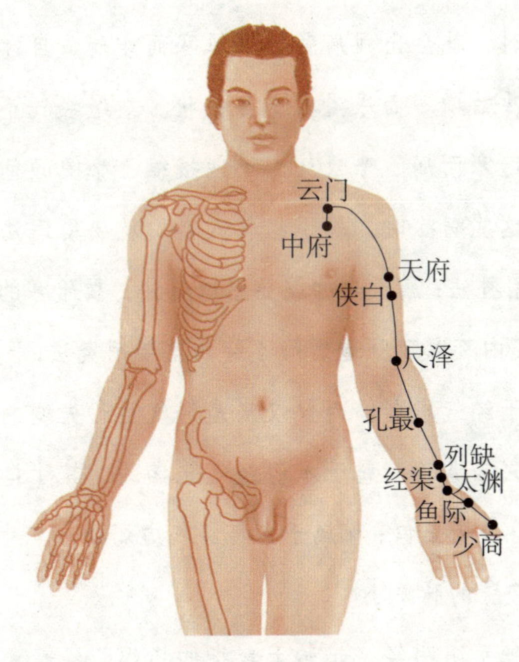

◎肺经

手拇指本节后手掌肌肉隆起处的鱼部，再沿鱼部的边缘到达手拇指的指端；另有一条支脉，从手腕后方分出，沿着食指拇侧直行至食指的桡侧前端，与手阳明大肠经相衔接。

手太阴肺经之经气发生异常的变动，就会出现肺部胀满、气喘、咳嗽、缺盆部疼痛等症状；在咳嗽剧烈的时候，病人常常会交叉双臂按住胸前，并感到眼花目眩、视物不清，这就是臂厥病，是由肺经之经气逆乱所导致的一种病症。手太阴肺经上的腧穴主治肺脏所发生的疾病，其症状是咳嗽气逆，喘促，口渴，心中烦乱，胸部满闷，上臂内侧前缘的部位疼痛、厥冷，手掌心发热。本经经气有余时，就会出现肩背部遇风寒而作痛、自汗出而易感风邪以及小便次数增多而尿量减少等症状。本经经气不足时，就会出现肩背部遇寒而痛、呼吸气少不能接续、小便颜色改变等症状。治疗上面这些病症时，属于经气亢盛的就要用泻法，属于经气不足的就要用补法；属于热的就要用速针法，属于寒的就要用留针法；属于阳气内衰以致脉道虚陷不起的就要用灸法；既不属于经气亢盛也不属于经气虚弱，而仅仅只是经气运行失调的，就要用本经所属的腧穴来调治。属于本经经气亢盛的，其寸口脉的脉象要比人迎脉的脉象大三倍；而属于本经经气虚弱的，其寸口脉的脉象反而会比人迎脉的脉象小。

大肠的经脉手阳明经，起始于食指的指端，沿着食指拇侧的上缘，通过拇指、食指歧骨之间的合谷穴，向上行至拇指后方、腕部外侧前缘两筋之中的凹陷处，再沿前臂外侧的上缘，进入肘外侧，然后沿上臂的外侧前缘，上行至肩，出于肩峰的前缘，再向后上走到脊柱骨之上而与诸阳经会合于大椎穴，然后再折向前下方，进入缺盆，并下行而联络于与本经相表里的脏腑——肺脏，再向下贯穿隔膜，而联属于本经所属的脏腑——大肠腑；另有一条支脉，从缺盆处向上走至颈部，并贯通颊部，而进入下齿龈中，其后再从口内返出而挟行于口唇旁，左右两脉在人中穴处相交汇，相交之后，左脉走到右边，右脉走到左边，再上行挟于鼻孔两侧，

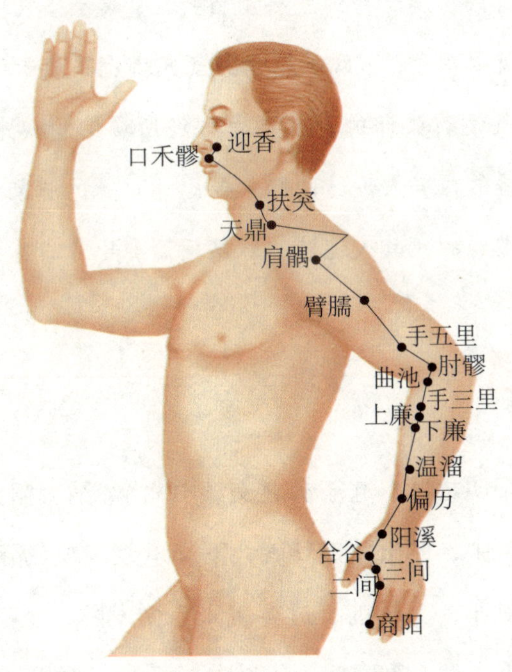

◎大肠经

而在鼻翼旁的迎香穴处与足阳明胃经相衔接。

手阳明大肠经之经气发生异常的变动，就会出现牙齿疼痛、颈部肿大等症状。手阳明大肠经上的腧穴主治津液不足的疾病，其症状是眼睛发黄，口中干燥，鼻塞或出鼻血，喉头肿痛以致气闭，肩前与上臂疼痛，食指疼痛而不能活动。本经经气有余时，就会出现经脉所过之处发热而肿的病象。本经经气不足时，就会出现发冷颤抖、不易恢复温暖等病象。治疗上面这些病症时，属于经气亢盛的就要用泻法，属于经气不足的就要用补法；属于热的就要用速针法，属于寒的就要用留针法；属于阳气内衰以致脉道虚陷不起的就要用灸法；既不属于经气亢盛也不属于经气虚弱，而仅仅只是经气运行失调的，就要用本经所属的腧穴来调治。属于本经经气亢盛的，其人迎脉的脉象要比寸口脉的脉象大三倍；而属于本经经气虚弱的，其人迎脉的脉象反而会比寸口脉的脉象小。

【原文】

胃足阳明之脉，起于鼻之交頞中[①]，旁纳太阳之脉[②]，下循鼻外，入上齿中，还出挟口环唇，下交承浆，却[③]循颐[④]后下廉，出大迎，循颊车，上耳前，过客主人，循发际，至额颅[⑤]；其支者，从大迎前下人迎，循喉咙，入缺盆，下膈，属胃，络脾；其直者，从缺盆下乳内廉，下挟脐，入气街[⑥]中；其支者，起于胃口，下循腹里，下至气街中而合引，以下髀关[7]，抵伏兔[8]，下膝膑中，下循胫外廉，下足跗，入中指内间；其支者，下廉三寸而别，下入中趾外间；其支者，别跗上，入大趾间，出其端。

是动则病，洒洒振寒[9]，善呻数欠，颜黑，病至则恶人与火，闻木声则惕然而惊，心欲动，独闭户塞牖而处，甚则欲上高而歌，弃衣而走，贲响腹胀，是为骭厥[10]。

是主血所生病者[11]，狂疟温淫，汗出，鼽衄，口㖞，唇胗[12]，颈肿喉痹，大腹水肿，膝膑肿痛，循膺、乳、气街、股、伏兔、骭外廉、足跗上皆痛，中趾不用。

气盛则身以前皆热，其有余于胃，则消谷善饥，溺色黄。气不足则身以前皆寒栗，胃中寒则胀满。

为此诸病，盛则泻之，虚则补之，热则疾之，寒则留之，陷下则灸之，不盛不虚，以经取之。盛者人迎大三倍于寸口，虚者人迎反小于寸口也。

【注释】

①頞中：頞，音饿，即鼻梁。頞中，就是指鼻梁上端（鼻根部位）的凹陷处。②旁纳太阳之脉：纳，《针灸甲乙经》《千金方》《铜人经》《十四经发挥》、马莳本、张介宾本均作“约”，也就是缠束的意思。《铜人经》的为“足太阳起目眦（睛明穴）

而阳明旁行约之”，其意思就是说足阳明胃经的经脉缠束旁侧之足太阳膀胱经的经脉。③却：不进反退的叫作“却”。④颐：即口角后方、腮部之下的部位。⑤额颅：就是指前额处、发下眉上之间的部位。⑥气街：穴位名，其部位在少腹下方之毛际的两旁，也叫作气冲。⑦髀关：穴位名，其部位在大腿前方上端的皮肤交纹处。⑧伏兔：穴位名，其部位在大腿前方的肌肉隆起处，因其形如趴伏的兔子，故名。⑨洒洒振寒：指患者有阵阵发冷的感觉，就好像凉水洒在身上一样。⑩骭厥：骭，是胫骨在古时候的名称。骭厥，就是指足阳明之气自胫部而上逆的病症。古人认为贲响（肠中气体走动而发生鸣响）、腹胀都是因足胫部之气上逆所致，故称之为骭厥。⑪是主血所生病者：胃腑受纳水谷而使营血得以化生，是为营血之根，如果胃腑有病，则营血不生。足阳明经受纳胃腑之气，成为多气多血之经，而可调节营血之变，所以足阳明胃经上的腧穴可以主治有关血的各种病症。⑫口㖞，唇胗：㖞，音歪，就是歪的意思；口㖞，就是指口角㖞斜。胗，音真；唇胗，就是指口唇生出疮疡。

【译解】

胃的经脉足阳明经，起于鼻孔两旁（迎香穴），由此上行，左右相交于鼻根部，并缠束旁侧的足太阳膀胱经的经脉，到达内眼角（睛明穴）之后再向下行，沿鼻的外侧，入于上齿龈内，继而返出来挟行于口旁，并环绕口唇，再向下交会于口唇下方的承浆穴处，此后再沿腮部后方的下缘退行而出于大迎穴，又沿着下颌角部位的颊车，上行至耳的前方，通过足少阳胆经所属的客主人穴，沿着发际，上行至额颅部；它有一条支脉，从大迎穴的前方，向下走行至颈部的人迎穴处，再沿喉咙进入缺盆，向下贯穿横膈膜，而联属于本经所属的脏腑——胃腑，并联络于与本经相表里的脏腑——脾脏；其直行的经脉，从缺盆处下行至乳房的内侧，再向下挟行于脐的两侧，最后进入阴毛毛际两旁的气街部位（气冲穴）；另有一条支脉，起始于胃的下口处（即幽门，大约相当于下脘穴所在的部位），再沿着腹部的内侧下行，到达气街的部位，而与前面所讲的那条直行的经脉相会合，再由此下行，沿着大腿外侧的前缘到达髀关穴处，而后直达伏兔穴，再下行至膝盖，并沿小腿胫部外侧的前缘，下行至足背部，最后进入足次趾的外侧间（即足中趾的内侧部）；还有一条支脉，在膝下三寸的地方分出，下行到足中趾的外侧间；又有一条支脉，从足背面（冲阳穴）别行而出，向外斜走至足厥阴肝经的外侧，进入足大趾，并直行到大趾的末端，而与足太阴脾经相衔接。

足阳明胃经之经气发生异常的变动，就会出现全身一阵阵发冷战栗，就好像被冷水淋洒过一样，以及频频呻吟、时作呵欠、

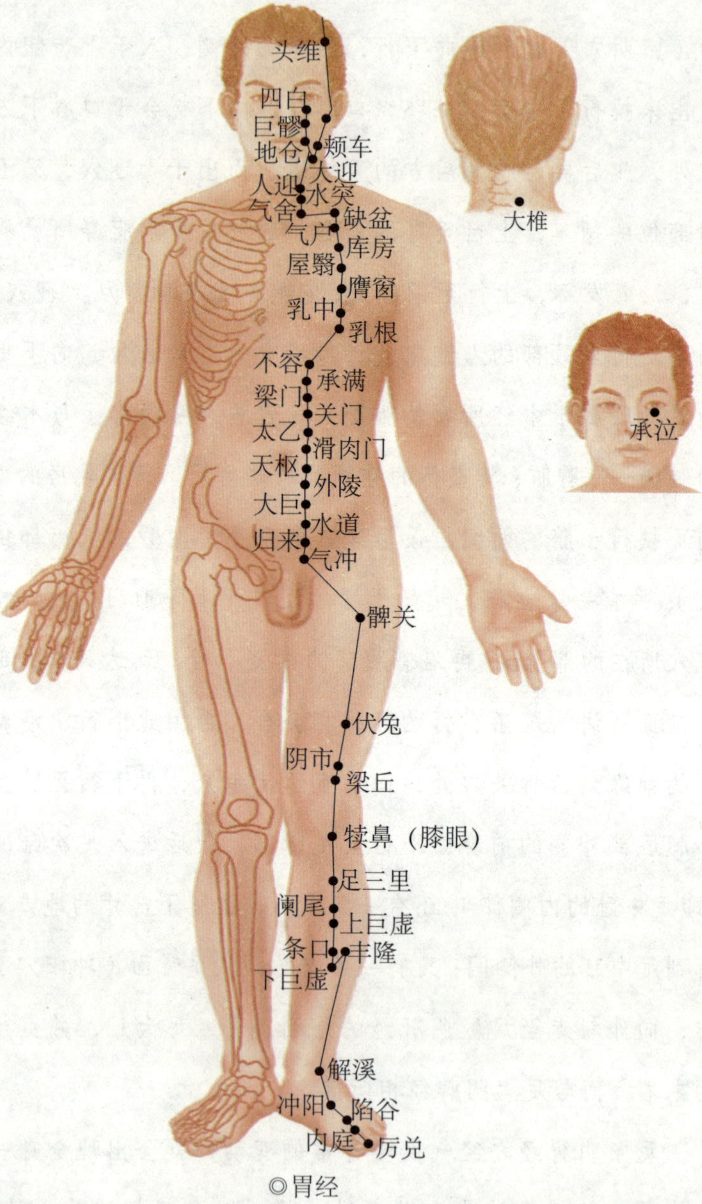

头维
四白
巨髎
颊车
地仓
大迎
人迎
水突
气舍
缺盆
气户
库房
屋翳
膺窗
乳中
乳根
不容
承满
梁门
关门
太乙
滑肉门
天枢
外陵
大巨
水道
归来
气冲
髀关
伏兔
阴市
梁丘
犊鼻（膝眼）
足三里
阑尾
上巨虚
条口
丰隆
下巨虚
解溪
冲阳
陷谷
内庭
厉兑
大椎
承泣

◎胃经

额部暗黑等症状。发病时怕见人和火光，听到木器撞击所发出的声音，就会神慌惊恐，心中跳动不安，因此病人喜欢关闭门窗而独处室内。在病情严重时，病人就会出现想要爬到高处去唱歌、脱了衣服而乱跑以及腹胀肠鸣等症状，这时的病症就被称作骭厥病。

足阳明胃经上的腧穴主治营血所发生的疾病，如高热神昏的疟疾，温热之邪淫胜所致的大汗出，鼻塞或鼻出血，口角㖞斜，口唇生疮，颈部肿大，喉部闭塞，腹部因水停而肿胀，膝髌部肿痛。足阳明胃经沿着胸膺、乳部、气街、大腿前缘、伏兔、胫部外缘、足背等处循行的部位都发生疼痛，足中趾不能活动自如等。

本经经气有余时，就会出现胸腹部发热；若气盛而充于胃腑，使胃腑之气有余，就会出现胃热所导致的谷食易消而时常饥饿，以及小便颜色发黄等症状。本经经气不足时，就会出现胸腹部发冷而战栗；若胃中阳虚有寒，以致运化无力，水谷停滞中焦，就会出现胀满的病象。

治疗上面这些病症时，属于经气亢盛的就要用泻法，属于经气不足的就要用补法；属于热的就要用速针法，属于寒的就要用留针法；属于阳气内衰以致脉道虚陷不起的就要用灸法；既不属于经气亢盛也不属于经气虚弱，而仅仅只是经气运行失调的，就要用本经所属的腧穴来调治。属于本经经气亢盛的，其人迎脉的脉象要比寸口脉的脉象大三倍；而属于本经经气虚弱的，其人迎脉的脉象反而会比寸口脉的脉象小。

【原文】

脾足太阴之脉，起于大趾之端，循趾内侧白肉际[①]，过核骨[②]后。上内踝前廉，上踹[③]内，循胫骨后，交出厥阴之前，上膝股内前廉，入腹属脾络胃，上膈，挟咽，连舌本，散舌下；其支者，复从胃，别上膈，注心中。

是动则病，舌本强，食则呕，胃脘痛，腹胀善噫，得后与气[④]则快然如衰，身体皆重。是主脾所生病者，舌本痛，体不能动摇，食不下，烦心，心下急痛，溏、瘕、泄[⑤]、水闭、黄疸，不能卧，强立，股膝内肿厥，足大趾不用。为此诸病，盛则泻之，虚则补之，热则疾之，寒则留之，陷下则灸之，不盛不虚，以经取之。盛者寸口大三倍于人迎，虚者寸口反小于人迎也。

【注释】

①白肉际：手足之掌（或跖）与指（或趾）都有赤白肉际，掌（或跖）与指（或趾）的阴面为白肉，阳面（即生有毫毛的那一面）为赤肉，二者相交界的地方即为赤白肉际。②核骨：即指第一趾跖关节在足内侧所形成的圆形隆起，其状如圆骨，故名。③踹：

在此为“腓”之误，即指小腿的腓肠肌部，俗称小腿肚。④得后与气：后，就是指大便；气，就是指矢气。得后与气，就是指排出了大便或矢气。⑤溏、瘕、泄：泄溏，指大便稀薄。瘕泄，指痢疾。

【译解】

脾的经脉足太阴经，起始于足大趾的末端，沿着足大趾内侧的白肉处，通过足大趾本节后方的核骨，上行到达内踝的前缘，再上行至小腿的内侧，然后沿胫骨的后缘，与足厥阴肝经相交会并穿行至其前方，此后再上行经过膝部、大腿之内侧的前缘，进入腹内，而联属于本经所属的脏腑——脾脏，并联络于与本经相表里的脏腑——胃腑，然后再向上穿过横膈膜，挟行于咽喉两侧，连于舌根，并散布于舌下；它的支脉，在胃腑处分出，上行穿过隔膜，注入心中，而与手少阴心经相衔接。

足太阴脾经之经气发生异常的变动，就会出现舌根强直、食则呕吐、胃脘疼痛、腹部胀满、时时嗳气等症状；在排出大便或矢气后，就会感到脘腹轻快，就好像病已祛除了一样。此外，还会出现全身上下均感沉重等病象。足太阴脾经上的腧穴主治脾脏所发生的疾病，如舌根疼痛、身体不能活动、食物不能下咽、心中烦躁、心下牵引作痛、大便溏薄、痢疾、水闭于

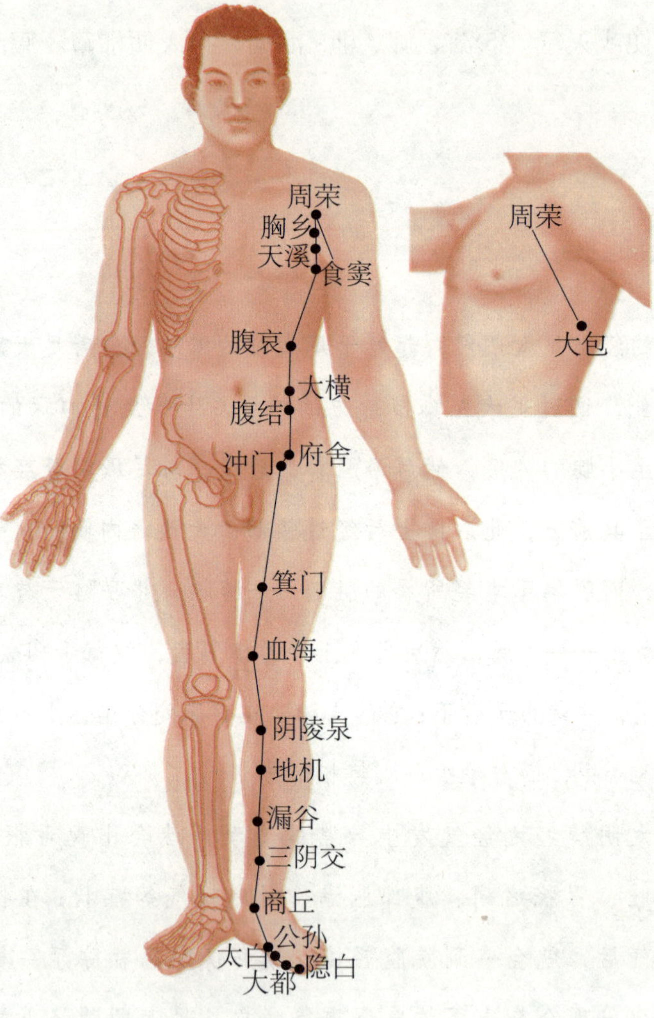

◎脾经

内以致小便不通、面目皮肤发黄之黄疸、不能安静睡卧等。勉强站立时，就会出现股膝内侧经脉所过之处肿胀而厥冷的病象。此外，还有足大趾不能活动等症状。治疗上面这些病症时，属于经气亢盛的就要用泻法，属于经气不足的就要用补法；属于热的就要用速针法，属于寒的就要用留针法；属于阳气内衰以致脉道虚陷不起的就要用灸法；既不属于经气亢盛也不属于经气虚弱，而仅仅只是经气运行失调的，就要用本经所属的腧穴来调治。属于本经经气亢盛的，其寸口脉的脉象要比人迎脉的脉象大三倍；而属于本经经气虚弱的，其寸口脉的脉象反而会比人迎脉的脉象小。

【原文】

心手少阴之脉，起于心中，出属心系①，下膈络小肠；其支者，从心系上挟咽，系目系；其直者，复从心系却上肺，下出腋下，下循臑内后廉，行手太阴心主之后，下肘内，循臂内后廉，抵掌后锐骨②之端，入掌内后廉，循小指之内出其端。

是动则病，嗌干③心痛，渴而欲饮，是为臂厥④。是主心所生病者，目黄胁痛，臑臂内后廉痛厥，掌中热痛。为此诸病，盛则泻之，虚则补之，热则疾之，寒则留之，陷下则灸之，不盛不虚，以经取之。盛者寸口大再倍于人迎，虚者寸口反小于人迎也。

【注释】

①心系：就是指心脏与其他脏腑相联系的脉络。②锐骨：就是指掌后尺侧部隆起的骨头。③嗌干：嗌，音易，就是指食道的上口。嗌干，就是指食道上口之咽喉部有干燥的感觉。④臂厥：就是指因手臂的经脉之气厥逆上行而导致的病症。

【译解】

心的经脉手少阴经，起始于心中，从心出来以后就联属于心的脉络，然后就向下贯穿横膈膜，而联络于与本经相表里的脏腑——小肠腑；它的支脉，从心的脉络向上走行，并挟行于咽喉的两旁，此后再向上行而与眼球连接于脑的脉络相联系；它直行的经脉，从心的脉络上行至肺部，然后再向下走行而横出于腋窝下，此后再向下沿着上臂内侧的后缘走行，且循行于手太阴肺经和手厥阴心包络经的后方，一直下行而至肘内，再沿着前臂内侧的后缘循行，直达掌后小指侧高骨的尖端，并进入手掌内侧的后缘，再沿着小指内侧到达小指的前端，而与手太阳小肠经相衔接。

手少阴心经之经气发生异常的变动，就会出现咽喉干燥、头痛、口渴而想要喝水等症状，这样的病症就叫作臂厥证。手少阴心经上的腧穴主治心脏所发生的疾病，其症状是眼睛发黄、胁肋疼痛、上臂及下臂的内侧后缘处疼痛、厥冷，掌心处发热、灼痛。治疗上面这些病症时，属于经气亢盛的就要用泻法，属于经气不足的就要用补法；属于热的就要用速针法，属于寒的就要用留针法；属于阳气内衰以致脉道虚陷不起的就要用灸法；既不属于经气亢盛也不属于经气虚弱，而仅仅只是经气运行失调的，就要用本

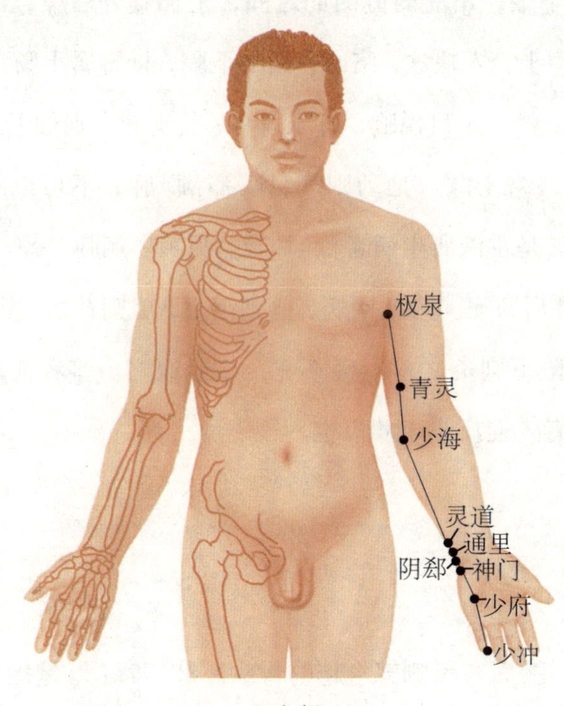

◎心经

经所属的腧穴来调治。属于本经经气亢盛的，其寸口脉的脉象要比人迎脉的脉象大两倍；而属于本经经气虚弱的，其寸口脉的脉象反而会比人迎脉的脉象小。

【原文】

小肠手太阳之脉，起于小指之端，循手外侧上腕，出踝[①]中，直上循臂骨下廉，出肘内侧两筋之间，上循臑外后廉，出肩解[②]，绕肩胛，交肩上，入缺盆，络心，循咽下膈，抵胃属小肠；其支者，从缺盆循颈上颊，至目锐眦，却入耳中；其支者，别颊上𩓐[③]抵鼻，至目内眦，斜络于颧。是动则病，嗌痛颔[④]肿，不可以顾，肩似拔，臑似折。是主液所生病者[⑤]，耳聋、目黄、颊肿。颈、颔、肩、臑、肘、臂外后廉痛。为此诸病，盛则泻之，虚则补之，热则疾之，寒则留之，陷下则灸之，不盛不虚，以经取之。盛者人迎大再倍于寸口，虚者人迎反小于寸口也。

【注释】

①踝：即指手腕后方尺侧部隆起的骨头。②肩解：就是指肩关节后面的骨缝。③𩓐：是指眼眶下的部位，其中还包括颧骨内所连及的上牙床的部位。④颔：音汗，指下颔骨正中下方的空软部位，即平

常所说的下巴颏。⑤是主液所生病者：小肠为受盛之官，承接胃所腐熟水谷，并泌别清浊，使其精华营养全身，其糟粕归于大肠，其水液归于膀胱。小肠有病，则水谷不分，清浊难别。是故小肠可以调节水液的产生，而其所络属的经脉——小肠经也就可以调治水液方面所发生的病症。

【译解】

小肠的经脉手太阳经，起始于手小指外侧的末端，沿着手的后缘循行而向上到达腕部，并出于腕后小指侧的高骨，由此再沿着前臂尺骨的下缘直行而上，出于肘后内侧两筋的中间，再向上沿着上臂外侧的后缘，出于肩后的骨缝处，绕行肩胛部，再前行而相交于肩上，继而进入缺盆，深入体内而联络于与本经相表里的脏腑——心脏，此后再沿着食管下行并贯穿横膈，到达胃部，最后再向下行而联属于本经所属的脏腑——小肠腑；它的一条支脉，从缺盆部分出，沿着颈部向上走行而到达颊部，再从颊部行至外眼角，最后从外眼角斜下而进入耳内。它的另一条支脉，从颊部别行而出，走向眼眶下方，并从眼眶下方到达鼻部，然后再抵达内眼角，最后再从内眼角向外斜行并络于颧骨，而与足太阳膀胱经相衔接。手太阳小肠经之经气发生异常的变动，就会出现咽喉疼痛，颔部发肿，颈项难以转动而不能回顾，肩部就像在被

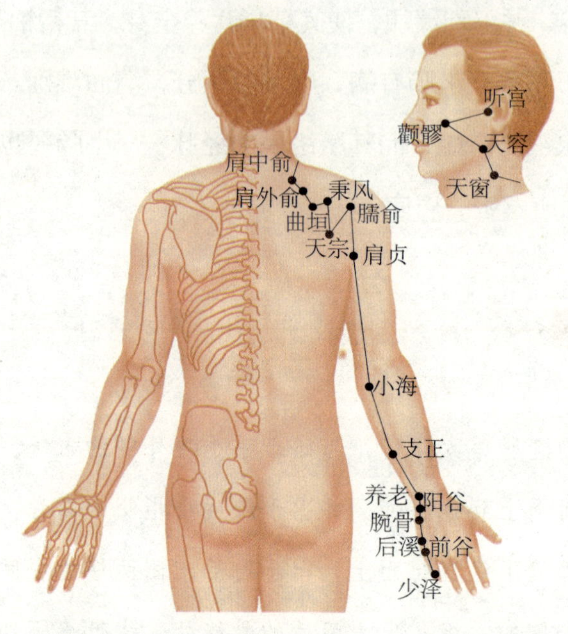

◎小肠经

人拉拔一样紧张疼痛，上臂部就像已被折断一样剧痛难忍等症状。手大肠经上的腧穴主治液所发生的疾病，其症状是耳聋，眼睛发黄，面颊肿胀，以及颈部、领部、肩部、上臂、肘部、前臂等部位的外侧后缘处疼痛。治疗上面这些病症时，属于经气亢盛的就要用泻法，属于经气不足的就要用补法；属于热的就要用速针法，属于寒的就要用留针法；属于阳气内衰以致脉道虚陷不起的就要用灸法；既不属于经气亢盛也不属于经气虚弱，而仅仅只是经气运行失调的，就要用本经所属的腧穴来调治。属于本经经气亢盛的，其人迎脉的脉象要比寸口脉的脉象大两倍；而属于本经经气虚的，其人迎脉的脉象反而会比寸口脉的脉象小。

【原文】

膀胱足太阳之脉，起于目内眦，上额交巅[①]；其支者，从巅至耳上角[②]；其直者，从巅入络脑，还出别下项，循肩髆[③]内，挟脊抵腰中，入循膂[④]，络肾属膀胱；其支者，从腰中下挟脊贯臀，入腘中；其支者，从髆内左右，别下，贯胛，挟脊内，过髀枢[⑤]，循髀外，从后廉下合腘中，以下贯踹内，出外踝之后，循京骨[⑥]，至小趾外侧。是动则病，冲头痛，目似脱，项如拔，脊痛腰似折，髀不可以曲，腘如结，踹如裂，是为踝厥[⑦]。是主筋所生病者[⑧]，痔、疟、狂、癫疾，头囟[⑨]项痛，目黄，泪出，鼽衄，项、背、腰、尻[⑩]，腘踹、脚皆痛，小趾不用。为此诸病，盛则泻之，虚则补之，热则疾之，寒则留之，陷下则灸之，不盛不虚，以经取之。盛者人迎大再倍于寸口，虚者人迎反小于寸口也。

【注释】

①巅：是指头顶正中的最高处，也就是百会穴所在的位置。②耳上角：就是指耳尖上方所对之头皮的部位。③肩髆：髆音勃。即指肩

胛骨。④膂：音吕，挟行于脊柱两旁的浅层肌肉叫作膂。⑤髀枢：髀，音毕，指大腿。髀枢，即指髋关节，又称大转子，为环跳穴所在的部位。⑥京骨：就是指足小趾本节后向外侧突出的半圆骨，也即京骨穴所在的部位。⑦踝厥：是指腘如结，腨如裂等症状而言；这些症状都是由本经经气自外踝部向上逆行而导致的。故名踝厥。⑧是主筋所生病者：《素问·生气通天论》中说“阳气者，精则养神，柔则养筋。”即说明阳气可以濡养经筋。太阳经为阳气最充足的经脉，其阳气不足则经筋无以所养，所以足太阳膀胱经可以主治筋所发生的病症。⑨囟：音信，即指顶门。婴儿头顶骨缝未合之处称为囟门。⑩尻：即指骶骨的末端。自腰以下至骶尾骨（第17至21节）通称为尻。

【译解】

膀胱的经脉足太阳经，起始于内眼角，向上经过额部而交会于头部的最高处——巅顶；它的一条支脉，从巅顶走行至耳的上角；它直行的经脉，从顶巅向内深入而络于脑髓，然后返还出来，再下行到达颈项的后部，此后就沿着肩胛的内侧，挟行于脊柱的两旁，抵达腰部，再沿着脊柱旁的肌肉深入腹内，而联络于与本经相表里的脏腑——肾脏，并联属于本经所属的脏腑——膀胱腑；另有一条支脉，从腰部分出，挟着脊柱的两侧下

通天
络却
玉枕
天柱
五处
承光
曲差
眉冲
攒竹
睛明
大杼
风门
附分
魄户
肺俞
厥阴俞
膏肓俞
神堂
心俞
督俞
譩譆
膈俞
膈关
肝俞
魂门
脾俞
胆俞
阳纲
意舍
胃俞
胃仓
三焦俞
肓门
肾俞
志室
气海俞
大肠俞
小肠俞
关元俞
膀胱俞
上髎
胞肓
次髎
中髎
中膂俞
秩边
下髎
会阳
白环俞
承扶
殷门
浮郄
委中
委阳
合阳
承筋
承山
飞扬
跗阳
昆仑
申脉
至阴
仆参
金门
京骨
束骨
足通谷

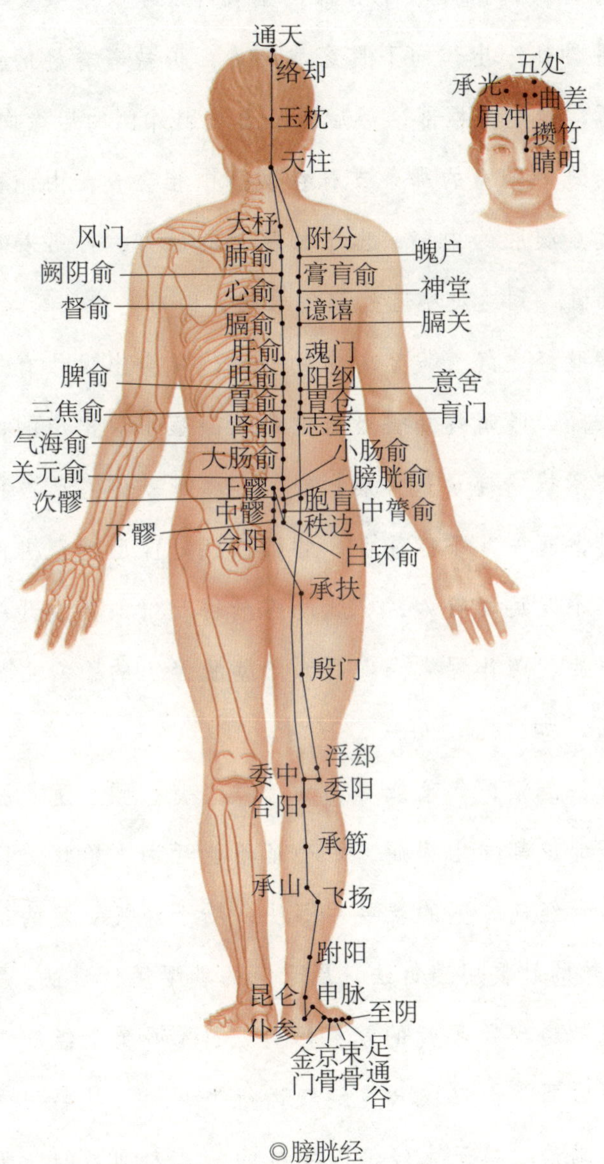

◎膀胱经

行并贯穿臀部，而直入于膝部的腘窝中；还有一条支脉，从左右的肩胛骨处分出，向下贯穿肩胛骨，再挟着脊柱的两侧，在体内下行，通过髀枢部，然后再沿着大腿外侧的后缘向下走行，而与先前进入腘窝的那条支脉在腘窝中相会合，由此再向下走行，通过小腿肚的内部，出于外踝骨的后方，再沿着足小趾本节后的圆骨，到达足小趾外侧的末端，而与足少阴肾经相衔接。足太阳膀胱经之经气发生异常的变动，就会出现伴有气上冲之感觉的头痛，眼睛疼痛得就好像要从眼眶中脱出似的，颈项就好像在被牵拔一样紧张疼痛，脊柱和腰部就好像已被折断一样疼痛难忍，髋关节不能屈曲，膝腘部就好像已被捆绑住一样紧涩结滞、不能运动自如，小腿肚疼痛得就好像要裂开一样，以上这些病症就叫作踝厥病。足太阳膀胱经上的腧穴主治筋所发生的疾病，如痔疮，疟疾，狂病，癫病，头、囟与颈部疼痛，眼睛发黄，流泪，鼻塞或鼻出血，项、背、腰、尻、腘、小腿肚、脚等部位都发生疼痛，足小趾不能活动。治疗上面这些病症时，属于经气亢盛的就要用泻法，属于经气不足的就要用补法；属于热的就要用速针法，属于寒的就要用留针法；属于阳气内衰以致脉道虚陷不起的就要用灸法；既不属于经气亢盛也不属于经气虚弱，而仅仅只是经气运行失调的，就要用本经所属的腧穴来调治。属于本经经气亢盛的，其人迎脉的脉象要比寸口脉的脉象大两倍；而属于本经经气虚弱的，其人迎脉的脉象反而会比寸口脉的脉象小。

【原文】

肾足少阴之脉，起于小趾之下，邪走足心[①]，出于然谷之下，循内踝之后，别入跟中，以上踹内，出腘内廉，上股内后廉，贯脊，属肾，络膀胱；其直者，从肾上贯肝膈，入肺中，循喉咙，挟舌本；其支者，从肺出络心，注胸中。是动则病饥不欲食，面如漆柴[②]，咳唾则有血，喝喝[③]而喘，坐而欲起，目䀮䀮[④]如无所见，心如悬，若饥状。气不足则善恐，心惕惕如人将捕之，是为骨厥。

是主肾所生病者，口热，舌干，咽肿，上气，嗌干及痛，烦心，心痛，黄疸，肠澼[⑤]，脊股内后廉痛，痿厥，嗜卧，足下热而痛。为此诸病，盛则泻之，虚则补之，热则疾之，寒则留之，陷下则灸之，不盛不虚，以经取之。灸则强食生肉，缓带披发[⑥]，大杖重履[⑦]而步。盛者寸口大再倍于人迎，虚者寸口反小于人迎也。

【注释】

①邪走足心：邪，其读音、意义均与“斜”字相同。邪走足心，就是指肾经的经脉从膀胱经经脉的终点出发后，斜行走向足心部的涌泉穴。②漆柴：漆，就是指黑色。漆柴，就是形容患者

的面色黯黑无泽，就好像烧焦了的黑色木炭一样。③喝喝：是形容喘息之声。④𥆨𥆨：音荒荒，是形容视物不清的样子。⑤肠澼：即指今天所说的痢疾。⑥缓带披发：缓带，就是放松衣带；披发，就是披散头发。其目的是使身体不受束缚，气血得以畅行无阻。⑦大杖重履：大杖，就是粗而结实的拐杖；重履，就是在睡鞋外面再套上一双鞋子。因古人睡觉时多需另换睡鞋，起床后再将睡鞋换下，但体弱的人起床后不脱换睡鞋，而是在睡鞋外面再套上一双鞋子，故称重履。大杖重履，在此用以形容动作徐缓的样子。

【译解】

肾的经脉足少阴经，起始于足小趾的下方，斜行走向足心部，出于内踝前下方之然谷穴所在的部位，然后沿着内踝的后方，别行向下，入于足跟部，再由足跟部上行至小腿肚的内侧，并出于腘窝的内侧，此后再沿着大腿内侧的后缘，贯穿脊柱，而联属于本经所属的脏腑——肾脏，并联络于与本经相表里的脏腑——膀胱腑；其直行的经脉，从肾脏向上行，贯穿肝脏和横膈膜，而进入肺脏，再从肺脏沿着喉咙上行并最终挟傍于舌的根部；另有一条支脉，从肺脏发出，联络于心脏，并贯注于胸内，而与手厥阴心包络经相衔接。

俞府
彧中
神藏
灵墟
神封
步廊
幽门
腹通谷
阴都
石关
商曲
肓俞
中注
四满
气穴
大赫
横骨
阴谷
筑宾
交信
复溜
太溪
照海
大钟
然谷
水泉

涌泉

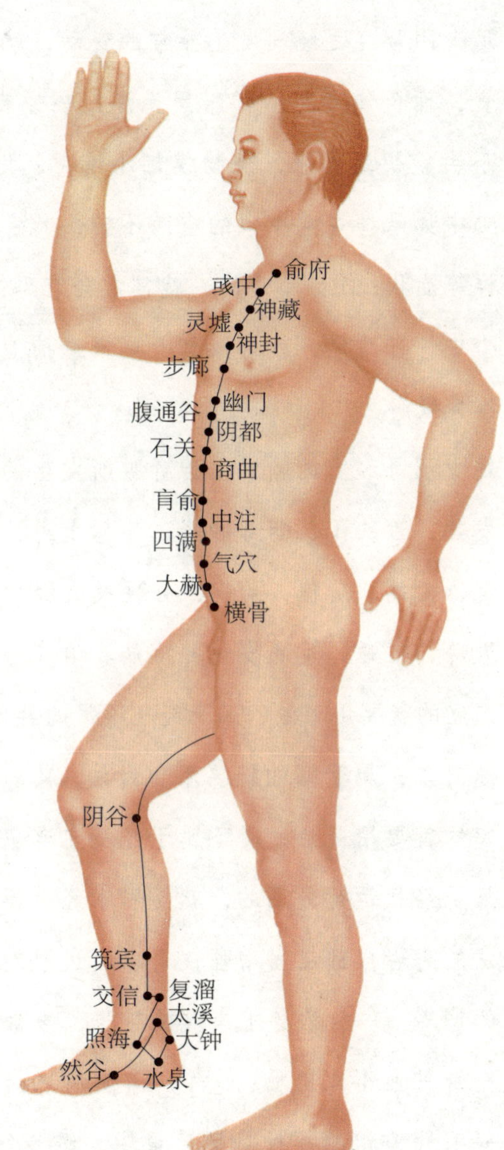

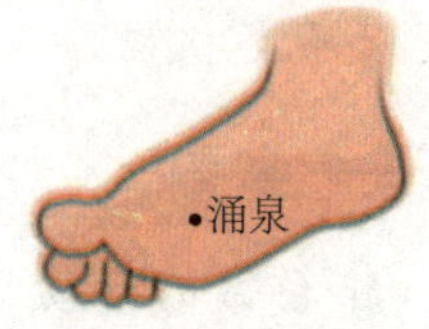

◎肾经

足少阴肾经之经气发生异常的变动，就会出现虽觉饥饿却不想进食，面色像漆柴一样黯黑无泽，咳唾带血，喘息喝喝有声，刚坐下去就想站起来，视物模糊不清，就好像看不见东西一样，以及心中如悬挂在空中似的空荡不宁，其感觉就好像处于饥饿状态一样等症状；气虚不足的，就常常会有恐惧感，其病症发作时，患者心中怦怦跳动，就好像有人要来逮捕他一样，以上这些病症就叫作骨厥病。

足少阴肾经上的腧穴主治肾脏所发生的疾病，其症状是自觉口中发热，舌头干，咽部肿胀，气息上逆，喉咙干燥而疼痛，心中烦乱，心痛，黄疸，痢疾，脊柱及大腿内侧后缘疼痛，足部痿软而厥冷，嗜睡，足底发热并疼痛。治疗上面这些病症时，属于经气亢盛的就要用泻法，属于经气不足的就要用补法；属于热的就要用速针法，属于寒的就要用留针法；属于阳气内衰以致脉道虚陷不起的就要用灸法，既不属于经气亢盛也不属于经气虚弱，而仅仅只是经气运行失调的，就要用本经所属的腧穴来调治。要使用灸法的患者，都应当增强饮食以促进肌肉生长，同时还要结合适当的调养——放松身上束着的带子，披散头发而不必扎紧，从而使全身气血得以舒畅；此外，即使病患尚未痊愈，也要经常起床——手扶较粗的拐杖，足穿重履，缓步行走，作轻微的活动，从而使全身筋骨得以舒展。属于本经经气亢盛的，其寸口脉的脉象要比人迎脉的脉象大两倍；而属于本经经气虚弱的，其寸口脉的脉象反而会比人迎脉的脉象小。

【原文】

心主手厥阴心包络之脉，起于胸中，出属心包络，下膈，历络三焦[①]；其支者，循胸出胁，下腋三寸，上抵腋，下循臑内，行太阴、少阴之间，入肘中，下臂，行两筋之间，入掌中，循中指，出其端；其支者，别掌中，循小指次指[②]出其端。

是动则病，手心热，臂肘挛急，腋肿，甚则胸胁支满，心中憺憺大动，面赤目黄。喜笑不休。是主脉所生病者[③]，烦心，心痛，掌中热。

为此诸病，盛则泻之，虚则补之，热则疾之，寒则留之，陷下则灸之，不盛不虚，以经取之。盛者寸口大一倍于人迎，虚者寸口反小于人迎也。

【注释】

①历络三焦：历，就是经过的意思。历络三焦，就是指心包络经自胸至腹，顺次经过并联络上、中、下三焦。②小指次指：即指小指旁侧的第二个手指，也就是无名指。③是主脉所生病者：心主血脉，而心包络为心的外卫，代心受邪并代心行令，所以心包络经

可以主治脉所发生的疾病。

【译解】

心主的经脉手厥阴心包络经，起始于胸中，向外走行而联属于本经所属的脏腑——心包络，然后再下行贯穿横膈膜，由此而经过并联络于与本经相表里的脏腑——三焦；它的一条支脉，从胸中横出至胁部，再走行到腋下三寸处，此后再向上循行，抵达腋窝部，然后再沿着上臂的内侧，在手太阴肺经与手少阴心经这两条经脉的中间向下循行，进入肘中，再沿着前臂内侧两筋的中间下行，入于掌中，再沿着中指直达其末端；它的另一条支脉，从掌心别行而出，沿着无名指到达其末端，而与手少阳三焦经相衔接。

手厥阴心包络经之经气发生异常的变动，就会出现掌心发热、臂肘关节拘挛、腋下肿胀等症状；更严重的还会出现胸部、胁肋部支撑满闷，心中惊恐不安以致心脏跳动剧烈，面色发赤，眼睛发黄，嬉笑不止。

手厥阴心包络经上的腧穴主治脉所发生的疾病，其症状是心中烦躁，心痛，掌心发热。

治疗上面这些病症时，属于经气亢盛的就要用泻法，属于经气不足的就要用补法；属于热的就要用速针法，属于寒的就要用留

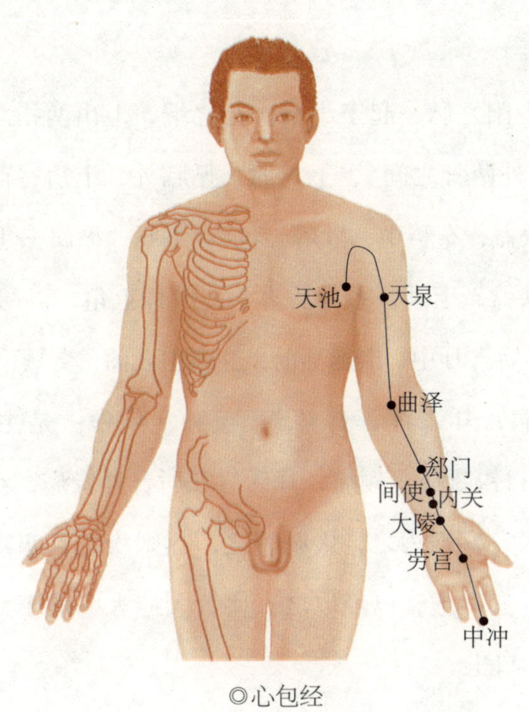

◎心包经

针法；属于阳气内衰以致脉道虚陷不起的就要用灸法；既不属于经气亢盛也不属于经气虚弱，而仅仅只是经气运行失调的，就要用本经所属的腧穴来调治。属于本经经气亢盛的，其寸口脉的脉象要比人迎脉的脉象大一倍；而属于本经经气虚弱的，其寸口脉的脉象反而会比人迎脉的脉象小。

【原文】

三焦手少阳之脉，起于小指次指之端，上出两指之间，循手表腕[①]，出臂外两骨之间[②]，上贯肘，循臑外，上肩，而交出足少阳之后，入缺盆，布膻中，散落心包[③]，下膈，循属三焦；其支者，从膻中上出缺盆，上项，系耳后直上，出耳上角，以屈下颊至䪼；其支者，从耳后入耳中，出走耳前，过客主人前，交颊，至目锐眦。

是动则病，耳聋浑浑焞焞[④]，嗌肿，喉痹。是主气所生病者[⑤]，汗出，目锐眦痛，颊痛，耳后肩臑肘臂外皆痛，小指次指不用。为此诸病，盛则泻之，虚则补之，热则疾之，寒则留之，陷下则灸之，不盛不虚，以经取之。盛者人迎大一倍于寸口，虚者人迎反小于寸口也。

【注释】

①手表腕：即手腕的外侧，也就是指手背。在此是指手背上从小指与无名指的分叉处到腕部阳池穴处的部分。②两骨之间：在此指的是桡骨与尺骨的中间。③散落心包：当为“散络心包”之误。④浑浑焞焞：形容听不清楚声音的样子。⑤是主气所生病者：因为三焦腑具有气化功能以通行水液，故其所络属的经脉——三焦经也就可以调治气所发生的病症。

【译解】

三焦的经脉手少阳经，起始于无名指的末端，向上走行而出于小指与无名指的中间，再沿着手背到达腕部，并出于前臂外侧两骨的中间，再向上循行，穿过肘部，沿着上臂的外侧，上行至肩部，而与足少阳胆经相交叉，并出行于胆经的后方，此后再进入缺盆，分布于两乳之间的膻中处，并散布联络于与本经相表里的脏腑——心包络，再向下穿过横膈膜，而依次联属于本经所属的脏腑——上、中、下三焦。它的一条支脉，从胸部的膻中处上行，

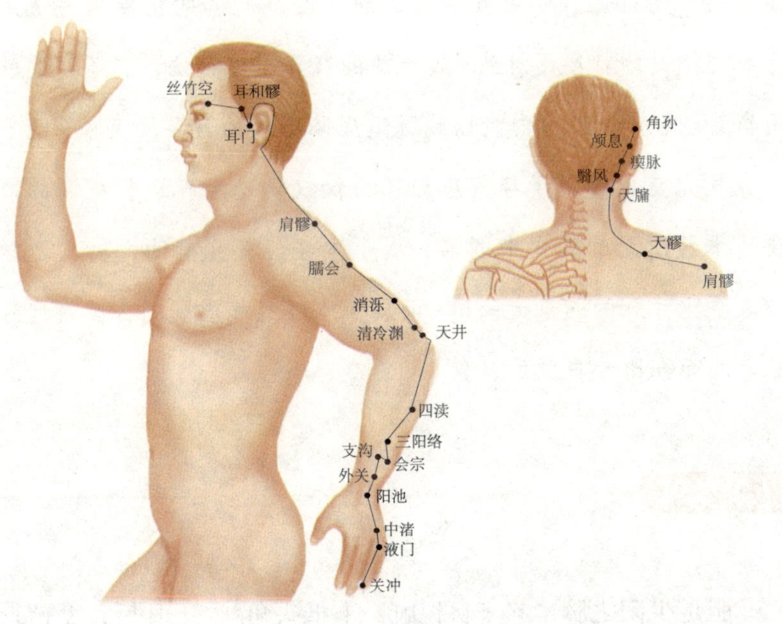

◎三焦经

出于缺盆，并向上走行到颈项，连接于耳后，再直上而出于耳上角，并由此屈折下行，绕颊部，而到达眼眶的下方；它的另一条支脉，从耳的后方进入耳中，再出行至耳的前方，经过足少阳胆经所属之客主人穴的前方，与前一条支脉交会于颊部，由此再上行至外眼角，而与足少阳胆经相衔接。

手少阳三焦经之经气发生异常的变动，就会出现耳聋、听声模糊、咽喉肿痛、喉咙闭塞等症状。手少阳三焦经上的腧穴主治气所发生的疾病，其症状是自汗出，外眼角疼痛，面颊疼痛，耳后、肩部、上臂、肘部、前臂等部位的外缘处都发生疼痛，无名指不能活动。治疗上面这些病症时，属于经气亢盛的就要用泻法，属于经气不足的就要用补法；属于热的就要用速针法，属于寒的就要用留针法；属于阳气内衰以致脉道虚陷不起的就要用灸法；既不属于经气亢盛也不属于经气虚弱，而仅仅只是经气运行失调的，就要用本经所属的腧穴来调治。属于本经经气亢盛的，其人迎脉的脉象要比寸脉的脉象大一倍；而属于本经经气虚弱的，其人迎脉的脉象反而会比寸口脉的脉象小。

【原文】

胆足少阳之脉，起于目锐眦，上抵头角[①]，下耳后，循颈行手少阳之前，至肩上，却交出手少阳之后，入缺盆；其支者，从耳后入耳中，出走耳前，至目锐眦后；其支者，别锐眦，下大迎，合于手少阳，抵于颇，下加颊车，下颈合缺盆，以下胸中，贯膈络肝属胆，循胁里，出气街，绕毛际[②]，横入髀厌[③]中；其直者，从缺盆下腋，循胸过季胁[④]，下合髀厌中，以下循髀阳[⑤]，出膝外廉，下外辅骨[⑥]之前，直下抵绝骨[⑦]之端，下出外踝之前，循足跗上，入小趾次趾之间；其支者，别跗上，入大指之间，循大指歧骨⑧内出其端，还贯爪甲，出三毛[⑨]。

是动则病，口苦，善太息，心胁痛不能转侧，甚则面微有尘，体无膏泽[⑩]，足外反热，是为阳厥[⑪]。是主骨所生病者[⑫]，头痛，颔痛，目锐眦痛，缺盆中肿痛，腋下肿，马刀侠瘿[⑬]，汗出振寒，疟，胸、胁、肋、髀、膝外至胫、绝骨、外踝前及诸节皆痛，小趾次趾不用。为此诸病，盛则泻之，虚则补之，热则疾之，寒则留之，陷下则灸之，不盛不虚，以经取之。盛者人迎大一倍于寸口，虚者人迎反小于寸口也。

【注释】

①头角：就是指前额之上缘的两端处，即额角。②毛际：就是指耻骨部阴毛的边缘。③髀厌：就是髀枢，即髋关节，俗称大转子，为环跳穴所在的部位。④季胁：就是指两侧胸胁下方的软肋部。⑤髀阳：髀，就是股，俗名大腿。内为阴，外为阳；髀阳，

就是指大腿的外侧。⑥外辅骨：即指腓骨。胫骨为内辅骨。⑦绝骨：外踝上方之崩骨，但骨在此处似乎有所中断，故名。它又是悬钟穴的别名。⑧歧骨：足之大趾与次趾本节后方的骨缝处叫作歧骨。⑨三毛：是指足大趾背面，趾甲后方，第一趾关节处，有毛的部位。⑩膏泽：膏，就是指膏脂；泽，就是润泽的意思。膏泽，就是形容油润有光泽的样子。⑪阳厥：是指由少阳之气上逆所导致的病症。古人认为凡是足少阳胆经之经气发生异常变动而出现的病症，都是由胆木生火，火气冲逆所致，故其病症都称为阳厥病。⑫是主骨所生病者：胆之味为苦，苦味入骨；又骨为干，其质刚，胆为中正之官，其气亦刚。故胆腑有病，可伤及于骨。所以胆腑所络属的经脉——胆经也就可以调治骨所发生的病症。⑬马刀侠瘿：就是指瘰疬，相当于现在所说的淋巴结核，俗称疬串；其生于腋下，状似马刀形者，叫作马刀；而其生于颈部者，叫作侠瘿。

【译解】

胆的经脉足少阳经，起始于外眼角，向上循行至额角，再折而下行，绕至耳的后方，然后沿着颈部，在手少阳三焦经的前方向下走行，到达肩上，再与手少阳三焦经相交叉并出行到其后方，而进入缺盆；它的一条支脉，从耳的后方进入耳中，再出行至耳的

本神
悬颅
正营
承灵
率谷
头临泣
天冲
阳白
浮白
头窍阴
瞳子髎
听会
脑空
风池
完骨
肩井
辄筋
渊腋
日月
京门
带脉
维道
五枢
居髎
环跳
风市
中渎
膝阳关
阳陵泉
外丘
阳交
光明
阳辅
悬钟
足临泣
丘墟
侠溪
地五会
足窍阴

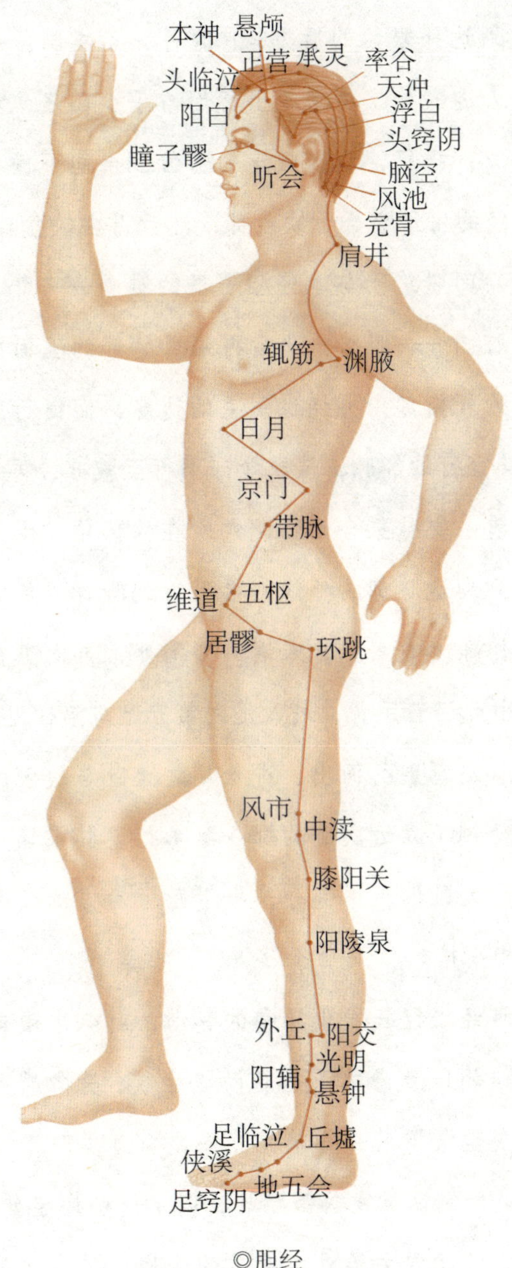

◎胆经

前方，最后到达外眼角的后方；它的另一条支脉，从外眼角处别出，下行至大迎穴处，再由此上行而与手少阳三焦经相合，并到达眼眶的下方，折行，到达颊车的部位，再向下循行至颈部，并与前述之本经的主干会合于缺盆部，然后再由缺盆部下行至胸中，穿过横膈膜，而联络于与本经相表里的脏腑——肝脏，并联属于本经所属的脏腑——胆腑，此后再沿着胁部的里面向下走行，出于少腹两侧的气街部，再绕过阴毛的边缘，而横行进入环跳穴所在的部位；其直行的经脉，从缺盆部下行至腋部，再沿着胸部通过季胁，并与前一支脉象合于环跳穴所在的部位，由此向下行，沿着大腿的外侧到达膝部的外缘，再下行到腓骨的前方，然后一直下行，抵达外踝上方之腓骨末端的凹陷处，再向下行而出于外踝的前方，并由此沿着足背，进入足之第五趾与第四趾的中间；还有一条支脉，从足背别行而出，进入足之大趾与次趾的中间，并沿着足大趾的外侧（靠近次趾的那一侧）行至其末端，然后再回转过来，穿过足大趾的爪甲部分，出于趾甲后方的三毛部位，而与足厥阴肝经相衔接。

足少阳胆经之经气发生异常的变动，就会出现口苦、时常叹气、胸胁部作痛以致身体不能转动等症状；病情严重时，还会出现面部像有灰尘蒙罩着一样暗无光泽，全身皮肤干燥而失去润泽之色，以及足外侧反觉发热等症状，以上这些病症就叫作阳厥病。足少阳胆经上的腧穴主治骨所发生的疾病，其症状是头痛，颌部疼痛，外眼角痛，缺盆中肿痛，腋下肿胀，腋下或颈部病发瘰疬，自汗出而战栗怕冷，疟疾，胸胁、肋部、大腿、膝盖等部位的外侧，直至小腿外侧、绝骨、外踝前等部位以及胆经经脉循行所经过的各个关节都发生疼痛，足小趾旁侧之足趾（即第四足趾）不能活动。治疗上面这些病症时，属于经气亢盛的就要用泻法，属于经气不足的就要用补法；属于热的就要用速针法，属于寒的就要用留针法；属于阳气内衰以致脉道虚陷不起的就要用灸法；既不属于经气亢盛也不属于经气虚弱，而仅仅只是经气运行失调的，就要用本经所属的腧穴来调治。属于本经经气亢盛的，其人迎脉的脉象要比寸口脉的脉象大一倍；而属于本经经气虚弱的，其人迎脉的脉象反而会比寸口脉的脉象小。

【原文】

肝足厥阴之脉，起于大趾丛毛[①]之际，上循足跗上廉，去内踝一寸，上踝八寸，交出太阴之后，上腘内廉，循股阴[②]入毛中，过阴器，抵小腹，挟胃属肝络胆，上贯膈，布胁肋，循喉咙之后，上入颃颡[③]，连目系，上出额，与督脉会于巅；其支者，从目系下颊里，环唇内；其支者，复从肝别贯膈，上注肺。

是动则病，腰痛不可以俯仰，丈夫㿗疝，妇人少腹肿，甚则嗌干，面尘脱色。是主肝所生病者，胸满呕逆飧泄，狐疝[④]遗溺闭癃。为此诸病，盛则泻之，虚则补之，热则疾之，寒则留之，陷下则灸之，不盛不虚，以经取之。盛者寸口大一倍于人迎，虚者寸口反小于人迎也。

【注释】

①丛毛：指足大趾背面第一趾关节处多毛的部位，也就是前文所提到的“三毛”。②股阴：即大腿的内侧部。③颃颡：音航嗓，即鼻腔后部之鼻后孔所在的部位，它是鼻腔与咽部相通的部位，也是鼻的内窍。④狐疝：是疝气的一种。睾丸时大时小，时上时下，如狐之出入无常者，叫作狐疝，又名偏坠。

【译解】

肝的经脉足厥阴经，起始于足大趾指甲后方之丛毛的边缘，然后沿着足背的上缘向上走行，到达内踝前一寸的地方，再向上循行至内踝上方八寸的部位，而与足太阴脾经相交叉并出行到其后方，此后再上行至膝部腘窝的内缘，并沿着大腿的内侧，进入阴毛之中，然后环绕并通过阴器，而抵达少腹部，由此再挟行于胃的两旁，并联属于本经所属的脏腑——肝脏，再联络于与本经相表里的脏腑——胆腑。此后再向上走行，贯穿横膈膜，并散布

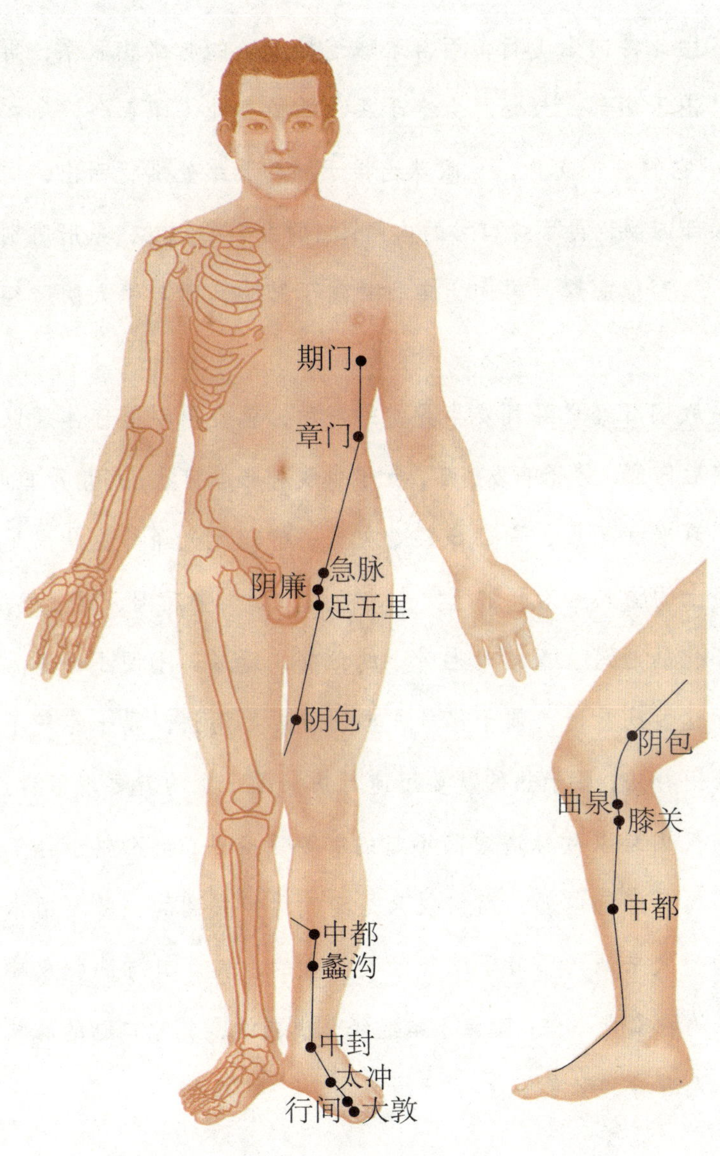

◎肝经

于胁肋，然后再沿着喉咙的后方，向上进入鼻腔后部之鼻后孔的地方，由此再向上走行，而与眼球连接于脑的脉络相联系，再向上行，出于额部，与督脉会合于头顶的最高处（即百会穴所在的部位）；它的一条支脉，从眼球连接于脑的脉络处别行而出，向下行至颊部内侧，再环绕口唇的内侧；它的另一条支脉，从肝脏别行而出，贯穿横膈膜，再向上走行并注于肺脏，而与手太阴肺经相衔接。

足厥阴肝经之经气发生异常的变动，就会出现腰部作痛以致不能前后俯仰，男子病发㿗疝，女子少腹肿胀等症状；病情严重时，还会出现喉咙干燥，面部像蒙着灰尘一样黯无光泽等症状。足厥阴肝经上的腧穴主治肝脏所发生的疾病，如胸中满闷、呕吐气逆、完谷不化的泄泻、睾丸时上时下的狐疝、遗尿、小便不通等。治疗上面这些病症时，属于经气亢盛的就要用泻法，属于经气不足的就要用补法；属于热的就要用速针法，属于寒的就要用留针法；属于阳气内衰以致脉道虚陷不起的就要用灸法；既不属于经气亢盛也不属于经气虚弱，而仅仅只是经气运行失调的，就要用本经所属的腧穴来调治。属于本经经气亢盛的，其寸口脉的脉象要比人迎脉的脉象大一倍；而属于本经经气虚弱的，其寸口脉的脉象反而会比人迎脉的脉象小。

【原文】

手太阴气绝则皮毛焦。太阴者，行气温于皮毛者也。故气不荣则皮毛焦，皮毛焦则津液去皮节[①]，津液去皮节者，则爪枯毛折，毛折者则毛先死，丙笃丁死，火胜金也。手少阴气绝则脉不通，脉不通则血不流；血不流，则髦[②]色不泽，故其面黑如漆柴者，血先死，壬笃癸死，水胜火也。足太阴气绝者，则脉不荣肌肉，唇舌者，肌肉之本也，脉不荣则肌肉软，肌肉软则舌萎人中满，人中满则唇反，唇反者肉先死，甲笃乙死，木胜土也。

足少阴气绝则骨枯。少阴者冬脉也，伏行而濡骨髓者也，故骨不濡则肉不能著也，骨肉不相亲则肉软却[③]，肉软却故齿长而垢，发无泽，发无泽者骨先死，戊笃己死，土胜水也。

足厥阴气绝则筋绝，厥阴者肝脉也，肝者筋之合也，筋者聚于阴气[④]，而脉络于舌本也，故脉弗荣则筋急，筋急则引舌与卵，故唇青舌卷卵缩则筋先死，庚笃辛死，金胜木也。五阴气俱绝，则目系转，转则目运[⑤]，目运者为志先死，志先死则远一日半死矣。六阳气绝，则阴与阳相离，离则腠理[⑥]发泄，绝汗乃出，故旦占夕死，夕占旦死。

【注释】

①津液去皮节：就是津液丧失以致皮肤中缺少液体物质的意思。②髦：音毛，就是指头发。③却：在此是短缩的意思。④聚于阴气：阴气，在《难经》及各家中，均作“阴器”，也就是生殖器。聚于阴器的筋，主要为经筋。⑤目运：是指眼睛的黑睛上翻，仅露出白睛的现象。⑥腠理：腠，就是指汗孔；理，就是指皮肉的纹理。

【译解】

手太阴肺经之经气竭绝，就会出现皮毛焦枯的病象。因为手太阴肺经能够运行气血而温润肌表的皮肤和毫毛，所以倘若肺经之经气不足，不能运行气血以荣养皮肤和毫毛，就会使皮毛焦枯。出现了皮毛焦枯的病象，就表明皮毛已经丧失了津液；皮毛丧失了津液的润泽，进而就会出现爪甲枯槁，毫毛断折等现象。出现了毫毛折断脱落的现象，就表明毫毛已经先行凋亡了。这种病症，逢丙日就会加重，逢丁日就会死亡。这都是因为丙、丁属火，肺属金，火能克金的缘故。手少阴心经之经气竭绝，就会使血脉不通；血脉不通，就会使血液不能流行，血液不能流行，头发和面色就会没有光泽。所以倘若病人的面色黯黑，就好像烧焦的木炭一样，那就表明其营血已经先行衰败了。这种病症，逢壬日就会加重，逢癸日就会死亡。这都是因为壬、癸属水，心属火，水能克火的缘故。足太阴脾经之经气竭绝，就会使经脉不能输布水谷精微营养肌肉。脾主肌肉，其华在唇，其脉连于舌本、散于舌下，因此由唇舌就能够观察出肌肉的状态，所以说唇舌为肌肉的根本。经脉不能输布水谷精微以营养肌肉，就会使肌肉松软；肌肉松软，就会导致舌体萎缩，人中部肿满；人中部肿满，就会使口唇外翻。出现了口唇外翻的病象，就表明肌肉已经先行衰痿了。这种病症，逢甲日就会加重，逢乙日就会死亡。这都是因为甲、乙属木，脾属土，木能克土的缘故。

足少阴肾经之经气竭绝，就会出现骨骼枯槁的病象。因为足少阴肾经是应于冬季的经脉，它走行于人体深部而濡养骨髓，所

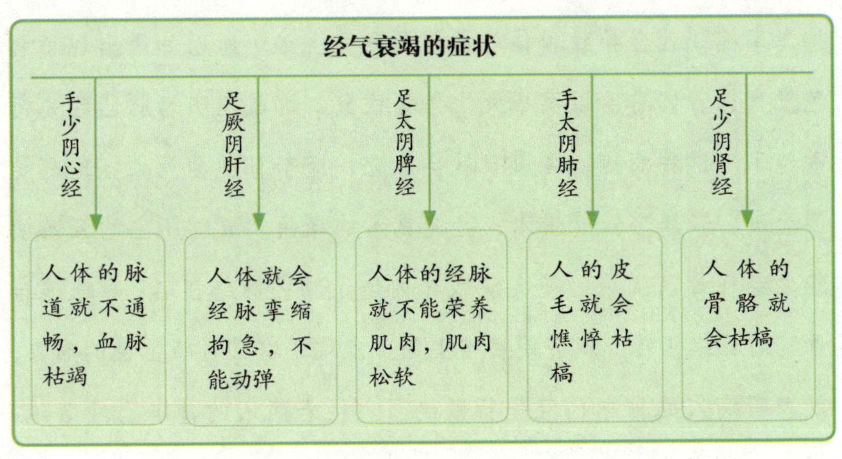

以足少阴肾经之经气竭绝，就会使骨髓得不到濡养，进而就会导致骨骼枯槁。倘若骨骼得不到濡养而枯槁，那么肌肉也就不能再附着于骨骼上了；骨与肉分离而不能相互结合，就会使肌肉松软短缩；肌肉松软短缩，就会使牙齿显得长长了一些，并使牙齿上积满污垢，同时，还会出现头发失去光泽等现象。出现了头发枯槁无泽的病象，就表明骨骼已经先行衰败了。这种病症，逢戊日就会加重，逢己日就会死亡。这都是因为戊、己属土，肾属水，土能克水的缘故。

足厥阴肝经之经气竭绝，就会出现筋脉挛缩拘急、不能活动的病象。因为足厥阴肝经，是络属于肝脏的经脉，且肝脏外合于筋，所以足厥阴肝经与筋的活动有着密切的联系；再者，各条经筋都会聚于生殖器部，而其脉又都联络于舌根，所以倘若足厥阴肝经之经气不足，以致不能营养筋脉，就会使筋脉拘急挛缩。筋脉拘急挛缩，就会导致舌体卷曲以及睾丸上缩。所以如果出现了唇色发青、舌体卷曲以及睾丸上缩等病象，那就表明筋脉已经先行败绝了。这种病症，逢庚日就会加重，逢辛日就会死亡。这都是因为庚、辛属金，肝属木，金能克木的缘故。五脏所主的五条阴经之经气都已竭绝，就会使眼球内连于脑的脉络扭转；眼球连接于脑的脉络扭转，就会使目睛上翻。出现了这种目睛上翻的病象，就表明病人的神志已经先行败绝了。倘若病人的神志已经败绝，那么他离死亡也就只剩下一天半的时间了。六腑所主的六条阳经之经气都已竭绝，就会使阴气和阳气相互分离；阴阳分离，就会使皮表不固，精气外泄，而流出大如串珠、凝滞不流的绝汗；这是人体精气败绝的病象，所以如果病人在早晨出现了这种病象，那就表明他将在当天晚上死亡，如果病人在晚上出现了这种病象，那就表明他将在第二天早晨死亡。

【原文】

经脉十二者，伏行分肉之间，深而不见；其常见者，足太阴过于外踝之上[①]，无所隐故也。诸脉之浮而常见者，皆络脉也。六经络手阳明少阳之大络，起于五指间，上合肘中。

饮酒者，卫气先行皮肤，先充络脉，络脉先盛，故卫气已平[②]，营气乃满，而经脉大盛。脉之卒然动者，皆邪气居之，留于本末；不动则热，不坚则陷且空，不与众同，是以知其何脉之动也。

【注释】

①足太阴过于外踝之上：张介宾认为“足太阴”应为“手太阴”“踝”与“髁”通，本从张氏之说。②平：在此作“满盛”解。

【译解】

手足阴阳十二经脉，大都是隐伏在里而循行于分肉之间的，其位置都较深而不能在体表看到；通常可以看见的只有手太阴肺经之脉经过于手外踝骨之上的那一部分，这都是因为该处的皮肤细薄，使经脉无所隐匿的缘故。所以大多数浮现在浅表以致平常可以看见的经脉，都是络脉。在手之阴阳六经的络脉之中，最明显突出而易于诊察的就是手阳明大肠经和手少阳三焦经这两条经脉的大络，它们分别起于手部五指之间，由此再向上会合于肘窝之中。

饮酒之后，因为酒气具有剽疾滑利之性，所以它就会先随着卫气行于皮肤，充溢于浅表的络脉，而使络脉首先满盛起来。此后，倘若在外的卫气已经充溢有余，就会使在内的营气也随之满盛，进而就会使经脉中的血气也大大地充盛起来。倘若没有饮酒，经脉就突然充盛起来，发生异常的变动，那么就说明有邪气侵袭于内，并停留在了经脉自本至末的循行通路上。因为外邪侵袭人体，都是先入络后入经，所以如果经脉没有出现异常的变动，那就说明外邪尚在浮浅的络脉，此时的邪气不能走窜，就会郁而发热，从而使脉形变得坚实；如果络脉的脉形不显坚实，那就说明邪气已经深陷于经脉，并使络脉之气空虚衰竭了。凡是被邪气所侵袭了的经脉，都会出现与其他正常经脉不同的异常表现，由此我们也就可以测知是哪一条经脉感受到了邪气而发生了异常的变动。

【原文】

雷公曰：何以知经脉之与络脉异也？

黄帝曰：经脉者常不可见也，其虚实也，以气口知之。脉之见者，皆络脉也。

雷公曰：细子无以明其然也。

黄帝曰：诸络脉皆不能经大节之间，必行绝道[①]而出入，复合于皮中，其会皆见于外。故诸刺络脉者，必刺其结上。甚血者虽无结，急取之以泻其邪而出其血，留之发为痹也。凡诊络脉，脉色青则寒且痛，赤则有热。胃中寒，手鱼之络多青矣；胃中有热，鱼际络赤；其暴黑者，留久痹也；其有赤有黑有青者，寒热气也；其青短者，少气也。凡刺寒热者皆多血络，必间日而一取之，血尽而止，乃调其虚实；其小而短者少气，甚者泻之则闷，闷甚则仆，不得言。闷则急坐之也。

【注释】

①绝道：就是“别道”的意思，也就是指与经脉循行路径不同的循行道路。

【译解】

雷公问:“怎样才能知道经脉或是络脉之中发生了病变呢?”

黄帝说:“经脉隐伏在内,因此即使其发生了病变,在体表常常也是看不到的,其虚实的变化情况只能从气口部位的脉象变化来测知。而在体表可以看到的那些经脉的病变,其实都是络脉的病变。”

雷公说:“我还是不能明白这样做的道理。”

黄帝说:“所有的络脉都不能通过大关节所在的部位,因此在走行到大关节的部位时,络脉都要经过经脉所不到的地方,出于皮表,越过大关节后,再入里而与经脉合于皮中,此外,它们相合的部位还都会在皮表部显现出来。因此,凡是针刺络脉的病变,都必须刺中其有瘀血结聚的地方,才能取得良好的疗效。而对于血气郁积的病症,虽然它还没有出现瘀血结聚的现象,但也应该尽快采用刺络的方法去进行治疗,以泻除其病邪而放出其恶血;如果把恶血留在体内,就会导致血络凝滞、闭塞不通的痹证。在诊察络脉病变的时候,如果络脉所在的部位呈现青色,那就表明它是寒邪凝滞于内、气血不通而痛的病症;如果络脉所在的部位呈现红色,那就表明它是体内有热的病症。例如,胃中有寒的病人,其手鱼际部的络脉大多都会呈现出青色;而胃中有热的病人,其鱼际部的络脉就会呈现出红色。络脉所在部位突然呈现出黑色的,那就说明它是留滞已久的痹病。络脉所在部位的颜色时而发红、时而发黑、又时而发青的，那就说明它是寒热相兼的病症。颜色发青且脉络短小的，那是元气衰少的征象。一般在针刺邪在浅表以致寒热并作的病症时，因为病邪尚未深入于经，所以就应该多刺浅表的血络，同时还必须隔日一刺，直到把恶血完全泻尽才能停止，然后才可以再根据病症的虚实来进行调治。络脉色青且脉形短小的，是属于元气衰少的病症。如果对元气衰少很严重的病人使用了泻法，就会使他感到心胸烦闷，烦闷至极就会出现昏厥倒地、不能言语等症状。因此，对于这种病人，在他已有烦闷感而尚未昏仆的时候，就应该立即将他扶起，成半坐半卧位，再施以急救。”

【原文】

手太阴之别，名曰列缺[①]。起于腕上分间[②]，并太阴之经，直入掌中，散入于鱼际。

其病实则手锐[③]掌热，虚则欠㰦[④]，小便遗数，取之去腕半寸[⑤]，别走阳明也。

手少阴之别，名曰通里。去腕一寸半[⑥]，别而上行，循经入于心中，系舌本，属目系。其实则支膈[⑦]，虚则不能言。取之掌后一寸，别走太阳也。

手心主之别，名曰内关。去腕二寸，出于两筋之间，循经以上系于心包络，心系实则心痛。虚则为头强，取之两筋间也。

手太阳之别，名曰支正。上腕五寸，内注少阴；其别者，上走肘，络肩髃。实则节弛肘废，虚则生肬[⑧]，小者如指痂疥[⑨]，取之所别也。手阳明之别，名曰偏历。去腕三寸，别入太阴；其别者，上循臂，乘肩髃，上曲颊[⑩]偏齿；其别者，入耳合于宗脉[⑪]。实则龋聋，虚则齿寒痹隔[⑫]。取之所别也。

手少阳之别，名曰外关。去腕二寸，外绕臂，注胸中，合心主。病实则肘挛，虚则不收，取之所别也。

【注释】

①手太阴之别，名曰列缺：每经之络脉，都以其从正经分出之处的腧穴的名字来命名。②分间：就是指分肉之间。③手锐：即指手的锐骨部，也就是指手掌后方之小指侧的高骨。④欠故：欠，就是呵欠；故是形容张口的样子。欠故就是形容呵欠时张口伸腰的样子。⑤去腕半寸：列缺穴在手掌后方距离腕关节一寸五分的地方，因此原文中之“去腕半寸”当为“去腕寸半”之误。⑥去腕一寸半：通里穴在手掌后方距离腕关节一寸的地方，因此原文中之“去腕一寸半”当为“去腕一寸”之误。⑦支膈：就是指胸膈间支撑作胀以致感觉不舒畅的病症。⑧肬：音油，通“疣”字，即指赘肉。⑨痂

疥：是古代的一种皮肤病。⑩曲颊：即指下颌后方之下颌骨的弯曲处，在耳垂的下方。因其形状屈曲，故名。⑪宗脉：即指聚结于耳中的经脉。⑫痹隔：痹，就是闭塞不通的意思。痹隔，就是胸膈间闭塞不通的意思。

【译解】

手太阴肺经别出的络脉，名叫列缺。它起始于手腕上部的分肉之间，由此而与手太阴肺经的正经并行，直入于手掌内侧，并散布于鱼际的部位。

倘若它发生病变，其属于实证的，就会出现腕后之锐骨部与

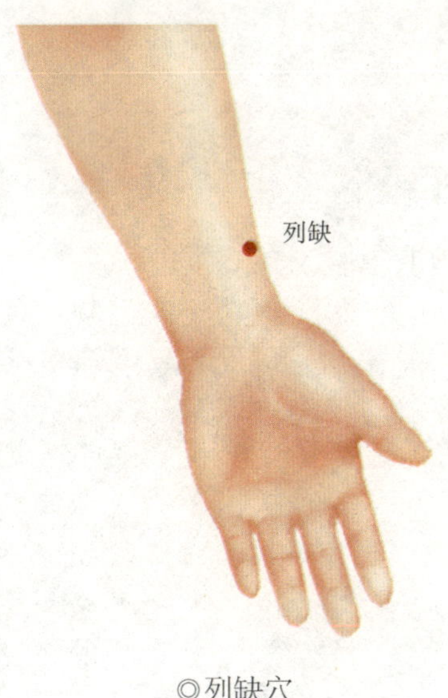

◎列缺穴

手掌部发热的症状；而其属于虚证的，就会出现张口呵欠、小便失禁或频数等症状。对于以上这些病症，都可以取用位于腕后一寸半处的列缺穴来进行治疗。这条络脉就是手太阴肺经走向并联络于手阳明大肠经的主要分支。

手少阴心经别出的络脉，名叫通里。它从手掌后方距离腕关节1寸处别行分出，由此而沿着手少阴心经的正经向上走行，并进入心中，然后再向上循行而联系于舌根，并连属于眼球内连于脑的脉络。倘若它发生病变，其属于实证的，就会出现胸膈间支撑不舒的症状；而其属于虚证的，就会出现不能言语的症状。对于以上这些病症，都可以取用位于手掌后方一寸处的通里穴来进行治疗。这条络脉就是手少阴心经走向并联络于手太阳小肠经的主

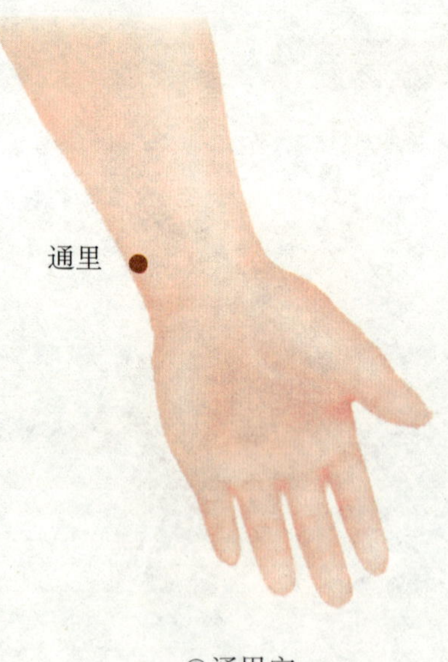

◎通里穴

要分支。

手厥阴心包络经别出的络脉，名叫内关。它在距离腕关节二寸处，从两筋的中间别行分出，由此再沿着手厥阴心包络经的正经向上走行，而联系于心，并包绕联络于心脏与其他脏腑相联系的脉络。倘若它发生病变，其属于实证的，就会出现心痛的症状；而其属于虚证的，就会出现头颈部僵硬强直的症状。对于以上这些病症，都可以取用位于手掌后方、两筋之间的内关穴来进行治疗。

手太阳小肠经别出的络脉，名叫支正。它从腕关节上方五寸的地方别行分出，由此再向内走行而注于手少阴心经之中；它有一条别行的支脉，在支正穴处别行而出，此后就向上走行，到达肘

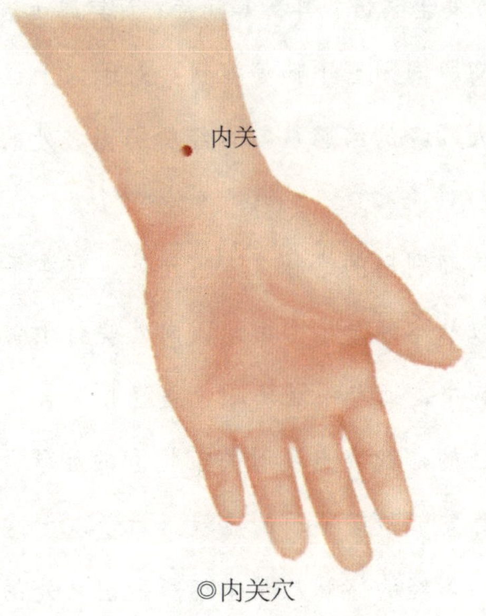

◎内关穴

部，然后再向上循行，而联络于肩髃穴所在的部位。倘若它发生病变，其属于实证的，就会出现骨节弛缓，肘关节痿废而不能活动等症状；而其属于虚证的，就会在皮肤上生出赘疣，其中小的就像指头中间干结作痒的痂疥一样大小。对于以上这些病症，都可以取用手太阳小肠经的络脉从其本经所别出之处的络穴——支正穴来进行治疗。手阳明大肠经别出的络脉，名叫偏历。它在手掌后方距离腕关节3寸的部位从本经分出，由此而别行并进入于手太阴肺经的经脉；它的一条别行的支脉，在偏历穴处别行而出，然后就沿着手臂上行，经过肩髃穴所在的部位，再向上走行，而到达曲颊的部位，进而斜行到牙根部并联络之；它的另一条别出的支脉，走入耳中，而与耳部的宗脉相会合。倘若它发生病变，其属于实证的，就会发生龋齿、耳聋等病症；而其属于虚证的，就会出现牙齿发冷，胸膈间闭塞不畅等症状。对于以上这些病症，都可以取用手阳明大肠经的络脉从其本经所别出之处的络穴——偏历穴来进行治疗。

手少阳三焦经别出的络脉，名叫外关。它在手掌后方距离腕关节二寸的部位从本经分出，由此而向外绕行于臂部，然后再向上走行，注于胸中，而与手厥阴心包络经相会合。倘若它发生病变，其属于实证的，就会出现肘关节拘挛的症状；而其属于虚证的，就会出现肘关节弛缓不收的症状。对于以上这些病症，都可以取用手少阳三焦经的络脉从其本经所别出之处的络穴——外关穴来进行治疗。

【原文】

足太阳之别，名曰飞扬，去踝七寸，别走少阴。实则鼽窒头背痛，虚则鼽衄，取之所别也。

足少阳之别，名曰光明，去踝五寸，别走厥阴，下络足跗。实则厥，虚则痿躄[①]，坐不能起，取之所别也。

足阳明之别，名曰丰隆，去踝八寸，别走太阴；其别者，循胫骨外廉，上络头项，合诸经之气，下络喉嗌。其病气逆则喉痹瘁喑[②]，实则狂巅[③]，虚则足不收，胫枯，取之所别也。

足太阴之别，名曰公孙，去本节之后一寸，别走阳明；其别者，入络肠胃。厥气上逆则霍乱[④]，实则肠中切痛，虚则鼓胀[⑤]，取之所别也。

足少阴之别，名曰大钟，当踝后绕跟，别走太阳；其别者，并经上走于心包，下外贯腰脊。其病气逆则烦闷，实则闭癃[⑥]，虚则腰痛，取之所别者也。足厥阴之别，名曰蠡沟，去内踝五寸，别走少阳；其别者，经胫，上睾，结于茎。其病气逆则睾肿卒疝，实则挺长，虚则暴痒，取之所别也。

【注释】

①痿躄：痿，就是痿软无力的意思；躄，就是足不能行的意思。痿躄，就是指一种以下肢痿软无力，以致不能行走为特征的病症。②瘁喑：马莳认为"瘁"字应该作"猝"字解，也就是突然的意思。瘁喑，就是突然失音，不能言语的意思。③巅：同"癫"字。④霍乱：病名。其发作时上吐下泻，挥霍缭乱，故名霍乱。⑤鼓胀：就是腹胀如鼓的意思。⑥闭癃：闭，就是指大便闭结；癃，就是指小便不通。

【译解】

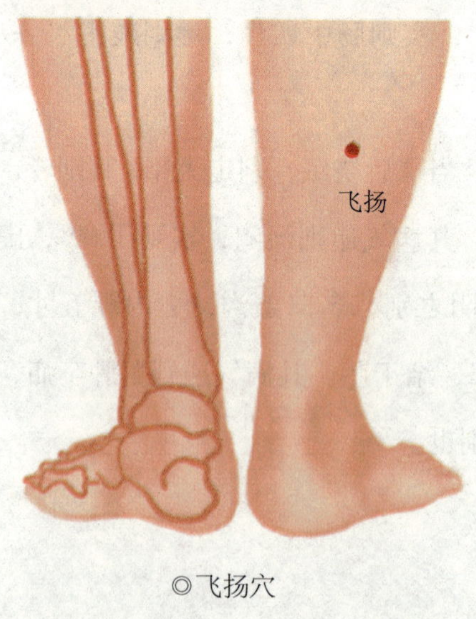

◎飞扬穴

足太阳膀胱经别出的络脉，名叫飞扬。它在足之上方、距离外踝七寸的部位从本经分出，由此而别行并走向足少阴肾经的经脉。倘若它发生病变，其属于实证的，就会出现鼻塞不通、头背部疼痛等症状；而其属于虚证的，就会出现鼻塞或鼻出血。对于以上这些病症，都可以取用足太阳膀胱经的络脉从其本经所别出之处的络穴——飞扬穴来进行治疗。

足少阳胆经别出的络脉，名叫光明。它在足之上方、距离外踝五寸的部位从本经分出，由此而别行并走向足厥阴肝经的经脉，然后再向下走行，而联络于足背部。倘若它发生病变，其属于实证的，就会出现下肢厥冷的症状；而其属于虚证的，就会出现下肢痿软无力以致难以步行，以及坐下后就不能再起立等症状。对于以上这些病症，都可以取用足少阳胆经的络脉从其本经所别出之处的络穴——光明穴来进行治疗。

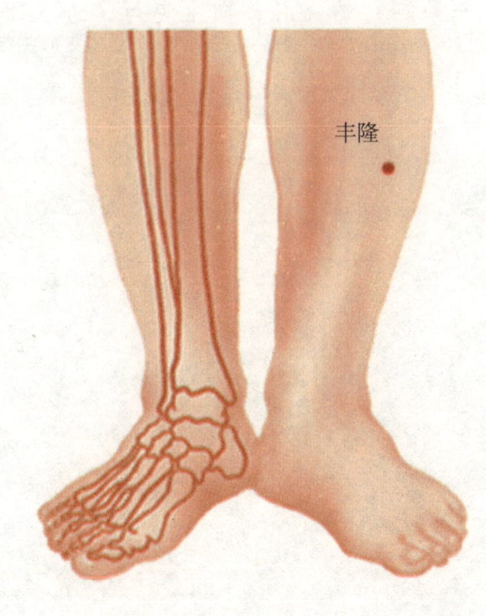

◎丰隆穴

足阳明胃经别出的络脉，名叫丰隆。它在足之上方、距离外踝八寸的部位从本经分出，由此而别行并走向足太阴脾经的经脉；它有一条别行的支脉，在丰隆穴处别行而出，然后就沿着胫骨的外缘向上走行，一直走到头顶部，与其他各经的经气相会合，然后再向下走行，并最终联络于咽喉部。如果它的脉气向上逆行，就会导致咽喉肿闭、突然失音而不能言语等病症。如果它的经脉发生病变，其属于实证的，就会出现神志失常的癫狂症；而其属于虚证的，就会出现两足弛缓不收、小腿部肌肉枯萎等症状。对于以上这些病症，都可以取用足阳明胃经的络脉从其本经所别出之处的络穴——丰隆穴来进行治疗。

足太阴脾经别出的络脉，名叫公孙。它在足大趾本节后方一寸远的地方从本经分出，由此而别行并走向足阳明胃经的经脉；它有一条别行的支脉，向上走行，进入腹部而联络于肠胃。如果它的脉气厥逆上行，就会导致吐泻交作的霍乱证。如果它的经脉发生病变，其属于实证的，就会出现腹部痛如刀绞的病症；而其属于虚证的，就会出现腹胀如鼓的病症。对于以上这些病

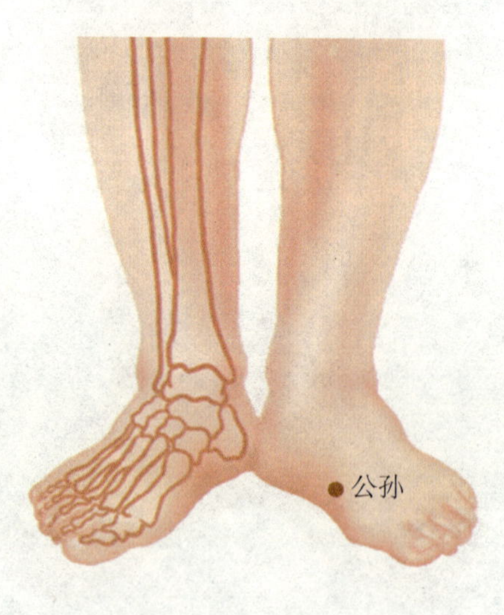

◎公孙穴

症，都可以取用足太阴脾经的络脉从其本经所别出之处的络穴——公孙穴来进行治疗。

足少阴肾经别出的络脉，名叫大钟。它从足内踝的后方别行分出，由此再环绕足跟至足的外侧，而走向足太阳膀胱经的经脉；它有一条别行的支脉，与足少阴肾经的正经并行而上，抵达心包络，然后再向外下方走行，贯穿腰脊。如果它的脉气上逆，就会出现心烦胸闷的症状。如果它的经脉发生病变，其属于实证的，就会出现二便不通的症状；而其属于虚证的，就会出现腰痛的症状。对于以上这些病症，都可以取用足少阴肾经的络脉从其本经所别出之处的络穴——大钟穴来进行治疗。

足厥阴肝经别出的络脉，名叫蠡沟。它在足之上方、距离内踝5寸的部位从本经分出，由此而别行并走向足少阳胆经的经脉；它有一条别行的支脉，经过胫部而上行至睾丸，并聚结于阴茎。如果它的脉气上逆，就会导致睾丸肿大，突发疝气。如果它的经脉发生病变，其属于实证的，就会导致阴茎勃起而不能回复；其属于虚证的，就会出现阴部奇痒难忍等症状。对于以上这些病症，都可以取用足厥阴肝经的络脉从其本经所别出之处的络穴——蠡沟穴来进行治疗。

【原文】

任脉之别，名曰尾翳①，下鸠尾，散于腹。实则腹皮痛，虚则痒搔，取之所别也。

督脉之别，名曰长强，挟膂上项，散头上，下当肩胛左右，别走太阳，入贯膂。实则脊强，虚则头重，高摇之，挟脊之有过者②，取之所别也。

【注释】

①尾翳：是鸠尾穴的别名。②挟脊之有过者：过，在此就是发生病变的意思。挟脊之有过者，就是指挟行于脊柱两侧部位的络脉发生病变而引起的病症。

【译解】

任脉别出的络脉，名叫尾翳。它起始于胸骨下方的鸠尾处，由此再向下散于腹部。倘若它发生病变，其属于实证的，就会出现腹部皮肤疼痛的症状；而其属于虚证的，就会出现腹部皮肤瘙痒的症状。对于以上这些病症，都可以取用任脉的络脉从其本经所

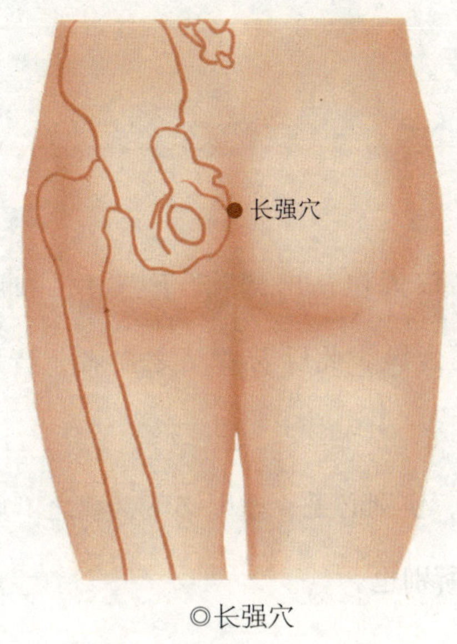

◎长强穴

别出之处的络穴——尾翳穴来进行治疗。

督脉别出的络脉，名叫长强。它起始于尾骨尖下方的长强穴处，由此再挟着脊柱两旁的肌肉向上走行到项部，并散于头上，然后再向下走行到肩胛部的附近，此后就别行走向足太阳膀胱经，并深入体内，贯穿脊柱两旁的肌肉。倘若它发生病变，其属于实证的，就会出现脊柱强直以致不能俯仰的症状；而其属于虚证的，就会出现头部沉重、振摇不定等症状。以上这些症状都是由本条络脉之挟行于脊柱两侧的部分发生病变而引起的；对于这些病症，都可以取用督脉的络脉从其本经所别出之处的络穴——长强穴来进行治疗。

【原文】

脾之大络，名曰大包，出渊腋[1]下三寸，布胸胁。实则身尽痛，虚则百节尽皆纵。此脉若罗络之血者，皆取之脾之大络脉也。

凡此十五络者，实则必见，虚则必下，视之不见，求之上下，人经不同，络脉异所别也。

【注释】

①渊腋：穴位名。其穴在腋下三寸处，属于足少阳胆经。因为大包穴在腋下六寸处，正好位于渊腋穴下方三寸的地方，所以就用“渊腋下三寸”来作为寻取大包穴的标准。

【译解】

脾脏的大络，名叫大包。它起始于渊腋穴下方三寸处，由此再散布于胸胁。倘若它发生病变，其属于实证的，就会出现全身各处都疼痛的症状；而其属于虚证的，就会出现周身骨节都弛纵无力的症状。此外，当它发生病变时，还会使大包穴附近出现网络状的血色斑纹。对于以上这些病症，都可以取用脾之大络从其本经所别出之处的络穴——大包穴来进行治疗。

以上所说的十五条络脉，它们在发病时，凡是属于脉气壅盛所致之实证的，其脉络都必然会变得明显突出而容易看到；凡是属于脉气虚弱所致之虚证的，其脉络都必然会变得空虚下陷而不易察知。如果在络穴所在部位的体表处看不到任何异常的现象，那么就应当到该穴所在部位的附近去仔细观察。人的形体有高矮胖瘦的区别，因而其经脉就会有长短的不同，而其络脉所别行分出的部位也就多少会有一些差异，所以医者在诊察病情时，都应当灵活变通，而不能执一而求。

阴阳清浊第四十

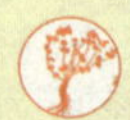

【原文】

黄帝曰：余闻十二经脉，以应十二水者，其五色各异，清浊不同，人之血气若一，应之奈何？

岐伯曰：人之血气，苟能若一，则天下为一矣，恶有乱者乎？

黄帝曰：余问一人，非问天下之众。

岐伯曰：夫一人者，亦有乱气。天下之众，亦有乱人，其合为一耳。

黄帝曰：愿闻人气之清浊。

岐伯曰：受谷者浊，受气者清[①]。清者注阴，浊者注阳。浊而清者，上出于咽，清而浊者，则下行[②]。清浊相干，命曰乱气。

黄帝曰：夫阴清而阳浊，浊者有清，清者有浊，清浊别之奈何？

岐伯曰：气之大别，清者上注于肺，浊者下走于胃。胃之清气，上出于口；肺之浊气，下注于经，内积于海[③]。

黄帝曰：诸阳皆浊，何阳浊甚乎？

岐伯曰：手太阳独受阳之浊，手太阴独受阴之清，其清者上走空窍，其浊者下行诸经。诸阴皆清，足太阴独受其浊。

黄帝曰：治之奈何？

岐伯曰：清者其气滑，浊者其气涩，此气之常也。故刺阴者，深而留之；刺阳者，浅而疾之；清浊相干者，以数调之也。

【注释】

①受谷者浊，受气者清：指饮食物所化生的稠厚精气为“浊”，稀薄精气为“清”。另外，张介宾云：“人身之气有二，曰清气，曰浊气。浊气者谷气也，故曰受谷者浊；清气者，天气也，故曰受气者清。”认为浊气指谷气，清气指天气，其意也通，可参。②则下行：《针灸甲乙经》作“下行于胃”可参。③海：此处指的是胸中气海。

【译解】

黄帝说：“我听说人体的十二经脉与自然界十二条大河流相对应，自然界十二条大河流的颜色青赤黄白黑各不一样，还有清浊的区别，而人体经脉中的气血都是一样的，怎样把它们与之相对应呢？”

岐伯说：“假若人体经脉中的气血都是一样的，那么推及整个社会的人们就都一致了，那怎么还会发生紊乱呢？”

黄帝说：“我问的是表现在一个人身上的情况，并不是询问整个社会所有的人啊！”

岐伯说：“一个人体内有逆乱之气，就跟整个社会上众多人之内也总有作乱之人一样，总体的看来都是一个道理。”

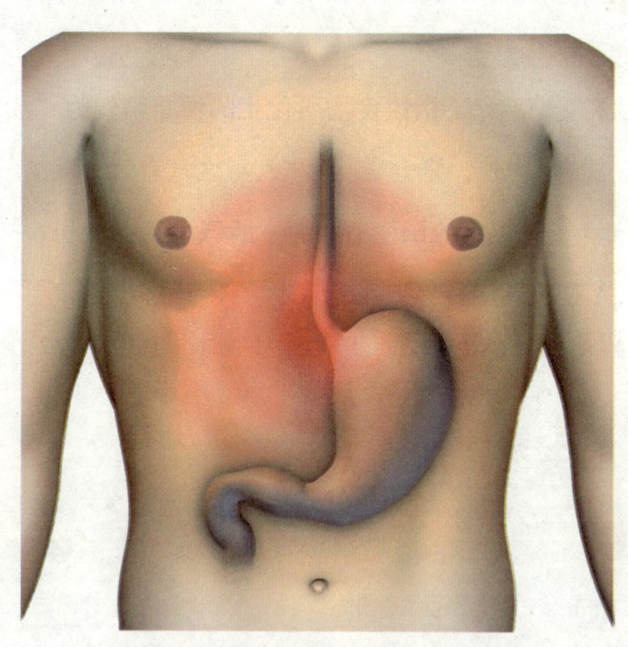

◎胃是人体的重要器官，是能量提供者

黄帝说:“请你讲一讲人身之气的清浊情况。”

岐伯说:“人体受纳的饮食物所化生的气是浊的,与自然界之空气所化生成的是清的。清气注于阴分入脏,浊气输布于阳分入腑,饮食物所化生的浊气中的清气,向上出于咽部;而清气中的浊气则可以下行。如果清气和浊气相互干扰而不能正常的升降,就叫作乱气。”

黄帝说:“清气注于阴,浊气输布于阳,浊中有清,清中有浊,这些情况是怎样辨别呢?”

岐伯说:“辨别以上情况大致是这样,清气先向上输注到肺脏,浊气向下行先入于胃腑。而胃内水谷浊气中的清气部分,可向上出于口;肺中清气的重浊部分,也可向下输注到经脉之中,并且在内积聚于胸中而成为气海。”

黄帝说:“所有的阳经都接受浊气的渗注,其中哪一经接受浊气最多呢?”

岐伯说:“在诸阳经中,小肠接受胃下输的饮食物,并分离清浊,所以唯独它所属的手太阳经浊气最多。在诸阴经中,肺主气而司呼吸运动,所以它所属的手太阴经接受的清气最多。大凡清气都向上到达头面部的孔窍,浊气都向下注入经脉之中。虽然说五脏都接受清气,但是由于脾主运化水谷精微,所以唯独脾所属的足太阴经能够接受浊气。”

黄帝说:“人体的清气、浊气异常应当怎样治疗呢?”

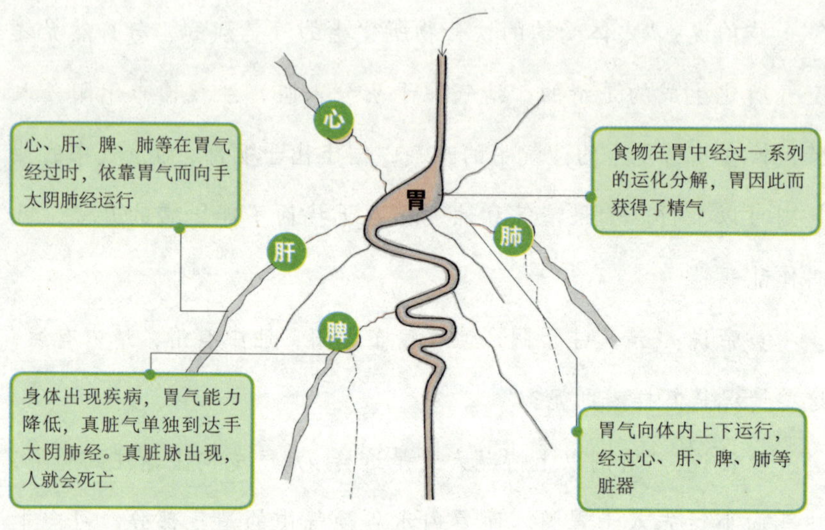

岐伯说："清气运行滑利，浊气运行滞涩，这是清气、浊气的属性。所以如果是由于浊气异常引起的病变，针刺时应当深刺而留针时间长；由于清气异常引起的病变，针刺时应当浅刺而快速出针。如果是由于清气与浊气相互干扰而导致升降失常的病变，就应当察明病情，了解清气、浊气相互干扰的程度和部位，再结合清气、浊气的特性，根据具体情况采取适当的方法调治。"

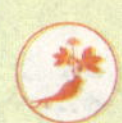 阴阳系日月第四十一 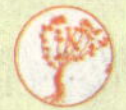

【原文】

黄帝曰：余闻天为阳，地为阴。日为阳，月为阴，其合之于人，奈何？

岐伯曰：腰以上为天，腰以下为地，故天为阳。地为阴，故足之十二经脉，以应十二月，月生于水[①]，故在下者为阴；手之十指，以应十日，日主火，故在上者为阳。

黄帝曰：合之于脉，奈何？

岐伯曰：寅者，正月之生阳也，主左足之少阳；未者，六月，主右足之少阳。卯者，二月，主左足之太阳；午者，五月，主右足之太阳；辰者，三月，主左足之阳明；巳者，四月，主右足之阳明，此两阳合于前，故曰阳明；申者，七月之生阴也，主右足之少阴；丑者，十二月，主左足之少阴；酉者，八月，主右足之太阴；子者，十一月，主左足之太阴；戌者，九月，主右足之厥阴；亥者，十月，主左足之厥阴；此两阴交尽，故曰厥阴。甲主左手之少阳，己主右手之少阳，乙主左手之太阳，戊主右手之太阳；丙主左手之阳明，丁主右手之阳明，此两火并合，故为阳明。庚主右手之少阴，癸主左手之少阴。辛主右手之太阴，壬主左手之太阴。故足之阳者，阴中之少阳也；足之阴者，阴中之太阴也。手之阳者，阳中之太阳也；手之阴者，阳中之少阴也。腰以上者为阳，腰以下者为阴。其于五脏也，心为阳中之太阳，肺为阳中之少阴，肝为阴中少阳，脾为阴中之至阴，肾为阴中之太阴。

【注释】

①月生于水：故此句是说明月为阴的属性。

【译解】

黄帝问："我听说天为阳，地为阴，日为阳，月为阴，它们与人体是怎样配合的呢？"

岐伯答道："在人体，腰以上像天一样属阳，腰以下像地一样属阴。下肢的十二条经脉，同一年中的十二个月相对应，月是禀受水性而产生的，所以与十二个月相对应的下肢经脉属阴。在上肢，手有十指，同一旬中的十日相对应，日是禀受火性而产生的，所以与十日相对应的上肢经脉属阳。”

黄帝问：“十二个月和十日怎样同经脉相配合呢？”

岐伯答道：“以十二地支纪十二月，与下肢十二条经脉的关系是：十二地支的寅纪正月，此时阳气初生，主身体左侧下肢的足少阳胆经；未纪六月，主身体右侧下肢的足少阳胆经；卯纪二月，主身体左侧下肢的足太阳膀胱经；午纪五月，主身体右侧下肢的足太阳膀胱经；辰纪三月，主身体左侧下肢的足阳明胃经；巳纪四月，主身体右侧下肢的足阳明胃经。正如前面所讲的那样，阳明处于太阳与少阳之间，两阳合明，所以称为阳明。申纪七月，

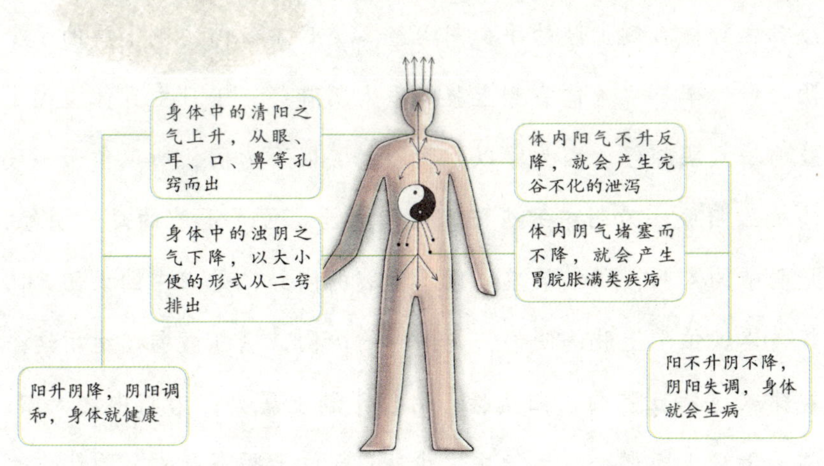

◎在人的身体中，阳主外，开发肌肤腠理；阴主内，游走于六腑，归藏于五脏，帮助身体吸收营养，排出糟粕

此时阴气初生，主身体右侧下肢的足少阴肾经；丑纪十二月，主身体左侧下肢的足少阴肾经；酉纪八月，主身体右侧下肢的足太阴脾经；子纪十一月，主身体左侧下肢的足太阴脾经；戌纪九月，主身体右侧下肢的足厥阴肝经；亥纪十月，主身体左侧下肢的足厥阴肝经，厥阴处于少阴与太阴之间，足少阴经同足太阴经的经气交会，必须经过足厥阴经，所以称为厥阴。以十天干纪一旬的十日，同上肢十条经脉的关系是甲日主身体左侧上肢的手少阳三焦经。己日主身体右侧上肢的手少阳三焦经。乙日主身体左侧上肢的手太阳小肠经。戊日主身体右侧上肢的手太阳小肠经。丙日主身体左侧上肢的手阳明大肠经。丁日主身体右侧上肢的手阳明大肠经。在五行归类中丙、丁都属火，两火合并，所以称为阳明。庚日主身体右侧上肢的手少阴心经。癸日主身体左侧上肢的手少阴心经。辛日主身体右侧上肢的手太阴肺经。壬日主身体左侧上肢的手太阴肺经。因为腰以上为阳，腰以下为阴，所以位于下肢的足三阳经，为阴中的少阳，阳气微弱。位于下肢的足三阴经，是阴中的太阴，阴气最盛。位于上肢的阳经，是阳中的太阳，阳气最盛。位于上肢的阴经，是阳中的少阴，阴气微弱。运用这个规律来说明五脏的阴阳属性，心位于膈上属火，为阳中之太阳；肺居于膈上而属金，为阳中之少阴；肝位于膈下属木，为阴中之少阳；脾位于膈下属土，为阴中之至阴；肾位于膈下而属水，为阴中之太阴。”

【原文】

黄帝曰：以治之奈何？

岐伯曰：正月二月三月，人气在左，无刺左足之阳；四月五月六月，人气在右，无刺右足之阳；七月八月九月，人气在右，无刺右足之阴；十月十一月十二月，人气在左，无刺左足之阴。

黄帝曰：五行以东方为甲乙木王①春。春者，苍色，主肝，肝者，足厥阴也。今乃以甲为左手之少阳，不合于数，何也？

岐伯曰：此天地之阴阳也，非四时五行之以次行也。且夫阴阳者，有名而无形。故数之可十，离之可百，散之可千，推之可万，此之谓也。

【注释】

①王：音义皆同旺。

【译解】

黄帝问："怎样把经脉与十二个月的阴阳相配规律运用到治疗之中呢？"

岐伯答道："在一年十二个月中，正月、二月和三月，人体的

12个月与经脉的关系

日期	身体部位	对应的经脉
正月	左侧下肢	足少阳胆经
二月	左侧下肢	足太阳膀胱经
三月	左侧下肢	足阳明胃经
四月	右侧下肢	足阳明胃经
五月	右侧下肢	足太阳膀胱经
六月	右侧下肢	足少阳胆经
七月	右侧下肢	足少阴肾经
八月	右侧下肢	足太阴脾经
九月	右侧下肢	足厥阴肝经
十月	左侧下肢	足厥阴肝经
十一月	左侧下肢	足太阴脾经
十二月	左侧下肢	足少阴肾经

一旬与经脉的关系

日期	身体部位	对应的经脉
甲日	左侧上肢	手少阳三焦经
己日	右侧上肢	手少阳三焦经
乙日	左侧上肢	手太阳小肠经
戊日	右侧上肢	手太阳小肠经
丙日	左侧上肢	手阳明大肠经
丁日	右侧上肢	手阳明大肠经
癸日	左侧上肢	手少阴心经
庚日	右侧上肢	手少阴心经
壬日	左侧上肢	手太阴肺经
辛日	右侧上肢	手太阴肺经

阳气分别偏重于身体左侧下肢的足少阳胆经、足太阳膀胱经和足阳明胃经，所以不宜针刺这些经脉。四月、五月和六月，人体的阳气分别偏重于身体右侧下肢的足阳明胃经，足太阳膀胱经，足少阳胆经，所以不宜针刺这些经脉。七月、八月和九月，人体的阴气分别偏重于身体右侧下肢的足少阴肾经、足太阴脾经和足厥

阴肝经，所以不宜针刺这些经脉。十月、十一月和十二月，人体的阴气分别偏重于身体左侧下肢的足厥阴肝经、足太阴脾经和足少阴肾经，所以不宜针刺这些经脉。”

黄帝问：“在五行归类中，方位的东方和天干中的甲、乙都属木，木气旺于春季，在五色中主青色，在五脏中主肝脏，隶属肝的经脉是足厥阴肝经，现在却把甲配属身体左侧上肢的手少阳三焦经，不符合天干配属五行的规律，这是为什么呢？”

岐伯答道：“这里所讲的，是根据自然界阴阳变化的规律来配合天干地支的，用来说明十二经脉的阴阳属性，不是按照四季的次序和五行属性来配合天干地支的。此外，阴阳是一个抽象概念，而不是一种具体事物，所以它的运用非常广泛，同一个阴阳可以指一种事物，也可以扩展到十种、百种、千种、万种乃至无数的事物。出现上述情况，就是因为这个道理。”

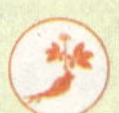

五色第四十九

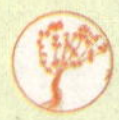

【原文】

雷公问于黄帝曰：五色独决于明堂乎？小子未知其所谓也。

黄帝曰：明堂者，鼻也；阙者，眉间也；庭者，颜也；蕃者，颊侧也；蔽者，耳门也。其间欲方大，去之十步，皆见于外，如是者寿，必中百岁。

雷公曰：五官之辨，奈何？

黄帝曰：明堂骨高以起，平以直，五脏次于中央，六腑挟其两侧，首面上于阙庭，王宫在于下极[①]，五脏安于胸中，真色以致，病色不见，明堂润泽以清，五官恶得无辨乎？

雷公曰：其不辨者，可得闻乎？

黄帝曰：五色之见也，各出其色部。部骨陷者，必不免于病矣。其色部乘袭者，虽病甚，不死矣。

雷公曰：官五色奈何？

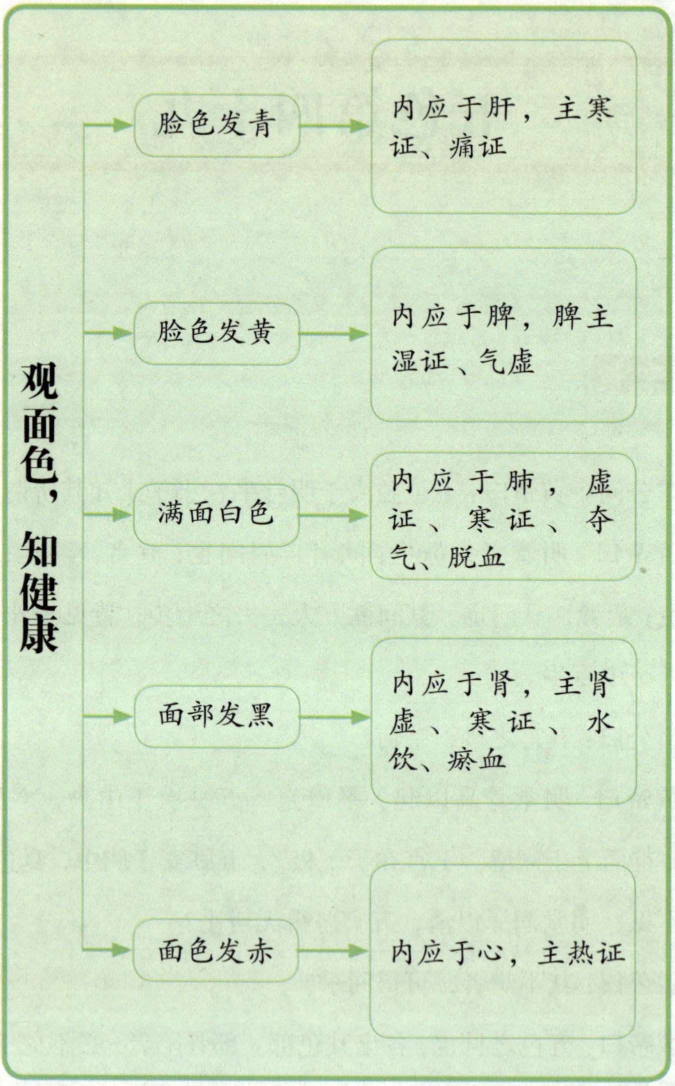

观面色，知健康

- 脸色发青 → 内应于肝，主寒证、痛证
- 脸色发黄 → 内应于脾，脾主湿证、气虚
- 满面白色 → 内应于肺，虚证、寒证、夺气、脱血
- 面部发黑 → 内应于肾，主肾虚、寒证、水饮、瘀血
- 面色发赤 → 内应于心，主热证

黄帝曰：青黑为痛，黄赤为热，白为寒，是谓五官。

【注释】

①王宫在于下极：下极居两目之中，心之部也，心为君主，故曰王宫。

【译解】

雷公向黄帝问道："青、赤、黄、白、黑五色的变化，仅是反映在名堂部位吗？我不知道这其中的含意。"

黄帝回答说："明堂就是鼻，阙就是两眉之间的部位，庭就是前额部，蕃就是两颊的外侧，蔽是耳前方的部位。以上所谈到的明堂、阙、庭、蕃、蔽这些部位的正常现象应该是端正、宽大、丰满，远离十步以后还能看得清楚。如果观察到某个人有以上的表现，他的寿命一定会达到一百岁。"

雷公问："怎样辨别面部五官的表象呢？"

黄帝回答说："鼻的正常表现应是鼻骨高起，端正而平直。五脏在面部的相应部位，按照一定的次序排列在面部的中央。六腑在面部的相应部位，列于五脏部位的两旁。头面的情况反映在两眉之间和前额，心的情况反映在两目之间的下极。胸腹中的五脏安定平和，五脏真气所化生的五色，正常地反映到面部，不出现异常的色泽，鼻部的色泽也明润。如此，五官所显的病色怎么会辨别不出呢？”

雷公问：“您能给我讲讲不从观察五官诊察疾病的情况吗？”

黄帝回答说：“五色在面部的表现，有其固定的位置。如果在某个部位出现色泽隐晦如陷骨中的，就必定是发生了疾病。如果五色出现在相乘的部位上，即子色出现在母位，即使病情很重也不会死亡。”

雷公问：“怎样通过观察五色来诊察疾病呢？”

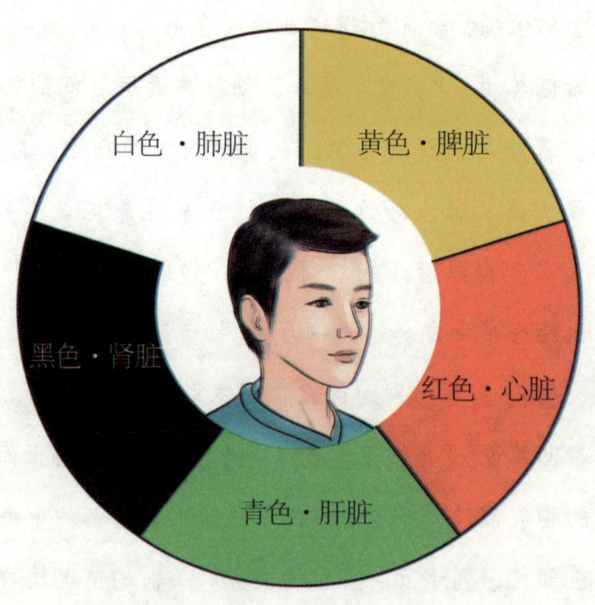

◎体内有疾病，会以五色的形式在体表显现

黄帝回答说："青色和黑色主痛，黄色和赤色主热，白色主寒，这就是通过观察五色变化来推断疾病的大概情况。"

【原文】

雷公曰：病之益甚，与其方衰，如何？

黄帝曰：外内皆在焉。切其脉口，滑小紧以沉者，病益甚，在中；人迎气大紧以浮者，其病益甚，在外。其脉口浮滑者，病日进；人迎沉而滑者，病日损。其脉口滑以沉者，病日进，在内；其人迎脉滑盛以浮者，其病日进，在外。脉之浮沉及人迎与寸口气小大等者，病难已。病之在脏，沉而大者，易已，小为逆。病在腑，浮而大者，其病易已。人迎盛坚者，伤于寒，气口盛坚者，伤于食。

【译解】

雷公问："怎样判断疾病是在逐渐加重，或是在减轻呢？"

黄帝回答说："疾病在人体的表里内外都可以发生，对疾病进退的推断，不但要运用色诊，还要结合脉诊。切按病人的寸口脉，脉象滑、小、紧而沉，为阴邪侵入五脏，疾病逐渐加重。人迎脉大，紧而浮，为阳邪侵入六腑，疾病逐渐加重。寸口脉浮滑，五脏的阴邪逐渐消退，疾病一天一天减轻。人迎脉沉滑，六腑的阳邪逐渐消退，病情也一天一天好转。寸口脉沉滑，五脏的阴邪逐渐亢盛，疾病一天一天加重。人迎脉浮滑而盛大，六腑的阳邪逐渐亢盛，疾病也一天一天加重。如果人迎脉和寸脉的脉象浮沉、大小都一样，说明脏腑阳邪亢盛，疾病便难于治愈。疾病发生在五脏，如果脉象沉而大，为正气充足，疾病就容易治愈。如果脉象细小是正气不足，疾病就难以治愈。疾病发生在六腑，若脉象浮大，为正气充足，疾病就容易治愈。若见小脉，为正气虚不能抗邪，病难治。人迎脉盛大坚实，主感受寒邪的外感病。寸口脉盛大坚实，主饮食不节的内伤病。”

【原文】

雷公曰：以色言病之间甚，奈何？

黄帝曰：其色粗以明，沉夭者为甚，其色上行者，病益甚；其色下行，如云彻散者，病方已。五色各有藏部[①]，有外部，有内部也。色从外部走内部者，其病从外走内；其色从内走外者，其病从内走外。病生于内者，先治其阴，后治其阳，反者益甚。其病生于阳者，先治其外，后治其内，反者益甚。其脉滑大，以代而长者，病从外来，目有所见，志有所恶，此阳气之并也，可变而已。

雷公曰：小子闻风者，百病之始也；厥逆者，寒湿之起也，别之奈何？

黄帝曰：常候阙中，薄泽为风，冲浊为痹，在地为厥。此其常也，各以其色言其病。

【注释】

①藏部：即脏部，指五色所主的脏腑部位。

【译解】

雷公问："如何根据面部的色泽变化来判断疾病的轻重呢？"

黄帝说："面部色泽明润而含蓄，病轻。色泽沉滞而枯槁，病重。五色从下向上蔓延，病情就逐渐加重。五色从上向下，像云雾消散一样逐渐消退的，疾病将要痊愈。五色在面部的表现，均与脏腑所主相应部位有关，整个面部分为内外，内部归属五脏，外部归属六腑。如果五色的变化是从外部开始，逐渐发展到内部，则疾病的发生，是从六腑开始，而逐渐影响到五脏。五色的变化从内部开始，逐渐发展到外部，疾病则是从五脏开始，逐渐影响到六腑。疾病由五脏影响到六腑，应当首先治疗五脏，然后治疗六腑，违背这个原则疾病就会加重。疾病是由六腑而影响到五脏，就应当首先治疗六腑，然后治疗五脏，违背这个原则，疾病也会加重。若脉象滑大或是长脉，为邪气从外侵袭人体。表现目有所见的幻视和有厌恶感的精神异常，则是由于阳邪侵入阳分而阳气过盛引起的，治疗时应根据前面所述的原则灵活变通，疾病才能痊愈。”

雷公问：“我听说很多种疾病都是由风邪引起的，气血逆乱的痹证、厥证是由寒邪、湿邪引起的，应当怎样进行鉴别呢？”

黄帝回答说：“一般通过观察两眉间的色泽来鉴别，色泽浮露润泽是风邪引起的变化，沉滞晦浊主痹证，若色泽沉滞晦浊出现在地阁，则主厥证。这是一般规律，都是根据色泽的不同变化来诊断疾病的。”

【原文】

雷公曰：人不病猝死，何以知之？

黄帝曰：大气①入于脏腑者，不病而猝死矣。

雷公曰：病小愈而猝死者，何以知之？

黄帝曰：赤色出两颧，大如拇指者，病虽小愈，必猝死。黑色出于庭，大如拇指，必不病而猝死。

【注释】

①大气：即大邪之气，指非常厉害的病邪。

【译解】

雷公问："人未患疾病却突然死亡，是什么原因呢？"

黄帝回答说："这是由于剧烈的邪气乘人体正气虚弱之时侵入脏腑，所以没有明显的疾病征象就突然死亡。"

雷公又问："疾病稍微好转却又突然死亡，怎样才能解释这种情况呢？"

黄帝回答说："两颧出现拇指大小的赤色，即使疾病稍微好转，仍然会突然死亡。天庭出现拇指大小的黑色，虽然没有明显疾病征象，也会突然死亡。"

【原文】

雷公再拜曰：善哉！其死有期乎？

黄帝曰：察色以言其时。

雷公曰：善乎！愿卒闻之。

黄帝曰：庭者，首面也；阙上者，咽喉也；阙中者，肺也；下极者，心也；直下者，肝也；肝左者，胆也；下者，脾也；方上者，胃也；中央者，大肠也；挟大肠者，肾也；当肾者，脐也：面王以上者，小肠也；面王以下者，膀胱子处也；颧者，肩也；颧后者，臂也；臂下者，手也；目内眦上者，膺乳也；挟绳而上者，背也；

循牙车以下者，股也；中央者，膝也；膝以下者，胫也；当胫以下者，足也；巨分[①]者，股里也；巨屈者，膝膑也。此五脏六腑肢节之部也，各有部分。有部分，用阴和阳，用阳和阴，当明部分，万举万当。能别左右，是谓大道；男女异位，故曰阴阳。审察泽夭，谓之良工。

【注释】

①巨分：为上下牙床大分处。

【译解】

雷公拜了两拜说："讲得好啊！上述所言突然死亡的时间有规律吗？"

黄帝回答说："通过观察五色出现在面部的位置，按照五行生克乘侮的原则，就可以推测死亡的时间。"

雷公说："好啊！我想听您详细地谈一谈。"

黄帝回答说："脏腑肢体与面部各位置的关系是：天庭反映头面的状况；眉心的上部反映咽喉的状况；两眉之间反映肺的状况；两目之间反映心的状况；两目之间正下方的鼻柱部位，则反映肝的状况；肝所主部位的左面反映胆的状况；鼻头反映脾的状况；鼻翼反映胃的状况；面颊的中央部位，反映大肠的状况；挟大肠所主部位的外侧反映肾的状况；在身体上肾与脐正相对，所以肾所主部位的下方，反映脐的状况；鼻头的外侧上方，反映小肠的状况；鼻头下方的人中沟，反映膀胱和子宫的状况；两颧反映肩部的状况；两颧的外侧反映臂的状况；臂所主部位的下方，反映手的状况；内眼角的上方，反映胸部和乳房的状况；面颊外侧耳边的上方，反映背的状况；沿着颊车向下，反映大腿的状况；上下牙床中间的部位，反映膝的状况；膝所主部位的下方，反映小腿的状况；小腿所主部位的下方，反映足的状况；上下牙床大分处，反映大腿内侧的状

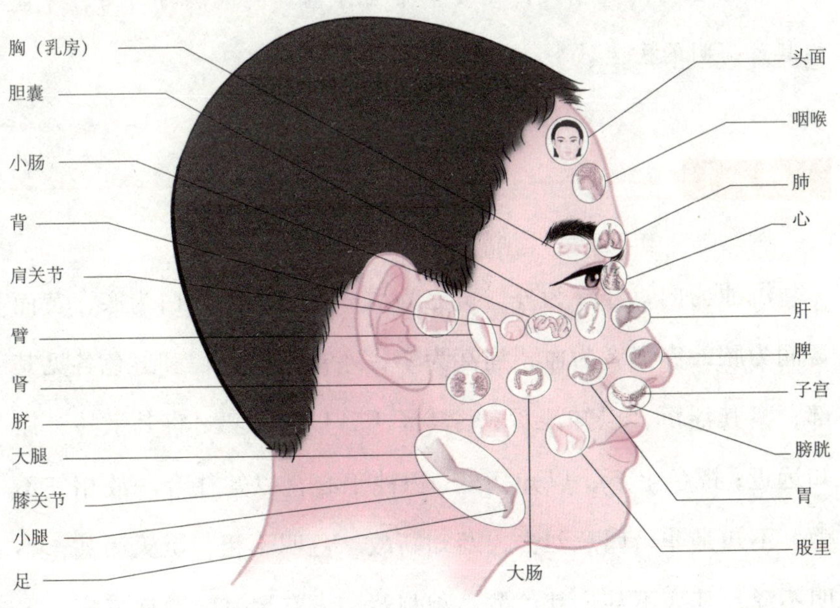

况；面颊下方曲骨的部位，反映膝部髌骨的状况。以上就是五脏、六腑和肢体在面部的对应部位。五脏六腑和肢体发生病变，在相应的部位便会出现色泽异常。全身在面部所主的位置确定后，就能够正确地诊断疾病了。在治疗时，阴衰而导致阳盛的，应当补阴以配阳。阳衰而导致阴盛者，则应当助阳以和阴。明确了人体各部与面部位置的关系和阴阳盛衰状况，辨证治疗就一定会恰当。左右是阴阳升降的道路，所以辨别色泽在面部左右上下地移动，是辨别阴阳盛衰的重要规律。男子和女子面部色泽上下移动的诊断意义是不同的，男子左为逆右为顺，女子右为逆左为顺，这是因为男女阴阳属性不同。在色诊的运用上，除了明确人体各部与面部相应位置的关系外，还要审察面部色泽的荣润与晦暗，才能称其为高明的医生。”

【原文】

沉浊为内，浮泽为外。黄赤为风，青黑为痛，白为寒，黄而膏润为脓，赤甚者为血，痛甚为挛，寒甚为皮不仁。五色各见其部，察其浮沉，以知浅深；察其泽夭，以观成败；察其散抟，以知远近；视色上下，以知病处；积神于心，以知往今。故相气不微，不知是非，属意勿去，乃知新故。色明不粗，沉夭为甚，不明不泽，其病不甚。其色散，驹驹然，未有聚其病散而气痛，聚未成也。

肾乘心，心先病，肾为应，色皆如是。

男子色在于面王，为小腹痛，下为卵痛。其圜直为茎痛，高为本，下为首，狐疝㿗阴之属也。

女子在于面王，为膀胱子处之病，散为痛，抟为聚，方员左右，各如其色形。其随而下至胝，为淫，有润如膏状，为暴食不洁。

左为左，右为右。其色有邪，聚散而不端，面色所指者也。色者，青黑赤白黄，皆端满有别乡。别乡赤者，其色赤，大如榆荚，在面王为不日。其色上锐，首空上向，下锐下向，在左右如法。以五色命脏，青为肝，赤为心，白为肺，黄为脾，黑为肾。肝合筋，心合脉，肺合皮，脾合肉，肾合骨也。

【译解】

面色沉滞晦暗的，主在里、在脏的病变。浮露而鲜明的，主在表、在腑的病变。黄色和赤色主风病，青色和黑色主痛证，白色主寒证。在疮疡等外科疾病中，局部色泽黄润，软如脂膏者，是成脓的表现；局部颜色深红，是血瘀未成脓的表现。疼痛剧烈的，可以形成肢体拘挛。若寒邪甚，可出现皮肤麻木不仁。人体发生病变，面部就会出现相应位置的病色，观察面色的润泽与晦暗，就能推测疾病预后的好坏。观察五色的散漫和聚结，则能了解病程的长短。观察五色出现在面部的位置，便能判断疾病发生的部位。医生聚精会神地分析色泽的变化，就可以了解疾病以往的情况和当前的发展变化。如果不细致入微地观察色泽的变化，连正常和异常都不能分辨清楚。只有专心致志地分析研究，才能知道新病、旧病及其发展变化的规律。面色不呈现应有的明润，却见沉滞枯槁，病情严重。面色虽然不明润光泽，但是没有沉滞枯槁现象的，病情不重。面色散漫不聚的，病邪也会逐渐消散，即使气滞不通而引起疼痛，也不会形成积聚一类的病变。

肾脏的邪气侵犯心脏，是因为心先患虚证，肾脏的邪气才乘虚侵入心脏，此时肾所主的黑色会出现在面部心所主两目间的部位上。一般发生疾病后，如果病色不出现在本脏所主的部位，均可以以此类推。

男子病色出现在鼻头上，主小腹疼痛，向下牵引睾丸也会发生疼痛。如果病色出现在人中沟上，主阴茎疼痛，出现在人中沟上部则表现为阴茎根部疼痛，出现在人中沟下部的则阴茎头部疼痛。这些都属于狐疝、阴囊肿大等疾病。

女子病色出现在鼻头上，主膀胱和子宫的病变。病色散漫不收者，为气滞引起的疼痛。病色抟聚不散，为血液凝结而形成积聚。积聚的表现，有的是方，有的是圆，有的在左边，有的在右边，都和病色的表象相一致，病色若随之下移到唇部，则表明患有白淫、带下污浊等病变。若兼见唇色润泽如脂膏样者，为暴饮暴食、饮食不洁之物所引起的疾病。

面部色泽的异常变化与体内疾病发生的部位是一致的，病色出现在左侧，就表明左侧有病。病色出现在右侧，说明是右侧有病。面部色泽异常，例如聚结不散或散漫不凝的，观察面部病所在的部位，就可判断出患病的位置。所谓五色，就是青色、黑色、赤色、白色、黄色。在正常情况下，深浅适中而充满，分别表现在各自的部位上。异常情况下，色泽会发生变化，如赤色出现在心所主的部位，像榆荚一样大小，主心发生病变。如果出现在鼻头，说明疾病在近日内就会发生。病色的形状，上部呈尖锐状的，表明头面部正气虚弱，邪气有向上发展的趋势。下部呈尖锐状的，则身体下部正气虚弱，邪气有向下发展的趋势。左侧或右侧呈尖锐状，与上部和下部的诊断意义一致。把面部五色同五脏相互联系，青色属肝，赤色属心，白色属肺，黄色属脾，黑色属肾，五脏又同外在组织相合，肝同筋相合，心同脉相合，肺同皮相合，脾同肉相合，肾同骨相合，所以各组织也分别同五色相联系。

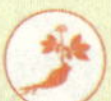

五味第五十六

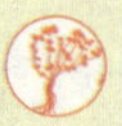

【原文】

黄帝曰：愿闻谷气有五味，其入五脏，分别奈何？

伯高曰：胃者，五脏六腑之海也，水谷皆入于胃，五脏六腑，

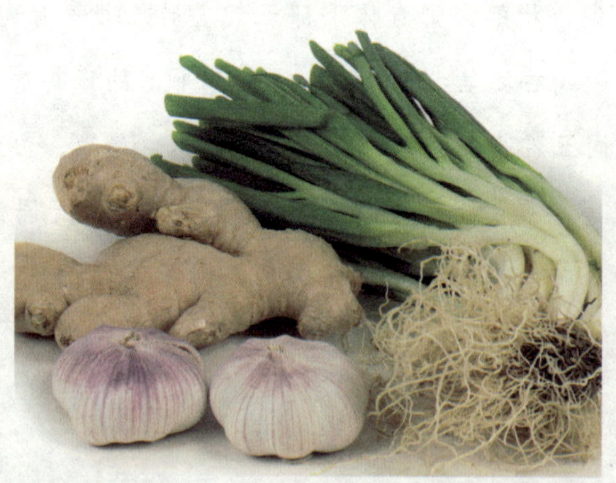

◎中医学认为，辛味入肺经，属金，“辛”味食物，具有发散、行气的作用，还有行血等功效

皆禀气于胃。五味各走其所喜，谷味酸，先走肝；谷味苦，先走心；谷味甘，先走脾；谷味辛，先走肺；谷味咸，先走肾。谷气津液已行，营卫大通，乃化糟粕，以次传下。

黄帝曰：营卫之行奈何？

伯高曰：谷始入于胃，其精微者，先出于胃之两焦，以溉五脏，别出两行，营卫之道。其大气①之抟而不行者，积于胸中，命曰气海，出于肺循喉咽。故呼则出，吸则入。天地之精气，其大数常出三入一，故谷不入，半日则气衰，一日则气少矣。

【注释】

①大气：本文指宗气。

【译解】

黄帝问："五谷有酸、苦、甘、辛、咸五种味道，食物进入人体后，五味如何分别进入五脏呢？我想了解这些情况。"

伯高说："食物进入人体，首先到胃，五脏六腑要从胃接受食物所化生的精微物质，所以胃是五脏六腑所需水谷精微汇聚的地方。食物的五味同五脏的关系，是按五味、五脏的五行属性相联系，五味分别进入各自所亲和的脏。酸味的食物首先进入肝，苦味的首先进入心，甘味的首先进入脾，辛味的首先进入肺，咸味的首先进入肾。食物所化生的精微、液津，正常地流行而布散全身。营气和卫气旺盛、通畅而周流全身。余下的部分化成糟粕，自上而下依次传化而排出体外。”

黄帝问：“营气和卫气是如何运行的呢？”

伯高说：“食物进入胃后，精微部分从胃出来而分别到达上焦和中焦，以营养五脏。水谷精微化生的精纯部分是营气，在脉中

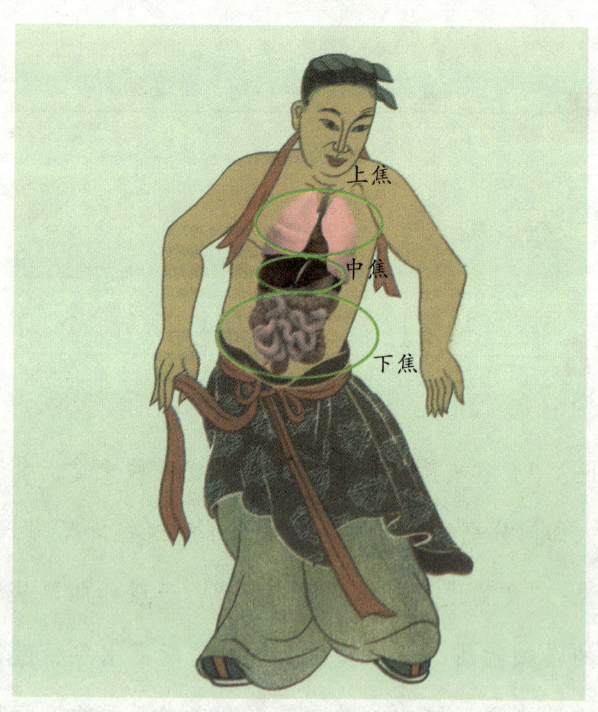

◎三焦是人体气血运行的要道，也是六腑中最大的脏腑

运行。水谷精微所化生的运行迅猛、滑利的部分是卫气，在脉外运行。这就是营气和卫气的运行道路。水谷精微的另一部分与吸入的清气结合而形成宗气。宗气不像营气、卫气一样周流全身，而主要是积聚在胸中，所以把胸中称为气海。宗气出自肺，沿着咽喉上行，呼则出，吸则入，保证人体正常的呼吸运动。自然界为人类提供的营养物质，只有食物和空气进入人体后分别形成宗气、营气和卫气、糟粕三个方面，才能维持生命活动。所以，半天不进饮食，人的气就要衰减，一天不进饮食，人的气就会缺少。”

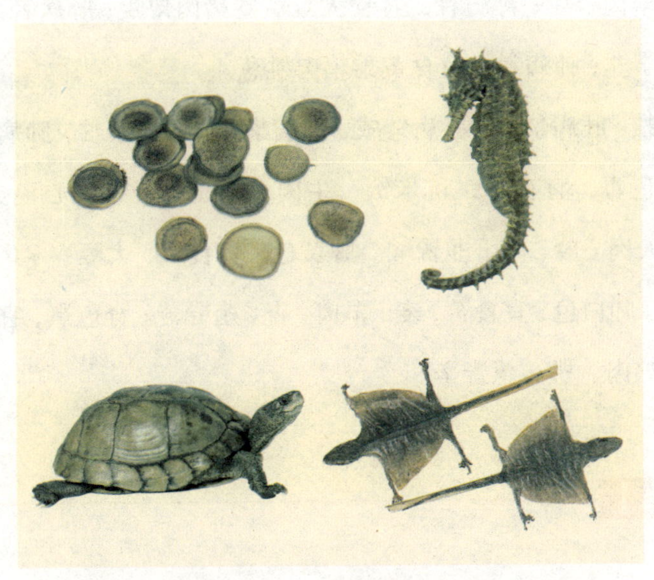

◎咸味归肾，为寒水之性，部分咸味药物有补肾的功能

【原文】

黄帝曰：谷之五味，可得闻乎？

伯高曰：请尽言之。五谷：秔米[1]甘，麻酸，大豆咸，麦苦，黄黍辛。五果：枣甘，李酸，栗咸，杏苦，桃辛。五畜：牛甘，犬酸，猪咸，羊苦，鸡辛。五菜：葵甘，韭酸，藿咸，薤苦，葱辛。五色：黄色宜甘，青色宜酸，黑色宜咸，赤色宜苦，白色宜辛。凡此五者，各有所宜。

五宜：所言五色者，脾病者，宜食秔米饭，牛肉枣葵；心病者，宜食麦羊肉杏薤；肾病者，宜食大豆黄卷猪肉栗藿；肝病者，宜食麻犬肉李韭；肺病者，宜食黄黍鸡肉桃葱。

五禁：肝病禁辛，心病禁咸，脾病禁酸，肾病禁甘，肺病禁苦。

肝色青，宜食甘，秔米饭、牛肉、枣、葵皆甘。心色赤，宜食酸，犬肉、麻、李、韭皆酸。脾黄色，宜食咸，大豆、豕肉、栗、藿皆咸。肺白色，宜食苦，麦、羊肉、杏、薤皆苦。肾色黑，宜食辛，黄黍、鸡肉、桃、葱皆辛。

【注释】

①秔米：秔，粳的异体字，秔米即粳米。

【译解】

黄帝问:“你能给我讲讲食物的五味吗?”

伯高说:“请让我详细地讲述这些情况。五谷中,粳米味甘、芝麻味酸、大豆味咸、麦味苦、黄米味辛。五果中,枣子味甘、李子味酸、栗子味咸、杏子味苦、桃子味辛。在五畜中,牛肉味甘、狗肉味酸、猪肉味咸、羊肉味苦、鸡肉味辛。五菜中,葵菜味甘、韭菜味酸、豆叶味咸、野蒜味苦、葱的味辛。由五色来决定五味的适应情况,黄色适应甘味、青色适应酸味、黑色适应咸味,赤色适应苦味,白色适应辛味。这就是五色分别适应五味的情况。

上述五色所适应的五味,就是分别代表五脏病变所选用的适宜食物。脾脏病变,宜食粳米饭、牛肉、枣、葵菜等。心脏病变,宜食麦、羊肉、杏、野蒜等。肾脏病变,宜食大豆黄卷、猪肉、栗子、豆叶等。肝脏病变,宜食芝麻、狗肉、李子、韭等。肺脏病变,宜食黄米、鸡肉、桃子、葱。

五脏病变的禁忌:肝脏病变禁忌辛味,心脏病变禁忌咸味,脾脏病变禁忌酸味,肾脏病变禁忌甘味,肺脏病变禁忌苦味。

肝脏病变面色青,肝病苦急,宜食甘味食物以缓急,如粳米饭、牛肉、枣、葵菜都是甘味食物。心脏病变面色赤,心病苦缓,宜食酸味食物以收敛之,如狗肉、芝麻,李子、韭都是酸味食物。

脾脏病变面色黄，宜食咸味食物，如大豆、猪肉、栗子、豆叶都是咸味食物。肺脏病变面色白，苦气上逆，宜食苦味食物以泄之，如麦、羊肉、杏、野蒜都是苦味食物。肾脏病变面色黑，肾病苦燥，宜食辛味食物以润泽之，如黄米、鸡肉、桃子、葱都是辛味食物。”

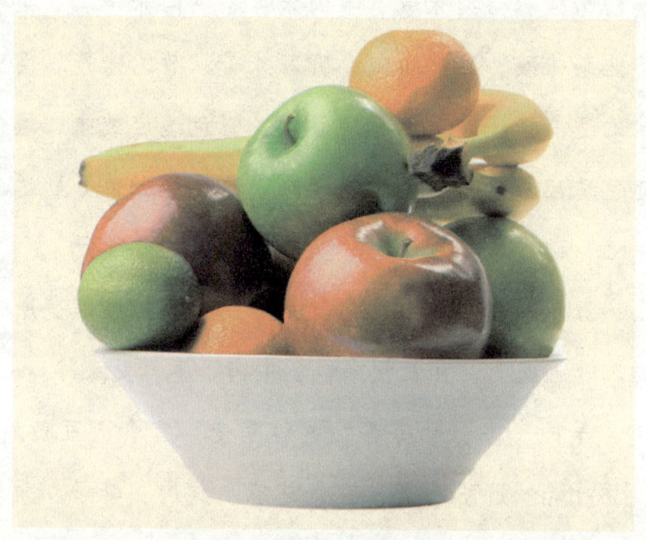

◎ 酸味食物或药物可以养肝，收敛肺气，滋补肝血

贼风第五十八

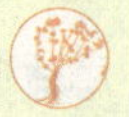

【原文】

黄帝曰：夫子言贼风邪气之伤人也，令人病焉，今有其不离屏蔽，不出室穴[①]之中，卒然病者，非不离贼风邪气，其故何也？

岐伯曰：此皆尝有所伤于湿气，藏于血脉之中，分肉之间，久留而不去；若有所堕坠，恶血在内而不去。卒然喜怒不节。饮食不适，寒温不时，腠理闭而不通。其开而遇风寒，则血气凝结，与故邪相袭，则为寒痹。其有热则汗出，汗出则受风，虽不遇贼风邪气，必有因加而发焉。

【注释】

①室穴：因上古之人穴居野处，故称之。

【译解】

黄帝问："你经常讲道，人体发生疾病都是因为贼风邪气侵袭人体引起的。但是有些人并没有离开居处的房屋或遮蔽得很严密的地方，没有遭受贼风邪气的侵袭，却突然发生疾病，这是什么原因呢？"

岐伯说："这种情况的形成，都是因为平素就受到邪气的伤害而没有察觉所造成的，或曾经被湿邪伤害，湿邪侵袭人体后，藏伏在血脉和分肉中，长期不能消散。或从高处跌落，使瘀血留滞

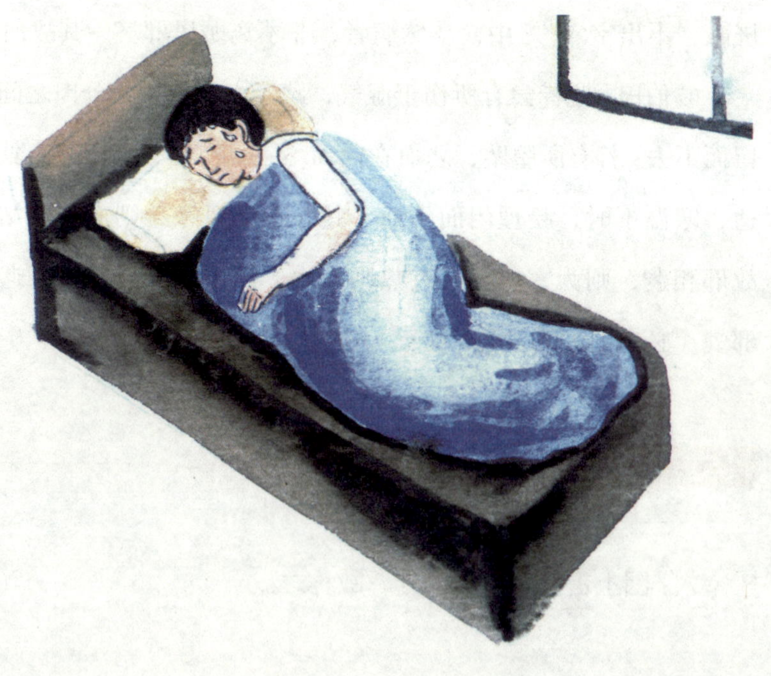

在体内。或暴喜大怒而情志活动不能节制。或饮食不适当。或不能根据气候的寒热变化而改变自己的生活习惯，导致腠理闭塞而不通畅。若腠理开时感受风寒，使血脉凝滞不通，新感受的风寒与体内原有的邪气相互搏结，便会形成寒痹。由上述原因使体内有热，则会形成身体出汗，在出汗时就容易感受风邪。即便不是遇到贼风邪气的侵袭，也一定是外邪与体内原有邪气相互结合，才会使人发生疾病。”

【原文】

黄帝曰：今夫子之所言者，皆病人之所自知也。其毋所遇邪气，又毋怵惕[①]之所志，卒然而病者，其故何也？唯有因鬼神之事乎？

岐伯曰：此亦有故邪留而未发，因而志有所恶，及有所慕，血气内乱，两气相搏。其所从来者微，视之不见，听而不闻，故似鬼神。

黄帝曰：其祝而已者，其故何也？

岐伯曰：先巫者，因知百病之胜，先知其病之所从生者，可祝而已也。

【注释】

①怵惕：恐惧。

【译解】

黄帝问："上述疾病发生的原因，都是病人自己能感觉到的。那些既感觉不到有邪气侵袭，又没有惊恐等情志的过度刺激，却突然发病，这是什么原因呢？是因为有鬼神作祟吗？"

岐伯说："这种情况，也是有宿邪藏伏在体内而尚未发作。由于性情有所厌恶，思想有所羡慕，而引起气血逆乱，逆乱的气血与藏伏在体内的宿邪相互作用便发生疾病。因为这些疾病发生的原因不明显，既看不见，又听不到，所以就好像鬼神作祟一样。"

黄帝问："这类疾病既然不是鬼神作祟，为什么用祝由的方法能够治愈呢？"

岐伯说："古代的巫医，懂得各种疾病之间的相互制约关系，首先了解了疾病发生的原因，所以再用祝由方法就能把疾病治愈。"

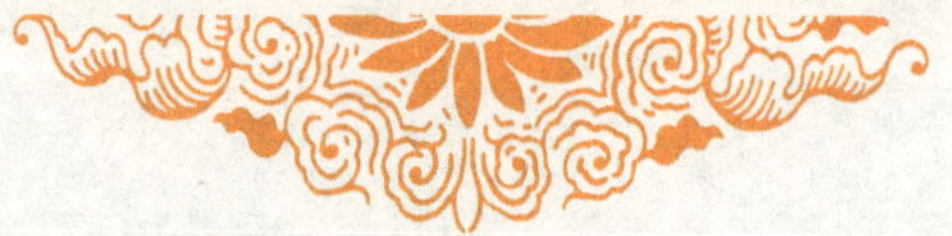

中医四大经典

伤寒论

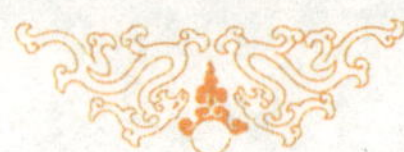

常国良　编

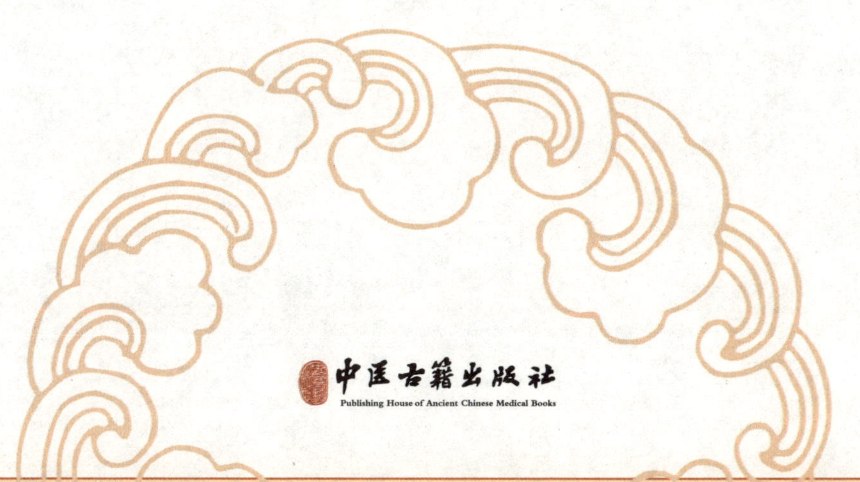

中医古籍出版社
Publishing House of Ancient Chinese Medical Books

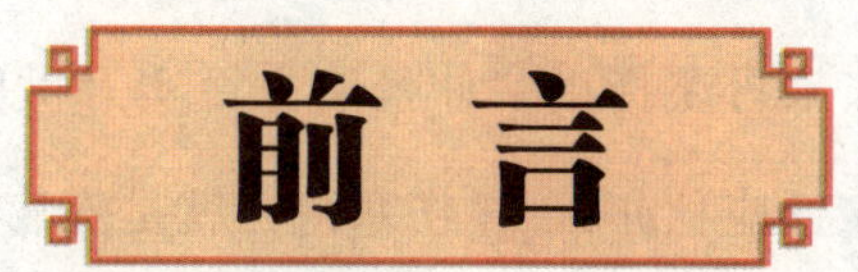

前言

中医学博大精深，自肇源迄今，绵亘数千年的中医药理论精华，向来为历代医家奉为珍籍之秘典和临证之法宝。

在中医学界强调回归传统，反思传承的今天，经典著作的学习和运用是促进中医走向未来，更好地为人类健康服务的有效途径。鉴于此，为了重新认识中医学这一国粹的重要性和必要性，更好地继承和发扬中医学，我们编著了“中医四大经典”系列，包括《黄帝内经》《伤寒论》《金匮要略》《温病条辨》。本系列丛书以古为今用为目的，以深入浅出为要求，以阐明内涵为根本，对中医药理论精华进行了全面研究、系统阐述、朴素解读。

《伤寒论》为汉代著名医家张仲景所著。该书是一部阐述多种外感疾病及杂病的辨证论治的专书，是我国第一部理、法、方、药比较完善，理论联系实际的医学专著，被誉为“方书之祖”。

《伤寒论》创立了六经辨证体系，奠定了中医辨证论治的基础，具有很高的科学水平和实用价值，长期以来一直有效地指导着历代医家的临床实践，历代医家都十分重视对《伤寒论》的学习与研究。元代医家朱丹溪指出“仲景诸方，实万世医门之规矩、准绳也”；当代医家任应秋亦云“《伤寒论》就是疾病总论，是泛指一切疾病辨证施治的总纲，或者叫大纲”。因此，《伤寒论》是继承和发扬我国医学遗产的重要读本。

本书广泛参考之前版本的优点，选取《伤寒论》的精华，结合现代人的阅读喜好，在条文选取、编排体例等方面均做了精心的调整，选编常见常用的218条，全新编排。“题解”言简意赅，大体概括所涉及的病证；“译解”通俗易懂，对每条原文进行了白话直译；“注释”则对生僻难解的词汇进行了解释，便于无障碍阅读、理解。同时，书中还配有大量图片，阐释一些重点、难点内容，以帮助广大中医爱好者轻松读懂《伤寒论》，学习中医辨证论治的技巧，并结合养生之道，实现治疗和养生的目标。

目录

张仲景原序

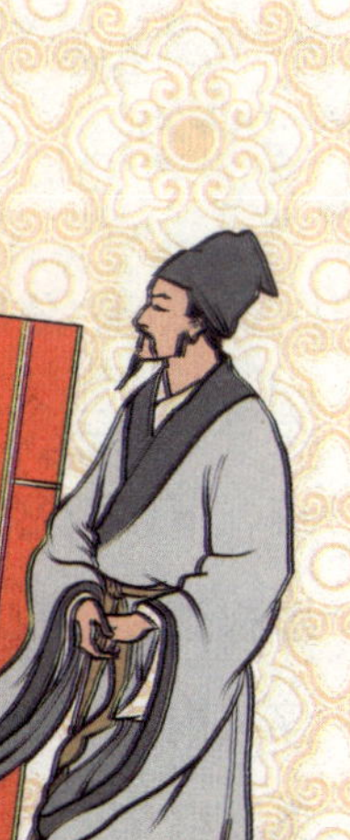

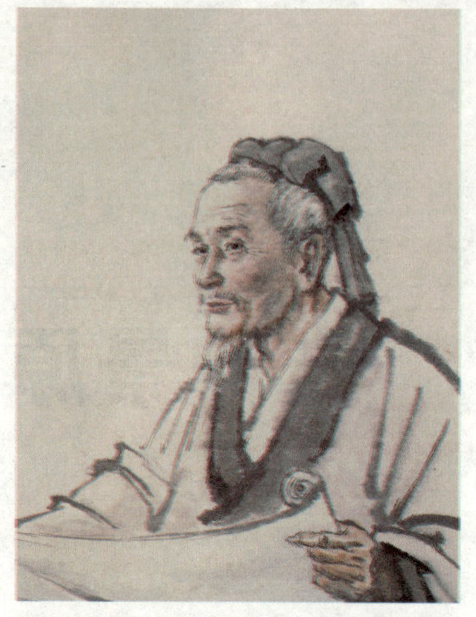

◎张仲景是中国古代伟大的医学家。他的医学著作《伤寒杂病论》对于推动后世医学的发展起了巨大的作用

论曰：余每览越人入虢之诊，望齐侯之色，未尝不慨然叹其才秀也。怪当今居世之士，曾不留神医药，精究方术，上以疗君亲之疾，下以救贫贱之厄，中以保身长全，以养其生，但竞逐荣势，企踵权豪，孜孜汲汲，惟名利是务；崇饰其末，忽弃其本，华其外而悴其内，皮之不存，毛将安附焉？卒然遭邪风之气，婴非常之疾，患及祸至，而方震栗；降志屈节，钦望巫祝，告穷归天，束手受败。赍百年之寿命，持至贵之重器，委付凡医，恣其所措。咄嗟呜呼，厥身已毙，神明消灭，变为异物，幽潜重泉，徒为啼泣。痛夫！举世昏迷，莫能觉悟，不惜其命，若是轻生，彼何荣势之云哉？而进

不能爱人知人，退不能爱身知己，遇灾值祸，身居厄地，蒙蒙昧昧，惷若游魂。哀乎！趋世之士，驰竞浮华，不固根本，忘躯徇物，危若冰谷，至于是也！

余宗族素多，向余二百。建安纪年以来，犹未十稔，其死亡者，三分有二，伤寒十居其七。感往昔之沦丧，伤横夭之莫救，乃勤求古训，博采众方，撰用《素问》《九卷》《八十一难》《阴阳大论》《胎胪药录》，并平脉辨证，为《伤寒杂病论》合十六卷，虽未能尽愈诸病，庶可以见病知源，若能寻余所集，思过半矣。

夫天布五行，以运万类，人禀五常，以有五藏；经络府俞，阴阳会通，玄冥幽微，变化难极。自非才高识妙，岂能探其理致哉！上古有神农、黄帝、岐伯、伯高、雷公、少俞、少师、仲文，中世有长桑、扁鹊，汉有公乘阳庆及仓公。下此以往，未之闻也。观今之医，不念思求经旨，以演其所知，各承家技，终始顺旧，省疾问病，务在口给，相对斯须，便处汤药。按寸不及尺，握手不及足；人迎、趺阳，三部不参；动数发息，不满五十。短期未知决诊，九候曾无髣髴；明堂阙庭，尽不见察，所谓窥管而已。夫欲视死别生，实为难矣！

孔子云：生而知之者上，学则亚之。多闻博识，知之次也。余宿尚方术，请事斯语。

辨太阳病脉证并治

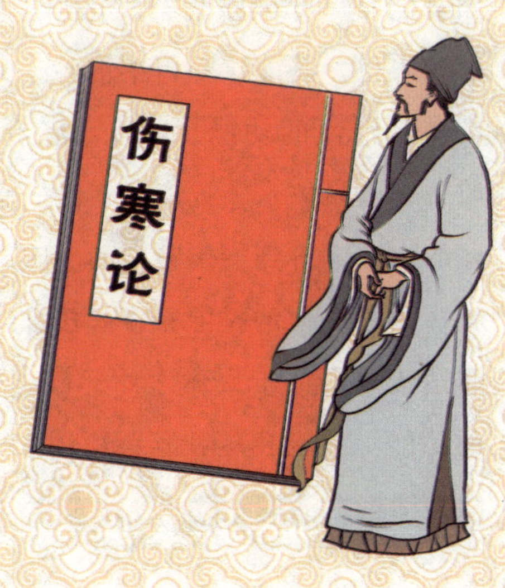

【题解】

太阳病是外感疾病的初期阶段。风寒外袭，太阳首当其冲，人体肌表受邪，正邪交争于表，而致卫外失职，营卫不和，临床出现以发热恶寒、头项强痛、脉浮等症状表现，则称为太阳病。太阳病位在表，病性属阳，故又称为太阳表证。

太阳经包括手太阳小肠经、足太阳膀胱经，与手少阴心经、足少阴肾经相表里。手太阳小肠经，起于手小指外侧，循臂至肩，前行入缺盆，下行络心属小肠，支脉上循面颊。足太阳膀胱经，起于目内眦，上额，交巅，入脑下项，夹脊抵腰，络肾属膀胱。小肠主受承化物，泌别清浊。《素问·灵兰秘典论》指出“小肠者，受承之官，化物出焉”。膀胱主藏津液，化气行水。《素问·灵兰秘典论》指出“膀胱者，州都之官，津液藏焉，气化则能出矣”。小肠上接于胃，与心相表里，既能接受胃中水谷，又能导心火以下行。因小肠有泌别清浊的功能，所以小肠有病，除影响水谷精微的吸收，还会导致水液代谢的紊乱。水液的代谢过程中，膀胱所藏的津液，得到下焦肾阳的温煦，一方面参与体内水液的调整，而主小便的排除；另一方面，又能化气循太阳之经脉而布达于表，行于人体之外，行“温分肉，充皮肤，司开合”的功能。故云：太阳为六经之首，统摄营卫，主一身之表，故为诸经之藩篱。

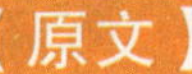

【原文】

太阳之为病，脉浮，头项强痛①而恶寒。（1）

【注释】

①头项强痛：即头痛项强。项，颈之后部；强，音降。项强为颈项牵强不舒感。

【译解】

《伤寒论》六经之概念，是在《素问·热论》所述六经之基础上发展而来的。六经病症的实质是根据十二经脉所属五脏六腑的病理变化，结合其各种临床表现的证候，按照这些证候的部位、性质、病机、病势进行分类，从而归纳为六经病症。显然这种分类归纳是建立在脏腑经络基础之上，并通过其内部有机联系而进行的。因此，六经分证的每一经已不是单纯指本经的走行。关于这一点柯韵伯在注释中做了正确的说明。

由于太阳主一身之表，故凡感受风寒外邪，出现发热恶寒、头痛项强、脉浮的都可称为太阳病，临床把这种证候表现作为辨别太阳病的依据。只要见到此证此脉，便可作太阳病处理。方氏、程氏以及后世注家均把本条称为太阳病的提纲，其理乃在于此。

【原文】

太阳病，发热，汗出，恶风[①]，脉缓[②]者，名为中风[③]。（2）

【注释】

①恶风：为恶寒之轻者，即遇风则恶之，无风则坦然。②脉缓：指松弛柔软的脉象，与伤寒之紧脉相对而言。③中风：中，音仲。中风，是太阳病的一种证型，与猝然晕倒、口眼㖞斜之中风病不同。

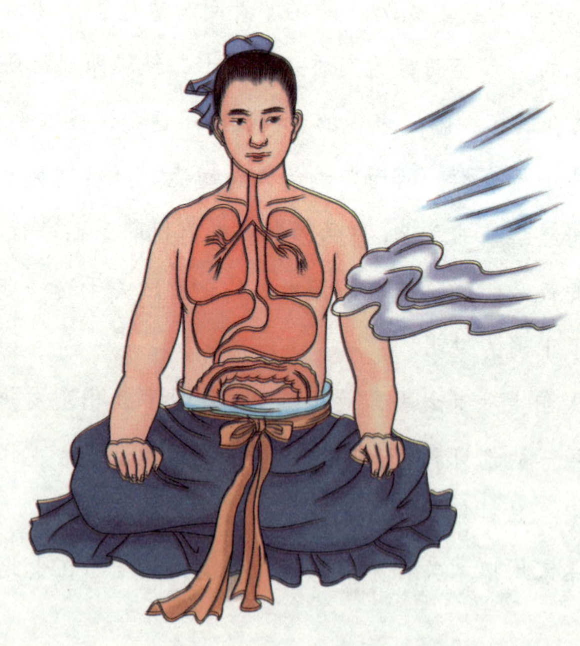

【译解】

本条首冠太阳病，当包括第 1 条的“脉浮，头项强痛而恶寒”而综合理解，即在太阳病提纲的基础上又见到“发热、汗出、恶风、脉缓”，则称为太阳中风证。本证因风邪袭表，卫阳浮盛于外与邪交争，故发热。风为阳邪，其性疏泄，侵袭人体而致卫失外固，营不内守，营阴外泄，故汗出。汗出腠理疏松，不胜风袭，故恶风。汗出营阴外泄，故脉搏松弛宽缓而呈缓象。太阳病脉浮，中风证脉缓，故其脉当见浮缓。凡见此脉症者，则为太阳中风证，故将本条称为太阳中风证之提纲。

【原文】

太阳病，或已发热，或未发热，必恶寒，体痛，呕逆，脉阴阳俱紧[①]者，名曰伤寒[②]。（3）

【注释】

①脉阴阳俱紧：阴阳，分别指尺脉和寸脉而言。脉阴阳俱紧，指寸、关、尺三部皆呈紧象。紧与缓相对而言。②伤寒：太阳病的一种类型，属狭义的伤寒。

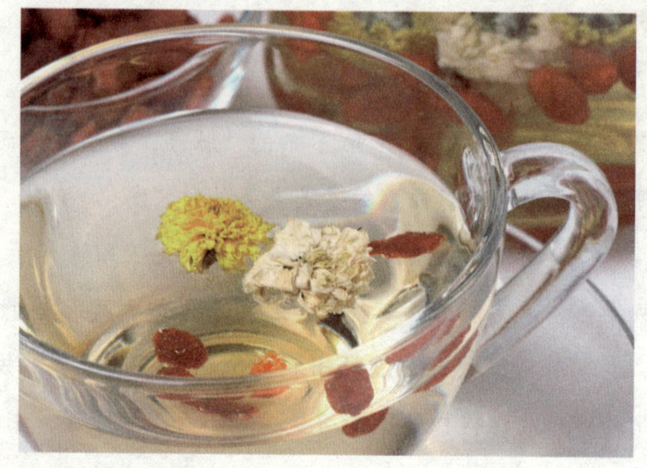

【译解】

本条首冠太阳病，当包括第1条的“脉浮，头项强痛而恶寒”。即在太阳病提纲的基础上又见到“或已发热，或未发热，必恶寒，体痛，呕逆，脉阴阳俱紧”，则称为太阳伤寒证。本证因寒邪袭表，寒为阴邪，其性凝滞，导致卫阳闭遏，营阴郁滞。风寒袭表，卫阳奋起抗邪，正邪交争，故必发热，但由于人体体质的差异、感邪的轻重不同，若卫阳能及时达表抗邪故见发热；若卫阳不能及时达表抗邪故可出现暂时的不发热。不管发热出现之迟早，都必见恶寒，因寒束肌表，卫阳闭遏而失去温煦肌肤的作用，故必恶寒。卫阳闭遏，营阴郁滞，经气运行不利，故周身疼痛。寒邪束表，阳郁不宣，胃失和降，故呕逆。表闭营郁，气血运行不利，脉浮主表，脉紧主寒，故寸、关、尺三部俱见浮紧之象。柯韵伯指出：“虽有已发热未发热之不齐，而恶寒体痛呕逆之症，阴阳俱紧之脉先见，即可断

为太阳之伤寒，而非中风矣。”（《伤寒来苏集》）

【原文】

伤寒一日，太阳受之，脉若静者，为不传；颇欲呕，若躁烦，脉数急者，为传也。（4）

【译解】

本条是从脉证的变化上来诊断伤寒的传与不传。从脉象来看，文中的“脉若静”，是指脉与证符，即伤寒脉浮紧、中风脉浮缓之意；“脉数急”，是与脉静相对而言的，是脉象有变化的意思。这一点，以沈金鳌为代表的注家写得很清楚。而以《医宗金鉴》为代表的部分注家，将脉静理解为“脉静如常，此人病脉不病”则不妥。从症上看，躁烦欲呕就是病邪向里的表现，各家的意见，在这点上是基本一致的。

《素问·热论》中说：“伤寒一日，巨阳受之，故头项痛，腰脊强。二日阳明受之……”这就是传经学说的理论根据，临床上的病变，并不是如此机械刻板的，它既可以传入阳明，又可以传入少阳，甚至也有转属太阴、少阴的，但也可以就在太阳而不发生传变的。病邪的传与不传，是从脉与证的表现上来测定的，其日数只是大约而言。“一日”可理解作疾病的初期阶段，此时如果脉证相符，如伤寒的脉浮紧、中风的脉浮缓，就说明病邪仍在太阳，没有传变；如果脉象数急，又有时欲呕吐、烦躁不安现象的，就说明病邪已有传变的趋势。呕吐为少阳经的主症，躁烦是阳明里热的现象，见到这些症状，说明病势已由表传里。大凡疾病的传变，阳证入阴为逆，阴证出阳为顺。病在三阳，说明病人的阳气犹能与邪相争，若阳气不能抵御病邪，或经误治阳气伤残，病邪即内陷三阴，这是由浅入深，由轻转重的传变；又如直中的少阴证，经过治疗，阴寒消散，阳气未复，也能出现阳经的证候，这是由阴转阳、由重转轻的表现。

【原文】

伤寒二三日，阳明、少阳证不见者，为不传也。（5）

【译解】

《素问·热论》中说“伤寒一日，巨阳受之”“二日阳明受之”“三日少阳受之”“四日太阴受之”“五日少阴受之”“六日厥阴受之”。提出疾病日传一经，张仲景继承和发展了《黄帝内经》的学术思想，指出疾病的传变与否虽然与发病时间的长短有关，但对于疾病的诊断应以临床脉证为依据。若伤寒二三日，没有出现阳明、少阳的脉证，则病仍在太阳。

【原文】

太阳病，发热而渴，不恶寒者，为温病[①]。若发汗已，身灼热者，名风温[②]。风温为病，脉阴阳俱浮[③]，自汗出，身重，多眠睡[④]，鼻息必鼾，语言难出。若被下者，小便不利，直视，失溲[⑤]；若被火[⑥]者，微发黄色，剧则如惊痫，时瘛疭[⑦]，若火熏之[⑧]。一逆尚引日，再逆促命期。（6）

【注释】

①温病：外感病中的一种病症，属广义的伤寒范畴。②风温：指误用辛温发汗引起的一种变证，与后世温病学中的风温不同。③脉阴阳俱浮：指寸、关、尺三部俱浮盛有力，为热邪内盛之象。④多眠睡：指邪热内盛所致的昏睡状态。⑤失溲：溲，指大小便。失溲，因前有“小便不利”，故此指大便失禁。⑥被火：火，指灸、熏、熨、温针等治法。被火，指误用火法治疗。⑦时瘛疭：瘛，指收缩；疭，指舒伸。时瘛疭，指阵发性四肢抽搐。⑧若火熏之：像烟火熏一样，指病人的皮肤颜色暗晦枯黄。

【译解】

本条可以分为四段理解。

以“太阳病……为温病”为第一段，主要论述了太阳温病的脉证特征。温病是外感热病的一种，属于广义伤寒的范畴，因感受温热之邪而发生的疾病。温为阳邪，以发病急，变化快，易于化燥伤阴为特点，它和风寒之邪有本质的区别。然温病初起，首犯肺卫，亦有发热、头痛、脉浮等症状，故仲景统称为太阳病，而以“太阳病”冠首。但太阳病“或已发热，或未发热，必恶寒”，而温病“发热而渴，不恶寒”，使人读之一目了然。

以“若发汗已……语言难出”为第二段，主要论述了风温的形成和脉证。此处之风温是指误用辛温发汗而导致的一种变证，也有解释，所谓风温，指用风药而造成的变证叫风温。如程郊倩“温病为风药所坏，遂名风温”。温病学中之风温是指感受风热病邪所致的外感热病。多发于春冬两季，其发于春季的称风温，发于冬季的

又可称冬温。如流行性感冒、急性支气管炎、大叶性肺炎等属于风温的范畴。温病是感受温热之邪所致，治疗忌用辛温，若误用之则必致津液损伤，内热炽盛，内热熏蒸肌肤而形成身灼热的风温证。身灼热，是形容身热如燔如火样，因内热炽盛熏蒸肌肤所致。脉阴阳俱浮，因邪热充斥内外，鼓动血脉，故三部脉均浮而有力。自汗出，因邪热内盛，迫津外泄。身重，因邪热内盛、伤津耗气，经云“壮火食气”。多眠睡，因邪热上扰神明，病人出现的一种昏睡状态。鼻息必鼾，指鼻息有声，鼾声如雷，因邪热壅肺，肺失宣降，气道不利。语言难出，非舌强失音之病，此指语言困难，因热壅肺胃，气滞不宣。

以“若被下者……若火熏之”为第三段，主要论述一误再误而导致疾病加重。风温证属于热盛津伤，本应清热养阴，若误用下法，则必夺其阴，阴津耗伤，无津下输故小便不利。化源枯竭，阴血亏虚，不能上荣于目，故两目转动不利。津伤热炽，热盛神昏，故大便失禁。若不能辨其真伪，把小便不利、大便失禁，误认为阳虚不能固摄而又用火法，以火治热犹如火上浇油，而致两阳相熏灼，使火毒炽盛，熏灼肝胆，肝失疏泄，胆汁外溢，浸渍肌肤。轻者，可见皮肤微发黄色；重者，因热极风动筋脉失养，可见如惊痫，四肢时时抽搐，皮肤若火熏色等危候。

以“一逆尚引日，再逆促命期”为第四段，仲景谆谆告诫后世医家，一次误治，尚能延长病人的生命期限，一误再误，必然缩短生命期限。吴鞠通《温病条辨》自序中说：“生民何辜，不死于病，而死于医，是有医不若无医也。学医不精，不若不学医也”。

【原文】

病有发热恶寒者，发于阳也；无热恶寒者，发于阴也。发于阳，七日愈；发于阴，六日愈。以阳数七、阴数六故也。(7)

【译解】

本条提纲挈领，统论阴阳，当冠于六经辨证之首。运用阴阳的朴素辨证思想，通过寒热证候的不同来判断疾病的性质，即通过对发热恶寒与无热恶寒两个证候的分析，辨出病发于阳和病发于阴，作为临床诊断治疗的准则。

历来注家对于本条发于阴的看法极不一致，归纳起来，大致如下：

(1) 以钱潢、张璐、程郊倩、尤在泾等为代表的认为，发于阳是发于阳经，发于阴是发于阴经。

(2) 张隐庵认为，发于阳是发于太阳，发于阴是发于少阴。

(3) 喻嘉言、《医宗金鉴》认为，发于阳、发于阴都是病在太阳，阴阳是指风寒之邪和营阴卫阳而言。

(4) 柯韵伯认为阴阳是指寒热而言，不必凿分营卫经络。

(5) 沈金鳌认为，阳病不发热就是病发于阴，阴病发热就是病发于阳。

相对而言，钱潢等的说法较全面。所谓阳，是指太阳、少阳、

阳明三阳而言；所谓阴是指太阴、少阴、厥阴三阴而言。三阳经病，大多属于热证、实证；三阴经病，大多属于寒证、虚证。发热恶寒发于阳，无热恶寒发于阴，是根据疾病初期症状，观察其有无发热，以判定病发于阳或病发于阴。

发热而又恶寒，反映了正邪斗争的情况。阳气能与邪争则发热；阳气被邪所伤则恶寒。凡三阳经病皆有发热，例如太阳病有发热恶寒、阳明病有潮热或蒸蒸发热、少阳病则有往来寒热，所以说凡有

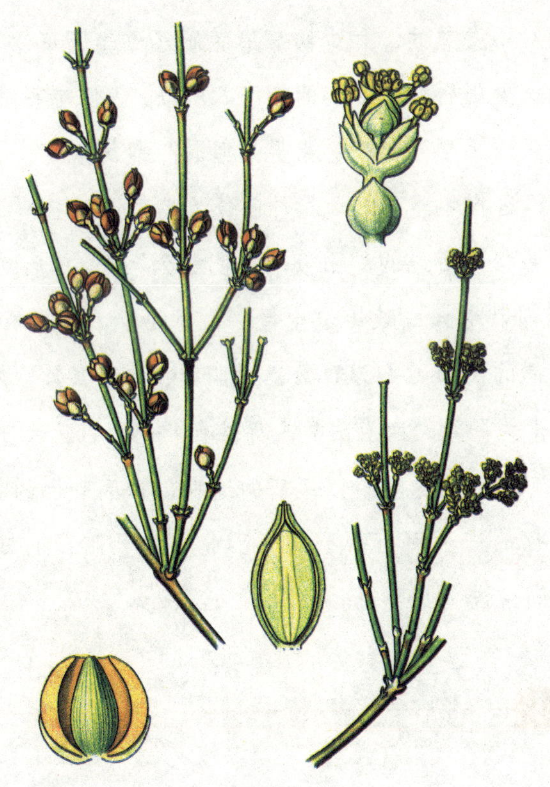

◎麻黄

发热的证候为病发于阳经。无热恶寒是没有发热，只有恶寒，反映了阳气已虚，阴寒独盛，阳不能与邪争，所以三阴寒病皆无热证。由此可见，阴阳总统六经，验之于寒热，有热则知病发于阳，无热则知病发于阴，况阳虚则恶寒，故可知病为阴证无疑。

在临床上也有例外的情况，所以必须联系其他证候，全面分析。如太阳病初起，也可能有一个未发热的阶段，故论中也说“太阳病，或已发热，或未发热，必恶寒，体痛，呕逆”，不过时间短暂，很快就转入发热恶寒了。又如少阴里寒也有和太阳表证同时俱见者，并不是绝对不发热的，如少阴病麻黄附子细辛汤证、麻黄附子甘草汤证等就是少阴病初起发热的例子。所以，我们应当全面地看问题，既要知其常，又要达其变；既要掌握其一般的规律，又要了解其特殊的情况，这样才能更好地指导临床实践。

至于条文中所说的“阳数七，阴数六”“七日愈，六日愈”等，历代注家都以水火成数（水生数一，成数六；火生数二，成数七）和象数奇偶的阴阳（七为奇数，属阳数；六为偶数，属阴数）来解释。因为七为阳数，六为阴数，所以有“七日愈，六日愈”的说法，其中似含有预后的意思。但疾病的逾期，每因受邪的轻重、人体的强弱、治疗的当否而有所不同。因此“发于阳，七日愈；发于阴，六日愈”尚待进一步研究。

【原文】

太阳病，头痛至七日以上自愈者，以行其经尽[①]故也。若欲作

 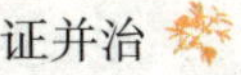

再经[2]者，针足阳明，使经不传则愈。(8)

【注释】

①行其经尽：指邪在太阳经其势已衰而愈。②欲作再经：指太阳邪气欲有内传之势。

【译解】

太阳病从发病到痊愈有一个自然周期。太阳病七日以上，而头痛及其他诸症自愈者，这是邪在本经已衰，正气来复，故云“以行其经尽故也”。之所以说“七日”，是根据《素问·热论》中的“七日巨阳病衰，头痛少愈”而加以引申，以省文的笔法略去太阳病其他脉证。头痛的减轻或自愈，表示太阳病已解。

若七日以上太阳病未解，病邪有入里之势，当刺足阳明经，振奋阳明之气，促进气血运行通畅，增强机体的抗病能力，则可防止疾病的传变。

【原文】

太阳病欲解时[1]，从巳至未上[2]。(9)

【注释】

①欲解时：指邪气欲解的时间，非疾病必愈的时间。②从巳至未上：指巳、午、未三个时辰，即从9时至15时。

【译解】

人与自然息息相关，因此一年、一季、一天内阴阳的盛衰变化，亦能对人产生重要的影响。一天中9时到15时为自然界阳气最旺之时，人体正气得到自然界阳气的资助，则有利于驱邪外出，而“巳午未”三个时辰，是太阳经旺盛之时，故太阳病邪解于“巳至未”三个时辰。

【原文】

风家[①]表解，而不了了[②]者，十二日愈。(10)

【注释】

①风家：指常病伤风感冒者。②不了了：病未彻底痊愈，尚有不舒服的感觉。

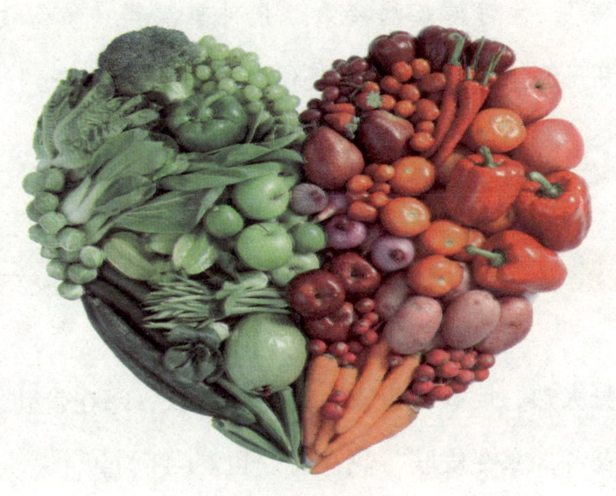

【译解】

风家，即素患太阳表证之人。“此虽举风家，伤寒概之矣”。表解不了了，指表邪已去，身微有不适而言。大凡治病，但邪气去者，尚不为了，必正气恢复，才能神清身爽。病既称风家，必正气素虚。因此，表解之后，须稍待数日，静息调养，才可康复，十二日，约略之辞也。

注家对本条的注释可概括为二：一是凡病之解，只驱邪尚嫌不足，应当注意正气的恢复。二是正气之变，不当只注意用药物扶持，而且要注意到人体的自愈功能。

中医学自《黄帝内经》开始，就非常注意身体的自复功能，因凡药皆有所偏，故用药治病，当适可而止，“毒药攻邪”之后，必以“五谷为养，五果为助，五畜为益，五菜为充，气味合而服之，以补益精气”，才可使疾病痊愈。张仲景深得《黄帝内经》之旨，并具体应用于临床，提出勿药而俟其自愈之条甚多。如第49条之“津液自和，便自汗出愈”等都是这种思想的体现。

【原文】

病人身大热，反欲得近衣者，热在皮肤，寒在骨髓也；身大寒，反不欲近衣者，寒在皮肤，热在骨髓也。（11）

【译解】

病人如果出现身体发热、手足灼热和面红耳赤等系列症状，却感到身体很冷，这是热在皮肤而寒在骨髓，属表热里寒，这是寒证，是由于人体遭受邪气侵袭造成的。病人如果外在体温不高，却感觉身体很热，这属于表寒里热，这是热证。凡出现里热，要么是温病、暑病，要么是伤寒化热、中风化热。

总而言之，恶寒是寒证，恶热是热证，寒证用热药，热证用寒药。

【原文】

太阳中风，阳浮而阴弱，阳浮者，热自发；阴弱者，汗自

出，啬啬恶寒，淅淅恶风，翕翕发热，鼻鸣干呕者，桂枝汤主之。（12）

桂枝汤方

桂枝（去皮）三两　芍药三两　甘草（炙）二两　生姜（切）三两　大枣（擘）十二枚。

（上五味，以水七升，微火煮取三升，去滓，适寒温，服一升。禁生冷、黏滑、肉面、五辛、酒酪、臭恶等多物。）

【译解】

本条提出桂枝汤两重点证候，也是《伤寒论》的第一方证。品读本条应与第二条的太阳“中风”相互参合，因为仲景写作的特点是一般先详后略，本条虽然详细补充描述了关于发热、恶寒、恶风的具体状况，但还是省略了脉象。本条的难点有二：一是关于“阳浮而阴弱”的理解，二是关于桂枝汤的止汗问题。

“阳浮而阴弱”，有注家和教材作脉象解者，认为“阳浮”指脉象的寸部浮，阴弱指脉象的尺部弱，更进而认为“阴阳”作浮沉言，如程郊倩说：“阴阳以浮沉言，非以尺寸言。”这种说法极为牵强，但影响颇大。其实原文在“阳浮而阴弱”的前面，并未冠以“脉”字，既然如此，为何以脉为释？若会通后面桂枝汤证的“荣弱卫强”之说，本条的“阳浮阴弱”，应该做病机解比较合理。之所以讲“阳浮而阴弱”，是为了后面进一步阐述发热与汗出两症而设的。阳浮，指卫阳浮盛，故称“阳浮者，热自发”；阴弱，指营阴不足，故称“阴弱者，汗自出”。

关于桂枝汤，有认为是发汗剂，有认为是和解剂，亦有认为是补益剂，甚至桂枝到底是止汗药还是发汗药，至今仍然是个被争论的问题。我们认为关键问题在于药与用的关系未搞清楚。这个问题在《伤寒论》方药研究思维上带有普遍性，值得一谈。

止汗之说，源于桂枝汤。推理逻辑是这样的：桂枝是桂枝汤的主药，桂枝汤是主治太阳中风证的，而太阳中风证又多见自汗出，那么，桂枝汤就不属发汗之方，而桂枝自然是止汗之药了。李东垣、陶华、方有执等注家均持此说。更有甚者如喻嘉言和《医宗金鉴》，

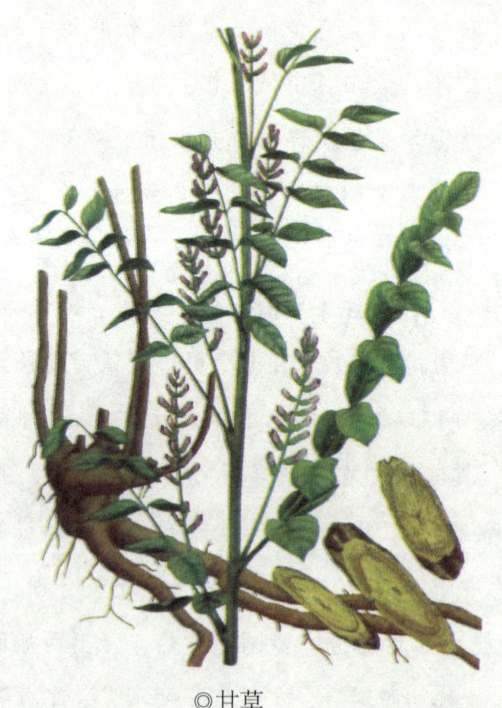

◎甘草

竟认为桂枝非但止汗，还能兼制麻黄发汗。问题在于：麻黄与桂枝同属辛温之品，一个峻汗，另一个却止汗，逻辑何在？桂枝二麻黄一汤，桂枝的用量远远超过麻黄，此方究竟是发汗方，还是止汗方？李东垣虽然否认桂枝汤是发汗之方，但若云桂枝为止汗之药，恐怕他也是不会同意的，因为他还讲过："气之薄者，桂枝也……气薄则发泄，桂枝上行而发表。"

或问：桂枝甘草汤治发汗过多的心悸症，若桂枝是发汗的又何以用之？难道不怕复汗更伤心阳？这就牵扯到桂枝的"药"与"用"的问题了。药，指药物本身固有的功能；用，指药物临证的具体运用。中医临证用药，"用"的学问远远大于"药"的学问。这是因为"药"是定规的，"用"却是活泛的，而中医的一点学问，几乎全在这个"活"字上。药物功能倒背如流，临床不会用药者不在少数，其缘由全在于此。桂枝就药物本身性味及功能而言属发汗药，但并非说凡用桂枝就必是发汗，也并非说凡有桂枝的方子就必是发汗方。药与用、药与方的概念不尽相同，必须分清。桂枝甘草汤证心悸、发汗多是病因，心阳虚是病机，病由外感转为内伤。外无表证，桂枝的辛散解肌功能就无病与之相应，而其温通心阳的功能就会充分发挥，所以桂枝于此方功在温通心阳。可知，这里还涵示着一种药与病的关系问题。

肯定桂枝止汗（收汗），其思维只囿于表面现象而未及本质。试问：桂枝味辛温通，收汗之理何在？若通过现象看本质，桂枝无汗能发则是，有汗能收则非。太阳中风自汗或内伤营卫不和自汗，其机制均是卫分司开合功能失常，而桂枝外散风邪，内通卫阳，即使能收汗止汗，也是在辛散解肌和卫的基础上以止汗的。《本草衍义补遗》指出："卫有风邪，故病自汗，非桂枝能收汗而治之。"说得何等明白，可惜人多忽之。

【原文】

太阳病，头痛，发热，汗出，恶风，桂枝汤主之。(13)

【译解】

本条所述桂枝汤的主要证治，已分别见于第2条、第12条，看似重复，然而以"太阳病"冠首，并指出桂枝汤证的四大症状"头痛、发热、汗出、恶风"提示后世医生，临床用药只要见到"头痛、发热、汗出、恶风"即可选用桂枝汤治疗。柯韵伯解释说："此条是桂枝本证，辨证为主，合此证即用此汤，不必问其伤寒、中风、杂病也。今人凿分风寒，不知辨证，故仲景佳方，置之疑窟。四症中头痛是太阳本证。头痛、发热、恶风与麻黄证同。本方重在汗出，汗不出者，便非桂枝证。"本条重在说明桂枝汤的运用，不拘于太阳中风，只要见此四症，即使用桂枝汤治疗。本条述其症而未言其脉，意在说明中风证多见脉浮缓，但桂枝汤的使用却未必一定要见到脉浮缓，只要具有头痛、发热、汗出、恶风之症，即可选用桂枝汤治疗。

【原文】

太阳病，项背强几几，反汗出恶风者，桂枝加葛根汤主之。（14）

桂枝加葛根汤方

葛根四两　麻黄二两（去节）　芍药二两　生姜三两（切）　甘草二两（炙）大枣十二枚（擘）　桂枝二两（去皮）

上七味，以水一斗，先煮麻黄、葛根，减二升，去上沫，内诸药，煮取三升，去滓。温服一升，覆取微似汗，不须啜粥。余如桂

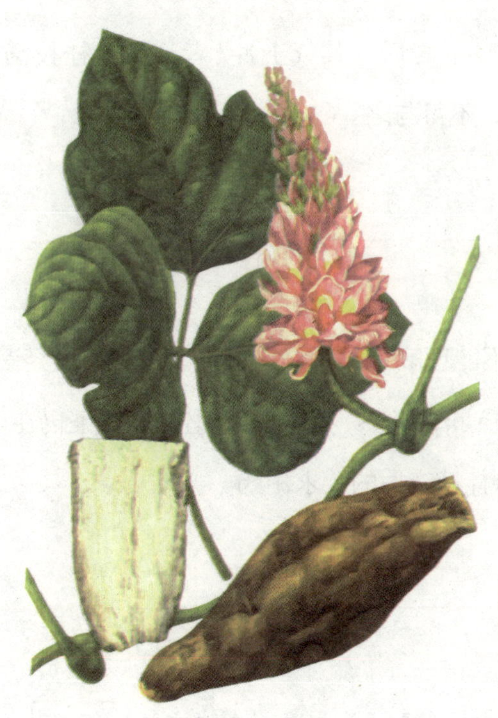

◎葛根

枝法将息及禁忌。

【译解】

桂枝加葛根汤，治风寒外束，营卫不和，经输不利，筋脉失养致项背拘紧之证，而项背肌腠气行不畅者。

【原文】

太阳病，下之后，其气上冲[①]者，可与桂枝汤，方用前法[②]。若不上冲者，不得与之。（15）

【注释】

①气上冲：不能理解为一种症状，而表病势。虽经误下，但正气不虚，能奋起抗邪，发热、恶风、汗出之表虚证仍在。②方用前法：指按照12条桂枝方后的要求用药。

【译解】

太阳病邪气在表，当用辛温解表之法，使邪从外散。而医生误

用攻下之法，正气不虚，奋起抗邪，表邪不得内陷，故仍可以用桂枝汤，并需要遵照桂枝汤的服用要求。如果正气不足，不能趋上抗邪，则可导致邪气内陷，邪气已内陷，则不得使用解肌祛风、调和营卫之桂枝汤。

【原文】

太阳病三日，已发汗，若吐，若下，若温针①，仍不解者，此为坏病②，桂枝不中③与之也。观其脉证，知犯何逆，随证治之。桂枝④本为解肌⑤，若其人脉浮紧，发热汗不出者，不可与之也。常须识⑥此，勿令误也。（16）

【注释】

①温针：是针刺与艾灸合用的一种方法。用艾灸针柄，使热力透入穴位。②坏病：因误治而导致的变证，因其证候错综复杂，难以用六经正其名，故云坏病。③不中：即不能、不可的意思。④桂枝：此处指桂枝汤。⑤解肌：指解散肌表之邪。⑥识：牢记之意。

【译解】

本条可分为两段理解。

从“太阳病三日”至“随证治之”为第一段，指出坏病的形成及治疗原则。“太阳病三日”，指出太阳病的发病时间，三日，表示病程的大约时间，并非恰好三天。“已发汗，若吐、若下、若温针”指疾病的治疗过程，先用汗法后不解，继用吐、下、温针后，疾病仍不能解除，说明疾病病情错综复杂，无六经病证候可循，故称其为“坏病”。桂枝汤不能用于治疗坏病。“观其脉证，知犯何逆，随证治之”是坏病的治疗原则。观其脉证，指用四诊的方法（望、闻、问、切）审查临床的脉证；知犯何逆，根据四诊收集的资料，判断疾病侵犯的脏腑；随证治之，根据临床的疾病类型，重新立法选方治疗。

从“桂枝本为解肌”至“勿令误也”为第二段，指出桂枝汤的使用禁忌。“桂枝本为解肌”，指出桂枝汤具有解肌祛风、调和营卫的作用。“若其人脉浮紧，发热汗不出”，属于伤寒表实证。桂枝汤用于治疗中风表虚证，若出现伤寒表实证，是不能使用桂枝汤的。“常须识此，勿令误也”，仲景最后谆谆告诫后世医家，要懂得有汗不得用麻黄汤，无汗不得用桂枝汤的道理，千万不可误用，否则会导致疾病的变化。

【原文】

若酒客病，不可与桂枝汤，得之则呕，以酒客不喜甘故也。（17）

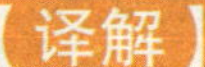

湿热内蕴者禁用桂枝汤，因桂枝汤为辛甘温之剂，辛温生热，味甘助湿，可使湿热更盛，壅滞脾胃，胃气上逆而作呕。反之患太阳中风，但无湿热，亦不必禁之，可与桂枝汤。

【原文】

喘家[①]，作桂枝汤，加厚朴杏子佳。（18）

【注释】

①喘家：指素患喘病的人。

【译解】

本条讲平素有喘疾，又因太阳中风而诱发的治法。所以用桂枝加厚朴杏仁者，是喘者必又兼桂枝汤证也。本条未明言太阳中风证，乃省文笔法，与第17条“若酒客病，不可与桂枝汤，得之则呕，以酒客不喜甘故也”之笔法相同。本方属旧病新感同治法。

【原文】

凡服桂枝汤吐者，其后必吐脓血也。（19）

【译解】

本条以服用桂枝汤后而吐，说明里热盛者不可服用桂枝汤，因桂枝汤属辛温解表之剂，以辛能助热，若误用之，必致火热内盛，火热炽盛必导致吐脓血之变。仲景以“其后必吐脓血也”告诫后世医家，里热内盛者，当禁用辛温之桂枝汤，否则将导致疾病恶化，至于是否一定出现吐脓血，非为定论。

【原文】

太阳病，发汗，遂漏①不止，其人恶风，小便难②，四肢微急③，难以屈伸者，桂枝加附子汤主之。（20）

【注释】

①漏：表程度，比自汗为重。此指渗泄不止的意思。②小便难：指小便量少。③微急：指四肢拘急，屈伸不利。

【译解】

发汗是太阳病的重要治法，然而发汗一定要适度，以去邪归正为目的。发汗后，若出现汗漏不止，这是因为发汗太过而导致卫阳损伤，营阴外泄的缘故。如果一直出汗，腠理疏松，病人就会怕风。出汗太多会造成津液损伤，使津液不能下输到膀胱，因而就会出现小便困难。血与汗同出一源，汗出太多就造成营血的亏虚，而营血不足，既不能充盈脉道，又不能濡养筋脉，所以就会出现四肢拘挛、屈伸不利等症状。对于以上病证，需要调和营卫，扶阳解表，用桂枝加附子汤方进行治疗。

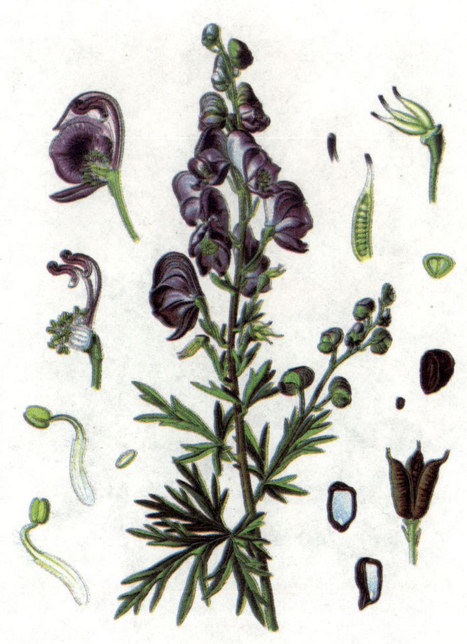

◎附子

【原文】

太阳病，下之后，脉促、胸满者，桂枝去芍药汤主之。（21）

【译解】

本条是桂枝汤的加减证，主症是“胸满”，而“脉促”则属于难点。

太阳病本来阳浮，“下之后”，一则伤损阳气，二则挫遏阳气，因此导致胸阳不振，出现胸满。桂枝汤，尤其是方中的桂枝与生姜，

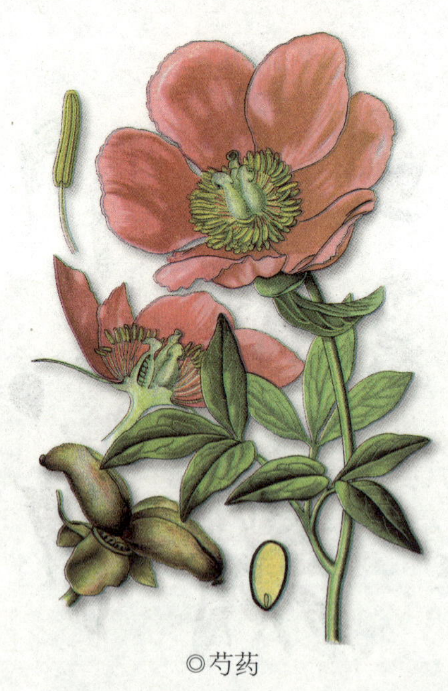

◎芍药

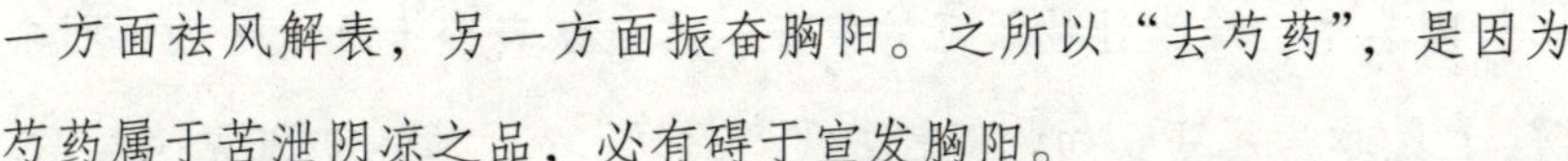

一方面祛风解表，另一方面振奋胸阳。之所以“去芍药”，是因为芍药属于苦泄阴凉之品，必有碍于宣发胸阳。

关于“脉促”，颇令人费解。若按王叔和《脉经》中“促脉，来去数，时一止复来”理解，与后世之脉法颇为吻合，但与仲景之“脉促者，表未解也”（第34条）相悖。仲景言之凿凿，不应别出歧义。查“促”之古义，是言急迫。《伤寒论》中有关促脉的条文，从病机分析，均未出此义。促脉的出现，多是太阳病下后形成的，可知促脉乃浮脉变化而来，当属浮之变脉，仲师称其“表未解”。其机制是，下后虽正气受挫，但表邪尚在，正气急急趋表抗邪，气血仍向上向外，故脉现急促，上壅两寸。与《黄帝内经》所谓“中手促上击”正相吻合。所以“促脉”，与太阳病下之后出现的“其气上冲”“微喘”等表现一样，均反映了表邪未解，正气趋表的病理机制。

【原文】

若微寒者，桂枝去芍药加附子汤主之。（22）

【译解】

本条承接桂枝去芍药汤证，阐述再兼见“微寒者”的辨证论治。因此，“微寒”既是重点，又是难点。

因为本证属于桂枝汤证的兼证，本应该表邪未解，既然表邪未解，自然本当恶寒。如此何言兼见“微寒”？于是有的注家将“微”字，解释为“脉微”，以求与加附子之治相应。可问题是，若真是脉微，属于亡阳证，加附子也应该是生附子，而不是炮附子。另外仲景言脉象者，均前冠“脉”字，而本条并未冠称。可知，“微寒”仍应是微微恶寒，从加附子可知，应属于内伤阳虚之恶寒。

注家之所以牵强地解释为脉微，是未有明白，无论外感内伤，只要是怕冷，则仲景通称为恶寒。后世为了区别外感与内伤之怕冷，才分出“恶寒”与“畏寒”，显然是诊断学上的进步。

【原文】

太阳病，得之八九日，如疟状[①]，发热恶寒，热多寒少[②]，其人不呕[③]，清便欲自可[④]，一日二三度发。脉微缓者，为欲愈也；脉微而恶寒者，此阴阳俱虚[⑤]，不可更发汗、更下、更吐也；面色反有热色[⑥]者，未欲解也，以其不能得小汗出，身必痒，宜桂枝麻黄各半汤。（23）

桂枝麻黄汤方

桂枝一两十六铢（去皮） 芍药 生姜（切） 甘草（炙） 麻黄（去节）各一两 大枣四枚（擘） 杏仁二十四枚（汤浸，去皮尖及两仁者）

上七味，以水五升，先煮麻黄一二沸，去上沫，内诸药，煮取一升八合，去滓。温服六合。本云：桂枝汤三合，麻黄汤三合，并

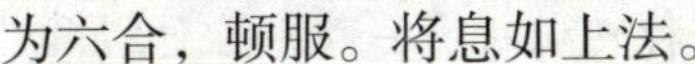
为六合，顿服。将息如上法。

【注释】

①如疟状：疟疾寒热往来，休作有定时，但不是一日发作二三次，所以说“如疟”而不是疟疾。②发热恶寒，热多寒少：发热恶寒，表示表证未解，热多寒少是正复邪衰的征象。③其人不呕：呕为少阳病的主症之一，在此提示非少阳证。④清便欲自可：清，同圊，即厕所。古代称如厕为“行清”。清便欲自可，指大小便正常，在此提示非阳明证。⑤阴阳俱虚：这里的阴阳指表里言，谓表里都虚。⑥热色：就是红色。

【译解】

本条说明太阳病八九日不解的三种转归，及其脉证和治疗。条文可分为两段来理解。“太阳病……一日二三度发”，为第一段，说明患太阳病的时间和证候。病人的主要证候是如疟，发热恶寒，热多寒少，一日二三度发。虽有往来寒热，但因表现为一日二三度发，所以是如疟而非疟。发热恶寒，说明邪在于表，病的性质仍属太阳。得之八九日，热多寒少，说明邪入日久而见衰，阳气将复而有驱邪外出之势。但因患病已久，在辨证上，传经之变必当排除，所以举出不呕、清便欲自可两个证候以排除传里之变。不呕，则未入少阳；二便调，则未入阳明。这一段条文，把病的性质、正邪双方力量的对比交代得清楚无疑。第二段，列举三种转归：第一种，脉见缓和，向愈之象，故从略。第二种，脉微者是正气衰，恶寒者是阳气虚。因表里俱虚，故提出治疗禁忌，勿犯虚虚之戒。第三种是本条的重点，有证有方，邪郁于表，不可不汗；正气略虚，不可过汗。故提出驱邪而不伤正的麻桂合方减量以服，亦称为小汗法。所选注家，论述精当。尤在泾对条文分析全面贴切。黄坤载对阳郁于表而面赤身痒，当用小汗法的病理，阐述尤为透彻。

桂枝麻黄各半汤为桂枝汤和麻黄汤两方的合剂，可以说是汗法

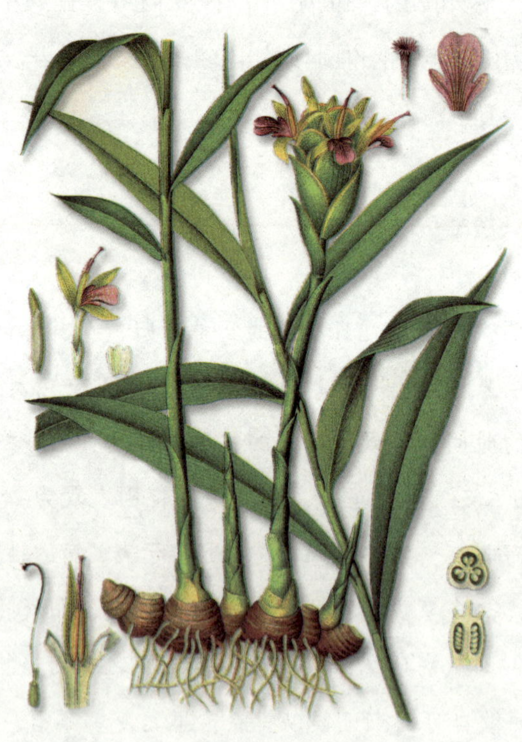

◎生姜

中之偶方轻剂，适用于表邪已微，正气略虚，尚需得汗而解者。因表邪未解，阳郁于表，不得汗出，故当取麻黄汤疏达皮毛，汗之而解，此非桂枝汤所能奏达；因病已日久，正气略虚，驱邪力薄，当取桂枝汤扶助正气，调和营卫，此非麻黄汤所能专任。因此，两方相合而轻用，各有所取，以收小汗辟邪之效果，而避过汗伤正之弊。各家对本方的理解基本一致，对药量和煎服法，有两种理解：一为两方相合，取其药量的1/3；一为两汤各取三合，顿服之。柯氏力主后者，强调两者差异，但未提出临床验证，有待进一步探讨。

【原文】

太阳病，初服桂枝汤，反烦不解者，先刺风池①、风府②，却③与桂枝汤则愈。（24）

【注释】

①风池：足少阳胆经穴。在枕骨粗隆直下的凹陷处与乳突之间，当斜方肌和胸锁乳突肌上段之间。②风府：督脉经穴。在后项入发际一寸，枕骨与第一颈椎之间。③却：再的意思。

【译解】

太阳中风，服用桂枝汤为正确的治法，服用后应遍身漐漐微似有汗而解。今服用桂枝汤后，不仅未见汗出病减，而更增烦闷不舒之象，但太阳中风证仍在者，此烦非邪热入里之变，而因病重药轻、药不胜邪，属于太阳中风之重证，治疗当先刺风池、风府，以疏通经络之邪气，再与桂枝汤解肌祛风，调和营卫，使邪气从表而解。

【原文】

服桂枝汤，大汗出，脉洪大者，与桂枝汤，如前法。若形似疟，一日再发[①]者，汗出必解，宜桂枝二麻黄一汤。(25)

桂枝二麻黄一汤方

桂枝一两十七铢（去皮） 芍药一两六铢 麻黄十六铢（去节） 生姜一两六铢（切） 杏仁十六个（去皮尖） 甘草一两二铢（炙） 大枣五枚（擘）

上七味，以水五升，先煮麻黄一二沸，去上沫，内诸药，煮取二升，去滓，温服一升，日再服。本云：桂枝汤二分，麻黄汤一分，合为二升，分再服。今合为一方，将息如前法。

【注释】

①一日再发：指一天发作两次。

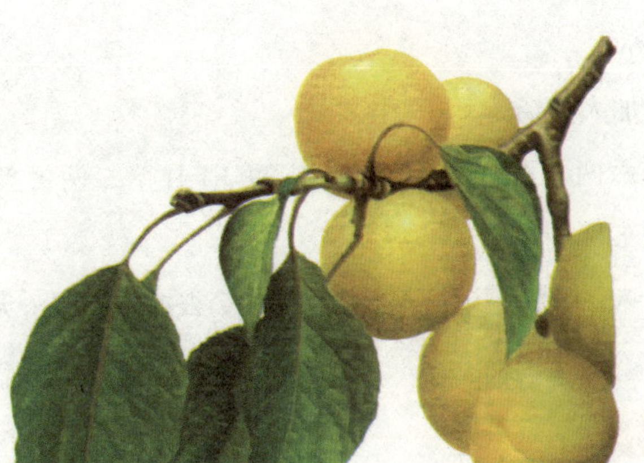

◎杏

【译解】

太阳病，服用桂枝汤治疗，其方后要求“遍身漐漐，微似有汗者益佳，不可令如水淋漓，病必不除”。而本条指出服桂枝汤后大汗出，邪不得外解，可出现两种不同脉象。其一，大汗出，脉洪大者，因伴有恶寒、发热等症，故云：“与桂枝汤，如前法。”不但用桂枝汤，而且要遵循桂枝汤方后的服用方法。其二，若服药后发热恶寒呈现阵发性发作，一日发作两次者，治宜桂枝二麻黄一汤。

【原文】

服桂枝汤，大汗出后，大烦渴不解，脉洪大者，白虎加人参汤

主之。（26）

白虎加人参汤方

知母六两　石膏一斤（碎，绵裹）甘草二两（炙）粳米六合　人参三两

上五味，以水一斗，煮米熟，汤成，去滓。温服一升，日三服。

【译解】

于本条当如是意会：首先，本太阳病表阳寒虚证，服桂枝汤后，转为阳明病里阳热虚证之白虎加人参汤证者，与白虎加人参汤。白虎加人参汤证，当有舌上干燥。其次，“服桂枝汤，大汗出后”作设辞看，即无论服桂枝汤抑或未服桂枝汤，无论服桂枝汤抑或服其他汤，凡见大烦渴不解、脉洪大等阳明病里阳热虚证者，白虎加人参汤主之。桂枝证，服桂枝汤则病当解，何以转属白虎加人参汤证？盖桂枝证，服桂枝汤，如法将息，得微汗出，病即解，然若不如法将息，令汗出如水流漓，致津液耗伤，现大烦渴、口舌干燥、脉洪大者，此转属为白虎加人参汤证矣。《医理真传》云：“仲景人参白虎汤、三黄石膏汤，是灭火救阴法也；芍药甘草汤、黄连阿胶汤，是润燥扶阴法也；四苓滑石阿胶汤、六味地黄汤，是利水育阴法也。”言灭火救阴法，则麻黄杏仁甘草石膏汤、大小柴胡汤、葛根黄连黄芩汤、大黄黄连泻心汤、栀子豉汤、陷胸辈、承气辈、白头翁汤等方亦属之；言润燥扶阴法，则猪肤汤、甘草汤、麻子仁丸、黄芩汤、麦门冬汤、白头翁加甘草阿胶汤、百合地黄汤、竹叶石膏

汤等方亦属之。盖以法摄方，则其旨约而体理易明，而以方疗病，必使与证相应，则重分析而事用乃行。

【原文】

太阳病，发热恶寒，热多寒少。脉微弱者，此无阳也，不可发汗。宜桂枝二越婢一汤。(27)

桂枝二越婢一汤方

桂枝（去皮） 芍药 麻黄 甘草（炙）各十八铢 大枣四枚（擘） 生姜一两二铢（切） 石膏二十四铢（碎，绵裹）

上七味，以水五升，煮麻黄一二沸，去上沫，内诸药，煮取二升，去滓，温服一升。本云：当裁为越婢汤、桂枝汤合之，饮一升。今合为一方，桂枝汤二分，越婢汤一分。

【译解】

太阳病表阳寒虚证与太阳病表阳热虚证之合并证，表现为发热恶寒、热多寒少，可用桂枝二越婢一汤进行治疗。如果脉象微弱，无太阳营卫表证，此属少阴病里阴寒虚证，既然不是表证，怎么可以用发汗法呢？治疗上，应当根据病证而选用四逆辈。本条使用了倒装句，“宜桂枝二越婢一汤”须移到“热多寒少”句之后，而“脉微弱者，此无阳也，不可发汗”为夹嘱之句。

【原文】

服桂枝汤，或下之，仍头项强痛。翕翕发热，无汗，心下满微痛，小便不利者，桂枝去桂加茯苓白术汤主之。（28）

桂枝去桂加茯苓白术汤方

芍药三两　甘草二两（炙）　生姜（切）　白术　茯苓各三两　大枣十二枚（擘）

上六味，以水八升，煮取三升，去滓，温服一升，小便利则愈。本云：桂枝汤，今去桂枝加茯苓、白术。

【译解】

桂枝去桂加茯苓白术汤，治脾虚津伤、水气内停之证。

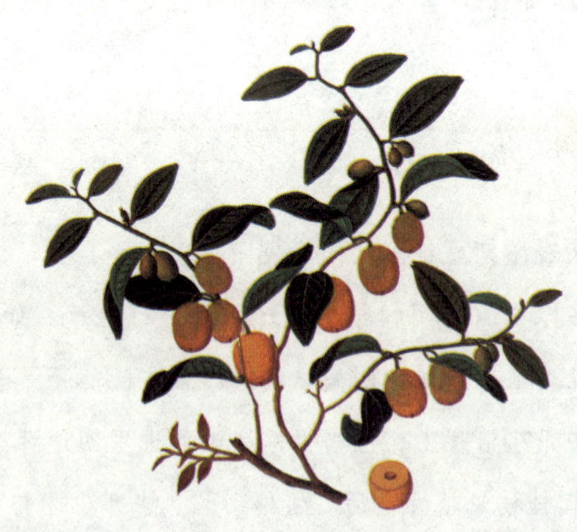

◎枣

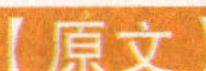

【原文】

伤寒脉浮，自汗出，小便数，心烦，微恶寒，脚挛急，反与桂枝汤，欲攻其表，此误也。得之便厥，咽中干，烦躁吐逆者，作甘草干姜汤与之，以复其阳；若厥愈、足温者，更作芍药甘草汤与之。（29）

【译解】

此段条文比较长，先后设有四方，品读此条必须抓住两个要点，一是“欲攻其表”的“攻”字，一是“芍药甘草汤”的“芍药”。专注了这两点，引申分析就能揭示本条的真正旨意所在。

先品味“攻”字。凡言“攻”，应该是峻猛之方，如承气汤、陷胸汤之类。而桂枝汤属于发汗轻剂，正因如此，仲景还讲过“宜桂枝汤小和之”的话，足证即使仲景之本意，桂枝汤也绝对称不上所谓的“攻”剂。连发汗峻剂麻黄、青龙诸汤尚未言“攻”，何况桂枝汤。问题是本条为什么言之凿凿“反与桂枝，欲攻其表”了呢？细究脉症，发现此“攻”之意，非在桂枝汤之“方”上，而在桂枝汤之“用”上。

条文前半部云“伤寒脉浮，自汗出，小便数，心烦，微恶寒，脚挛急”，出现脉浮、自汗出、微恶寒，是表虚证；兼见小便数、心烦、脚挛急，是里虚证。表里俱虚，或先扶正治里，或扶正解表同治，就是不能先解表，即使是类似桂枝汤这样的发汗轻剂。显然，仲景在提示我们，尽管桂枝汤绝非攻剂，但运用不当，尤其对于虚证来说，却会起到与攻剂相同的作用，即进一步伤阳损阴。本条以举例形式，详尽论述虚人外感误汗的变证及救治，可谓用心良苦。同时提示医家治病当注意方药、病症与体质之间的辨证关系，避免那种见药见病不见人的时弊。

再品味芍药甘草汤。此方药仅两味，由于善治筋脉肌肉挛急证，为后世医家所推崇。但此方药物配伍及治疗机制却值得探讨。传统说法均认为此方为酸甘化阴、濡养筋脉之剂，我们认为分析有误区。

其一，芍药味苦非酸，功泄非敛。《神农本草经》云“芍药味苦平”。这就证明古代对芍药气味的认识与今有别。所以，从本源

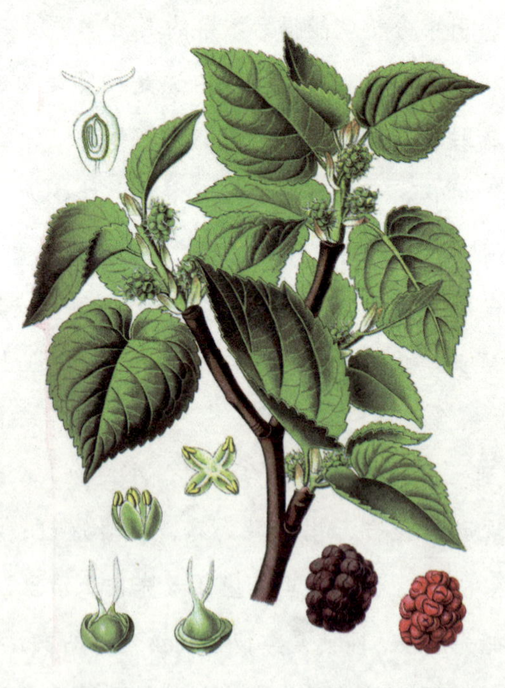

◎桑

而言，芍药味苦非酸，功泄非敛。如大柴胡汤、四逆散、黄芩汤、桂枝加芍药汤、桂枝加大黄汤诸方，其中芍药均取其味苦通泄之功，以活血通络、破滞达邪。现代对芍药的认识，过分强调了其柔润滋补的一面，而忽视了其苦泄破滞的一面。对《伤寒论》中芍药的认识，尤当以《神农本草经》为基准。

其二，此方标本同治，补泻兼施。芍药甘草汤既非酸甘化阴，那也必是苦甘化阴，总之，对芍药甘草汤不能脱开“化阴”二字，这又是一种误区。其实，芍药甘草汤是一标本同治、补泻兼施之方。此方对筋脉肌肉挛急的针对性很强，且取效较快。究其原因，一方面固然与其补益阴血、柔润筋脉有关，但也不应忽视另一方面的功效，这就是芍药味苦，还能通络，甘草味甘，还能缓急。通络与缓急，均直接作用于挛急的筋脉，虽属治标，但其作用不可低估。如果仅强调其化阴滋养，试问：将芍药、甘草，易为熟地黄、阿胶、何首乌等滋阴濡润之药，能达到芍药甘草汤治筋脉挛急的功效吗？退而言之，即使是酸甘化阴，将芍药易为乌梅、山茱萸、桑葚等味酸之品，与甘草配伍，这可以说是真正的酸甘化阴，试问：能达到芍药甘草汤治筋脉挛急的功效吗？临床证明传统观点是错误的，同时亦证明分析思维的正确是多么重要。

【原文】

问曰：证象阳旦[①]，按法治之而增剧，厥逆，咽中干，两胫[②]拘急而谵语。师曰：言夜半手足当温，两脚当伸。后如师言，何以知此？答曰：寸口脉浮而大，浮为风，大为虚，风则生微热，虚则两胫挛，病形象桂枝，因加附子参其间，增桂令汗出，附子温经，亡阳故也。厥逆，咽中干，烦躁，阳明内结，谵语烦乱，更饮甘草干姜汤，夜半阳气还，两足当热，胫尚微拘急，重与芍药甘草汤，尔乃胫伸，以承气汤微溏，则止其谵语，故知病可愈。（30）

【注释】

①阳旦：桂枝汤之别名。张令韶云：“桂枝一名阳旦。”②胫：小腿，从膝盖到脚跟的一段。

【译解】

有人问道：“病人的症状像桂枝汤证，但用桂枝汤治疗后，病情不减，反而加剧，出现手足逆冷，咽中干，两小腿肌肉拘急疼痛，甚至出现谵语。老师答曰：病人夜半手足当温暖，两脚当以伸展。后来病情的发展，如老师预言的一样，老师怎样知道的呢？”老师回答说：“寸口的脉浮而大，浮是感受风邪，大是正虚的表现；感受风邪则会出现轻微的发热，正气不足，筋脉失养则两小腿拘急疼痛。症状很像桂枝汤证，但不属于桂枝汤证，而属于桂枝汤兼阴阳两虚证，正确的方法应当用桂枝汤加附子温经扶阳解表并用。但医者用桂枝汤并增加桂枝的用量。附子温经扶阳，桂枝辛温通阳、主散。

因增加桂枝用量而导致汗出亡阳，阳气虚衰，不能温煦则厥逆；阴津耗伤不能上承于咽则咽中干；津伤热扰则烦躁。若津伤肠燥，糟粕内停，邪热上扰则谵语烦乱。阴阳两虚证当先扶阳，方用甘草干姜汤，夜半阳气来复，故手足当温暖；若两小腿筋脉拘急不解，再复其阴，方用芍药甘草汤，筋脉得到营阴濡养故两小腿屈伸自如。若见谵语不止者，以承气汤微通大便，大便微溏，邪热下有出路，故治谵语不久可愈。”

【原文】

太阳病，项背强几几，无汗恶风，葛根汤主之。（31）

葛根汤方

葛根四两　麻黄三两（去节）　桂枝二两（去皮）　生姜三两（切）　甘草二两（炙）　芍药二两　大枣十二枚（擘）。

上七味，以水一斗，先煮麻黄、葛根，减二升，去白沫，内诸药，煮取三升，去滓，温服一升，覆取微似汗。余如桂枝法将息及禁忌。

【译解】

诸家对本证的机制已阐释完备，尤以成氏平允可取。方氏指出“风寒皆通恶”，有其临床实际意义。喻、徐二氏均言太阳、阳明合病，其义亦当。本证与麻黄汤证相近，二者不同的是，麻黄汤证有喘而无项背强几几，葛根汤证没有喘而有项背强几几，均有无汗恶风等太阳表实证。治疗上麻黄汤重在发汗定喘，故佐以杏仁；葛根汤重在发汗生津，故主以葛根。

学习本条应与第 14 条桂枝加葛根汤证结合参看。

本方是主治太阳实证兼见项背强几几的主方。柯氏、王氏对于本方，议论精辟，方义解释十分中肯，《伤寒论语释》又综合前贤之长，任应秋指出："使用葛根汤的标准，似比桂枝汤重，较麻黄汤证为轻。"可做参考。但必须具有"项背强几几"的见证。近来实验研究证实，本方有较强解热作用。其中葛根有扩张血管、缓解项背肌肉拘急紧张状态的作用。本方临床应用亦有发展，如祝谌予用本方治疗急性中耳炎、顽固性腰痛，尤其治产后受风腰痛，但以近期者效果较好。而病久邪已入经入血，则效果较差。眼肌麻痹的复视、面神经麻痹、中风口不能张开、急性风湿性关节炎、风湿热、脉管炎、半身出汗而半身不出汗、坐骨神经痛、肩关节周围炎等均可辨证应用。用治鼻额窦蓄脓时，可加生石膏、大黄。总之随着中医理论、中药药理研究的进展，葛根汤的应用范围正在逐步扩大。

【原文】

太阳与阳明合病，必自下利，葛根汤主之。（用前第一方，一云用后第四方。）（32）

【译解】

本条主要阐述了太阳与阳明合病的证治。所谓合病，上述诸注家均认为是太阳与阳明两经同时受邪，即是外邪较盛，侵犯人体，出现太阳经的恶寒发热、头项强痛等表证，又出现阳明经的下利之证。邪自表入，表邪未尽，故仍以解外为主。《伤寒论》中关于太阳与阳明合病一共有3条，即第32条和第33条（“太阳与阳明合病，不下利，但呕者，葛根加半夏汤主之”）、第36条（“太阳与阳明合病，喘而胸满者，不可下，宜麻黄汤”）。这3条病机证治比较如下：

太阳和阳明合病，外邪盛于体表、表闭邪不外泄而内迫于里	下奔则利	肠（葛根汤）
	上逆则呕	胃（葛根加半夏汤）
	于肺则喘而胸满	肺（麻黄汤）

关于表邪是寒邪还是热邪，各注家意见不一。陈修园认为是表热内陷，唐容川、喻嘉言等认为是表寒内迫。从方测证，葛根汤用麻、桂、姜等辛温之品，故应以外感风寒之邪最妥。

关于本方与葛根芩连汤治利的比较。本方主治太阳阳明合病下利者，即太阳表寒之邪内迫，阳明里气不和下陷所致，治疗上以葛根配麻黄、桂枝解表散寒，寒邪散，里气和则利自止；葛根芩连汤，是太阳表虚证，医反用下，利遂不止，邪热内迫于肺出现喘而汗出，故用葛根配芩连轻清外发，清热止利，里气和，则诸证自解，重在清里。

【原文】

太阳与阳明合病，不下利，但呕者，葛根加半夏汤主之。(33)

葛根加半夏汤方

葛根四两　麻黄三两（去节）　甘草二两（炙）　芍药二两　桂枝二两（去皮）　生姜二两（切）　半夏半升（洗）　大枣十二枚（擘）。

上八味，以水一斗，先煮葛根、麻黄，减二升，去白沫，内诸药，煮取三升，去滓，温服一升。覆取微似汗。

【译解】

太阳与阳明病同时发病，不下利，只是呕逆者，因外邪内迫阳明，未影响大肠的传导功能，故不下利；内犯于胃，胃气上逆发为呕逆。用葛根加半夏汤治疗。方用葛根汤发汗解表，加半夏降逆止呕。

【原文】

太阳病，桂枝证，医反下之，利遂不止，脉促者，表未解也。喘而汗出者，葛根黄芩黄连汤主之。(促，一作纵。)(34)

葛根黄芩黄连汤方

葛根半斤　甘草二两（炙）　黄芩三两　黄连三两。

上四味，以水八升，先煮葛根，减二升，内诸药，煮取二升，去滓，分温再服。

【译解】

这里论述的是里热夹杂表邪下利的证治。由于医生误用下法导致表邪内陷，出现腹泻不止。腹泻到底属于虚，还是实，还是热，应该根据脉象来判断。

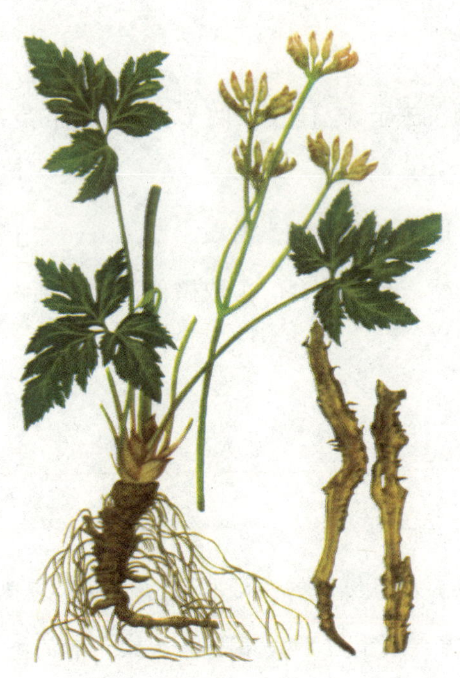

◎黄连

脉促，脉数而迫切，不是数而中止的促脉。数为里有热，同时说明阳气盛，表邪没有完全入里，所以表未解；表未解的同时，又有里热下利，可称为里热夹杂表邪下利，或者叫协热利。表邪束缚肺气不宣，所以喘。既然是热利，必然有大便污秽、暴注下迫、下利肛热的表现，治疗就用表里两清的葛根黄芩黄连汤。

【原文】

太阳病，头痛发热，身疼腰痛，骨节疼痛，恶风，无汗而喘者，麻黄汤主之。（35）

麻黄汤方

麻黄三两（去节） 桂枝二两（去皮） 甘草一两（炙） 杏仁七十个（去皮尖）。

上四味，以水九升，先煮麻黄，减二升，去上沫，内诸药，煮取二升半，去滓，温服八合。覆取微似汗，不须啜粥，余如桂枝法将息。

【译解】

本条说明了太阳伤寒的主证和治疗方剂，应把本条与第 1 条、第 3 条结合起来学习和理解。第 1 条为太阳病的总纲，包括了伤寒与中风；第 3 条言脉而略于证；本条则详于证而未及脉。因此，必须前后参合，相互补充，才能掌握太阳伤寒的辨证要领，以及与太阳中风的鉴别。各注家多从寒邪的特点，太阳膀胱经的循行部位，以及它主一身之表的功能来阐发太阳伤寒的发病机制是很恰当的。本病的发病机制，在于寒邪外束肌表，而使卫阳闭郁于外，营阴阻滞。太阳之经气不得畅通，郁于上则头痛，郁于外则发热，郁于经脉则身疼腰痛、骨节疼痛。营卫阻滞，卫外功能失调，则恶风寒；腠理闭则无汗。肺合皮毛，皮毛闭塞则使肺气郁闭而为喘。尤在泾把太阳伤寒的病理概括为“外闭卫阳，而内郁营血”是很精当的。对“恶风”“恶寒”的解释，柯韵伯提出了精湛的见解，《医宗金鉴》、钱潢也都指出了不可机械地划分。对无汗而喘，当以沈明宗解为好。至于麻黄八症中之主次，尤氏提出“惟骨痛、脉紧、无汗为麻黄汤的症”，柯氏提出“重在发热、身疼、无汗而喘”仅供参考。柯氏所提之发热，与中风桂枝证显然不好鉴别。临床当根据太阳伤寒辨证的有关条文全面考虑，不必再强分主次。

【原文】

太阳与阳明合病，喘而胸满者，不可下，宜麻黄汤。（36）

【译解】

太阳与阳明病的症状同时出现，喘而胸满者不可攻下。太阳表证宜用辛温解表；阳明里证宜用攻下。“不可下，宜麻黄汤”，提示疾病以太阳表证为主，故治宜麻黄汤发汗解表，而不可用攻下之法。

【原文】

太阳病，十日以去，脉浮细而嗜卧[①]者，外已解也。设胸满胁痛者，与小柴胡汤。脉但浮者，与麻黄汤。(37)

【注释】

①嗜卧：嗜，喜爱之意。嗜卧，形容病人安静修养，以复体力。

【译解】

本条应该属于推测太阳伤寒证预后的条文，而品读的关键在于“脉浮细”之“细”，同时也是难点之所在。

《伤寒论》的脉学与后世有较大的差异，切不可用后世脉学的概念及主病去解释仲景脉法，这样势必犯下以今释古的错误。《伤寒论》脉学除了前面诸如脉缓、脉静的相对意义外，尚存在特殊的脉象概念，特殊的脉象主病，特殊的脉法运用等。细脉主血虚，《伤寒论》也如此，如血虚寒厥的当归四逆汤证，就是“脉细欲绝”。这是细脉主病之常，古今皆如此。但仲景脉法细脉还见于实证，如

“脉细者，此为阳微结”“伤寒，脉弦细，头痛发热者，属少阳”，此与后世脉法又大有差异。而本条之“细”脉，又与上面所论不同，是与大脉相对，属于小脉的范畴。《黄帝内经》云“大则病进”，反之，小则病退。可知，太阳伤寒证，脉一旦由浮紧有力变为细小，则说明表邪衰退。这亦属仲景动态脉法辨证运用的特征之一。如“少阴病脉紧，至七八日，自下利，脉暴微，手足反温，脉紧反去者，为欲解也”。此脉暴微之“微”，与脉浮细之“细”，意义类同，均提示寒邪逐渐衰退。总之，“细”与“微”，在此其脉象概念均不宜从实处理解，因为其属于脉法运用相对性的范畴。

【原文】

太阳中风，脉浮紧，发热恶寒，身疼痛，不汗出而烦躁者，大青龙汤主之。若脉微弱，汗出恶风者，不可服之。服之则厥逆，筋惕肉瞤。此为逆也。（38）

大青龙汤方

麻黄六两（去节） 桂枝二两（去皮） 甘草二两（炙） 杏仁四十枚（去皮尖） 生姜三两（切） 大枣十枚（擘） 石膏如鸡子大（碎）。

上七味，以水九升，先煮麻黄，减二升，去上沫，内诸药，煮取三升，去滓，温服一升。取微似汗，汗出多者，温粉粉之。一服汗者，停后服。若复服，汗多亡阳，遂（一作逆）虚，恶风，烦躁，不得眠也。

【译解】

太阳中风，实为太阳伤寒。太阳病感受风寒，出现发热恶寒，身疼痛，无汗，脉浮紧，是因风寒外束，卫气被遏，营阴郁滞，此乃典型的太阳伤寒表实证。一般表实证无烦躁，今却见烦躁，是有内热邪气存在。烦躁与不汗出并见，反映内热的形成与不汗出密切相关，即烦躁源于里热，里热源于体表无汗，无汗则阳郁而化热。因此，不汗出而烦躁是本证辨证要点。此属表寒里热，表里同病，故治疗用大青龙汤外解风寒表邪，内清阳气遏郁之内热。

大青龙汤发汗力猛，只能用于外感风寒、里有郁热的表里俱实证；若脉微弱，汗出恶风，表里俱虚者当禁用，用之必大汗出而阳

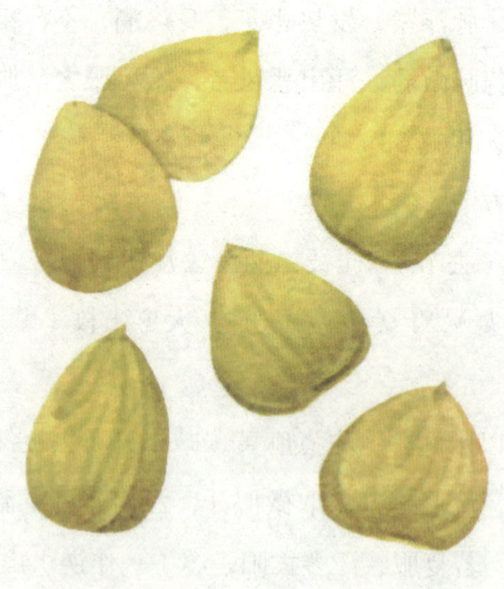

◎杏仁

虚，甚至大汗亡阳，阳亡而肌肤、经筋失之阳气煦养，则见手足逆冷等。

从体质的角度，大青龙汤适用于形体壮实、肌肉坚紧的重体力劳动者，发病前有明确的受寒或触湿病史，患者有汗出不畅的痛苦。服药后以汗出通透为原则，不可太过或不及。

【原文】

伤寒，脉浮缓，身不疼，但重，乍有轻时[①]，无少阴证者，大青龙汤发之。（39）

【注释】

①乍有轻时：乍，突然、猝然。指身重偶有所减轻。

【译解】

上条指出大青龙汤证的辨证要点：脉浮紧，发热恶寒，身疼痛，不汗出而烦躁，属于大青龙汤证的典型症状。本条从另一个角度论述大青龙汤证，扩大了大青龙汤的适用范围，即脉浮缓、身不疼、身重同样可以使用。但使用时要注意与少阴病身重的鉴别。本证由于寒闭营郁，气血运行不畅，故身重乍有轻时，并伴有烦躁、身热等症状；少阴病为心肾虚衰证，气血不足，故身重呈持续状，并伴有身困乏力、倦怠、脉微细等虚衰的症状。

【原文】

伤寒表不解，心下有水气，干呕发热而咳，或渴，或利，或噎，或小便不利，少腹满，或喘者，小青龙汤主之。（40）

小青龙汤方

麻黄三两（去节） 芍药三两 干姜三两 五味子半升 甘草三两（炙） 桂枝三两（去皮） 半夏半升（洗） 细辛三两。

上八味，以水一斗，先煮麻黄，减二升，去上沫，内诸药，煮取三升，去滓，温服一升。

【译解】

伤寒表不解，指太阳表实证不解，有发热、恶风寒、无汗、脉浮紧等症状；心下有水气，指出水停的部位。以上两句，揭示了本病症的病因病机：外有风寒，内有停饮。干呕，发热而咳，是诊断本病的要点，当用小青龙汤治疗。

若出现或渴，或利，或噎，或小便不利，少腹满，或喘，可在小青龙汤的基础上加减。若渴者，去半夏，加瓜蒌根三两，渴者津液不足不能上承，半夏辛温性燥故去之，加瓜蒌根生津止渴。若微利者，去麻黄，加荛花如鸡子大，熬令赤色，利因中阳不足，水湿偏渗大肠，而麻黄辛散易损阳气故去之，加荛花泄水饮，以行其水，水去则利止。若噎者，去麻黄加附子（炮）一枚，噎者因水饮阻碍气机，上壅肺胃通路，麻黄发散故去之，加附子温命门之火，下焦温暖中焦化寒。盖火能暖土，土能制水，水饮不逆则通路畅达，噎证得解。若小便不利，少腹满者，去麻黄，加茯苓四两，小便不利，少腹满，因中焦运化失职，水津不能循三焦之水道下达，水湿下无出路所致，故去辛散之麻黄加健脾利水之茯苓。若喘者，去麻黄加

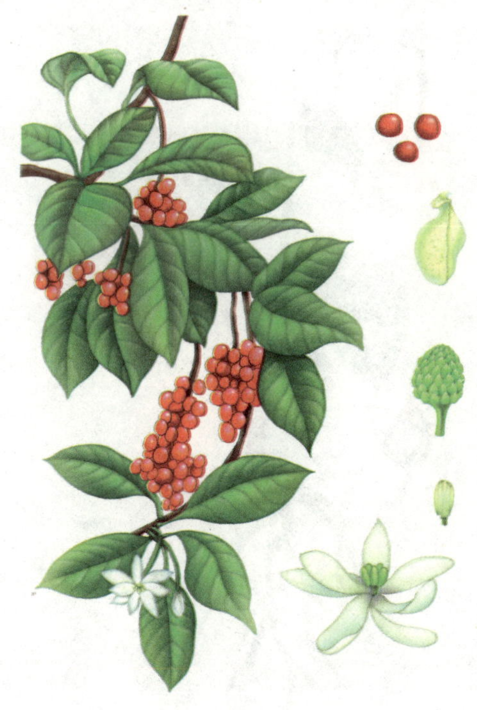

◎五味子

杏仁（去皮尖）二升，麻黄本有平喘之功，今见喘而去之。乃因水饮内停之人，多有中阳不足，去麻黄以免阳气外散，加辛苦而气温之杏仁，走肺与大肠经，使大肠通畅，肺得肃降，则喘自平。

【原文】

伤寒，心下有水气，咳而微喘，发热不渴。服汤已渴者，此寒去欲解也。小青龙汤主之。（41）

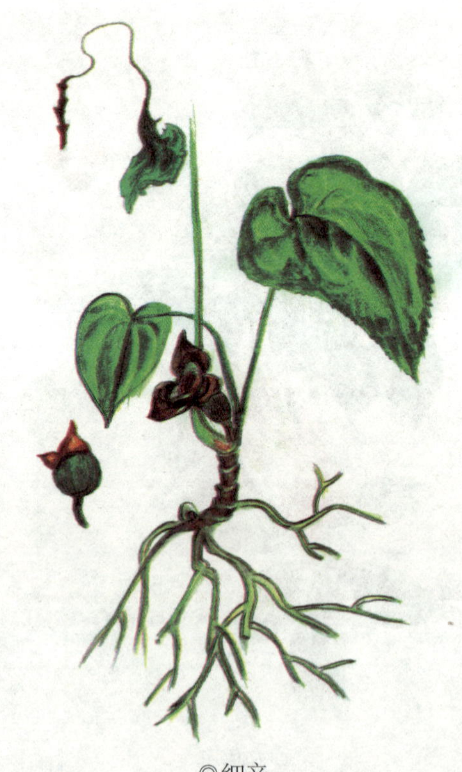

◎细辛

【译解】

诸家对本条文的意见大致相同，小青龙汤的适应证是外寒内饮(《伤寒论》称作“水气”)，但上条有“或渴”，此条说“不渴”，看来似自相矛盾，其实只是病情表现上的不同，其病机却是一致的。因为上条之“或渴”，是水气停于心下，津不上承，非津不足之真渴，临床见者，或喜热饮，或饮亦不多；本条文同样因水饮停心下，水饮属寒，所以不渴。柯氏更指出“此条正欲明服汤后渴者是解候，恐人服止渴药，反滋水气，故先提不渴二字作眼，后提出渴者以明之”，这是很有见地的。

尤氏指出“小青龙汤主之”六字当在“发热不渴”下，这是对的。因为服小青龙汤后，寒去水化，胃阳转旺，所以出现渴的现象，既然不渴是因为水饮，那么，渴就是水饮已去的征象，正如仲景所说“此寒去欲解也”。此时焉有再用小青龙汤之理。

【原文】

太阳病，外证未解，脉浮弱者，当以汗解，宜桂枝汤。(42)

桂枝汤方

桂枝（去皮） 芍药、生姜（切）各三两 甘草二两（炙） 大枣十二枚（擘）。

上五味，以水七升，煮取三升，去滓，温服一升。须臾啜热稀粥一升，助药力，取微汗。

【译解】

此太阳病表阳寒虚证也，故宜桂枝汤。

【原文】

太阳病，下之微喘者，表未解故也，桂枝加厚朴杏子汤主之。(43)

桂枝加厚朴杏子汤方

桂枝三两(去皮) 甘草二两(炙) 生姜三两(切) 芍药三两 大枣十二枚(擘) 厚朴二两(炙，去皮) 杏仁五十枚(去皮尖)。

上七味，以水七升，微火煮取三升，去滓，温服一升。覆取微似汗。

【译解】

本为太阳病，应用汗法，却用下法误治，但因患者体质较好，正气受损不甚，仍上冲向外，引起微喘。第15条中所谓“下之后，其气上冲”，即此病机制。表证仍在，故用桂枝汤；又兼喘证，故

加厚朴杏仁。

本条文与第18条，一是喘家又患太阳中风，一是太阳中风误下致喘，喘有新旧之别，中风有先后之异，但二者病机都属风寒束表，肺气不宣，故用方一样。此正为仲景辨证施治精神所在。

【原文】

太阳病，外证未解，不可下也，下之为逆。欲解外者，宜桂枝汤。(44)

【译解】

对于太阳病，病证在外的，应当先解其表；而病证在里的，可用攻下的方法。今外证未解的，就不可用攻下法，宜用桂枝汤祛风解肌，调和营卫。如果误用攻下，就会导致病邪不能从表而解，而是陷入于里，使得病情加重。

【原文】

太阳病，先发汗不解，而复下之，脉浮者不愈。浮为在外，而反下之，故令不愈。今脉浮，故在外，当须解外则愈，宜桂枝汤。(45)

【译解】

太阳病发汗后，疾病不解，医者又用攻下之法，若见到脉浮者，知太阳病表证未解。脉浮为邪在表，当须使邪从表而散，治宜桂枝汤。

【原文】

太阳病，脉浮紧，无汗，发热，身疼痛，八九日不解，表证仍在，此当发其汗。服药已微除，其人发烦目瞑[①]，剧者必衄[②]，衄乃解。所以然者，阳气重[③]故也。麻黄汤主之。（46）

【注释】

①目瞑：闭眼懒睁，不喜强光刺激。②剧者必衄：剧者，指病情严重。衄，泛指出血，此指鼻出血。③阳气重：在此指阳气郁闭的程度较重。

【译解】

倒装文法，“麻黄汤主之”应接在“此当发其汗”后。本条可以分为两段。

第一段“太阳病……此当发其汗，麻黄汤主之”，指出太阳表

实证多日不解者，仍可用麻黄汤治疗。脉浮紧，无汗，发热，身疼痛是伤寒表实证的诊断依据；八九日，指表证病程较长，若表实证仍在者，当发汗解表，方用麻黄汤。

第二段“服药已微除……阳气重故也”，指出服用麻黄汤后出现的两种反应。服药后症状有所减轻，但因邪郁闭日久，故不能一汗而解，轻者可见心烦目瞑，因服药后，正气得药力相助而奋力驱邪，正邪交争故可见“瞑眩”现象；若邪郁闭较重者，可出现鼻衄，血汗同源，邪不从汗解，必从血泄，故云“衄乃解”。此即俗称红汗。

【原文】

太阳病，脉浮紧，发热，身无汗，自衄者愈。（47）

【译解】

“脉浮紧，发热，身无汗”，是完整的麻黄汤证。而自衄者愈，就是指患者自己流出鼻血病就好了，这条和上条有着异曲同工之妙。

【原文】

二阳并病。太阳初得病时，发其汗，汗先出不彻，因转属阳明，续自微汗出，不恶寒。若太阳病证不罢者，不可下，下之为逆，如此可小发汗。设面色缘缘正赤者，阳气怫郁在表，当解之、熏之。若发汗不彻，不足言，阳气怫郁不得越。当汗不汗，其人躁烦，不知痛处，乍在腹中，乍在四肢，按之不可得，其人气短，但坐以汗出不彻故也，更发汗则愈。何以知汗出不彻？以脉涩，故知也。（48）

【译解】

二阳并病，就是太阳病传阳明，表里相传，由表传里。开始的太阳表证，可用发汗法，如果发汗后病邪没有祛除，就会转为阳明病，会出现微微持续发汗、不恶寒而恶热的症状。如果太阳病证不罢，又见阳明病里阳热实证的，就是太阳与阳明并病，切不可用攻下法，可用桂枝二越婢一汤小发其汗，使表证先得以解除。表证解

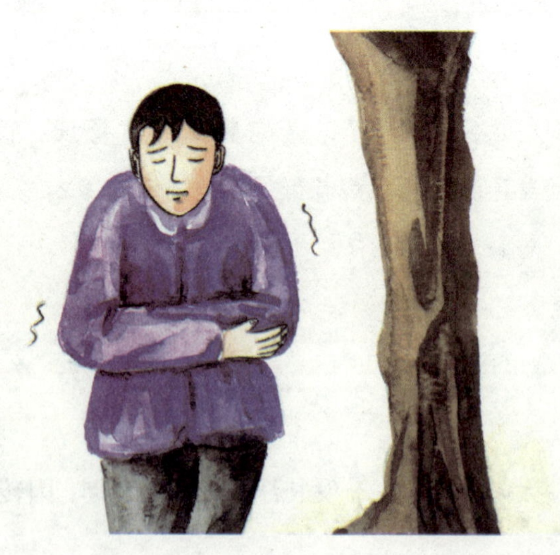

除后，里阳热实证仍在的，再继续治疗阳明病里阳热实证。假如面呈红色，是阳气郁结在表，可用小剂的（发汗药）发汗的方法来解决表邪。如果发汗后病邪仍在，就是个微末的表证了。此时病人出现当汗不汗、烦躁，时而腹痛，时而四肢痛而不能按压，并出现躺着气上不来、热往上涌等，再次发汗就能迎刃而解了。怎么知道这是汗出不彻呢？出现涩脉就能断定了。

【原文】

脉浮数者，法当汗出而愈。若下之，身重、心悸者，不可发汗，当自汗出乃解。所以然者，尺中脉微，此里虚，须表里实，津液自和，便自汗出愈。（49）

【译解】

由脉浮数，可知发热恶寒、头项强痛等症同时存在，这是病在表，应当以发汗法解之。若误用攻下法，非但表邪不解，而又徒伤正气，因而出现身重、心悸等气血两虚之证。此时，就不能再发汗了，可待其气血津液恢复便自汗出而愈。尺中脉微，反映了肾中阳气不足，清阳之气不能充身，加之表邪困阻，所以身重；阳虚心神不能自主，所以心悸；尺以候里，微为阳虚之主脉，为里阳虚之佐证。因此，表证误下致里阳虚，而表证仍在，为伤寒夹虚，不可再发汗。须待正气充实，表里气复，津液调和，而后汗出而愈。

【原文】

脉浮紧者，法当身疼痛，宜以汗解之。假令尺中迟者，不可发汗，何以知然？以荣气不足，血少故也。（50）

【译解】

脉浮紧，是伤寒表实证的主脉，应见身疼痛，宜以汗法解表。若见尺中脉迟者，此为荣血亏少，不可发汗。

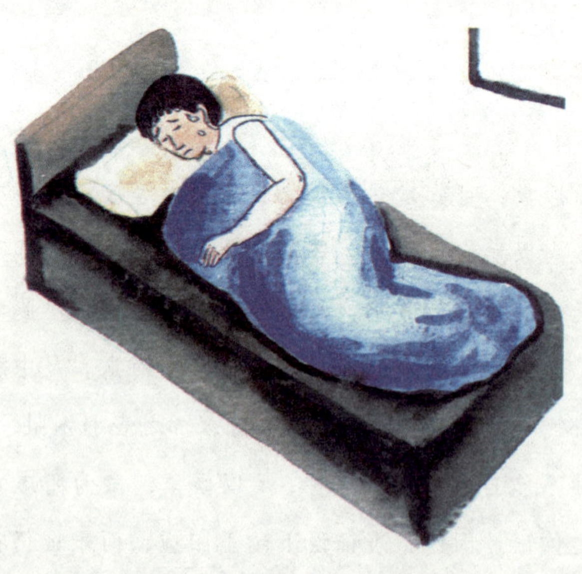

【原文】

脉浮者，病在表，可发汗，宜麻黄汤。(51)

【译解】

本条但言脉浮，是以脉代证，属省文手法。推知仲景之意，是强调浮脉主表的意义。但浮脉一定主表证吗？如第124条之浮脉不主表证，反主里证。由此可推，六经病皆可出现浮脉，浮脉主病具有多重性，需要知常达变，认真品读。

脉象主病虽有多重性，但又有一定规律可循。浮脉虽六经病皆可出现，然而，浮主太阳是其常脉，浮见他经则属变脉。六经病各有常脉、变脉，反映了脉象主病的必然性与偶然性。所谓必然性，是指每一脉对某一病来说有固定的主病意义，亦即每经病都有一定的常脉反映该病的本质。所谓偶然性，是指一脉可以反映多种不同的疾病，亦即每一病可因机体差异，发病缓急、兼症夹邪、病气传变的不同，而出现常脉以外的复杂脉象，这就是变脉。因此，常脉对某一病来说，具有必然的、固定的、有规律的主病意义。之所以说浮脉是太阳病的常脉，这是因为卫阳抗邪于表是太阳的主要病机，舍此就不是太阳病；而卫阳抗邪于表又是出现浮脉的必然机制，所以我们说浮脉是太阳病的常脉，而变脉则未必尽然。众所周知，人体是一个有机的整体，根据“有诸内必形诸外”的理论，脉象是病气的外在反映。但由于疾病过程中受多种因素的影响，即在特殊的情况下，脉象对病气的反映往往不是直接的、统一的，而是以侧面的、特殊的，甚至是以相反的形式反映病气。这时以现象对本质而言，特殊对一般而言，我们就称作“变”，甚至把某些变脉又称作“假”脉。但是，就脉象反映病机而言，真正的假脉是不存在的。所谓“假”，只不过是对病气以另外的形式反映罢了。如我们常把少阴病阴盛格阳、虚阳上浮所出现的数脉称作假脉，这是因为它违反了脉象反映病气的一般规律。通常来说，病寒则外见寒证、寒脉，病热则外见热证、热脉。因此，所谓“假”，是指表面现象（热）对疾病本质（寒）而言。实质呢，“假”脉也反映了虚阳外浮之病机。从这点说来，又并非假。否则脉象岂不成了无源之水，无本之木？疾病尽管有“假”象出现，但亦必定有直接反映病机的真相。因此，变脉反而具有更为重要的临床意义。此时，尤当注重脉症合参。这就是《伤寒论》脉象主病多重性所体现的“平脉辨证”的基本精神及辨证思维。

【原文】

脉浮而数者，可发汗，宜麻黄汤。（52）

【译解】

“脉浮而数”之“数”是本条的重点，亦是需要品读的重点。

按脉象主病之常法，紧脉主寒，数脉主热，太阳伤寒脉浮紧则理所当然，而云太阳伤寒脉浮数就令人费解。于是黄坤载解释云："浮为在表，表被风寒，则宜汗，浮数即浮紧之变文，紧则必不迟缓，亦可言数，是伤寒之脉，当以麻黄发汗也。"（《伤寒悬解》）。脉紧言形状，脉数言至数，可知黄氏所谓"浮数即浮紧之变文，紧则必不迟缓"的说法，不足为凭。黄氏之所以这样曲解，原因就在于伤寒脉数于常法不合。正因为如此，风热表证脉浮数，

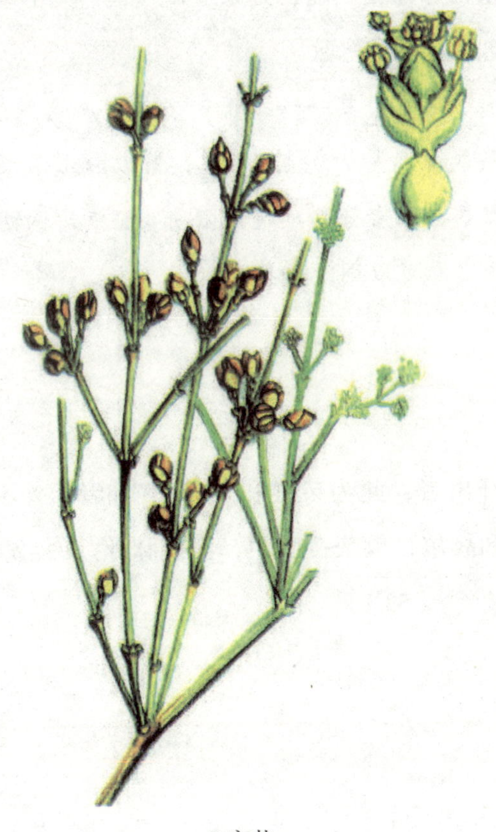

◎麻黄

风寒表证脉浮紧，几乎成为中医表证辨证中脉诊的定势思维。之所以如此，是未能知常达变的缘故。仲景在第16、38、46、47、55诸条伤寒证中均提出“脉浮紧”，是在与太阳中风证脉浮缓对比鉴别的基础上，阐述伤寒脉象之常。而独于本条提出脉浮数，是诸条伤寒证脉浮紧的基础上，又进一步阐述伤寒脉象之变。说明太阳伤寒证脉不但紧亦可现数，不可被“寒”遮住眼目，被“紧”束缚思路。

至于伤寒证脉浮数之理，是寒遏阳气，热无出路，寒愈重，则热愈盛，热愈盛，则脉愈数。

本条的意义有二：其一，纠正诸多书中所谓风热表证脉浮数，而风寒表证只能脉浮紧的观点；其二，紧以脉形示寒性收引，数以至数言阳浮发热，二者分别反映太阳伤寒证病理的两个方面，而且也说明紧、数二脉可以同时兼见。

【原文】

病常自汗出者，此为荣气和①，荣气和者，外不谐②，以卫气不共荣气谐和故尔，以荣行脉中，卫行脉外③，复发其汗，荣卫和则愈，宜桂枝汤。(53)

【注释】

①荣气和：荣气，即营气，为水谷精微所化。和，平和，正常。

②外不谐：指人体浅表的营卫不相协调。③荣行脉中，卫行脉外：指出营卫运行的生理特点。荣即营阴，是人体的营养物质，行于脉中。卫即卫阳，是保护人体的阳气，行于脉外。

【译解】

此为营卫不和而致常自汗出的证治。本条不说中风、伤寒和太阳病，而以“病”字冠于条首，由此可知非专指感受风寒之邪而言，而是属于杂病。经常自汗出，是因为营卫不相和谐所致，故用桂枝汤调和营卫，壮卫以固营。中医谓之发汗以止汗。

【原文】

病人脏无他病[①]，时发热自汗出[②]而不愈者，此卫气不和也。先其时[③]发汗则愈，宜桂枝汤。(54)

【注释】

①脏无他病：指脏腑无病，亦指里无病。②时发热自汗出：时，有时。此指阵发性发热汗出。③先其时：指发热自汗发作之前。

【译解】

病人内脏无病，有时出现发热、自汗出的症状，属于营卫不和所致。可以在发热自汗出前服药，方用桂枝汤。发热汗出是正邪交争的外在表现，因此在发热汗出前服药，用药物鼓舞人体正气驱邪外散。

【原文】

伤寒脉浮紧，不发汗，因致衄者，麻黄汤主之。（55）

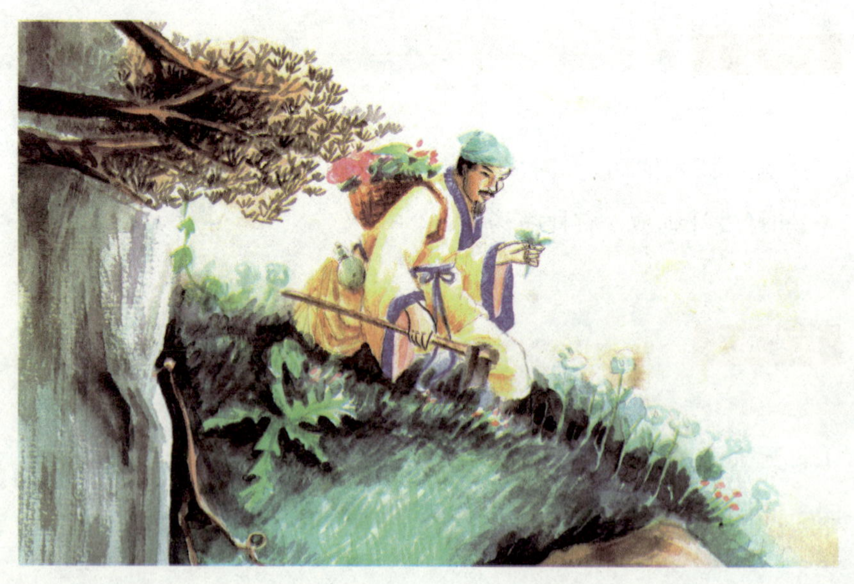

【译解】

本条是说太阳伤寒，除脉浮紧外，当有恶寒发热、头痛、体痛、无汗等症，本当用麻黄汤发汗而愈，却不发汗，表邪不得泄越，势必迫血妄行而为鼻衄。一般地说，得衄则邪随之外泄，病当自愈，但此处却言“麻黄汤主之”，所以柯氏认为是错误，指责说“岂有因致衄更发汗之理”。不知情况有常有变，也有一些病人衄后表仍不解，也就是说病不为衄衰（尤氏、陈氏并补出了“欲衄而血不流”“其衄点滴不成流”，可资参考）。“脉之浮紧如故，发热恶寒无汗亦如故”（曹氏语），所以还当用麻黄汤开腠发汗，表解而衄亦自止（因为此条之衄，乃是表邪壅遏，欲止其衄，必先解表，所谓“治病必求于本”，未可见血投凉）。当然，既已见衄，考虑到汗与血同源这个关系，使用汗法应当谨慎，得汗便当停服，不可汗之太过。至于柯氏引少阴无汗强发，和本条性质不同，未可为训。

辨阳明病脉证并治

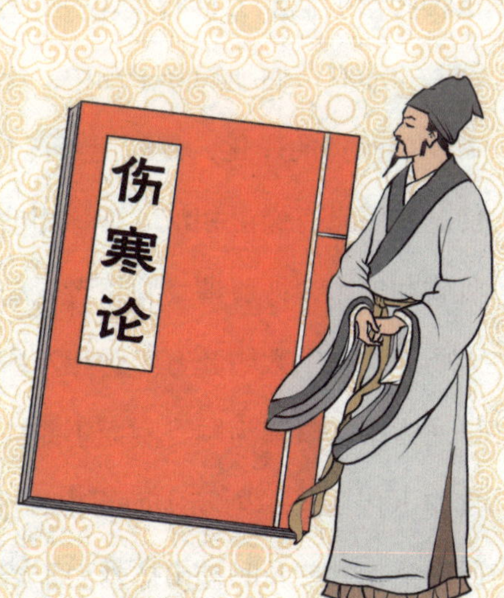

【题解】

阳明病是外感疾病发展过程中，邪正相搏的剧烈阶段，此时，正盛邪实。《素问》云“两阳合明，谓之阳明”。两阳，指太阳和少阳，合，指传、发展。即太阳、少阳进一步发展，到了阳热亢极的阶段，称为阳明。

阳明包括手阳明大肠和足阳明胃。足阳明胃腑，与脾同居中焦，以膜相连，经脉相互络属，互为表里。胃主受纳，腐熟水谷，喜润恶燥，以降以通为顺；脾主运化，化生气血，喜燥恶湿，以升为健。二者一燥一湿，阴阳相济，刚柔相配，升降相因，功能上相辅相成。胃要完成受纳腐熟水谷的功能，需要依赖脾湿的濡润，使胃气不燥，饮食水谷才能得到胃气腐熟和消磨，而有节制地润降于肠中。脾要完成运化水谷精微的功用，需要依赖胃的燥化，使脾土不湿，才能完成其运化、转输的功能。所以只有燥湿相济、脾胃相助，才能共同完成水谷的消化、吸收和输布，即所谓“脾胃者，仓廪之官，五味出焉”。手阳明大肠经，与手太阴肺有经脉相互络属，互为表里。主传导糟粕，以通为用，以降为顺，实而不能满。饮食入胃，则胃实而肠虚，食物下传于肠，则肠实而胃虚，虚实交替，腑气得以通畅，胃肠中糟粕方能及时排出体外而不滞留。即《素问·灵兰秘典论》所述：“大肠者，传导之官，变化出焉。”然而，大肠之传化物，排糟粕，又依赖肺气的肃降、脾气的布津和胃气的降浊，从而使肠中糟粕不坚，易于传导；而肺之宣发肃降，又赖于大肠传导的通畅。

故人体正常的消化功能，赖于胃的受纳、腐熟，脾的运化、转输，大肠的传导和肺气的肃降。可见，只有阳明、太阴相济为用，才可完成水谷的受纳、腐熟、吸收、排泄的整个过程。水谷代谢正常，水谷精微则能营养周身，化生气血。正如《素问·血气形志》篇说："阳明常多气多血"。

阳明病的成因主要有两个方面：一是由他经传来。如太阳病，若发汗，若攻下，若利小便；少阳病，若发汗，利小便，均可伤津耗液，以致胃中干燥而转属阳明。另外，三阴病阴寒之证，用辛燥药物过多致阳复太过，可耗伤津液，致津伤肠燥，形成阳明病。二是阳明自病，如素体津亏者，或素体阳旺者，或本有宿食者，或为温热之邪直犯阳明也可致阳明病。

阳明病的病性以里热实证为主，但也可见虚寒证。因为阳明多气多血、喜润恶燥、以降为顺，且阳气旺盛，故阳明感邪发病，易出现胃肠功能失常，邪从燥热而化，多表现为邪盛正实之候，这是阳明为病的主要特征。但也有燥化不及者，则邪从寒化，表现为阳明寒证，此为少数。

阳明病的主要病理机制，仲景概括为"胃家实"。"胃家"泛指胃与大肠，"实"指邪气盛实。根据这一病机，阳明病的证候表现主要分为两大证型：一为无形邪热亢盛，临床表现为：身热、汗出、不恶寒、反恶热等，则称为阳明病热证；二为邪热与肠中糟粕传结而形成燥屎内结，临床表现为：大便硬结、潮热、谵语、腹胀满疼痛、拒按，脉沉实有力等，则称为阳明病实证。阳明热证和实证为本章讨论的重点，但阳明病也有虚证与寒证，如胃寒气逆之吴茱萸汤证。

另外，阳明邪热与湿相合，若热不得外泄而内郁，湿不能下泄而内蓄，湿热郁蒸，或寒湿相合，而致身黄，称之为阳明发黄证，其中以湿热发黄为主，但也有属寒湿发黄者。若邪热不解，深入血分，可见口燥但欲漱水不欲咽、鼻衄等证，重者可与瘀血相结而成蓄血之证，这是阳明邪热耗血动血的结果，称为阳明血热证和阳明蓄血证。

阳明病实热证，其治疗原则总以祛邪为要，故清、下二法为主要治法。清法主要用于无形邪热积聚的热证。其目的在于清解里热。清法用时当注意邪结的部位。如邪热扰于胸膈者治宜清宣上焦郁热，方用栀子豉汤。邪热盛于中焦治宜清解阳明里热，方用白虎汤；若见口干舌燥，大渴引饮的津伤证，当用白虎加人参汤清热益气，生津液。阴伤有热，水气不利者，治宜清利下焦，育阴润燥，方用猪苓汤。下法主要用于有形之燥屎结聚，其目的在于攻逐里实，泄热通便。下法用时，当注意糟粕结聚的程度，而分别选用三承气汤治疗。若因津液不足，肠燥便秘者，此不属热结的范畴，不可用苦寒攻下，宜用润导法，导下通便方用蜜煎方。润肠滋燥，缓通大便，方用麻子仁丸。若见湿热熏蒸发黄者，可用苦寒之品清热利湿退黄。若见阳明血分有热者，仲景未给出明确治法，可用后世温病学清热凉血之法。若见阳明中寒证，则用温中和胃止呕降逆之法。

从阳明病形成的过程中可以看到：不管太阳、少阳、本经自病或三阴病转属阳明的，其原因虽不相同，但都有共同的规律可循，即津伤致燥。因此，在阳明病的治疗时要注意保存津液，津液的存亡，标志着阳明病预后的好坏。故治疗阳明病当禁用发汗、利小便的方法。

阳明病的传变和阳明病的预后，《伤寒论》中明言：“阳明居中，主土也，万物所归，无气复传。”故凡阳明病热实证，不可能再传他经，务以清、下二法从本经论治。但阳明燥热上迫肺脏，下劫肝肾，轻则伤津耗液，重则损阴及阳则是客观存在的，如邪热久羁阳明，可耗伤肝、肾之阴，出现危重证候。阳明与太阴同居中土，若阳明实热证过用苦寒清下，损伤脾胃阳气，病可转为太阴虚寒之证；若太阴病湿去邪留，邪从燥化，又可外出阳明，故后世有“实则阳明，虚则太阴”之说。

【原文】

问曰：病有太阳阳明，有正阳阳明，有少阳阳明。何谓也？答曰：太阳阳明者，脾约[①]是也；正阳阳明者，胃家实是也；少阳阳明者，发汗、利小便已，胃中燥、烦、实，大便难是也。（56）

【注释】

①脾约：证候名称，约，指约束。指胃热肠燥，津液受伤，使脾不能为胃行其津液而致津亏便秘者，叫作脾约。

【译解】

本条自设问答，说明阳明病的成因不同，轻重各异。约略言之，可分三类，即太阳阳明、正阳阳明、少阳阳明。对于太阳阳明、正阳阳明、少阳阳明的成因及证治，历代注家的认识不尽相同，现分述于下：

1. 成无己认为太阳阳明是指第 127 条小承气汤证而言，而庞安时认为是指第 58 条而言，《医宗金鉴》、钱天来、程知等人的看法与成无己基本相同。而汪琥认为成无己对太阳阳明的看法是错误的，他说："愚按此条论，仲景自有麻仁丸主之，成注又引小承气汤，

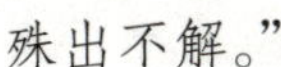

殊出不解。”

2.关于太阳阳明、正阳阳明、少阳阳明的证候，归纳起来主要有两种意见：以《医宗金鉴》为代表，认为太阳阳明的主症是不更衣无所苦，大便硬，小便数；正阳阳明的主症是不大便，内实满痛；少阳阳明的主症是大便涩而难出。另一种意见是以汪琥

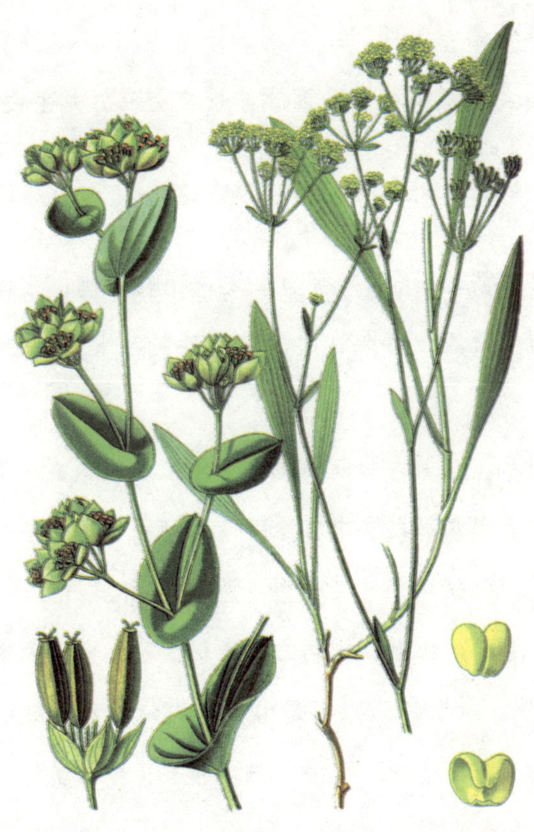

◎柴胡

为代表的，他认为“转属阳明而犹带太阳表证，或头项强痛，或恶寒者，此即是太阳阳明。若头不痛，项不强，太阳表证毫无者，此即是正阳阳明也。少阳阳明亦然，以寒热往来等候之有无辨之”。

3. 在治疗方面，成无己等认为太阳阳明应用小承气汤，正阳阳明应用大承气汤；程知认为少阳阳明应用麻子仁丸；钱天来认为少阳阳明“其治当与太阳阳明之脾约不远矣”；汪琥的看法与以上不同，他认为太阳阳明脾约一证“仲景自有麻仁丸主之”，又提出此证亦可用桂枝加大黄汤；正阳阳明证，宜三承气汤选用；少阳阳明证，宜大柴胡汤。

以上各家说法，《医宗金鉴》之论比较明确，张氏以燥化太过说明胃家自实之理，并叙述脏腑相互的关系来阐明阳明病的成因，也可帮助理解。

总的说来，所谓太阳阳明是由于津液亏损，胃中干燥，脾不能为胃行其津液，太阳之邪乘胃燥而传入阳明胃腑，热与燥互结，致使小便反数，大便硬，称为脾约。所谓正阳阳明是由于胃有宿食，太阳之邪入里，宿食与燥热互结，表现为不大便，内实满痛者，称为“胃家实”。所谓少阳阳明是由于少阳病，本应当和解，而反发汗或利小便，伤其津液，结果少阳之邪乘胃燥转属阳明，以致大便困难的证候。由此可以看出，三者的成因，太阳阳明由于津亏，正阳阳明由于阳旺，少阳阳明由于误治。正由于它们的来路和成因不

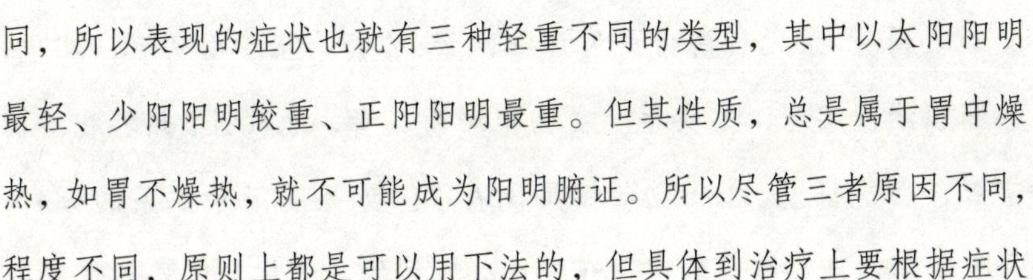

同，所以表现的症状也就有三种轻重不同的类型，其中以太阳阳明最轻、少阳阳明较重、正阳阳明最重。但其性质，总是属于胃中燥热，如胃不燥热，就不可能成为阳明腑证。所以尽管三者原因不同，程度不同，原则上都是可以用下法的，但具体到治疗上要根据症状轻重，选用三承气汤及麻子仁丸等。

【原文】

阳明之为病，胃家实是也。（57）

【译解】

“胃家”包括大小肠。关于胃家的功能，《灵枢·平人绝谷》篇讲得很清楚：“胃满则肠虚，肠满则胃虚，更虚更满，故气得上下，五脏安定。”大家讨论胃家实，往往忽视胃家的生理功能特点，胃肠“更虚更满”才是常态，假若只能“满”，而不能“虚”，就是病态。于是“气”就不能上下，需要“承气”治之，使之气能上下相承，这就是承气汤方名之由来。

关于胃家实之争，焦点在于“实”字的理解，有两种观点。一种属于传统观点，即所谓“实”，包括经证和腑证，立论的根据是“邪气盛则实”。如章虚谷云：“胃家者，统阳明经府而言也。实者，受邪之谓。”余无言讲得更为详细，云：“食物积滞而实者，实也；热邪积滞而实者，亦实也。食物积滞而实者，承气证；热邪积滞而实者，白虎证。”这个观点颇具代表性。如果局限于本条的分析，得出所谓经证、腑证的观点还是可以理解的。但是，只要会通第56条，就会发现这种认识与仲景的原意相悖，阳明病的三种类型是以大便结硬为特征的，根本不包括白虎汤证。尤其是“正阳阳明”的“胃家实”，更是大便结硬最为严重的阳明病。何况白虎汤证，仲景在阳明病篇称作“三阳合病”，如果以此为证，白虎汤证很难称得上是阳明病本证，只是气分里热证而已。

另一种观点认为，此“实”不包括所谓经证，但指有形糟粕之邪内结而言。尤在泾就指出：“胃者，汇也，水谷之海，为阳明之府也，胃家实者，热邪入胃，与糟粕相结而成实。”根据第56条的分析，这种观点当属正确。更何况所谓经证、腑证分类的本身，其一不符合仲景的本意，其二概念逻辑思维混乱。因为经证与腑证对应，腑证自然病在脏腑，经证应该病在经络，而白虎汤证绝非经络之病。同样，所谓太阳经证的太阳伤寒证与太阳中风证，亦非属经络之病，只有太阳病脉证中的“头项强痛”，才是真正的经络病。

【原文】

问曰：何缘得阳明病？答曰：太阳病，若发汗，若下、若利小

便，此亡津液，胃中干燥，因转属阳明。（58）

【译解】

本条有两个重点：一是“胃中干燥”，反映了阳明的气化特点，即“燥”字，此与太阴气化主湿正相对应；一是“转属”问题，何为转属？与所谓“传经”是何关系？这些问题需要认真分析品读。

李克绍先生阐述了自己的独到观点，他认为《伤寒论》中的“传”，是“传而为热”之传。传经是指日数，即六七天为一经。而

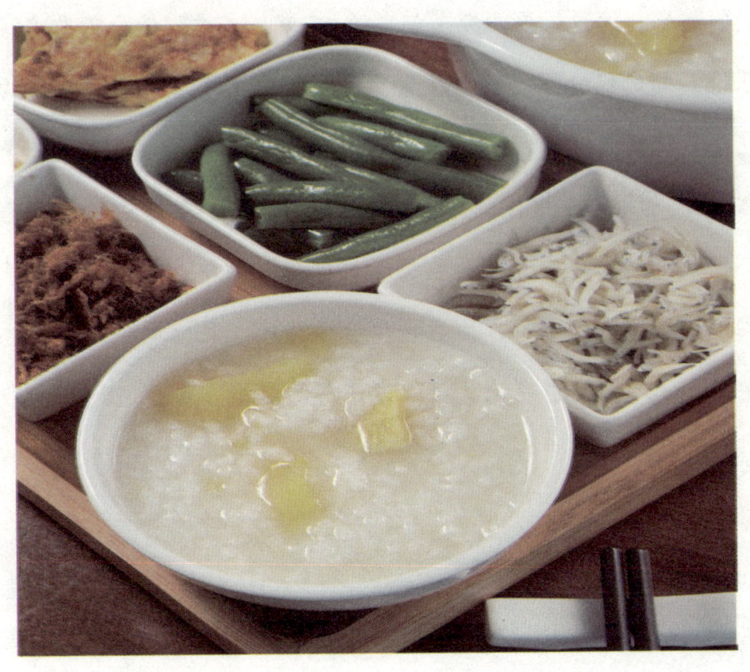

传统观点认为的一经病变成另一经病的“传经”，仲景则称之为“转属”。不但本条如此，还有“本太阳病，初得病时发其汗，汗先出不彻，因转属阳明”“本太阴者，身当发黄，若小便自利者，不能发黄，至七八日，大便硬者，为阳明病也”“本太阴病，不解，转入少阳者，胁下硬满，干呕，不能食，往来寒热”“本太阳病，医反下之，因而腹满时痛者，属太阴也”等都是。因此，“转属”和“传”不同，传之前的前驱期和传之后的典型症状期，其临床表现虽然不同，但前后仍是一个病。而“转属”就不同了，转属之前是一经病，转属之后又是另一经病。

李克绍先生还为我们提示了学习经典要结合时代背景和临床实践的问题。他说，要研究《伤寒论》，就应考虑到千余年前编写《伤寒论》的时代背景，结合临床实际，实事求是地弄清楚伤寒的日数究竟有什么价值，传经究竟是怎么一回事儿。这样才能真正理解《伤寒论》。如果不是这样，只盲目地看注解，就会被原注家引入迷途。

我们认为，李克绍先生关于“转属”的观点是正确的，不但忠实于《伤寒论》本意，而且也符合于临床。更为重要的是，他为后学提示了品读《伤寒论》及注家注解的思维方法。

【原文】

问曰：阳明病，外证云何？答曰：身热，汗自出，不恶寒，反

恶热也。(59)

【译解】

阳明病属于里证，但任何里证，不论是发病之始，还是为病之中，均会具有“外证”。本条辨证的重点是“不恶寒，反恶热”。

“身热，汗自出”，太阳病也会有的，尽管程度有别。但太阳病必具恶寒，所以“不恶寒”，明确排除了太阳之热，同时又反映了阳明热证的特点。这是因为，阳明发热，由内腾达于外，热在肌肉，其势蒸蒸，故而“反恶热”。与太阳病热在皮毛，其势翕翕如合羽，有明显的不同。另外，阳明汗出，汗多而连绵不断，太阳汗出，只是皮肤微微潮润。

本条提示，“外证”六经病均可有之，即使阳明病，包括三阴病也不例外。因为六经均与肌表相连，故均可具有表证(外证)。

【原文】

问曰：病有得之一日，不发热而恶寒者，何也？答曰：虽得之一日，恶寒将自罢，即自汗出而恶热也。(60)

【译解】

本条自设问答，补叙前文。上条指出，阳明病外证是不恶寒反恶热，这是正确的。但当阳明病初起时，却可见到“不发热而恶寒”。本条就这一问题进行了说明。阳明本经自感外邪，初起阳气内郁，经气被遏，热尚未盛，方见恶寒，这仅是暂时的现象，不久即热邪蒸发，恶寒自罢，其恶寒的时间极短便见发热，于发热的同时，即见自汗出、恶热等症。

各家对恶寒一症，说法不一。成无己、柯韵伯、汪琥等认为是阳明本经感受寒邪，方有执、《医宗金鉴》等认为是由太阳转属阳明，“太阳去表之邪未尽，故仍恶寒也”的缘故。究竟属于太阳还是阳明，应结合临床上的其他见证来分析。如为太阳病的恶寒，则必有头痛、项强、体痛等表证，“太阳之为病，脉浮，头项强痛而恶寒”，今恶寒而没有头痛项强等其他表证，则非太阳证可知。而且，太阳证往往需要经过发汗，表邪得解，恶寒始除，绝不会得之一日而恶寒自罢。根据“汗出而恶热”的趋势，本条之恶寒应为阳明本经自感外邪后，阳邪被郁未伸，热尚未盛所造成。其恶寒的特点，不但时间短，而且程度也很快转微，随着病情的发展，里热转盛，则恶寒很快自罢而汗出恶热。此亦阳明病发展的自然趋势。

【原文】

问曰：恶寒何故自罢？答曰：阳明居中，主土也。万物所归，无所复传。始虽恶寒，二日自止，此为阳明病也。（61）

【译解】

本条为上条之自注文。里阳热证的病机为阳亢之极，病位属阳证之里，故阳证已经没有再复传之地了。

【原文】

本太阳，初得病时，发其汗，汗先出不彻，因转属阳明也。伤寒发热，无汗，呕不能食，而反汗出濈濈然者，是转属阳明也。（62）

【译解】

太阳病发汗，汗没发透，就有可能转成阳明病。这个“不彻”是指病邪没有去，而非指大汗出，治病不能大汗出，微汗为宜。如果是太阳伤寒，有发热无汗、呕不能食的症状，忽然变成了汗出，而病又没去，这就有可能是变成了阳明病。

【原文】

伤寒三日，阳明脉大。（63）

【译解】

伤寒三日，会出现脉大的阳明病。本条所说是阳明病比较常见的脉象，根据此脉象就能揭示阳明病的病机属于里热。仲景所说的

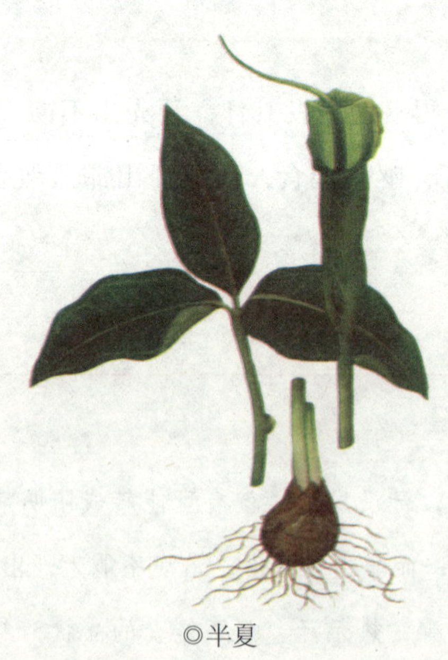

◎半夏

伤寒就是阳明，阳明即是伤寒，进而与本轮中其他条文互观，就知道仲景所说的伤寒即是太阳、少阳、太阴、少阴、厥阴。因此可以说，伤寒就是万病的代名词。与此同时，本论所说一日、一二日、二三日、三四日、五六日、六七日等，都是约略概数，来说明其病症浅深程度和次序等。因此，在日常诊治中，还要根据实际脉证进行有针对性的治疗。

【原文】

伤寒脉浮而缓，手足自温者，是为系在太阴。太阴者，身当发黄，若小便自利者，不能发黄。至七八日，大便硬者，为阳明病也。（64）

【译解】

病者脉浮缓，手足温，身发黄，小便不利，此属太阴病夹湿之证。若小便自利，不发黄，大便硬，此属阳明病里阳热证也。观此条，知上条所述“阳明脉大”，乃指阳明病多见之脉耳，非谓阳明病之脉皆大也，如承气汤证之脉有沉者、迟者等不同，则医者当细心详审。

【原文】

伤寒转系阳明者，其人濈然微汗出也。(65)

【译解】

濈然汗出，是阳明病主要表现之一。这是由于里热蒸熏，迫使津液外泄而致。其汗出连绵不断，说明里热较重，与太阳中风的自汗出、汗量较少、恶寒较重不同，与大汗亡阳、肤冷肢厥也不同，所以确断为转系阳明。唐、章二氏认为转系阳明，说明邪从太阳传入，并且兼有太阳之证。柯氏却认为是“概言伤寒”，不是专指太阳。说明只要见到濈然汗出的证候，就是病在阳明，不必拘泥于某经转属，颇有见解。

【原文】

阳明中风，口苦咽干，腹满微喘，发热恶寒，脉浮而紧，若下之，则腹满小便难也。(66)

【译解】

本条第一次提出“阳明中风”的概念，因此，“阳明中风”应该是本条的重点。

尤在泾解释为“阳明自中风邪”，有顺文释义之嫌。按李克绍先生的观点，《伤寒论》中的“中风”和“伤寒”（或中寒），具有两种分类意义：一是按风性疏泄、寒性凝敛，分类太阳病两种证型；二是按风为阳邪、寒为阴邪，分类六经病寒化证和热化证。阳明“中风”与阳明“中寒”即属于后者。所以阳明中风与阳明中寒是相对的病症概念，是阳明病偏于热化和偏于寒化的两种分类。寒化与热化，既可以是已经定型的分类，又可以是发展过程中趋势的指向。本条的“阳明中风”，既有“口苦咽干，腹满微喘”的里热证，又有“发热恶寒，脉浮而紧”的外感伤寒表证，显然属于伤寒向阳明里证发展，逐渐化热化燥过程中，尚未定型的阳明热证。

【原文】

阳明病，若能食，名中风；不能食，名中寒。（67）

【译解】

本条以是否能食作为中风、中寒的鉴别诊断。阳明病，如果能够饮食的，示胃中有热，能够消化水谷，这就叫中风；如果不能饮食的，示胃中虚寒，不能消化水谷，这就叫中寒。由此可见，中风与中寒并不单指六淫的外因，而是内外因综合的病理概念。

【原文】

阳明病，若中寒者，不能食，小便不利，手足濈然汗出，此欲作固瘕[①]，必大便初硬后溏。所以然者，以胃中冷，水谷不别[②]故也。（68）

【注释】

①固瘕：因胃中虚冷，不能运化水谷致水谷不消而结积的病症，其特征为大便初硬后溏。②水谷不别：指大便中有未消化的食物与水液混在一起。

【译解】

阳明燥化不及，外邪侵袭则从寒湿而化，表现为阳明中寒证。阳明中寒，是由于病人平素中阳不足，复感外邪或虚寒从中而生，致脾胃受纳、腐熟、转输的功能发生障碍，因此出现不能食和小便不利等症状。由于阳虚不能化气行水，水湿不能下输膀胱，故小便不利。中阳虚不能外固，水湿外溢四肢，因此手足不断汗出。中阳虚不能健运，因此有大便初硬后溏的固瘕证。之所以这样，是因为胃中寒冷，不能泌别水谷的缘故。

【原文】

阳明病，初欲食，小便反不利，大便自调，其人骨节疼，翕翕如有热状，奄然发狂，濈然汗出而解者，此水不胜谷气，与汗共并，脉紧则愈。（69）

【译解】

此条论述阳明中风证自愈的情况，其症状有能食，小便不利，骨节疼痛，发热。当正气能够拮抗邪气时，则由于正邪交争剧烈，可见突然的一时性的狂躁不安，随遍身大汗而病解。脉紧是由于正邪相争，是正能抗邪的表现，故谓“脉紧则愈”，得汗出邪去，脉则缓和。

【原文】

阳明病欲解时，从申至戌上。（70）

【译解】

阳明病欲解时比较难以理解，因为阳明病欲解在此时，加重亦在此时。这就是申、酉、戌时，即日晡之时。

阳明病发潮热，多在日晡，故称日晡潮热。由此可见，阳明病在申、酉、戌时，可有疾病欲解和潮热病进两种相反的转归。对此李克绍做出了令人信服的解释，他认为：六经病解，虽然都与天阳的活动有关，但外部影响只不过是一个有利的条件，究竟能否自解，关键仍取决于邪正进退的情况。也就是说，只有在患者自身正气逐渐充实，邪气逐渐衰退的情况下，才有自解的可能，否则便不欲解。如阳明病本当解于申至戌上。但是阳明病潮热也在此时，为

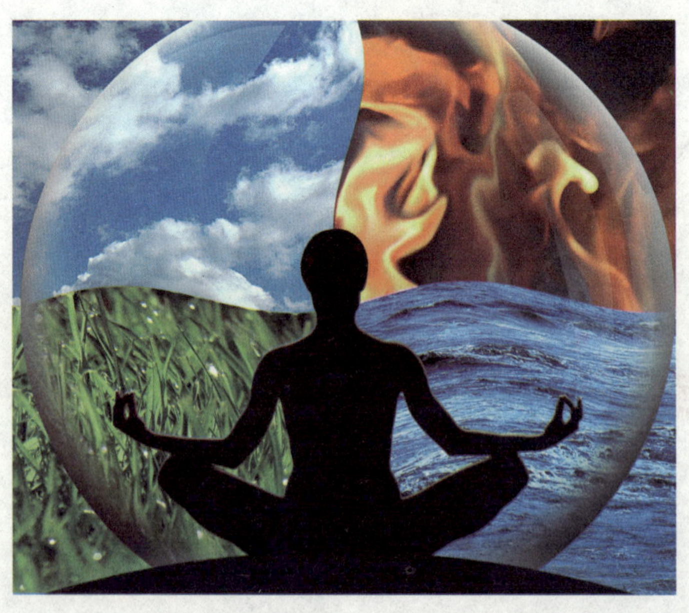

什么呢？原因就在于：一是病势在衰退，一是病势在发展。尤在泾云："阳明潮热发于日晡，阳明病解亦于日晡，则申酉戌为阳明之时，其病者邪气于是发，其解者正气于是复也。"其所谓"邪气于是发"者，是指邪气盛时而言；"正气于是复"者，则指邪气衰时而言。邪气盛时，病势在发展，凡偏外的肌肉肤表之热，当申至戌上，必随天阳之降而趋向于里，"由外之内而盛于内"，使阳明胃腑之热势更张，由身热变为潮热。

条文中对潮热的病理解释是："此外欲解，可攻里也""外欲解"是外部之热尽归中土的意思。至于邪气衰者，是指病情在缓解，病邪已不向里发展。值日西而阳气已虚之际，更有利退热，故病则欲解。

由此可见，同一经病，在天阳盛衰升降的同样条件下，可因病势或进或退，而出现截然不同的反应。

【原文】

阳明病，不能食，攻其热必哕。所以然者，胃中虚冷故也。以其人本虚，攻其热必哕。（71）

【译解】

本条提出了关于阳明病"不能食"的双向辨证思维，实际还是

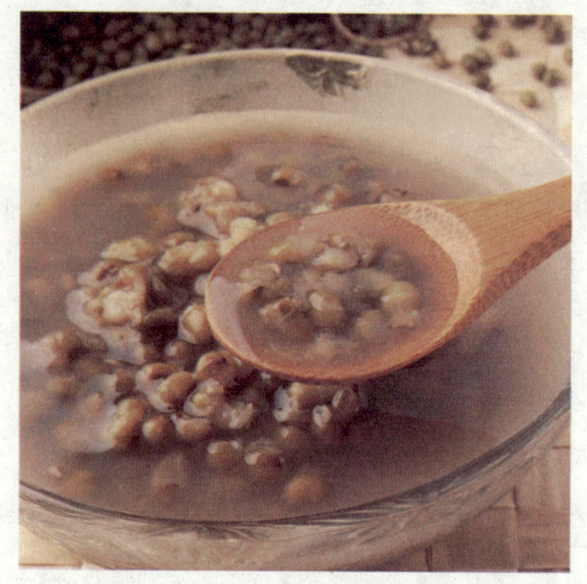

提示知常达变，值得效法。当然，重点是提示治疗禁忌，即“攻其热必哕”。

阳热杀谷，所以从常法而言，阳明病“不能食”，应是中寒证。本条的“阳明病，不能食，攻其热必哕”，就是在“知常”的前提下而讲的。因此后面仲景的自注云：“所以然者，胃中虚冷故也。”

按第67条“不能食，名中寒”，肯定不能攻其热。可是仲景为什么专门提示这种治禁呢？原因是阳明病尚存在另一种病机的不能食，即第92条“反不能食者，胃中必有燥屎五六枚也”。此为燥屎内结，腑气不通，浊气上熏胃口。治用攻下法，泻去燥屎，即可能食。后一种情况应该引起重视，因为我们临床容易“知常”，见到不能食，就往往先入为主地认为是脾胃虚弱，其实相当多的不能食属于郁积气滞型的，应该治以疏达消积泻实之法。

【原文】

阳明病，脉迟，食难用饱，饱则微烦头眩，必小便难，此欲作谷疸。虽下之，腹满如故，所以然者，脉迟故也。（72）

【译解】

本条之“谷疸”是与茵陈蒿汤证的阳黄相对论述的，以求对于黄疸病的辨证做到寒热有别，知常达变。

发黄证，湿热多见，寒湿少见，本条之谷疸，属于寒湿所致，“脉迟”可证。因为脉迟主寒，提示阳明中寒。“食难用饱”与“不能食”，说法不同，意思相近，均是中焦阳虚，受纳无权，故不能多进饮食。若强食过饱，胃积气滞，升降失常，清浊不分，浊阴上扰，则微烦头眩；气化失职，则必小便难。如此寒湿不能外越，瘀滞日久必然发黄，只是这种发黄与纳谷有关，所以称之为“谷疸”。寒湿谷疸，仲景未出治方，只提出“于寒湿中求之”的治疗原则。

【原文】

阳明病，法多汗，反无汗，其身如虫行皮中状者，此以久虚故也。（73）

【译解】

阳明病因里热熏蒸，津液被迫，本应多汗，今反无汗，此不但阴亏，津液不足，更兼阳虚失其温化之力，不能使汗达表，致汗液欲出不得，故有身痒如虫行皮中的感觉。本条与第23条中同有身

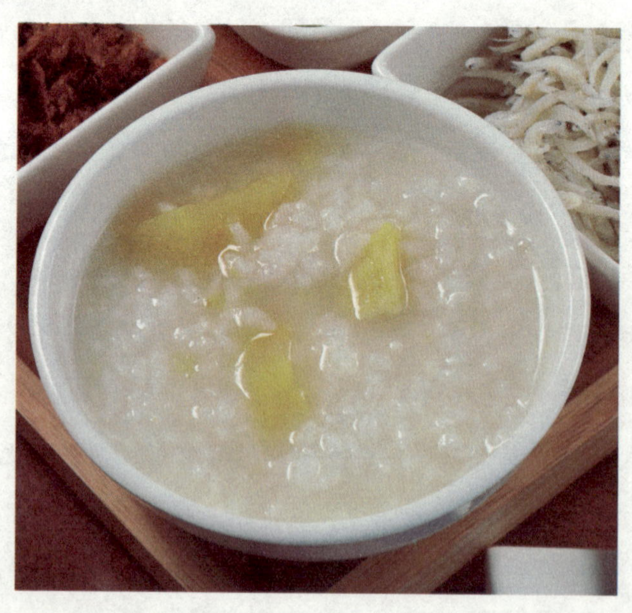

痒一症，但彼为邪郁肌表不能透达，治宜小发汗以袪邪；本条为正虚液亏，不能使汗畅达于表，治当养津液以扶正。诸家看法虽不同，但认为属于虚候是一致的，也是正确的。至于属寒属热，诸家都缺乏根据，当结合其他症状才能决定。关于后世注家补充的治疗方剂，常主张用桂枝加黄芪汤，然本证非卫阳虚弱，故不适用；郭雍主张用桂麻各半汤，然本证非表邪不解，故不可用；汪氏主张用葛根汤，然本证无汗非为表邪，乃属虚候，用葛根汤亦无道理。笔者认为当用党参、麦冬、粳米之属，再视其兼证寒热加其他药物，庶可谓正治也。

【原文】

阳明病，反无汗，而小便利，二三日呕而咳，手足厥者，必苦头痛；若不咳，不呕，手足不厥者，头不痛。（74）

【译解】

本证是胃家虚寒、阳虚阴盛、阴邪上逆所致。由于胃阳衰弱，水饮内聚，胃失降下，上逆则呕，射肺则咳；阳虚不能温于四末，则手足厥冷；病势向上侵犯，头为诸阳之会，水寒上逆，所以必患头痛；小便自利，正反映出本病阳虚阴盛的真相。反之，如不见呕咳、厥冷，则可知水寒之气不向上逆，因而也就不会头痛。成氏、程氏、林氏所见略同。根据辨证论治的精神，喻意此证可用温中化饮降逆之法，如吴茱萸汤等方。柯氏认为阳明半表半里之虚证，用瓜蒂散吐之，犯虚虚之戒，似不可从。

【原文】

阳明病，但头眩，不恶寒，故能食而咳，其人咽必痛；若不咳者，咽不痛。(75)

【译解】

阳明病，出现头目昏眩，不怕冷，是属阳明中风证，因此能够饮食。如果出现咳嗽的，为热邪上攻，病人咽喉一定疼痛；如果不咳嗽的，则热邪不上攻，咽喉就不会疼痛。咽喉为呼吸之门户，与肺胃互应，风热入阳明，肺受热扰，邪热上灼故必发咽痛。若不咳者，则胃热未影响于肺，热邪上蒸不甚故咽不痛。

【原文】

阳明病，无汗，小便不利，心中懊憹者，身必发黄。(76)

【译解】

无汗，小便不利是阳明发黄的基本条件。阳明病发黄的原因，主要是湿热郁蒸。无汗、小便不利者，热不得外散而内郁，湿不得下泄而内蓄，湿热结于中焦，胶结难解，影响肝胆疏泄，使胆汁外溢肌肤，故身必发黄。临床可出现目黄、身黄、小便黄等黄疸症状。心中懊恼者，因湿热郁蒸而内扰所致。

【原文】

阳明病，被火，额上微汗出，而小便不利者，必发黄。(77)

【译解】

阳明病是里实热证，当以清法、下法治之，经证以白虎汤清，腑证以承气汤下，病可愈。今反以火法治疗，势必助长火热之邪更加猖獗。小便不利则湿不得下泄，额上汗出是湿热熏蒸之故，何况仅额部汗出并不能使湿邪外出，湿热熏蒸于内，必发黄。柯氏注额为心部，额上微汗出是心液竭，小便不利是肾亦虚，这种解释似乎欠妥，而且与其用栀子柏皮汤也不符合，自相矛盾。本条的小便不利属水湿内阻，不得下泄之故，治疗当以清热利湿、通利小便为主。本条在病理上和第76条“阳明病，无汗，小便不利，心中懊侬者，身必发黄”、第113条“阳明病，发热汗出者，此为热越，不能发黄也；但头汗出，身无汗，剂颈而还，小便不利，渴引水浆者，此为瘀热在里，身必发黄，茵陈蒿汤主之”的发黄机制相似，在治疗上可以相互参考。从这几条我们也可以受到启示，临床治疗“阳黄”一证，必须从治湿、热入手，方法上主要以清利小便、通利大便、发汗祛邪三个途径，使湿热之邪排出体外，而黄自退矣。

【原文】

阳明病，脉浮而紧者，必潮热，发作有时。但浮者，必盗汗出。（78）

【译解】

“阳明病，脉浮而紧者，必潮热，发作有时”为里阳热实证。脉象浮而紧的，主胃燥成实，所以一定会出现潮热定时发作；只见脉浮的，主邪热内盛、实邪未成，所以一定会出现盗汗。

【原文】

阳明病，口燥，但欲漱水，不欲咽者，此必衄。（79）

【译解】

阳明病，出现口中干燥，但只想用水漱口，却不想吞咽下去的，

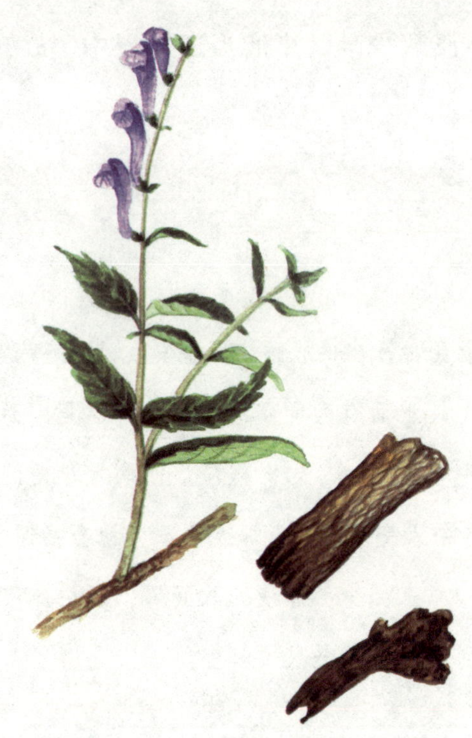

◎黄芩

这是热在血分的表现，一定会出现衄血。《太平圣惠方》本条云：“阳明病，口干，但欲漱水不欲咽者，必鼻衄也，宜黄芩汤。”

【原文】

阳明病，本自汗出，医更重发汗，病已差，尚微烦不了了者，此必大便硬故也。以亡津液，胃中干燥，故令大便硬。当问其小便日几行，若本小便日三四行，今日再行，故知大便不久出。今为小便数少，以津液当还入胃中，故知不久必大便也。（80）

【译解】

阳明病，是会自汗出的，医生又重复发汗，疾病虽然得以解除，但还会微感发烦，里面有大便硬结的缘故。这是因为汗出过多，损伤了津液，胃中干燥所致。这时候应该问病人小便的次数，如果原来白天三四次，今天变成两次，那大便不久就会畅通了。究其原因，是因小便次数较原来减少，津液归入肠胃，肠中津液势必增加，硬便得以濡润，则大便自然会很快解出。

【原文】

伤寒呕多，虽有阳明证，不可攻之。（81）

【译解】

呕多，言下之意呕的反应比肠道的反应更大，虽然有阳明病，也不可以攻下，因为人体这个时候是选择用呕的方式来解病，若用药也只能顺势而为，自上解病。这是《伤寒论》的核心思想，药物不是治病的，药物是帮助人体治病的，只能协助人体，不可越过人体，更不可逆着人体之作为行事。

【原文】

阳明病，心下硬满者，不可攻之，攻之利遂不止者死，利止者愈。（82）

【译解】

阳明病，胃脘部痞满硬结的，不能用攻下法治疗。如果误用攻下，就会损伤脾胃而致腹泻。假如腹泻不停，就有生命危险，这是由于伤了元气而破坏了人体自我协调的能力；假如腹泻停止的，说明攻对了，疾病就会痊愈。

【原文】

阳明病，面合色赤，不可攻之，必发热，色黄者，小便不利也。（83）

【译解】

对本证邪郁于经，并未入腑之证不可攻，注家看法皆同。但对面合色赤的解释略有不同，张氏认为是“表寒外束，郁其经热”，意即阳气怫郁在表所致，当以汗法解之。黄氏认为“是经热而非腑热”，意指此为白虎汤证，当以清法解之。我们认为两说皆通，当具体结合有关脉证鉴别。但攻下一法无疑是禁用的，这一原则应该掌握。

【原文】

阳明病，不吐不下，心烦者，可与调胃承气汤。（84）

调胃承气汤方

甘草二两（炙） 芒硝半升 大黄四两（清酒洗）。

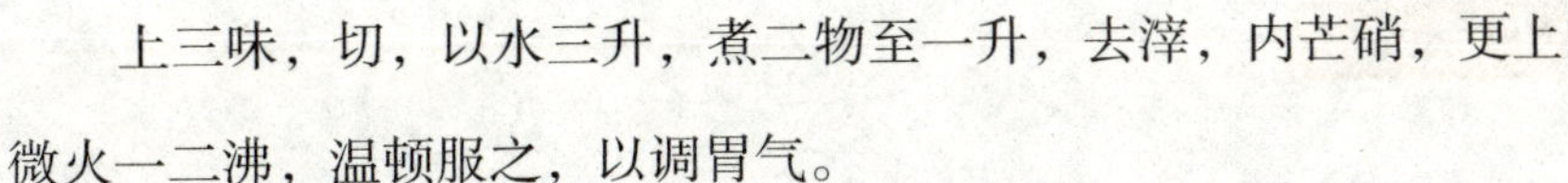

上三味，切，以水三升，煮二物至一升，去滓，内芒硝，更上微火一二沸，温顿服之，以调胃气。

【译解】

本条未用吐、下之法，属于原发性调胃承气汤证。因平素内热偏盛，感邪化热，耗伤津液导致肠间糟粕内停，腑气不得通畅，浊热之气上扰，故见心烦，临证可有蒸蒸发热、汗出、谵语、腹胀满、不大便、舌红苔黄燥等，其病机为：内热津伤，阳明燥热初结，结实未盛。治以泄热和胃，润燥软坚。方用大黄，具有斩关夺门之功，可夺土郁而通壅滞，定祸乱而致太平，其味苦性寒，荡涤实热以通腑气，芒硝咸寒，软坚润燥泄热，甘草甘平，缓调胃气，是调胃之义，胃调则诸气皆顺，故曰调胃承气汤。方中甘草与大黄同煎，缓和硝黄攻下之势，使药物能较长时间地作用于胃肠，另外甘草能润燥和中，防止硝黄耗伤胃气，故为缓下剂。本方服法有两种，一是用温药复阳后致胃热谵语，取“少少温服之”，取其缓缓泄热之作用，为缓中见缓。一是用于阳明实热之证，取其泄热和胃之功，用“温顿服之”，为缓中见急。本方临床主要用于：阳明病实证，燥屎初结，结实未盛；以燥热为主而痞满较轻者；下后宿垢未尽者；体质偏弱之阳明腑实者。

【原文】

阳明病，脉迟，虽汗出不恶寒者，其身必重，短气，腹满而喘，有潮热者，此外欲解，可攻里也。手足濈然汗出者。此大便已硬也，大承气汤主之；若汗多，微发热恶寒者，外未解也，其热不潮，未可与承气汤；若腹大满不通者，可与小承气汤，微和胃气，勿令至大泄下。（85）

大承气汤方

大黄四两（酒洗） 厚朴半斤（炙，去皮） 枳实五枚（炙） 芒硝三合。

上四味，以水一斗，先煮二物，取五升，去滓，内大黄，更煮取二升，去滓，内芒硝，更上微火一两沸，分温再服。得下，余勿服。

小承气汤方

大黄四两（酒洗）浓朴二两（炙，去皮）枳实三枚大者（炙）

上三味。以水四升。煮取一升二合。去滓。分温二服。初服汤当更衣。不尔者尽饮之。若更衣者。勿再服。

【译解】

总的来说，小承气汤与大承气汤皆是治疗阳明里实热，燥结已成的，仅有些标的不同。从程度上看，大承气汤是治疗大实大热的，小承气汤是治疗小实小热的，如以燥结为衡量标准的话，大承气汤是治疗燥结已成，而小承气汤是治疗燥结未成或将成的；从症状上看，小承气汤用以治疗以痞满为主的，大承气汤则用来治疗痞、满、燥、实、坚；从药物组成上看，小承气汤是大承气汤“小其制也”；从功用上看，一个峻猛，为峻下剂，一个和缓，为缓下剂。各注家对大、小承气汤功用特点和适应证等都有独到之见解，可相互补充，

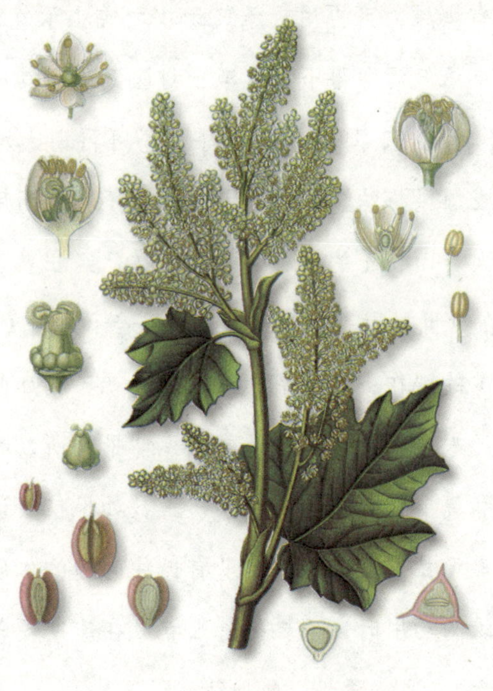

◎大黄

加深理解。柯韵伯更阐述二方煎法之义，尤有参考价值，运用时确应注意。

在大、小承气汤的使用上，往往牵涉辨便硬与燥屎的问题。所谓便硬就是粪便硬结为块，而燥屎则是硬便更进一步干枯。有这样的说法，硬便留于肠中用小承气汤，燥屎留于肠中用大承气汤。但临床上便硬和燥屎怎么区别？由于仲景在运用攻下法时是非常谨慎的，故当推断内有燥屎（亦即阳明燥热结实甚重）而无十足把握时，即用小承气汤试探（当然同时也是一种治疗，参见第86条）。若转矢气，说明有燥屎，可再用大承气汤攻之或小承气汤和之；燥屎也或可因初服小承气汤即得下（见李士材医案，但其小承气汤中大黄加倍）。若不转矢气，即说明无燥屎，不可再用大承气汤攻下。若肠内无燥屎或燥屎将结（即阳明燥热结实不甚）而用大承气汤，则可能出现因大下而伤正的种种弊病。但在已经积累了许多攻下法经验的今天，在后世对大、小承气汤进行了若干改进（如增液承气汤、新加黄龙汤）的现在，在运用大承气汤时就不必如此谨小慎微，总要以小承气汤来进行试探。不过要重视仲景之所以如此做的精神实质，注意逐邪莫要引邪，攻下切勿伤正。如果仅仅认为大承气汤除燥屎、小承气汤袪硬便，那就还没有抓住问题的本质。所以在分析大、小承气汤的功用时，不要将着眼点放在辨便硬与燥屎上，还是吴又可的话对，“注意逐邪，勿拘结粪”。

【原文】

阳明病，潮热，大便微硬者，可与大承气汤，不硬者，不可与之。若不大便六七日，恐有燥屎，欲知之法，少与小承气汤，汤入腹中，转矢气者，此有燥屎也，乃可攻之。若不转矢气者，此但初头硬，后必溏，不可攻之。攻之必胀满不能食也。欲饮水者，与水则哕。其后发热者，必大便复硬而少也，以小承气汤和之。不转矢气者，慎不可攻也。（86）

【译解】

阳明病，潮热，大便硬者，说明肠中燥屎已结，治疗可用大承气汤。因潮热为阳明腑实燥结的重要特征之一，有潮热，是因肠中大便结硬，腑气不通，临床当伴有腹满痛拒按、手足濈然汗出等症，可用大承气汤泄热去实。若大便不硬，说明肠中燥屎未形成，则不可与大承气汤。其大便微硬之“微”字，疑为衍文。若不大便六七日，而潮热、腹满痛等症尚未显现，故仲景说“恐有燥屎”，说明病情复杂。临床有津伤便秘者，有燥屎结聚者，欲知肠中是否有燥屎结聚，可用小承气汤试探。如果少与小承气汤后，病人腹中转矢气者，说明肠中有燥屎结聚，可用攻下之法。若不转矢气，大便初硬后溏者，为脾虚水停所致，故不可攻之。如果误用攻下，则脾胃

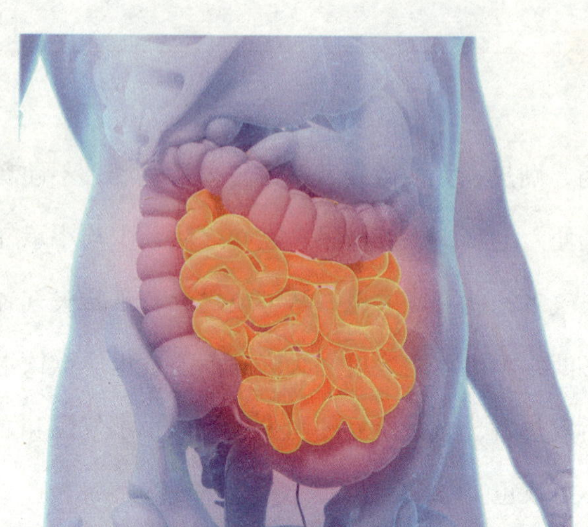

损伤，运化失职，故胀满不能食；阴津损伤故渴欲饮水；胃气损伤，不能纳谷，故与水则哕。其后发热者，是指用承气汤攻下后仍发热者，是因为下后津液损伤，邪热复聚成实，因已下后，肠中燥屎不多，故大便复硬而少，则用小承气汤和下即可。“不转矢气者，慎不可攻也”，表示下法使用要慎重，告诫后世学者若燥屎未结聚成实者，千万不可用攻下之法。

【原文】

夫实则谵语，虚则郑声。郑声者，重语也。直视谵语，喘满者死，下利者亦死。（87）

【译解】

谵语，指病人神志不清，妄言乱语，多见于实证，因邪热扰乱神明所致。郑声，指语言重复，声音低微，为精气虚脱，心神失养所致，多见于虚寒重证的后期阶段。《素问·通评虚实论》曰："邪气盛则实，精气夺则虚。"谵语多由邪热亢盛，扰乱神明所致。表现为声高气粗，胡言乱语，属实，多见于阳明里热实证。郑声为精气虚而心神无主所致，属虚证。即《素问·脉要精微论》曰："言而微，终日乃复言者，此夺气也。"多见于三阴病里虚寒证。谵语而直视，是阳热极盛，阴液将竭，精气不能上注于目，属危候。若见喘满者，为阴精竭绝于下，阳失依附，气脱于上，故云"死"。若见下利，为中气已败，气津下泄，阴竭于下，故云"亦死"。

【原文】

发汗多，若重发汗者，亡其阳，谵语。脉短者死，脉自和者不死。(88)

【译解】

发汗多，又重发汗，势必造成阳气随汗液外越，而有"亡阳"

之变。误汗伤阳且伤阴，而以伤阳为重点，故条文着重指出“亡其阳”。心主神明，阳亡阴竭，心神无以依托必乱，所以出现谵语，病机如此绝不可误认为实证。在这种情况下，如果出现上不至寸，下不及尺，仅关脉搏动的短脉，说明气血津液俱竭，阴阳离决，预后不良，如果尚未见到短脉这种反映败象的脉，六部脉虽弱而犹存，即条文中所谓“脉自和”，便说明虽气血皆伤，却还没到阴阳离决的地步，此时若积极抢救，尚有治愈的希望。

《医宗金鉴》说本条谵语是“热邪乘燥传入阳明”，汪氏亦认为

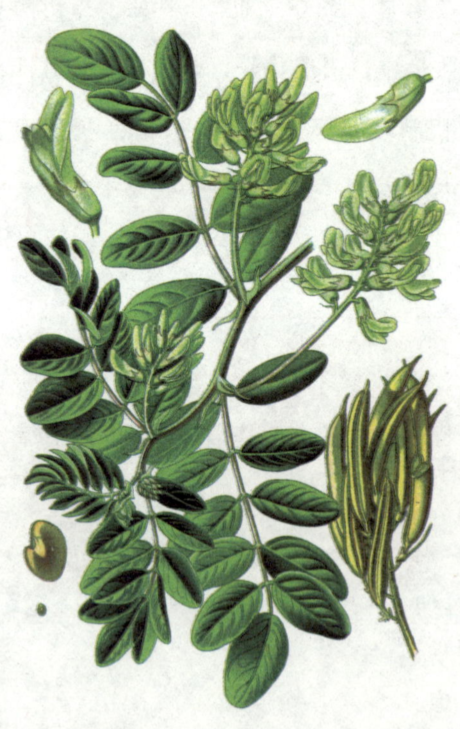

◎黄芪

此谵语是“邪热盛”，这是因为他们拘于第87条“夫实则谵语，虚则郑声”句，而忘掉了本条汗出过多、阳亡阴竭这样至重至危的病情，没有考虑到这种情况下，哪里还有什么“邪热盛”可言！本条写法是仲景唯恐人们一见谵语便断定为实，提示要脉证合参，具体分析。

王肯堂曰：谵语症，有补虚一法，如《素问》云“谵语者，气虚独言也”。《难经》曰：脱阳者，见鬼。仲景谓亡阳谵语，即此义也。故楼英云：余用参芪归术等剂，治谵语得愈者百十数，岂可不分虚实，一概用黄连解毒，大小承气汤以治之乎？王海藏亦曰：黄芪汤，治伤寒或时悲哭，或时嬉笑，或时太息，或语言错乱失次，世疑作谵语狂言者，非也，神不守舍耳。魏荔彤曰：阳明胃病，固多谵语矣，然谵语亦有虚实不同，不可概施攻下。（引自沈金鳌《伤寒论纲目》）

【原文】

伤寒若吐、若下后，不解，不大便五六日，上至十余日，日晡所发潮热，不恶寒，独语如见鬼状。若剧者，发则不识人，循衣摸床，惕而不安，微喘直视，脉弦者生，涩者死。（89）

【译解】

前条以“脉短”与“脉自和”相对，推测预后；本条则以“脉弦”

与“脉涩”相对，推测预后。

本证不大便已达五六日以上，或至十余日，并有潮热、不恶寒、谵语等症状，符合用大承气汤的标准。但本证发作于或吐或下后，津液已经内伤，并表现出热盛津枯的症状。为了慎用大承气汤，条文中特根据津枯的程度，指出已不必攻的死证及一利即止后服的警戒。

本条热盛津枯轻者“独语如见鬼状”，重者“发则不识人，循衣摸床，惕而不安，微喘直视”。此时津枯已至严重程度，病情危急，此时当辨脉象以决生死。若其脉弦，弦是少阳之脉，示生机尚存一线。若脉但涩不弦，则是邪实液竭，多预后不良。故曰“弦者生，涩者死”。

本条的意义，是从脉因证治多方面来说明津液对阳明病的重要性。从病因上说，“若吐若下”，使津液先伤，导致病情严重。从症状上说，“惕而不安”，是心阴大虚；“直视”，是肾精将竭；“循衣摸床”，是水不涵木，肝风内动。从脉象上说，“脉弦”是生机犹存一线，“脉涩”是津液已竭。从治疗上来说，一服大承气汤大便通利后，即止后服，也是预防过下伤阴。

当然，病已发展到“循衣摸床，惕而不安”的程度，这分明是热炽伤阴、肝风内动的危证，后世吴鞠通的一甲、二甲、三甲复脉汤以及大、小定风珠等方更为对证。即使有腹满不大便的症状存在，也应当采用吴鞠通之新加黄龙汤、增液承气汤等攻补兼施法，才能立于不败之地。

【原文】

阳明病，其人多汗，以津液外出，胃中燥，大便必硬，硬则谵语，小承气汤主之。若一服谵语止者，更莫复服。（90）

【译解】

此条论述小承气汤证的证候、病机及治法方药。重点是“大便必硬”与“硬则谵语”。

阳明病，汗出过多，津液外泄，以致肠胃燥而结实，大便必硬。由于便硬阻滞，腑气不通，灼热上扰神明而发谵语。正如徐灵胎曰：“谵语由便硬，便硬由胃燥，胃燥由津液少，层层相因，病情显著。”本条证之谵语即由便硬所致，故用小承气汤泄热通便，使腑气得通，热有出路，则谵语自止。似这种汗多伤津的便硬，如果没有谵语，则当属于少阳阳明证，当用蜜煎外导，而不能运用小承气汤，所以“硬则谵语”，是使用小承气汤的重要指征。

便硬谵语虽属小承气汤的适应证，但因汗出多而胃中燥，须顾其津液，以免过用下法伤及阴分，故“若一服谵语止者，更莫复服”，提示不宜反复攻下，以防更伤津液，而犯虚虚之戒。

【原文】

阳明病，谵语发潮热，脉滑而疾者，小承气汤主之。因与取气汤一升，腹中转矢气者，更服一升；若不转矢气，勿更与之。明日不大便，脉反微涩者，里虚也，为难治，不可更与承气汤也。(91)

【译解】

本条讨论阳明实证的辨证，主要是大、小承气汤的运用。字里行间蕴含着相对性和以药试病等辨证思维，极有启迪意义。品读的重点是“脉滑而疾者”。

谵语与潮热，属于阳明实证的两大主症，尤其是大承气汤证的标志证候。按常法而言，只要出现谵语和潮热，就应运用大承气汤。而大承气汤属于攻下峻剂，临床运用必须慎重。因此当参合脉象辨证，以求万无一失。何种脉象才可以放胆攻之呢？脉必沉实迟滞有力，证明实邪结滞已经十分严重。而本条却是“脉滑而疾”，脉滑虽然是阳热有余，但脉疾却是正气不足，显示出假有余而真不足之兆。此时，不可峻攻，故改大承气汤为小承气汤，以和代攻。须知“脉滑而疾”，不是小承气汤的主脉，而是大承气汤的禁忌脉。

本条紧接以自注分析了服用小承气汤后三种可能的转归：一是

腹中转矢气，此显系大便已硬，寓和于攻，并无错误，故再与小承气汤一升下之；二是不转矢气者，则知大便尚在初硬后溏阶段，这样，即使小承气汤亦不可再服；三是服小承气汤微泻之后，次日又不大便，脉反由滑疾变为微涩。微为气虚，涩主津亏，此是假象去而真虚暴露，正气不支之象。此时不大便当下，而里虚又不可下，补则助邪，攻易伤正，是为攻补两难。当采用温病之增液汤、承气汤、新加黄龙汤诸方，才能立足于不败之地。

本条通过脉滑疾与脉微涩的前后对比，提示承气汤之用，尤其大承气汤，宜慎之又慎。

【原文】

阳明病，谵语有潮热、反不能食者，胃中必有燥屎五六枚也；若能食者，但硬耳，宜大承气汤下之。（92）

【译解】

之所以可用能食不能食辨燥屎，是因为不能食反映出热伤胃中津液，燥屎结于肠胃。燥结甚的，当用大承气汤无疑。据第90条，胃中津伤而燥结不甚的，又可用小承气汤。所以《脉经》云“承气汤主之”，而不言大小是有道理的。

本证不能食和67条“不能食，名中寒”的不能食不同。本证是因胃热伤津，燥屎结于肠中，而致胃气不行；第67条则是由于胃寒不能化谷。故本证宜攻下，彼证宜温补。

【原文】

阳明病，下血，谵语者，此为热入血室。但头汗出者，刺期门，随其实而泻之，濈然汗出则愈。（93）

【译解】

阳明病有“热入血室”的情况，其实就是热与血结，所以有下血和谵语的症状。“但头汗出”是津液受里结的牵制，这时候可以刺期门穴泻其实，如果汗出了，就能使血热得以宣泄，则周身畅汗而痊愈。

【原文】

汗出谵语者，以有燥屎在胃中，此为风也。须下者，过经乃可下之。下之若早，语言必乱，以表虚里实故也。下之愈，宜大承气汤。（方八）用前第二方，一云大柴胡汤。（94）

【译解】

“汗出谵语”，这是外有太阳中风，内有燥屎阻结。燥屎内结必须用泻下法治疗，那就要“过经”后才可下，也就是等太阳病解后才可下。如果下早了，就会导致表邪尽陷而里实益甚，出现神昏语言错乱。如果表证已解而里实未去，用攻下法治疗就可痊愈，宜用大承气汤进行治疗。

【原文】

伤寒四五日，脉沉而喘满，沉为在里，而反发其汗，津液越出，大便为难，表虚里实，久则谵语。(95)

【译解】

本论第85条云：“阳明病，脉迟，虽汗出不恶寒者，其身必重，短气，腹满而喘，有潮热者，此外欲解，可攻里也。”由此可见，阳明里热结实，腑气不通，肺胃之气不降，必发喘息满闷。里证喘满，其脉必沉，与寒邪束表、肺失宣降之脉浮、胸满而喘，在病机、脉证上截然不同。若临证不辨表里，误发阳明里实之汗，伤表气以越津液，必致津伤燥结更甚而谵语。通过学习本条，进一步说明了脉证合参的重要性。

【原文】

三阳合病，腹满，身重，难以转侧，口不仁，面垢（又作枯，一云向经），谵语，遗尿。发汗则谵语，下之则额上生汗，手足逆冷。若自汗出者，白虎汤主之。（96）

白虎汤方

知母六两　石膏一斤（碎）　甘草二两（炙）　粳米六合。

上四味，以水一斗，煮米熟，汤成，去滓。温服一升，日三服。

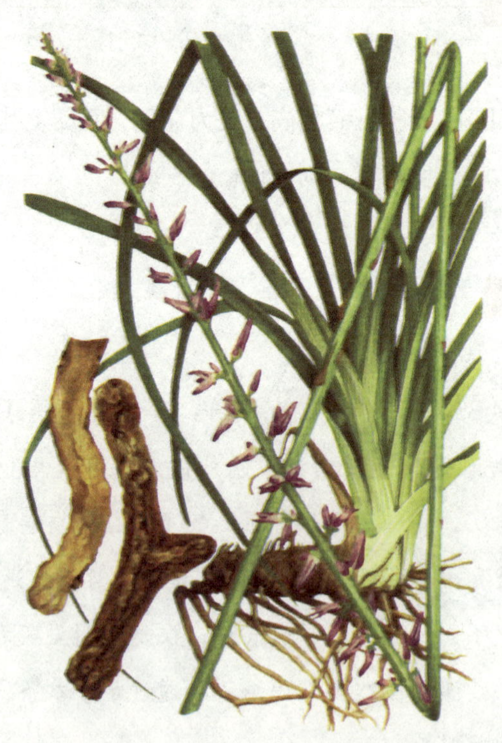

◎知母

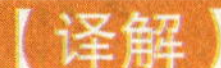

【译解】

“三阳合病，腹满”“口不仁”“面垢，谵语”是阳明病；“身重难以转侧”是太阳病；这里没有少阳证；遗尿是指津液大虚，膀胱结缔组织失养不能约束了。三阳合病治从少阳。如果只是发汗，津液更虚，谵语会更严重；如果只是下，也会津液更虚且邪气内陷，那就只有额头上有汗了，别的地方出不来汗了，还会手足逆冷。如果下之后，还有热证的自汗出，那就说明还是温病，以当下的证为准，可以用白虎汤。

【原文】

二阳并病，太阳证罢，但发潮热，手足漐漐汗出，大便难而谵语者，下之则愈，宜大承气汤。（97）

【译解】

太阳、阳明两经并病，太阳表证已解，仅见发潮热，手足微微出汗，大便解出困难而谵语的，是属阳明里实，攻下里实就可痊愈，适宜用大承气汤。

【原文】

阳明病，脉浮而紧，咽燥口苦，腹满而喘，发热汗出。不恶寒反恶热，身重。若发汗则躁。心愦愦，反谵语。若加温针，必怵惕，烦躁不得眠。若下之，则胃中空虚，客气动膈，心中懊憹，舌上胎者，栀子豉汤主之。（98）

栀子豉汤方

肥栀子十四枚（擘） 香豉四合（绵裹）。

上二味，以水四升，煮栀子取二升半，去滓，内豉，更煮取一升半，去滓。分二服，温进一服。得快吐者，止后服。

【译解】

本条症见发热汗出，不恶寒，反恶热。参阳明病篇第59条“阳明病，外证云何？答曰：身热，汗自出，不恶寒，反恶热也”，显然为阳明经证，邪热壅盛于里无疑。然脉见浮紧，症见咽燥口苦，似为太阳脉和少阳证，加上前证当为三阳合病？仔细辨析，脉虽浮紧而无恶寒发热之太阳表证，症见咽燥口苦而无往来寒热等少阳证，故仍当辨为阳明经病初受邪时，证虽变而脉未变，燥热上冲故咽燥口苦。阳明热盛，气机阻碍故腹满而喘，阳明主一身肌肉，热盛伤气故身重。所以此时仍当清热，用白虎汤，而不可以用发汗或温针。虽腹满而不谵语，邪热尚未内结成实，故不可攻下。这一点诸家基本一致。正如柯韵伯指出：“脉虽浮不可为在表而发汗，脉虽紧不可以身重而加温针，胃家初实，尚未燥硬，不可以喘满、恶热而攻下。”可谓明矣。

今医者不明，误以发汗，津伤热炽，扰动心神而烦躁谵语；误温针，以热助热，而惊恐失眠；误用攻下，徒伤胃气，造成胃中空虚，邪热乘虚内扰胸膈，胸中郁闷不舒，舌苔白中微黄，用栀子豉汤清热除烦。成无已、钱潢补充了舌苔之色，可供参考。但成氏误以栀子豉汤为涌吐之剂，不甚妥帖。

第 99 条承本条，为误治后津液严重损耗，邪热炽盛，用白虎汤清解邪热，加人参补气生津。

第 100 条症见脉浮发热，渴欲饮水，小便不利，为津伤而水热内蓄，下焦气化不利。虽和白虎加人参汤证同见发热，渴欲饮水，但两证迥殊。白虎人参汤证有大汗出而小便利，纯属阳明经证热盛伤津，猪苓汤无大汗出而小便不利（第 101 条汗出多而渴者，不可与猪苓汤，可反证本条当无大汗），为水热互结下焦而津液内伤所致，故以猪苓汤清热利水滋阴。

【原文】

若渴欲饮水，口干舌燥者，白虎加人参汤主之。（99）

【译解】

本条承接第 98 条而来，假设阳明病误下后的另一种病情。下

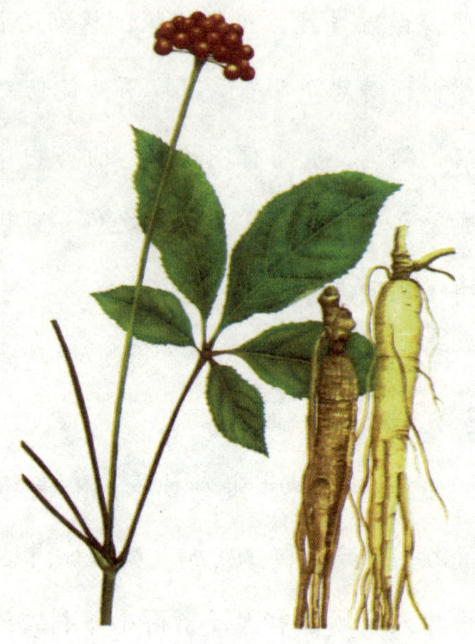

◎人参

后里热炽盛未能缓解，而且津气受到严重损伤，出现渴欲饮水，口干舌燥者，则属热盛津伤之证，故用白虎加人参汤清解阳明里热，益气生津。本病病因病机为胃热炽盛，无形邪热充斥内外。其辨证要点当有发热，烦渴，汗出，脉洪大，腹满身重，难以转侧，口不仁，面垢，神昏谵语，遗尿等。治则用辛寒清热，生津止渴之法，方选白虎加人参汤。

【原文】

若脉浮，发热，渴欲饮水，小便不利者，猪苓汤主之。(100)

【译解】

本条承第98条而来，“若”为假设之词，当和第98条、99条参看，意在阐述阳明病误下后有余热留扰胸膈者，有里热太盛津气受伤者，也有下后出现水热互结之证者。本条是下后津液受伤，阳明余热犹存，邪热鼓动血脉，脉应之而浮，里热达表，故见发热。邪热灼伤津液，津液受伤，不能上承于口，故见渴欲饮水。水热结于下焦，膀胱气化不利，故见小便不利。本证因津伤水气不利所致，故以猪苓汤清热育阴利水。

【原文】

阳明病，汗出多而渴者，不可与猪苓汤，以汗多胃中燥，猪苓汤复利其小便故也。(101)

【译解】

猪苓汤虽有阿胶滋阴，究以利水诸药为主。若汗出多而口渴，是汗多而津液已伤，引水自救之证。汗出既多，胃中必燥，此时即有小便不利，也不可轻易利水，因汗溺同源于津液，汗既夺于外，溺再夺于下，津液更耗而危亡立待。成氏据《灵枢·五癃津液别》

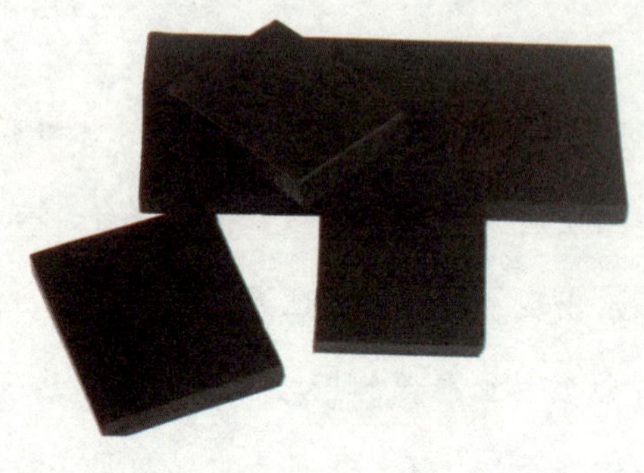

◎阿胶

立论较高，柯氏补充此条方治可参。但本证汗多口渴似以白虎加人参汤为切。

【原文】

脉浮而迟，表热里寒，下利清谷者，四逆汤主之。(102)

【译解】

一般情况下，风寒束表，脉象随之而浮，所以浮脉多主表。但浮脉也主热证，由于邪热鼓动血脉，因而脉象也随之而浮，浮而有力的为实热，浮而无力的为虚热。迟脉多主虚寒，但沉迟并见且有力的脉主阳明里实。现在脉浮而迟，当属于阳气内虚，阴寒内盛，虚阳外越，所以脉象浮而迟，这是外有假热内有真寒之证，由于脾肾阳虚，不能运化水谷，所以会出现腹泻完谷不化。急当回阳救逆，用四逆汤主治。

【原文】

若胃中虚冷，不能食者，饮水则哕。（103）

【译解】

在五行上，胃属阳土，主受纳，腐熟水谷。若胃中虚冷，阳气虚衰，不能受纳、腐熟水谷，故不能食，若饮水则致水停于胃中，寒水相搏，胃失和降而上逆，故为哕。本条的“不能食”，是因胃虚不纳，第92条“反不能食”，因胃中必有燥屎五六枚也，虽同为不能食，但有虚实之别，临床诊病不可不知，实邪在胃不能食，胃虚不纳亦不能食。

【原文】

脉浮，发热，口干鼻燥，能食者则衄。（104）

【译解】

“脉浮发热”有发热的表证但不恶寒，说明阳明经有热邪，并不是太阳经的表寒；“口干鼻燥”也可以说是津液枯燥，是阳明经热邪循经脉而影响上焦；“能食者则衄”说明胃腑阳盛并作热，热气迫血，上干于肺，肺开窍于鼻，所以鼻干严重而流血。脉浮、发热、口干鼻燥，与能食并见，说明阳明热盛，向内波及血分，损伤阳络则致衄血。若脉浮、发热、口干鼻燥而不能食，阳明内热不盛，则可能不会出现流血。

【原文】

阳明病，下之，其外有热，手足温，不结胸，心中懊侬，饥不能食，但头汗出者，栀子豉汤主之。(105)

【译解】

太阳表证未除而误用攻泻，下之过早，以致热陷胸膈，见“心中懊侬，饥不能食”的栀子豉汤证。何以知表邪未解？阳明病用下法，本无异议，属正治之法，今下后见邪热留扰胸膈之症，可知邪热未全入里化燥，而操之过急下之过早使然。即便是阳明腑实已成，而太阳表证未解者，亦不宜急于求功，当先解其表，表解乃可攻之。否则早用攻下则表邪内陷，使病症横生枝节，变证蜂起，故前贤有云“邪实尚可再攻，正脱不可复挽”，实属至理之言。

表不解而误下变证，在太阳篇中阐述颇详。有热迫肠道的下利；有胸阳受损所致的脉促胸满；有热与水或痰互结的结胸证；也有热陷气结的痞证等。本条则邪陷较浅，仅位于胸膈之上，既未气结成痞，更无水热结胸，故以栀子豉汤清泄胸膈之余热即可。魏氏认为“其外有热”是表仍未解，故仍用栀子豉汤“从太阳治”，此说本身自相矛盾。既然承认邪陷胸膈，下文又说“病仍带表”，且把栀子豉汤作为解表剂，难作公允。观条文中所谓“外有热”，非表有热，是胸中热邪，形之于外的一种反映。所以，虽伴有“但头汗出”，不可视为表证。因为凡表证发热，必有恶寒、身疼等症。此热自胸中熏蒸于上，故见“但头汗出”。

应当指出的是，惟舒氏的看法与众说相反，他认为下后“饥不能食”是伤及中阳的缘故，主张扶阳理脾，不宜用栀子豉汤。当然，误下每易伤阳，但细析本条脉证并无寒象可见。这里的“饥不能食”，正是热扰胸膈的特征。因此，舒氏之论，未免失之于偏。

【原文】

阳明病，发潮热，大便溏，小便自可，胸胁满不去者，与小柴胡汤。（106）

【译解】

本条论述少阳转属阳明而少阳未罢的辨治。重点为“发潮热”与“胸胁满不去”。

病由少阳转属阳明，故往来寒热转为日晡潮热，但大便溏而不硬，小便不数而自可，并且胸胁满的症状仍在，说明病机仍侧重于少阳，应当先治外后治内，仍用小柴胡汤以解少阳之邪，或者小柴

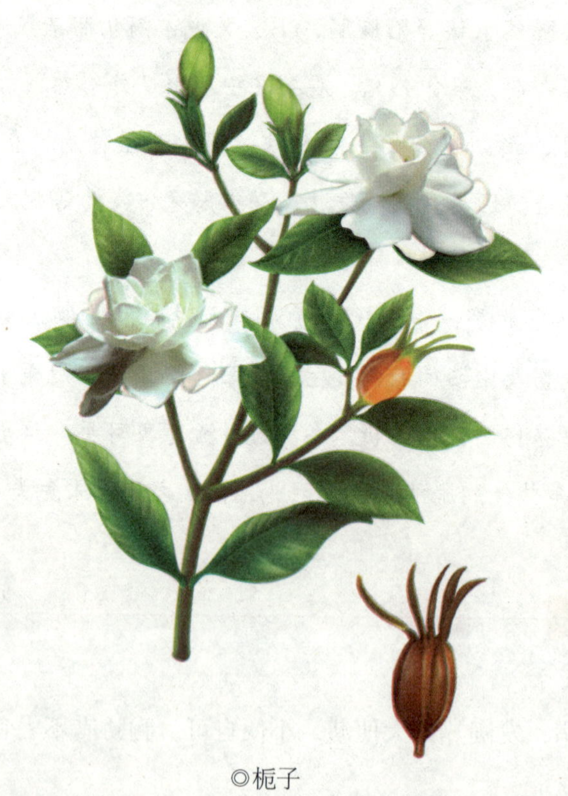

◎栀子

胡加芒硝汤主之。

“胸胁满不去”，是辨证少阳病的关键，从“不去”体会，说明胸胁满的症状发生在潮热以前，乃属少阳与阳明并病。同时亦可知潮热一症，仅是病邪初入阳明，还不能作为攻下的指征，因为大便尚未结硬。

【原文】

阳明病，胁下硬满。不大便而呕，舌上白胎者，可与小柴胡汤。上焦得通，津液得下，胃气因和，身濈然汗出而解。（107）

【译解】

阳明病，胁下痞硬胀满，不解大便，呕吐，舌苔白的，为柴胡证未除，可用小柴胡汤治疗。用药后，上焦经气得以畅通，津液能够下达，胃肠机能得以恢复，就会周身畅汗而病解。

【原文】

阳明中风，脉弦浮大而短气，腹都满，胁下及心痛，久按之气不通，鼻干，不得汗，嗜卧，一身及面目悉黄，小便难，有潮热，

时时哕，耳前后肿，刺之小差。外不解，病过十日，脉续浮者，与小柴胡汤。（108）

【译解】

阳明中风，脉象弦浮而大，全腹胀满，两胁及心下疼痛，按压很久而气仍不畅通，鼻中干燥，无汗，嗜睡，全身肌肤及目都发黄，小便解出困难，发潮热，呃逆不断，耳前后部肿胀。证属三阳合病，治疗当先用针刺法以泄里热。刺后里热得泄，病情稍减，而太阳、少阳证未除，病经过了10天，脉象弦浮的，可给予小柴胡汤以解少阳之邪。

【原文】

脉但浮，无余证者，与麻黄汤。若不尿，腹满加哕者，不治。（109）

麻黄汤方

麻黄三两（去节） 桂枝二两（去皮） 甘草一两（炙） 杏仁七十个（去皮尖）。

上四味，以水九升，煮麻黄，减二升，去白沫。内诸药，煮取二升半，去滓，温服八合。覆取微似汗。

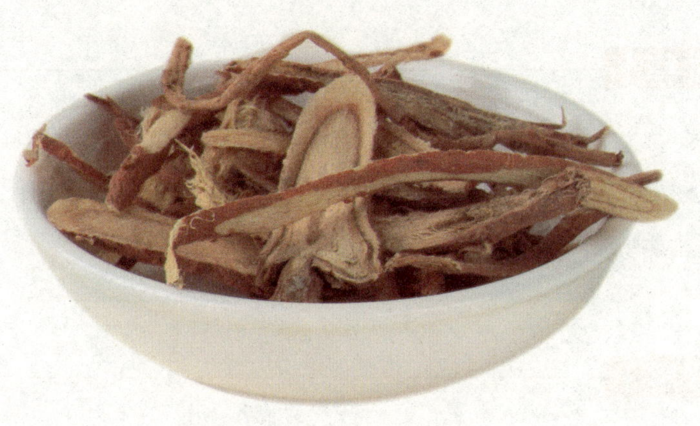

◎甘草

【译解】

如果服小柴胡汤后少阳证已解，只见脉象浮等表证，无其他经见证的，属太阳表阳寒实证，可给予麻黄汤治疗。如果病情严重，出现无尿、腹部胀满并且呃逆更甚的，属不治的证候。

【原文】

阳明病，自汗出，若发汗，小便自利者，此为津液内竭，虽硬不可攻之，当须自欲大便，宜蜜煎导而通之。若土瓜根及大猪胆汁，

皆可为导[①]。（110）

【注释】

①导：为中医外治法的一种，导有因势利导之义。如津伤便秘者，用滑润药物纳入肛门，引起排便，叫作导法。

【译解】

本条先论述了便秘发病的原因，再论述其治疗方法及用药的时间。阳明病，自汗出，指出疾病的初期症状。阳明病本有汗出，若再用发汗的方法治疗，则汗出津液越于外，小便自利者，则津液竭于下，津液内竭，肠道干燥则糟粕内停而为便硬。本证便硬为津伤所致，故不可用承气汤类攻下之法，亦不可用润下之法。当用清热润燥，导下通便之法，临证可用蜜煎导、土瓜根或猪胆汁。“当须自欲大便”，指出了导法的用药时间。导法是一种从肛门直接引导的外治法，对于年老体弱的便秘和久病体虚之便秘，用之最为合适，用之既能引大便下行，又不伤正，但临证时一定要在病人有排便的感觉后才能使用。

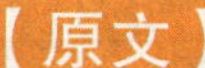

【原文】

阳明病，脉迟，汗出多，微恶寒者，表未解也，可发汗，宜桂枝汤。（111）

【译解】

阳明病有热证和实证之分。阳明热证有大热、大烦渴、脉大和汗出等症；阳明实证有不大便、腹胀满、潮热、谵语等症。阳明病，脉应之而大，今脉迟，说明阳明里热不重。太阳表邪未除，邪郁肌表，故见微恶寒，太阳表虚不固，卫失固密，营阴外泄又兼阳明里热则汗出多。可发汗，指对于阳明里热未盛而又太阳表虚不固者，当因势利导，使表邪从汗外散。方可选用桂枝汤。本条虽有阳明里证，但太阳表邪未解者，当从表治，临证时当注意观察里热结聚的程度，若见发热，不大便，当审其小便颜色及舌质、舌苔等的变化，以灵活选择治法。

【原文】

阳明病，脉浮，无汗而喘者，发汗则愈，宜麻黄汤。（112）

【译解】

条文虽以“阳明病”冠首，但无汗者，说明阳明里热不甚。因阳明病多因热盛迫津外泄，临证多见汗出。脉浮，无汗而喘，当属太阳伤寒表实证。因为寒束肌表，卫阳被遏，营阴郁滞，腠理不开，故无汗；邪正交争于表，脉应之而浮；腠理不开，肺失清肃而上逆，故喘。本证虽以“阳明病”冠首，但其主因为卫阳被遏营阴郁滞所致，而阳明里热未盛，故说“发汗则愈”，临证可选用麻黄汤，辛温发汗，宣肺平喘。

【原文】

阳明病，发热汗出者，此为热越[①]，不能发黄也。但头汗出，身无汗，剂颈而还[②]，小便不利，渴引水浆[③]者，此为瘀热[④]在里，身必发黄，茵陈蒿汤主之。（113）

茵陈蒿汤方

茵陈蒿六两　栀子十四个（擘）　大黄二两（破）。

上三味，以水一斗二升，先煮茵陈，减六升，内二味，煮取三升，去滓，分温三服，小便当利，尿如皂角汁状，色正赤，一宿腹减，黄从小便去也。

【注释】

①热越：越，即发越之意。热越指邪热向外发泄。②剂颈而还：剂，同齐。指齐颈而还。③水浆：泛指饮料类。④瘀热：瘀，通郁。指邪热郁蒸于里。

【译解】

本条叙述了阳明湿热发黄证，多数注家认为发黄之病理由于瘀热在，湿热郁蒸所致，无疑是正确的。唯成氏仅言热蒸而不言湿郁，欠妥。须知纯热无湿是形不成黄疸的。对“但头汗出，身无汗”的机制，章氏的解释比较合理，值得参考。

学习本条可与后面第 137 条结合，可以更全面地掌握本证的证候特点。

【原文】

阳明证，其人喜忘者，必有蓄血。所以然者，本有久瘀血，故令喜忘。屎虽硬，大便反易，其色必黑者，宜抵当汤下之。（114）

【译解】

本条论述阳明蓄血证，以期与太阳蓄血证前后呼应，彼此见证，互相对比。品读的重点为“其人喜忘”，辨证的要点是“屎虽硬，大便反易”。

“喜忘”，后世称之为健忘。此证按常法辨证属虚者多，责之心血心阴不足，心神失去滋养。但本条之“喜忘”，则属蓄血证，自然为实证，又提示了关于健忘症的变法辨证思维。

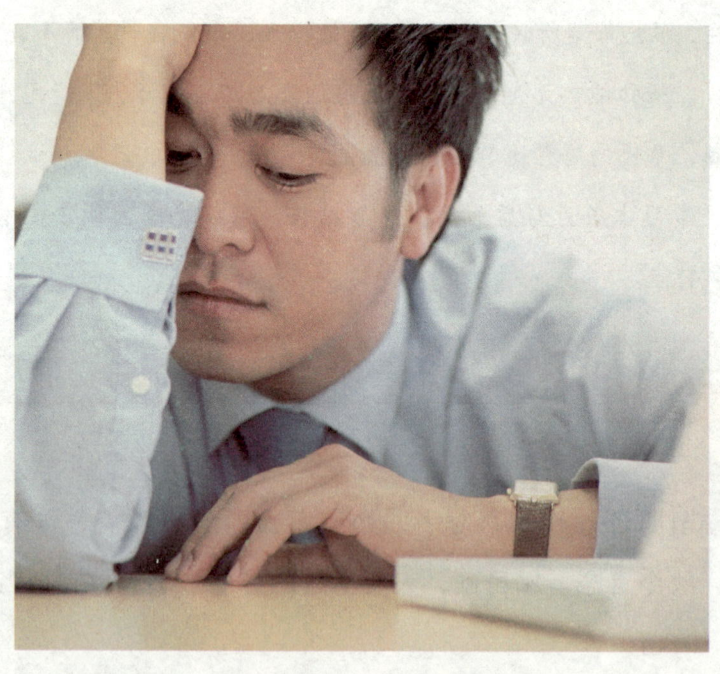

之所以诊断为阳明病蓄血证，不是依据于“喜忘”，而是“屎虽硬，大便反易”。一部分离经血液与粪便相混合，故粪色多黑如胶漆，因血性濡润，故排便反易，这是胃肠瘀血的证据。

阳明蓄血证与太阳蓄血证的成因不同，症状各异。太阳蓄血，是“太阳随经，瘀热在里”“热结膀胱”，系外邪深入下焦与血相抟结而成，病势较急，故证候为少腹急结或硬满，如狂或发狂。而阳明蓄血是久瘀血所致，故屎虽硬，大便反易，其色必黑，因大便色黑，血随便消，其病势已大为缓和，故神识表现只是喜忘。本证成因及临床表现，虽与太阳蓄血证不同，然终属热与血结所致，故亦取活血逐瘀之法，宜抵当汤下之。

“喜忘”一证，中医常责之于心与肾，因为心主神，肾生髓，脑为髓海，所以人的记忆功能与心和肾关系最为密切。正因为如此，临床上见到“喜忘”，每每从心肾入手，且大多以滋补为治，而本证又揭示了活血化瘀法治疗“喜忘”的思路，为后世临床用活血化瘀法治疗诸如健忘、多梦、痴呆等症提供了范例。

【原文】

阳明病，下之，心中懊憹而烦，胃中有燥屎者，可攻。腹微满，初头鞕，后必溏，不可攻之。若有燥屎者，宜大承气汤。（115）

【译解】

阳明病下后，病不解，或因不当下而下之，或因可下而下法不当，原因种种，方有执认为燥屎严重，“药力未足以胜病”，也有可能。仲景本文意在分析“下后”证治，不在于讨论“下前”之病情。

阳明下后症见“心中懊侬而烦”，仅为内热之象，不足为可用攻下法之依据，能否攻下，当再询问病人的大便情况，“初头硬，后必溏”，此无燥屎，不可攻下。若大便始终燥结者，虽曾已下，也当用承气攻下。体现了《伤寒论》辨证施治的原则性。

【原文】

病人不大便五六日，绕脐痛，烦躁，发作有时者，此有燥屎，故使不大便也。(116)

【译解】

病人不大便五六日，邪热不得外解而内结阳明。然而燥屎形成与否，不能仅凭时间的长短而定，应结合临床的症状全面分析。今绕脐痛，是邪热与燥屎结于肠道，阻塞气机，气滞不通所致，也说明阳明实证腹痛的部位在脐周。由于腑气受阻，浊气攻冲，心神被

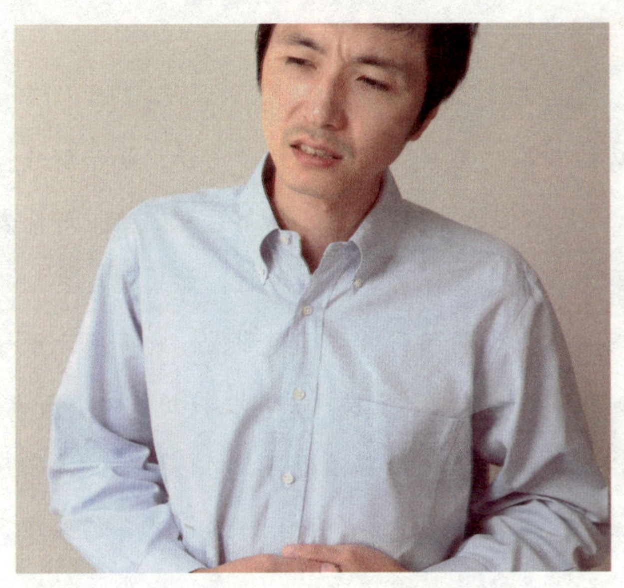

扰故烦躁。由于燥屎阻遏气机，浊气下无出路，时而上下攻冲，故腹痛阵阵加剧，即发作有时。本条紧承115条而来，指出了阳明燥屎内结的临床特点即绕脐痛，若有燥屎者，宜大承气汤，当用大承气汤泄热去实，攻下燥屎。

【原文】

病人烦热，汗出则解，又如疟状。日晡所发热者，属阳明也。脉实者，宜下之；脉浮虚者，宜发汗，下之与大承气汤，发汗宜桂枝汤。（117）

【译解】

疾病的初期症见病人烦热，经过发汗，病已解除，这是寒邪束表。“又如疟状”，指汗后又见午后发潮热，好像发疟疾一样，即寒热交替出现，这是邪传阳明。如果午后发潮热又见到脉沉实有力的，说明阳明燥结已经形成，故可用大承气汤攻下治疗；如果脉象浮虚的，宜发汗，用桂枝汤。攻下用大承气汤，发汗用桂枝汤，当与第 42 条合参。第 42 条云：“太阳病，外证未解，脉浮弱者，当以汗解，宜桂枝汤。”本条的实质当脉证合参，若日晡所发潮热，脉滑而疾者，亦可用小承气汤治疗（见 91 条）。

【原文】

大下后，六七日不大便，烦不解，腹满痛者，此有燥屎也。所以然者，本有宿食故也，宜大承气汤。（118）

【译解】

阳明腑实重证，经过大承气汤大下之后，一般来说，下后便通热泄，燥屎得去，病人则脉静身凉，知饥能食，而病可自愈，不须复用下法。本条大下后，六七日燥屎复结见不大便，症见烦不解，腹满痛，是因本有宿食内停的缘故而又下后邪热未尽，津液未复，邪热与宿食结于肠中而成为燥屎。烦不解，指大下后由于邪热未尽，故烦不解。不大便、腹满痛是由于余邪不尽，或饮食调理不当而致燥屎复结于肠，阻滞气机所致，故治用大承气汤泻热去实。

【原文】

病人小便不利，大便乍难乍易[①]，时有微热，喘冒不能卧者，有燥屎也。宜大承气汤。(119)

【注释】

①大便乍难乍易：指大便有时难，有时易。“乍”当“有时”解。

【译解】

一般规律，小便数为燥屎已成的标志之一，如第128条所说“须小便利，屎定硬，乃可攻之，宜大承气汤”。小便利，说明津液不能还于肠道，故知燥屎已成。本条文之证，病人小便不利，津液或可滋润肠道，故大便乍难乍易，似乎燥屎未成。但病人“喘冒不能卧”，可见腑气壅滞之极，必有燥屎阻结于内，否则病情不致如此。大便虽有“乍易”之时，燥屎并未排出，故宜大承气汤攻下，燥屎一去则喘冒止，气机通畅则小便利，体现了《伤寒论》辨证的灵活性。

【原文】

食谷欲呕，属阳明也，吴茱萸汤主之。得汤反剧者，属上焦也。(120)

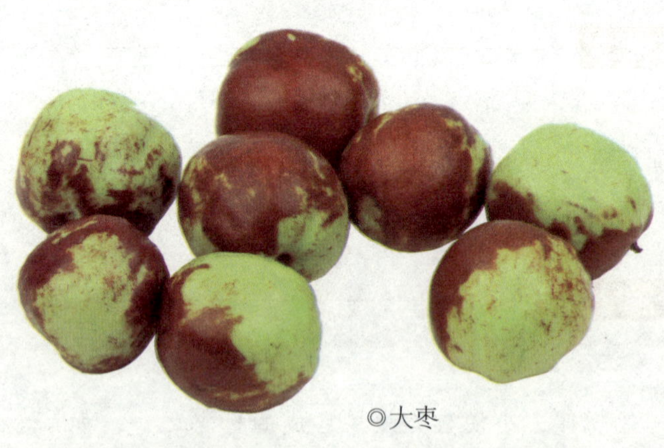

◎大枣

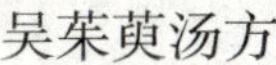

吴茱萸汤方

吴茱萸一升（洗） 人参三两 生姜六两（切） 大枣十二枚（擘）。

上四味，以水七升，煮取二升，去滓。温服七合，日三服。

【译解】

进食后想呕吐的，辨证阳明阴寒虚证，可用吴茱萸汤进行治疗。如果服吴茱萸汤后呕吐反而增剧的，说明不是阳明阴寒虚证，属上焦有热，可服用大黄甘草汤进行治疗。

【原文】

太阳病，寸缓，关浮，尺弱，其人发热汗出，复恶寒，不呕，但心下痞者，此以医下之也。如其不下者，病人不恶寒而渴者，此转属阳明也。小便数者，大便必硬，不更衣十日，无所苦也。渴欲饮水，少少与之，但以法救之。渴者，宜五苓散。（121）

五苓散方

猪苓（去皮） 白术 茯苓各十八铢 泽泻一两六铢 桂枝半两（去皮）。

上五味，为散，白饮和服方寸匕，日三服。

【译解】

太阳病，寸部脉缓，关部脉浮，尺部脉弱，病人发热、汗出、怕冷、不呕吐、心下痞满不适，这是医生误用攻下之法所导致的。假如没有误下，病人出现不怕冷而口渴的，这是邪传阳明。如果小便次数多的，大便一定干硬，其人虽然十余天不解大便，也没有什么痛苦。如果是胃中津液不足所致的口渴想要喝水的，可以给予少量汤水，以补充津液，津液恢复，则病可愈。如果是水饮内蓄、气不化津所致的口渴的，宜用五苓散通阳化气行水。如果是其他原因所致口渴的，可根据病情，依法施治。

【原文】

脉阳微而汗出少者，为自和也。汗出多者，为太过。阳脉实，因发其汗，出多者，亦为太过。太过者，为阳绝于里，亡津液，大便因硬也。（122）

【译解】

脉之浮之寸皆主阳。阳脉盛，说明邪气盛，病人如果阳脉微弱了，汗也渐渐地出得少了，说明病退了，人体自己恢复过来了，病得痊愈。汗出得太多，津液势必损伤，因为伤了津液，人体虚弱了，邪气就会进去。汗出太过，还有可能是里面的“阳”绝了，这里的“阳”指津液，也就是丧失了津液，大便就会硬。

【原文】

脉浮而芤，浮为阳，芤为阴，浮芤相搏，胃气生热，其阳则绝。（123）

【译解】

浮芤是中空无力乏脉，多见于大失血或亡津之后，本条就是从脉的浮芤上测知此证为津液大伤。“胃气生热，其阳则绝”，也就是说里热太重，津液缺乏，肠道干燥，而大便燥结，这也就是阴虚津伤的便秘。从治疗上来说只宜润下，不宜攻下。因为无潮热、谵语、腹胀满等症，所以不能用三承气汤，可选用麻仁丸或外用蜜煎导、土瓜根、猪胆汁导法。

本条与第122、124条，都是言亡津液阴伤之后胃中干燥而成的大便硬症，是阳明病的一种类型，所以应该互参。

【原文】

趺阳脉浮而涩，浮则胃气强，涩则小便数，浮涩相搏，大便则硬，其脾为约，麻子仁丸主之。(124)

【译解】

本条论述太阳阳明证的辨治，证候的重点为“大便则硬”，病机的重点是“其脾为约”，治疗的特点是“麻子仁丸”。

《伤寒论》中关于“脾约”有两条，一是第56条讲阳明病分类的“太阳阳明”，一是讲脾约证辨证论治的本条。关于“脾约”，大致有三种解释。其一，约束之义。如成无已称“趺阳者，脾胃之脉，诊浮为阳，知胃气强。涩为阴，知脾为约。约者俭约之约，又约束之约……胃强脾弱，约束津液，不得四布，但输膀胱，致小便数，大便难，与脾约丸，通肠润燥”。其二，穷约之义。如钱天来等，言阴液不足，脾津穷约。约束也罢，穷约也罢，本质无二，均认为脾阴不足，不能为胃行其津液，致胃肠干燥而大便结硬。其三，省略之义。如喻嘉言所云：“盖约者，省略也，脾

气过强，将三五日胃中所受之谷，省略为一二弹丸而出，全是脾土过燥，致令脾胃中之津液日渐干枯，所以大便为难也。”喻氏所言，别具一格，不言脾弱，主张脾强。脾强可以理解为“脾家实”，脾阳回复，由湿化燥，波及胃肠，大便结硬，故此说亦有一定道理。

仲景于阳明病言“脾约”，意味深长。“其脾为约”是指胃热亢盛，反制其脾，阻遏脾为其行输津液。或者素体脾家阴津不足，无以正常为胃转输津液，从而导致胃肠干燥大便结硬。可见，所

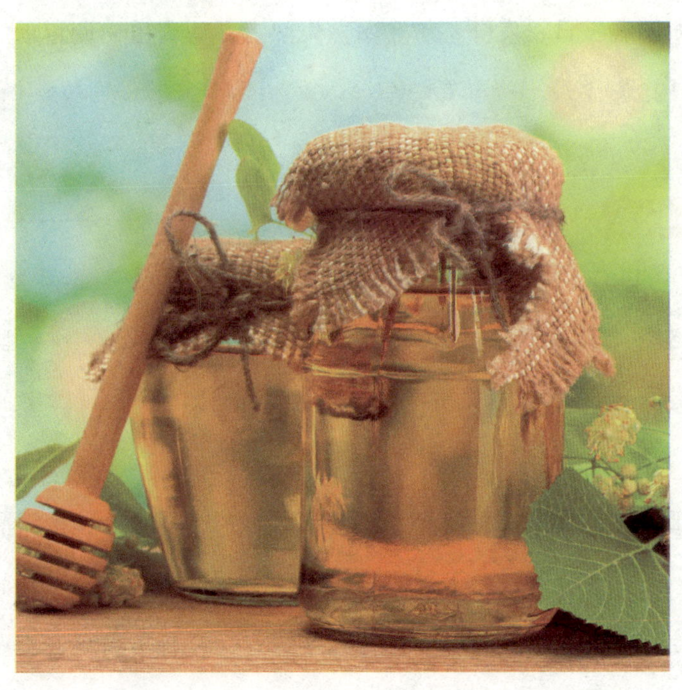

谓“脾约”，其最大的意义就在于提示我们：辨证阳明病，不应只着眼于“胃家”，大便虽然结在阳明胃肠，病机却可涉及太阴脾脏，充分体现了阳明与太阴相表里的整体观。传统讲脾病，都着眼于“下利”，脾约证又说明，脾病亦可致大便秘结。而火麻仁、芍药、杏仁、蜂蜜诸药，既是润肠通便治阳明之药，又可视为滋阴润燥治太阴之药。

【原文】

太阳病三日，发汗不解，蒸蒸发热者，属胃也，调胃承气汤主之。（125）

【译解】

本条是论述调胃承气汤证的证候和病机特点最为典型的条文，其重点为“蒸蒸发热”。还须认真品读“调胃”二字的特殊意义。

正阳阳明胃家实的三个承气汤证，最值得思考的就是调胃承气汤证。因为大（承气汤）与小（承气汤）是对应的，而“调胃”却是单独冠名的。只要将“调胃”二字的含义分析透彻了，大与小的问题就会迎刃而解。而理解调胃承气汤证最具特色的就是本条的

“蒸蒸发热”。连大便硬的主症都省略了，但提“蒸蒸发热”，仲景一定别有用意。用意就在于“蒸蒸发热”，与方中的“芒硝”，继而与方名的“调胃”紧密相连。“蒸蒸发热”又与太阳病的“翕翕发热”相对，形容热势亢盛，犹如蒸笼一般，由里向外蒸腾，充分反映了阳明“两阳合明”的发病特点。

阳明病病机的特点，应该是燥、热、结、实四字。而传统的所谓“痞满燥实坚”，一者逻辑混乱，“痞满坚”属于症状描述，“燥实”

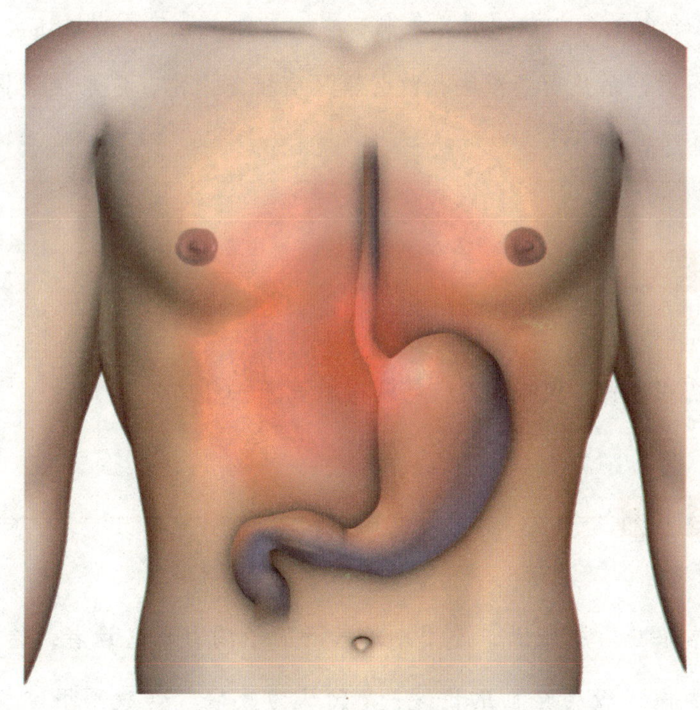

则属于病机概念，二者难以概全。“热”最能体现“两阳合明”的阳明为病的病机特色，偏偏未有提及。正阳阳明承气三方证，大承气汤证肯定是燥热结实俱重，而调胃承气汤证与小承气汤证则有所偏重。根据本条之“蒸蒸发热”，可知调胃承气汤证病机偏重于燥热，小承气汤证病机偏重于燥结。治法自然是调胃承气汤主在泄热，小承气汤主在通便。泄热就要重用芒硝，芒硝与大黄相较，推荡之力不如大黄，但泄热之力却长于大黄。何况本方芒硝的用量是三个承气汤中最大的，由此可知，本方当以清泄热邪为重点。但芒硝过寒，恐伤损胃气，故用甘草佐制护胃。另外，泄热不宜过速，以免药过病所，余热留恋难去，故甘草又有缓急之意，以求缓泄胃热，祛邪务尽。

【原文】

伤寒吐后，腹胀满者，与调胃承气汤。(126)

【译解】

本条吐后腹胀满，不用小承气汤而予调胃承气汤者，诸家对其原因做了较为全面的论述：尤氏认为吐后气伤故不用破气药；程氏认为吐后亡津液，故不宜苦温辛燥的枳朴；成氏认为此为

“邪热入胃”，言外之意，无燥实内阻，故用调胃承气汤下其胃热，胃热去则胀满消。以上看法各言一端，可相互补充，有助于全面理解。

【原文】

太阳病，若吐、若下、若发汗后，微烦，小便数，大便因硬者，与小承气汤，和之愈。（127）

【译解】

太阳病本用解表之法，若发汗太过，或误用催吐攻下之法，可使津液受伤，表邪不解而化热入里，邪从燥化而转属阳明。邪热扰神，燥热不重，故“微烦”。微烦者，表示邪入于里，邪热结聚的程度较轻。阳明燥实内结，气机阻滞不通，故见大便硬；小便数者，为津液偏渗膀胱，津液偏渗膀胱则津伤肠燥，津伤肠燥则大便硬。故本证大便硬因小便数而津液偏渗，津伤不能濡润肠道所致，微烦者，燥结不甚，本证属津伤化燥，腑气不通所致，故不需用大承气汤攻下，用小承气汤泄热通便，消滞除满，使肠胃气机调畅，病自可愈。

本条与126条调胃承气汤证均由表证误治而来，但调胃承气汤证病机以津伤肠燥、里热炽盛为重点，以蒸蒸发热、心烦、谵语、腹满、不大便、舌苔干燥等为主症。而小承气汤证以津伤化燥、气机阻滞不通为重点，以腹大满不通、大便硬、舌苔黄厚或腻为主症，或兼有潮热、谵语、心烦等。二者同属阳明实证，但因证候的偏重不同，故选用的方剂亦不相同。

【原文】

得病二三日，脉弱，无太阳、柴胡证，烦躁，心下硬。至四五

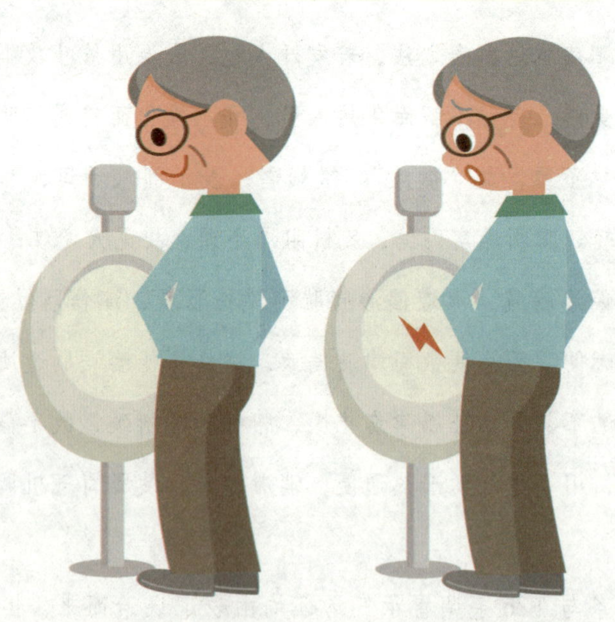

日，虽能食，以小承气汤。少少与，微和之，令小安。至六日，与承气汤一升。若不大便六七日，小便少者，虽不受食（一云不大便），但初头硬，后必溏，未定成硬，攻之必溏。须小便利，屎定硬，乃可攻之，宜大承气汤。（128）

【译解】

对于邪热不重，但以邪结肠胃为主的腑实证，用大承气汤攻下时要慎重，须燥屎确已形成，无禁忌证时才可使用。此两点未确认之前，可先用小承气汤作试验性治疗，以防误治。患病两三天，脉象弱，无太阳、少阳见证，烦躁不安，胃脘部痞胀硬结，此属阳明病里阳热实证。患病四五天，虽见能够饮食，也应先给予少量小承气汤，以微微调畅胃气，希望腑通邪去。到了第六天，再给予小承气汤一升。如果大便不解六七天，而小便短少的，则津液当还于肠中，虽然不能饮食，也不是燥屎内结，而是大便初出干硬，后出稀溏，如果攻下必成溏泄。必须小便通利，大便始会坚硬，才能用大承气汤攻下。

【原文】

伤寒六七日，目中不了了，睛不和，无表里证，大便难，身微

热者，此为实也。急下之，宜大承气汤。（129）

【译解】

目中不了了：即视物不清楚。睛不和：指眼球转动不灵活。外感病六七天，出现视物模糊不清，眼球转动不灵活，既无头痛畏寒等表证，又无谵语、腹满痛等里证，大便难以解出，体表有轻微发热的，这是燥热内结成实，而又真阴欲涸，应急下急阴，适宜用大承气汤。

【原文】

阳明病，发热、汗多者，急下之，宜大承气汤。（130）

【译解】

本条为阳明腑实证，又见发热、汗出多，应急下存阴，用大承气汤进行治疗。

之所以宜大承气汤急下，是因为汗多热盛，用大承气汤急下里热，以防止发展为表里俱虚，甚或发展为阴阳俱虚。

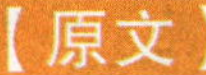

【原文】

发汗不解，腹满痛者，急下之，宜大承气汤。（131）

【译解】

发汗以后，不仅病未解除，反而出现腹部胀满疼痛，是发汗伤津，燥热迅速内结成实，应急下存阴，宜用大承气汤。

【原文】

腹满不减，减不足言，当下之，宜大承气汤。（132）

【译解】

“腹满不减，减不足言”是阳明里实腹满的特征，也是大承气汤审证要点之一。本证之腹满无有减轻之时，可与虚证腹满相鉴别。太阴虚寒腹满，正如《金匮要略》所说：“腹满时减，复如故，此为寒，当与温药。”其病机是由脾胃虚寒，运化无力，寒气壅塞所致，亦即《素问·异法方宜论》所云“脏寒生满病”。临证应结合其他脉证综合分析。应该说明，所谓“腹满不减”，也非绝对没有减轻之时，只不过是减轻程度微不足道，正如喻氏所讲“见满至十分即减去二三分，不足夺其势也”。有人认为“减不足言”是说凡腹满有减者，绝非可下之证，恐有违条文本意，也不符合临床实际所见。

【原文】

阳明少阳合病，必下利，其脉不负者，为顺也。负者，失也。互相克贼，名为负也。脉滑而数者，有宿食也，当下之，宜大承

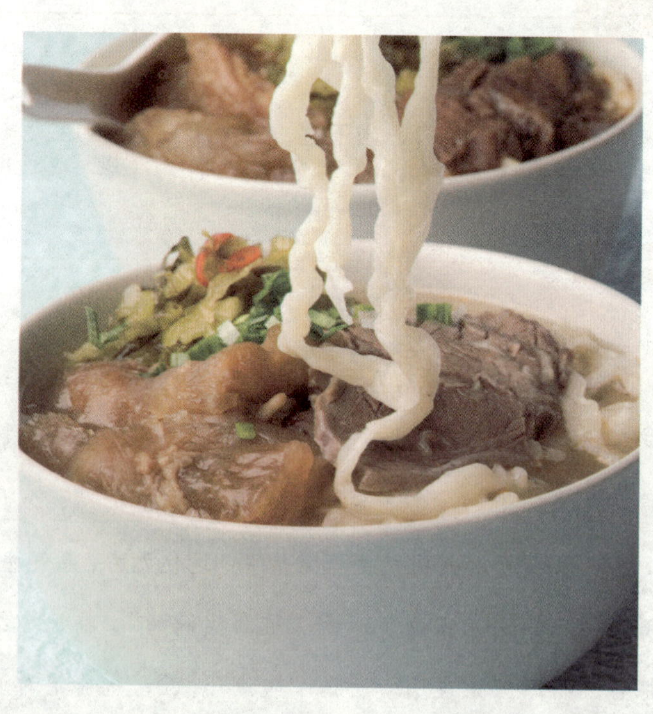

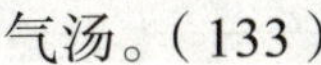

气汤。（133）

【译解】

本条根据五行生克学说来判断疾病的预后。一般来说，脉证相符为顺，脉证不符为逆。阳明属胃为土，少阳属胆为木，二者为木克土的关系。阳明与少阳合病而症见下利者，当察其脉象。所谓“不负”，即阳明胃土未被少阳胆木所克，临证所见脉象为阳明实大滑数之脉，反映了中土尚旺，木贼不能克伐，故其病为顺。若其脉不见阳明实大滑数之象而呈少阳弦细之象，则反映出阳明正气不足，受少阳胆木所克，故云“负者，失也”。《伤寒论》三阳病各有主脉，即太阳脉浮，阳明脉大，少阳脉弦。脉滑而数者，有宿食也，意指阳明热证见到脉滑而数者，为燥屎内结，故云“当下之，宜大承气汤”，临证当结合具体症候辨治。

【原文】

病人无表里证，发热七八日，虽脉浮数者，可下之。假令已下，脉数不解，合热则消谷善饥，至六七日，不大便者，有瘀血，宜抵当汤。（134）

【译解】

“病人无表里证”，指病人既无太阳之恶寒头项强痛之表证，又无腹满疼痛之阳明里实证。因热盛于内而熏蒸于外，故见发热。虽然脉象浮数，也可用泻下法泄热。假如已经攻下，脉浮已除，而脉数不解，是气分之热已解而血分之热未除，邪热与瘀血相合，所以容易饥饿，能够饮食，六七天不解大便。这是瘀血停蓄，宜抵当汤攻下瘀血。

【原文】

若脉数不解，而下不止，必协热便脓血也。(135)

【译解】

脉数不解，说明有热；下利不止，说明这个热是肠道实热，人体在用下利排这个实热，却一直未能排干净。如果攻下后脉数不除，而又腹泻不止的，是热邪下迫，势必会出现协热下利、解脓血便的变证。

【原文】

伤寒发汗已，身目为黄，所以然者，以寒湿在里不解故也。以为不可下也，于寒湿中求之。（136）

【译解】

寒湿发黄证即临床的阴黄证。本条论述了阴黄证发病原因和治疗原则。寒湿发黄多由脾胃阳气虚弱，寒湿内盛，或由伤寒发汗太过而损伤中焦阳气，以致寒湿中阻，影响肝胆疏泄，使胆汁不循常道而外溢肌肤，出现身黄、目黄、小便黄等黄疸症状。寒湿均为阴邪，其性沉滞黏腻，故阴黄其颜色晦暗，色如烟熏。临床尚有食少脘闷、腹满便溏、口不渴、舌质淡、苔白腻、脉沉迟等症。其病机正如原文所说："寒湿在里不解故也。"对于阴黄的治疗，原文说"于寒湿中求之"，即可用温阳散寒，除湿退黄之法，后世多用茵陈四逆汤、茵陈术附汤等治疗。本证因中阳不足，寒湿不化所致，其治疗不可用清下之法，故原文提出其治疗禁忌为"以为不可下也"。

【原文】

伤寒七八日，身黄如橘子色，小便不利，腹微满者，茵陈蒿汤主之。(137)

【译解】

本条论述湿热发黄的辨证要点和治疗。伤寒七八日，湿热阻于中焦，影响肝胆疏泄，胆汁不循常道而外溢肌肤，故见身黄如橘子色，本证既是湿热发黄的辨证要点，也是与寒湿发黄的鉴别要点。寒湿发黄者，身黄色如烟熏，色晦暗。湿热相合，郁积于里，腑气壅滞，故腹满。湿热阻于中焦，湿不得从下渗泄，故小便不利。临证当有心中懊侬，胸脘痞闷，无汗，小便不利，腹胀满，大便秘结等，其病机为湿热郁蒸，里有结滞，故治宜茵陈蒿汤清热利湿退黄。

【原文】

伤寒身黄，发热者，栀子柏皮汤主之。(138)

栀子柏皮汤方

肥栀子十五个（擘） 甘草一两（炙） 黄柏二两。

上三味，以水四升，煮取一升半，去滓，分温再服。

【译解】

本条以身黄发热为栀子柏皮汤的主症，《医宗金鉴》从伤寒本论中对身黄发热的不同治疗方法进行了分析，指出此身黄发热既无可汗之表，又无可下之里。汪氏又引武林陈氏之语，阐明此发热与麻桂汤证发热在病理上的不同，其分析都是正确的。此条与第137条均为湿热互结之阳黄，二者之区别在于彼有腹满，为里有实积；而此无腹满，为无里实积。尤氏虽然也明确地指出了这点，但对方

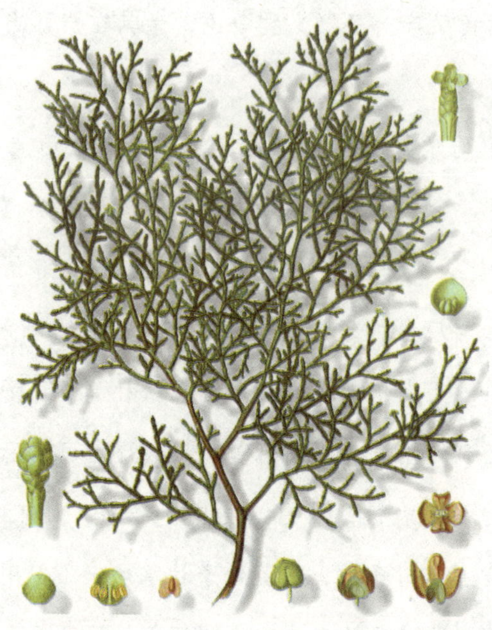

◎柏实

药的分析忽略了利湿这一作用。

【原文】

伤寒瘀热在里，身必黄，麻黄连翘赤小豆汤主之。（139）

【译解】

本方证的主症是“身必黄”，焦点问题是“瘀热在里”而反用麻黄，因用麻黄又产生了疑义和争论，尤其在辨证思维方面存在较大的问题。

麻黄，中药学将其归入辛温解表药，麻黄汤又是治疗太阳表实证的代表方。众人皆知其发表力强，逐渐形成了“有汗不可用麻黄”“正气虚者不可用麻黄”“用麻黄者必兼表”等传统认识。其实从《伤寒论》对麻黄的运用上来讲，却非如此。有汗仍可用麻黄，如“汗出而喘，无大热者，可与麻黄杏仁甘草石膏汤”。肺热蒸腾，迫津外泄，必有汗出，仍可用麻黄。正气虚者可用麻黄，如外邪直中少阴，发为少阴表证，外有“发热”之实，内有“脉沉”之虚，其主治方麻黄细辛附子汤、麻黄附子甘草汤，不但用麻黄，而且是主药。用麻黄者不必尽治表，如厥阴病篇的麻黄升麻汤，主治伤寒误治导致的正虚阳郁肺热肠寒证，方中仍以麻黄为主药以发越郁阳。至于“用麻黄必为解表”之说则更不确实，有时用麻黄确为发汗，亦非解表治表证。如大青龙汤是论中开腠发表之力最强的一张方。麻黄用至六两，主治表闭阳郁证。而《金匮要略·痰饮咳嗽病脉证并治》曰：“病溢饮者，当发其汗，大青龙汤主之，小青龙汤亦主之。”指出大、小青龙汤可用于治疗溢饮证，此时用麻黄虽是发汗，却非为解表，乃取其“开鬼门”宣肺利水之效。

由于受麻黄解表思想的影响，对于本方证的理解出现了异议。传统观点及教科书均认为，本方证属于阳黄兼表证，即麻黄、连翘、杏仁、生姜解表，赤小豆、生桑白皮等治黄。我们通过以上仲景对麻黄运用的分析可知，表里寒热虚实均可应用麻黄，既然如此，麻黄连翘赤小豆汤之麻黄，就不必从解表体会。何况原文明确指

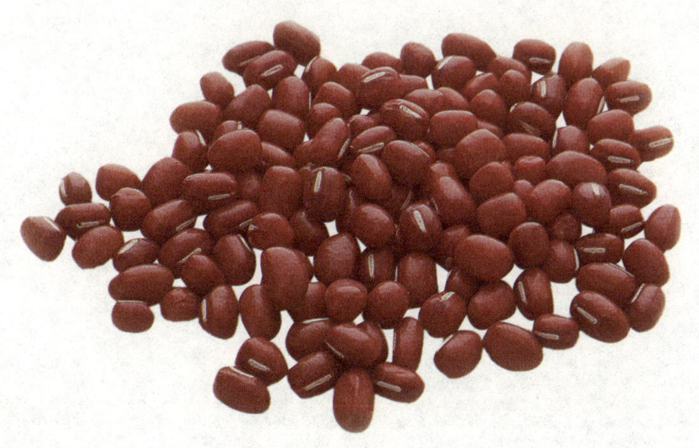

◎赤小豆

出“瘀热在里”，其实，“在里”二字，与“麻黄”是相对的，意在说明此证属于里证，麻黄确非发汗解表，而是“开鬼门”，散水湿，使湿热之邪由表而解。这样一来，麻黄又与赤小豆形成鲜明的对比，提示麻黄上散湿热、赤小豆下利湿热的上下分消组方用药特色。这样一来，又提示了与茵陈蒿汤的鲜明对比，即茵陈蒿汤中栀子与大黄配伍，体现前后分消，本方麻黄与赤小豆配伍，体现上下分消。通过以上反复的、多角度的相对比较，仲景治疗黄疸的辨证论治思维揭示无遗。

辨少阳病脉证并治

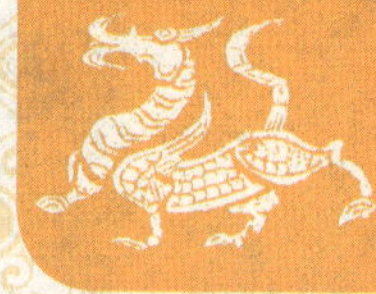

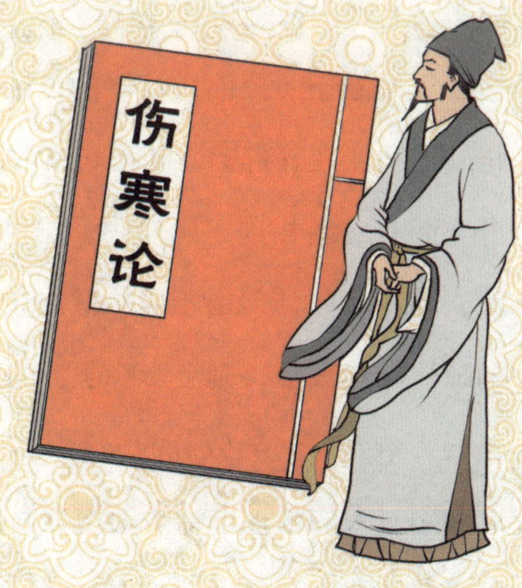

【题解】

少阳病是外感疾病发展的过程中，邪气已离开太阳之表，而尚未达阳明之里，处于太阳与阳明之间的一种证候。少阳病是六经辨证中外感热病的第二阶段，故少阳病也称为半表半里证。

少阳包括手少阳三焦和足少阳胆经，并于手厥阴心包和足厥阴肝通过经脉相互表里。少阳，也称“一阳”“稚阳”“小阳”，即说少阳为初出之阳气，阳气较少。故其阳气生机勃勃而又弱小，所以少阳正气偏弱，气血不足，抵抗病邪的能力较弱。在位置上，少阳处于表里之间，即通常所说半表半里。

足少阳胆腑，附于肝，外应右胁下，内藏精汁而主疏泄，故胆又名“中精之腑”。精汁，即胆汁，来源于肝。前人有“肝之余气，溢于胆聚而成汁”的说法。胆汁的排泄有促进饮食消化的作用。在五行上，肝胆同属木，其功能是不能截然分开的。肝与胆有经络相连，肝属阴，居里，胆属阳，居表。肝分泌胆汁，胆内藏精汁，由于胆承肝之余气，故肝胆皆主疏泄。如肝的疏泄功能失常，则会影响胆汁的正常排泄；胆汁的排泄障碍，又会影响到肝，导致肝的疏泄失常。肝主谋虑，胆主决断，故肝和胆对人的精神思维活动均有影响。

足少阳胆经，从外眼角开始，上行到额角，下耳后，沿颈旁，至肩上，退后，交出手少阳三焦经之后，进入缺盆穴。它的支脉从耳后进入耳中，走耳前，至外眼角后；另一支脉从外眼角分出，下向大迎，会合手少阳三焦经至眼下；下边盖过颊车，下行颈部，会合于缺盆。由此下向胸中，通过膈肌，络于肝，属于胆；沿胁里，它的主干即直行脉从缺盆下向腋下，沿胸侧，过季胁。足少阳胆之络脉和经别，合于厥阴，通过经络的相互络属与足厥阴肝相表里。

手少阳三焦腑，为水谷出入的道路，并具有疏通水道的作用，在维持水液代谢平衡方面，是个重要的器官。如《素问·灵兰秘典论》曰："三焦者，决渎之官，水道出焉。"即三焦相当于负责疏通水道的官，水道的通畅是由于三焦的调节而实现的。《难经·三十一难》中有"三焦者，水谷之道路，气之所终始也"的记载，是说三焦是机体受纳水谷、吸收营养、排泄糟粕的道路，为周身精气运行的始终。另外，关于三焦功能的记载，《灵枢·营卫生会》曰："上焦如雾，中焦如沤，下焦如渎。"上焦如雾，指上焦心肺宣发敷布水谷精气的功能，如同雾露弥漫灌溉全身。中焦如沤，形容中焦脾胃腐熟水谷的功能。下焦如渎，形容下焦大肠和膀胱如同水沟一样有排泄水液和糟粕的功能。

手少阳三焦经脉，起于无名指末端，上行小指与无名指之间，沿着手背出于前臂伸侧两骨之间，向上通过肘尖，沿上臂外侧，向上通过肩部，进入缺盆，分布于膻中，散络于心包，通过膈肌，广泛遍属于上、中、下三焦。它的支脉从膻中上行，出锁骨上窝，上向后项，连系耳后，直上出耳上方，弯下向面颊，至眼下。它的另一支脉从耳后进入耳中，出走耳前，经过上关前，交面颊，到外眼角。手少阳三焦通过经络与手厥阴心包相互络属，互为表里。

少阳概括三焦与胆，一为水谷精微和水液代谢的道路；一为主疏泄。故《素问·六节脏象论》篇云："凡十一脏，取决于胆也。"由于二者相互协调，肝胆疏泄正常，则三焦通利，津液得并，浊阴得降；三焦通利，则肝胆疏泄畅达无阻，津液得以上布下达。另一方面，胆气疏泄正常，三焦通畅，气、津、水、火才能通上下，贯表里，和阴阳。由于少阳的功能类似枢纽的作用，故称少阳为枢纽。由于各种因素破坏了少阳的生理功能，就导致少阳病的发生。

引起少阳病的原因，常见的有太阳病不解，传入少阳；少阳本经自病，即少阳中风。另外，厥阴阳复，也可出现少阳病。因为少阳处于太阳与阳明之间，主相火，故少阳病多从火化，故其病性为半表半里之热证。邪阻少阳经脉，可致少阳枢机不利，三焦不通，胆火上炎之证候，其临床可见口苦，咽干，目眩，往来寒热，胸胁苦满，嘿嘿不欲饮食，心烦喜呕，脉弦细等症状。少阳病的治疗当用和解少阳枢机，清泄相火之法，小柴胡汤为其主方。又因少阳外邻太阳，内近阳明，故病变常可外兼太阳或内兼阳明。若兼太阳证则宜和解解表兼施，若兼阳明里实证，则宜和解兼通下之法。少阳病为邪居半表半里之间，邪不在表，故不可发汗，邪不在里，亦不可吐下。误汗必伤其津，胃中干燥，津伤热炽，易发谵语。吐下则耗气血，心失血养，则发为心悸、惊惕等症，故少阳病汗、吐、下等法均不可用。

【原文】

少阳之为病，口苦，咽干，目眩也。（140）

【译解】

本条少阳病以病人的自觉症为提纲，表现口苦、咽干、目眩。胆为少阳之腑，胆热上蒸，则口苦；灼伤津液，则咽干；肝与胆合，肝主目，又肝胆属木为风，风主动摇，风火上扰，则目眩。柯氏强调从问诊而得。临床验证，其代表性确很强，如“口苦”一症放在首位，口苦的病机在于胆经有火，胆热上蒸。遇口苦、脉弦者，小柴胡汤累效。俗曰，苦为火之味，实际上胆经有火多苦，胃火多口臭，心火未必口苦。所以，口苦、咽干、目眩三症，从少阳胆腑的角度说明少阳病的机制，作为提纲在辨证上确有一定的价值。但如能与往来寒热、胸胁苦满、嘿嘿不欲饮食、心烦善呕、脉弦细等症合参，则尤觉全面，临床上对少阳病的诊断会更加明确和具体。

三阳病提纲用意各不相同，太阳主表，以脉证为提纲；阳明主里，以病理机制为提纲；少阳主半表半里，以病人的自觉症为提纲。细玩之，颇有意义。

有的注家对本条作为少阳病提纲提出异议：陆氏提出此三症非主症，应以小柴胡汤四症为正症。笔者认为本条三症反映了邪在半

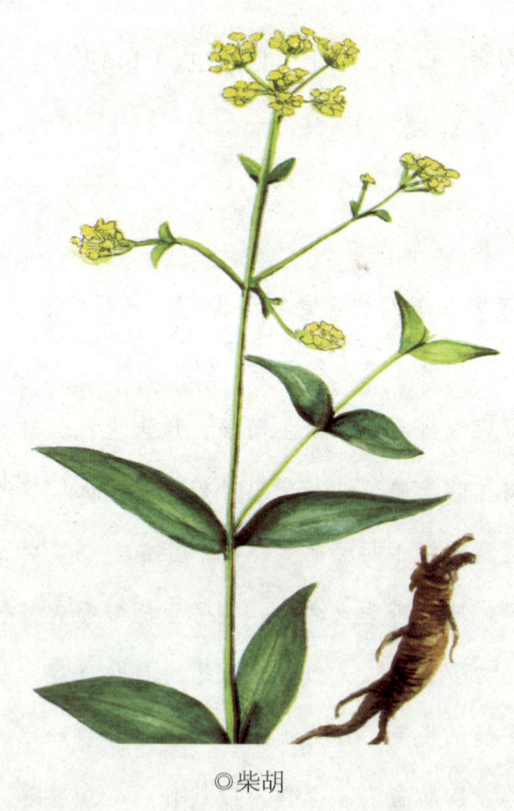

◎柴胡

表半里及少阳胆腑的症情，可以作为提纲，当然在临证时应与小柴胡汤四症合参。

关于半表半里和少阳为枢：《伤寒论》中谈到少阳病小柴胡汤证的病位时指出："此为半在里半在外也。"半表半里之名，实始于此。后世注家对半表半里的含义各有发挥，从而也显得混乱。综合之，有三种含义：一指少阳病的病位，太阳主表，阳明主里，少阳则主半表半里；亦说太阳为表，太阴为里，少阳在半表半里之间。二是指足少阳胆经前连于胸，后连于肩背，介于体表前后各半之间，行于身之两侧，所以部位属于半表半里。三指半表半里是外感热病发展过程中的一种证候类型的病机表现，以往来寒热等症为特征。太阳病在表以恶寒发热为特征，在由表入里的过程中，可以出现往来寒热的半表半里证，也可出现但热不寒的阳明证，或但寒不热的少阴证。笔者认为，说少阳病为半表半里证，理解为从证治概括出的一种特定病机的证型较贴切，它处于疾病发展中表、里之间的阶段，以足少阳胆经和胆腑的病理改变为主。本条口苦、咽干、目眩三症及小柴胡汤往来寒热等四症为其证候表现，小柴胡汤和解法为其正治。不宜单纯理解为表、里之间的一种特定的解剖部位。

少阳为枢，首见《素问·阴阳离合论》："是故三阳之离合也，太阳为开，阳明为合，少阳为枢。"对少阳为枢有两种认识：一是从经络循行而言，足少阳经循行于胁，居太阳、阳明两经之间，外从太阳之开，内从阳明之合，具有出入枢转之机，也即在两阳经之间起枢纽的作用。二是从阳气的多少而言，太阳三阳，阳气最盛；阳明二阳，阳气已有减少；少阳一阳，在三阳经中阳气最少，接着就要转入阴经，所以它是由阳转入阴的枢纽。笔者认为，二者着眼的角度不同，其说均通。

【原文】

少阳中风，两耳无所闻，目赤，胸中满而烦者，不可吐下，吐下则悸而惊。（141）

【译解】

少阳感受风邪，两耳无所闻，目赤，胸中满闷而烦躁不安，属少阳病半表半里阳热证，当与小柴胡汤去半夏、人参加瓜蒌实，不可用吐法或下法治疗。如果误用吐法或下法，就会出现心悸不宁及惊恐不安的变证，与柴胡加龙骨牡蛎汤治疗。

【原文】

伤寒脉弦细，头痛发热者，属少阳。少阳不可发汗，发汗则谵语，此属胃。胃和则愈，胃不和，烦而悸（一云躁）。（142）

【译解】

外感病，脉象弦细，头痛发热的，是证属少阳。少阳病不能用发汗法治疗，误发其汗，损伤津液，津伤胃燥，邪传阳明，就会出现谵语。如果通过治疗，胃气得以调和，就会痊愈；如果胃气不和，就会出现烦躁、心悸的变证。

【原文】

本太阳病不解，转入少阳者，胁下硬满，干呕不能食，往来寒热，尚未吐下，脉沉紧者，与小柴胡汤。(143)

小柴胡汤方

柴胡八两　人参三两　黄芩三两　甘草三两（炙）　半夏半升（洗）　生姜三两（切）　大枣十二枚（擘）。

上七味，以水一斗二升，煮取六升，去滓，再煎取三升，温服一升，日三服。

【译解】

本条首先指出了本证因太阳病不解，而转入少阳。其症：胁下硬满，干呕不能食，往来寒热，皆是少阳之主症，按理应见少阳弦

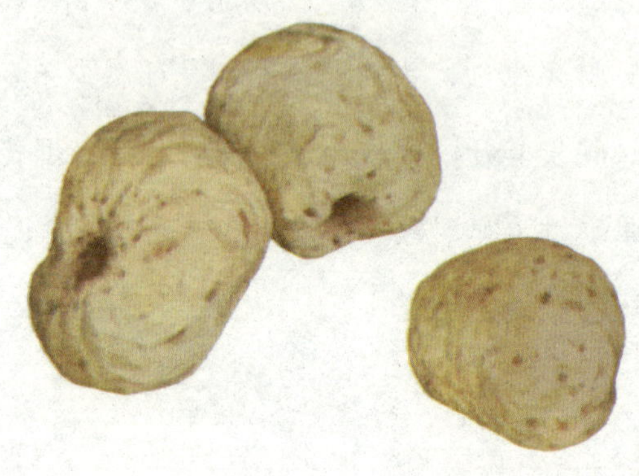

◎半夏

细之本脉，今见沉紧，似有不符。此时即当询之患者，是否用他法治疗过，以明本证是否误治传染。若已经或吐，或下，而后脉沉紧，可知中气受伤，寒邪内陷而成；今未经吐下，可知中气未伤，所以见沉紧脉，为表邪内传，结于少阳之里而致，故可与小柴胡汤，从枢转而达之于外。

仲景所云沉紧，似又包含着与浮紧相对的意义。太阳伤寒病位在表，脉自浮紧。今病有转化，脉象自然要有变化。云沉紧者，使人别于浮紧，知脉虽仍紧，但已不浮，故非在表之寒也，结合见症及治疗经过，可知其病已离太阳而入少阳矣。病不在表，故无浮象，此脉理与病理亦符，故不必舍脉。本条义为说明太阳转属少阳之脉证。

【原文】

若已吐下、发汗、温针，谵语，柴胡汤证罢，此为坏病，知犯何逆，以法治之。（144）

【译解】

本条承第143条，讨论少阳病若吐下以后产生的变证和治疗原则。第143条云“少阳病，尚未吐下”，可与小柴胡汤和解少阳枢机。本条接着讨论少阳病未用和解，而用汗、吐、下、温针后所产生的变证和治则。谵语，是误治的后果，不属阳明腑实的谵语，若属阳明腑实当不属于坏病，所谓坏病是指病情错综复杂难以用六经病名来概括其证候特点。“柴胡汤证罢”，指已无少阳柴胡证之临床表现，即无口苦、咽干、目眩、往来寒热、胸胁苦满、嘿嘿不欲饮食、心烦善呕、脉弦细等症。对于少阳柴胡证误治以后的变证，仲景未列出具体的治法，而是原则性地指出“知犯何逆，以法治之”，即判断是何脏腑的病变，再根据辨证论治的精神，随证立法组方以治疗。

【原文】

三阳合病，脉浮大，上关上，但欲眠睡，目合则汗。（145）

【译解】

三阳合病，指太阳、阳明、少阳三经证候同时出现。脉浮属太阳，脉大属阳明，“上关上”，形容关脉长直有力，即少阳弦脉之象。故本病为三阳之经同时受邪。因热盛神昏，故病人但欲眠睡，即病人呈嗜睡之状。目合则汗，指盗汗，即睡眠中出汗，因阳热内盛，阴不内守，热迫液泄所致，在此不主阴虚，亦不主气虚。

【原文】

伤寒六七日，无大热，其人躁烦者，此为阳去入阴[①]故也。（146）

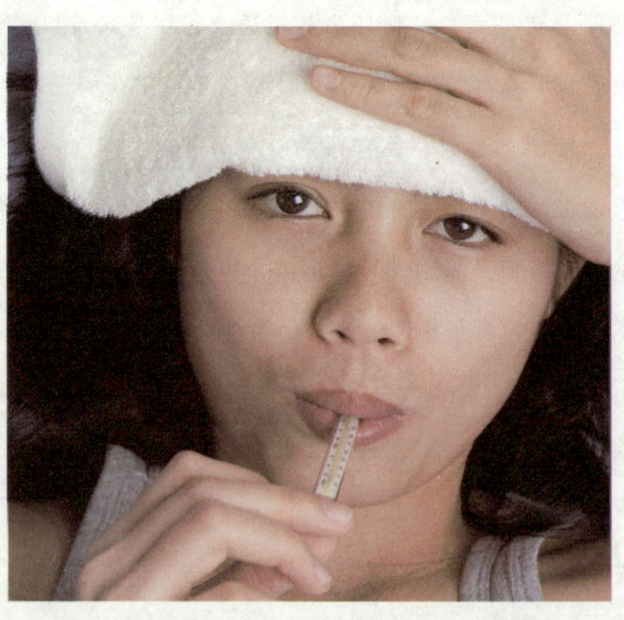

【注释】

①阳去入阴：阴阳，此指表里。阳去入阴，即去表入里之意。

【译解】

伤寒六七日，病日久不解。无大热，与太阳病发热相对而言，指体表热不甚，故无大热。其人躁烦者，为邪由表入里的表现。若病本无躁烦之症，在治疗过程中又出现躁烦者，说明疾病已经发生了变化。如第4条“伤寒一日，太阳受之，脉若静者，为不传。颇欲吐，若躁烦，脉数急者，为传也”，此处躁烦只能说明疾病已发生变化，而不能确定疾病传向何经。

【原文】

伤寒三日，三阳为尽，三阴当受邪，其人反能食而不呕，此为三阴不受邪也。（147）

【译解】

本条应与上条合看，上条以无大热而躁烦，断为传经；本条以病至三日而不呕，断为不传。从反正两方面说明，伤寒之传变与否当以客观证候为依据，不可拘于《素问·热论》所讲的日传一经的规律。各注家之见大体相同，尤以柯韵伯的论述发人深省，柯氏认为，三阴之受邪与否皆看阳明为转旋，以胃为水谷之海，五脏六腑皆受气于胃，故胃气之强弱是决定伤寒由表入里、由阳转阴之关键，这对于诊断、治疗以及预后之判断，都有很大的指导意义。

【原文】

伤寒三日，少阳脉小者，欲已也。（148）

【译解】

外感病第三天，病在少阳，其主脉当为弦。如果脉象小的，是邪气已衰，疾病将要痊愈的征象。在此，仲景以脉的变化反映病机的转归，此谓以脉言病机。《素问·热论》指出六经病日传一经，仲景运用六经病日传一经的理论，并进一步发展，指出疾病的发展虽有一定的规律可循，但不是绝对的。如第5条，“伤寒二三日，阳明、少阳证不见者，为不传也”。所以临床辨证，既要注意病史、病程，又要脉证合参。

【原文】

少阳病，欲解时，从寅至辰上[①]。（149）

【注释】

①寅至辰上：指寅、卯、辰三个时辰，即从凌晨三时至九时。

【译解】

本条论述少阳病欲解时。少阳主升发之气，郁则病作，舒则病

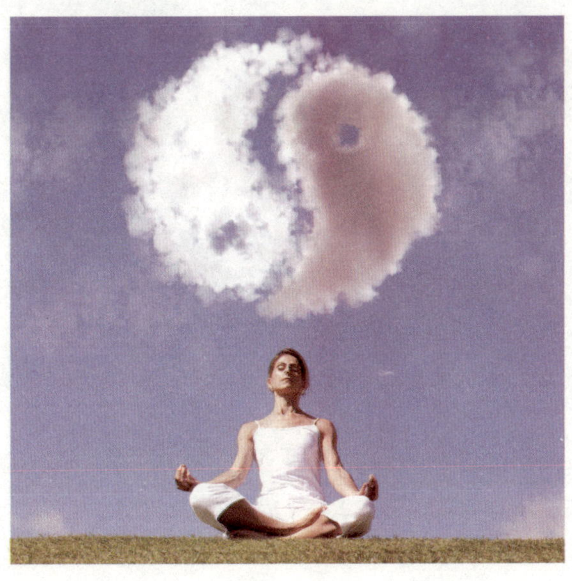

解。而寅、卯、辰三个时辰，即上午三时到九时，恰是阳气升发之时，当少阳病邪衰之机，在此段时间内，得天阳之助，容易病愈。

六经病欲解时均与天阳相关，三阳病欲解时，分别是日出、日中、日入的前后，共占九个时辰。《素问·生气通天论》云：“阳气者，一日而主外，平旦人气生，日中而阳气隆，日西而阳气已虚。”张景岳注云：“平旦人气生，以日初升也；日中阳气隆，以日当午也；日西阳气虚，以日渐降也。”人体之阳，若天与日，天阳由于日之升降而有盛衰，人亦应之。卯属东方，是日出阳升之时，少阳病解于此时，是被郁之少火随天阳之升而容易舒发，这和柴胡之发越郁阳有相同之处。

辨太阴病脉证并治

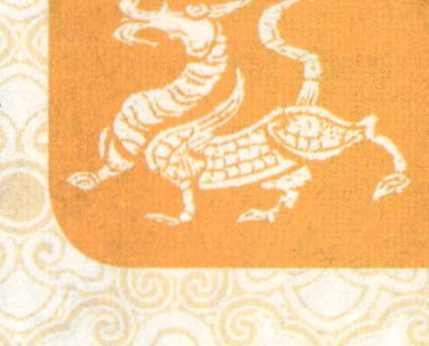

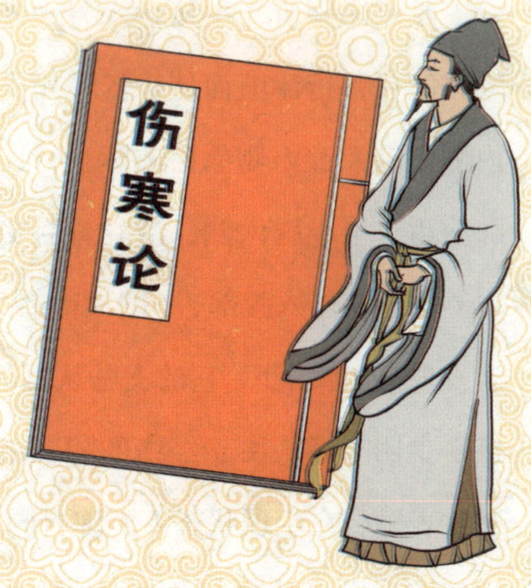

【题解】

太阴病是由于中焦虚寒、寒湿内阻、脾胃功能紊乱、中焦升降反常所致，临床以呕吐、下利、腹满疼痛、食欲减退、舌苔白腻、脉沉缓为主要脉证的疾病。

太阴即阴气多之意，也叫三阴，位主里，包括手太阴、足太阴二经和肺脾二脏。但从本章所论的实际内容来看，主要讨论的是足太阴脾脏和足太阴脾经的病变和证候，而手太阴肺的病变大多出现在太阳病篇中，这是因为肺主皮毛，与足太阳膀胱共同主表，故邪犯太阳，可导致肺气失宣而出现咳喘等症，故太阴肺的证候可参考太阳病相关内容辨证论治。

足太阴脾脏，主运化水谷，外合四肢，其气以升为健，同时又能代胃行津液而使胃气不燥。足太阴脾经，起于大趾末端内侧，沿大趾内侧赤白肉际上行，经第一趾骨小头后，上向内踝前边，上小腿内侧，沿胫骨后交出足厥阴肝经之前，上膝股内侧前边，进入腹部，属于脾，络于胃，通过膈肌，夹食管旁，连舌根，散布舌下。它的支脉从胃部分出，上过膈肌，流注心中，接手少阴心经。由于经络的相互络属，使足太阴脾与足阳明胃互为表里。在生理状态下，脾胃同居中焦，脾主运化，升清阳，主四肢，胃主受纳，腐熟水谷，与脾合称为后天之本，为人体气血生化之源，脾主升，胃主降，脾以升为顺，胃以降为和，为人体气机升降之枢纽。脾胃各项功能协调，则人体清阳得升，浊阴得降，水精四布，五脏得养。若脾胃虚弱，或被邪气所犯，以致中阳不足，水谷运化无力，则寒湿内停，脾胃升降失常而形成太阴病。

太阴病的成因大致可分两种情况：一是传经，指太阴病由他经传来。如病在三阳，由于辨证不准，误治失治，皆可致中焦阳气不足，脾胃功能紊乱而形成太阴病。一是直中，指太阴病的发生没有经过三阳，而直接出现太阴病证候，多由于病人平素中阳不足，风寒之邪直犯太阴或过食生凉，损伤脾胃，均可导致太阴病的发生，在临床上可出现腹满、呕吐、食不下，或食减退、下利、腹痛时痛时止、喜暖喜按、舌苔白滑、脉迟缓或沉缓等症。太阴病的病性多为里虚寒证，并以脾虚寒证为主。在太阴病的过程中，存在着中阳虚损，寒从中生、寒湿中阻、升降反常的病理变化特点。故太阴病的主要病机为脾气虚弱，寒湿中阻。太阴病亦可分为太阴病本证和太阴病兼变证，太阴病本证即太阴病提纲证，以腹满而吐、食不下、自利益甚、时腹自痛，且自利不渴为基本表现。太阴兼变证主要有太阴兼表证、太阴腹痛证和太阴寒湿发黄证等。

太阴病的治疗，仲景提出“当温之”为治疗大法，即太阴病本证当以温补中焦、散寒除湿为重点，方用理中丸、四逆汤一类的方剂。若兼太阳表证，而里虚不甚者，可以从太阳病论治，宜调和营卫，方用桂枝汤。如太阳表证未除而中阳已伤者，可用温中解表之法，太阳病中篇桂枝人参汤可参考使用。若太阴病出现腹痛拘急者宜通阳益脾，活血和络止痛，用桂枝加芍药汤，若疼痛剧烈者，可化瘀通络导滞，选桂枝加大黄汤。若脾虚不能运化水湿，小便不利，湿邪下无出路，与寒邪抟结于中焦，影响肝胆疏泄，使胆汁外溢，渍于肌肤而为身黄，即出现寒湿发黄证，治疗当用温中散寒、祛湿退黄之法。总之，太阴病的治疗要注意保护中阳，苦寒之品不能太过。太阴病的预后一般良好，若治疗得当，脾阳恢复，湿邪积滞可从大便而泄，则病愈。如果太阴病治疗不当，则可发展为少阴病或厥阴病。如果太阴病温补太过，又可化燥伤津而转属阳明。

【原文】

太阴之为病，腹满而吐，食不下，自利益甚，时腹自痛。若下之，必胸下结硬[①]。(150)

【注释】

①胸下结硬：胸下，即胃脘部，指胃脘部痞结胀硬不舒。

【译解】

本条为太阴病提纲，多数注家均认为系里虚寒证，但有些注家如丹波元简则认为是里实寒证，有必要识别清楚。《伤寒论》将急性热病的传变规律用六经辨证进行归纳总结，包括疾病的寒热进退、虚实盛衰、病变部位等。三阳经属阳、热、实，三阴经为阴、寒、虚，所以太阴病反映为脾胃虚寒证。

虚寒和实寒在临床表现上有所不同，实寒证大便冷秘、腹部硬而拒按，脉沉实有力。虚寒证大便溏泻，腹部柔软喜按，脉迟缓无力。临证应注意鉴别。

【原文】

太阴中风，四肢烦疼，阳微阴涩而长者，为欲愈。(151)

【译解】

太阴感受风邪，就会出现四肢疼痛而烦扰不安，脉象浮取见微，沉取见涩而转长的，为邪去正气恢复的征象，预示着疾病将要痊愈。

【原文】

太阴病，欲解时，从亥至丑上[①]。（152）

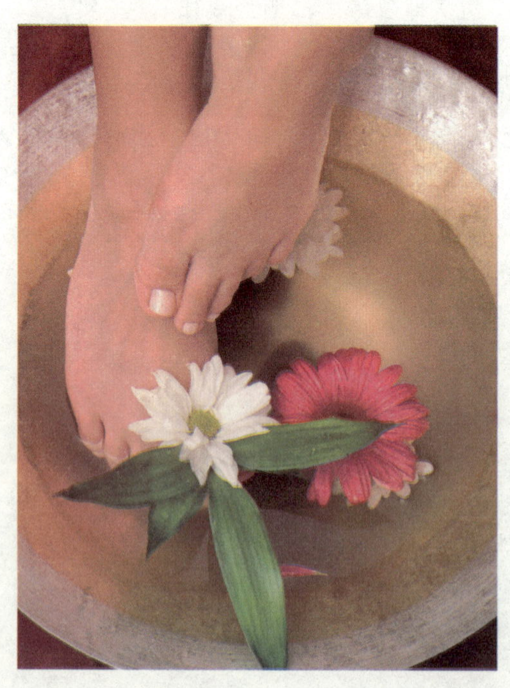

【注释】

①亥至丑上：指亥、子、丑三个时辰。即从二十一时至次日三时之前。

【译解】

本条论述太阴病欲解的大致时间。按阴阳消长的规律讲，阴尽则阳生，从一日来看，从黑夜至鸡鸣，为天之阴，且为阴中之至阴。三阴中，以太阴为至阴，阴极于亥，阳生于子，至丑时阳气渐增。足太阴脾气旺于亥、子、丑三个时辰，此时，脾气来复，阳气渐增，脾阳回复，正胜邪却，则疾病有欲解之机。临证治疗太阴病时，应根据天人相应的这一理论，抓住这一有利时机，采用温阳健脾之法，以扶助正气，祛除病邪，有利于机体早日康复，但绝不可以坐以待愈，延误治疗时机。

【原文】

太阴病，脉浮者，可发汗，宜桂枝汤。（153）

【译解】

本条论述太阴兼表的治法，和第 151 条合参应有四肢烦痛之症，太阴病，指平素中阳不足之人因外感风寒而发病。文中举脉略证，太阴病属中阳不足，脉当缓弱为常，今脉不缓弱而浮者，说明里阳虚不甚，太阴阳气尚能奋起抗邪，故脉应之而浮。可发汗者，

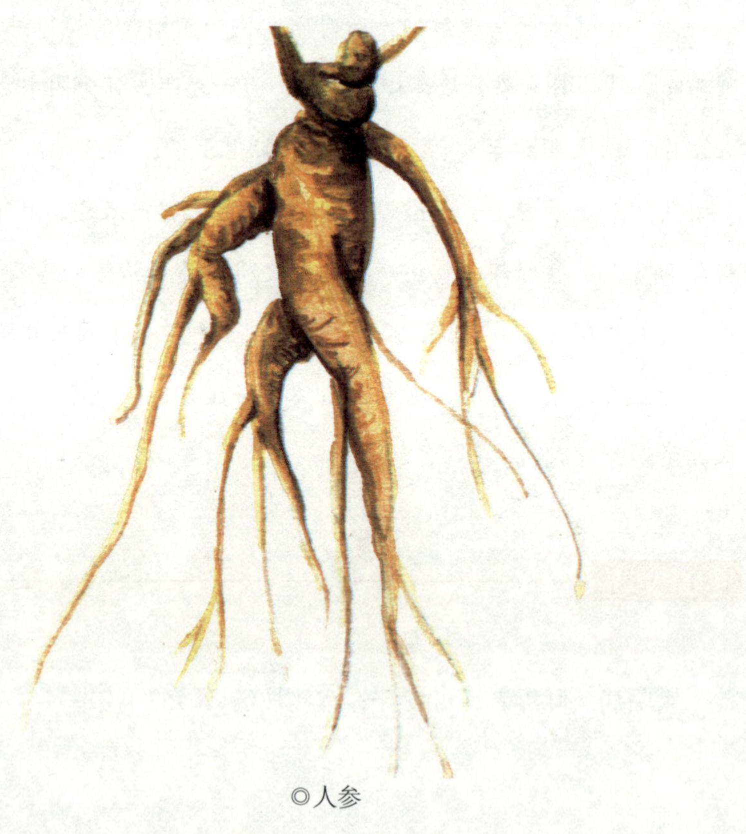

◎人参

指本条所述证有无汗一症，因病人中阳不足，故不可用峻汗之麻黄汤，而用桂枝汤治疗，既可以调脾胃，又可和营卫，从而达到扶正祛邪的目的。在临床上，对于太阴兼表的表里同病，一般当以桂枝汤解其表，后用理中丸、四逆汤一类的方剂治其里，但若里证较重者，应以四逆汤一类的方剂治其里，后再解其表，或用桂枝人参汤表里同治，以温里为主，兼以解表。

【原文】

自利不渴者，属太阴，以其藏有寒①故也。当温之，宜服四逆辈②。（154）

【注释】

①藏有寒：藏同脏，指脾脏有寒。②四逆辈：指四逆汤、理中汤一类的方剂。

【译解】

（1）病因病机：本证的病因是感受寒邪。脾胃原本阳虚，受此邪气，运化功能减弱，升降失常，清浊不分，产生寒湿下注，而发腹泻为原发。

（2）证候：太阴腹泻，本条省略了食不下、腹满、时腹自痛的症状，因在太阴之为病的提纲证中已指出了。

（3）治法：温阳健脾，温阳能散寒邪，健脾能祛内湿，寒湿去，脾阳复则腹泻可止，饮食恢复，腹满消失。

（4）方剂：主方是理中汤丸，若要选用四逆汤，必须脉沉；腹泻未消化的食物，或脉浮迟；大汗出，腹泻严重，手足厥冷。有这几组中的一组证候出现，才能应用。

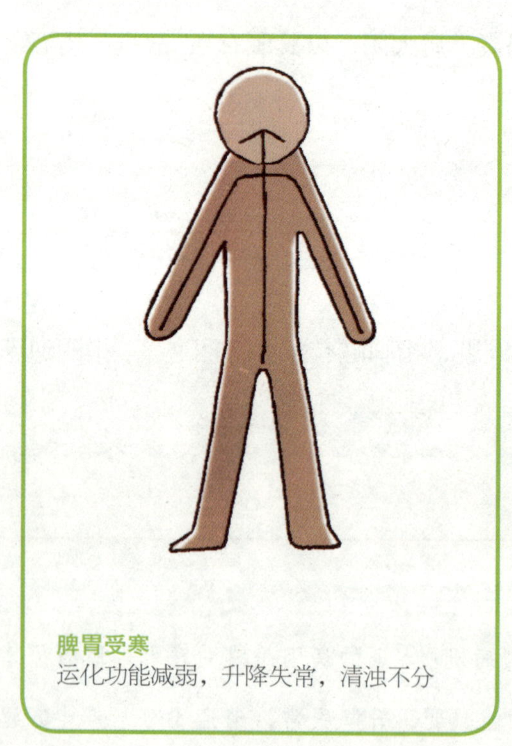

脾胃受寒
运化功能减弱，升降失常，清浊不分

【原文】

伤寒脉浮而缓，手足自温者，系在太阴。太阴当发身黄，若小便自利者，不能发黄；至七八日，虽暴烦下利，日十余行，必自止，以脾家实由，腐秽当去故也。（155）

【译解】

阳明病篇第64条从阳明与太阴互为表里的角度，论述过此句。本条则是从太阴病的角度，阐述“系在太阴”的转归。重点应为“手足自温”及“系在”二字。

关于手足温：手足温之“温”是一个具有相对性的表示阳气多少的“量”的概念，同时作为一个辨证的指标，用以阐明六经病阳气的进退及定位辨证，其表现形式归纳起来有4种：

其一，少阳为病手足温。三阳病以阳气盛为基本病理特征，故当手足热。但三阳病相较，少阳的阳气较少。所以《伤寒论》以“胁下满手足温”提示病气主在少阳。

其二，太阴为病手足温。三阴病以阳气虚为基本病理特征，故当手足厥。但三阴病相较，太阴阳虚较轻，故少阴、厥阴病手足厥，太阴为病手足温。如第64、155条的“伤寒脉浮而缓，手足自温者，是为系在太阴”。

其三，阴病阳复手足温。手足厥冷，是阴病寒化的特征，少阴、厥阴为病尤为如此。所以，仲景常把手足厥与手足温作为正邪胜负，阳气进退，特别是推测预后的重要指征。

其四，阳病热退手足温。手足热是阳病热盛的特征，三阳病中，阳明病乃属“两阳合明”，故热邪亢盛，其手足必热。若阳明之热衰退，手足之热势亦必随之降低，如第165条的“手足温”。

所谓“系在太阴”，是指具备太阴体质因素，或疾病正在向太阴病转属过程之中，与正式的、典型的太阴病还是有区别的。

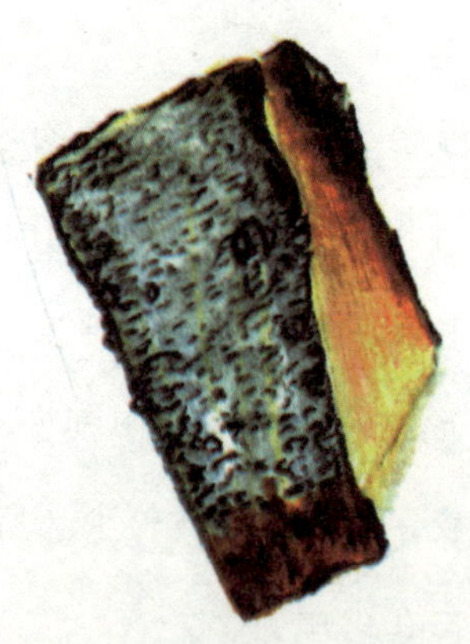

◎桂皮

【原文】

本太阳病，医反下之，因而腹满时痛者，属太阴也，桂枝加芍药汤主之；大实痛者，桂枝加大黄汤主之。（156）

【译解】

本条属于传统的争论问题，争论的焦点是所谓的“大实痛”，是实在阳明，还是实在太阴。因此本条品读的重点即是“大实痛”。

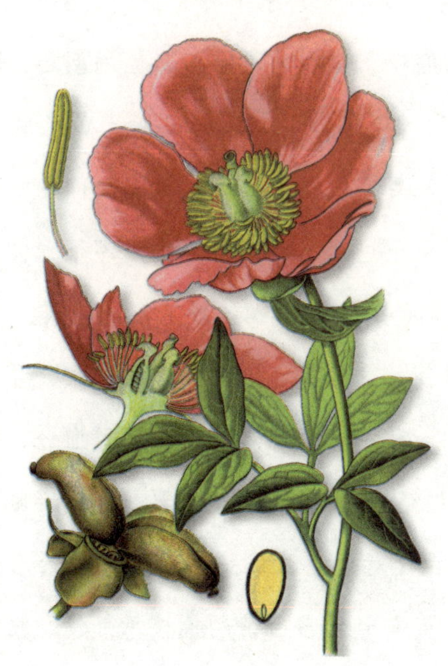

◎芍药

历代注家对于本条的注释，异议较多。持实在阳明论者，如方有执云：“本来实者，旧有宿食也。”张隐庵云：“大实痛者，乃腐秽有余而不能去。”这是一种具有代表性的、传统的观点，为大多注家及教科书所赞同。另一种观点是实在太阴，程郊倩就指出：“阴实而非阳实。”许宏更直言：“乃脾实也。”李克绍先生更是明确指出：“胃家实是胃肠中有宿食粪便留滞，脾家实是胃肠外之膜的脉络气血壅滞，二者显然有别。”所以，本条的腹满腹痛，病灶在肠胃之外，不在肠胃之内，是脾实而不是胃实。

以上两种观点歧义的本身并不重要，重要的是通过这种争论，反映出品读《伤寒论》存在的具有普遍性的问题，即分析思维的僵化和教条。其实，“大实痛”若不与“加大黄”联系起来，也不易得出实在阳明（即胃家实）的结论。可知，问题的焦点就在于对大黄药用的认识思维上。众所周知，大黄是泻下通便要药，如承气汤类方。所以，人们的习惯性思维就限定在这一点上，只要见到大黄，就必然是泻下通便，这种形而上学的思维方式，导致了对很多问题的曲解。其实，大黄一药，既走肠胃，又入血分，亦属活血逐瘀之要药。《神农本草经》载大黄功用，首要是“下瘀血”，然后才是“荡涤肠胃”，说明古代对大黄认识是全面的。仲景用大黄除承气汤类方泻下通便外，尚有专治蓄血证的桃核承气汤、抵当汤、抵当丸诸方，包括《金匮要略》的下瘀血汤、大黄牡丹皮汤、大黄甘遂汤等

方，均是祛瘀滞，通血络。以上分析说明，正确的结论，首先源于正确的思维，所谓正确的思维，就是善于运用唯物辩证法的观点去分析、认识问题。

对于这个问题，李克绍先生在《伤寒解惑论》中进行了深入的剖析，尤其对于大实痛究竟是脾实还是胃实的问题的分析尤能令人信服。云：胃为阳明之腑，脾为太阴之脏。胃，如前所说，

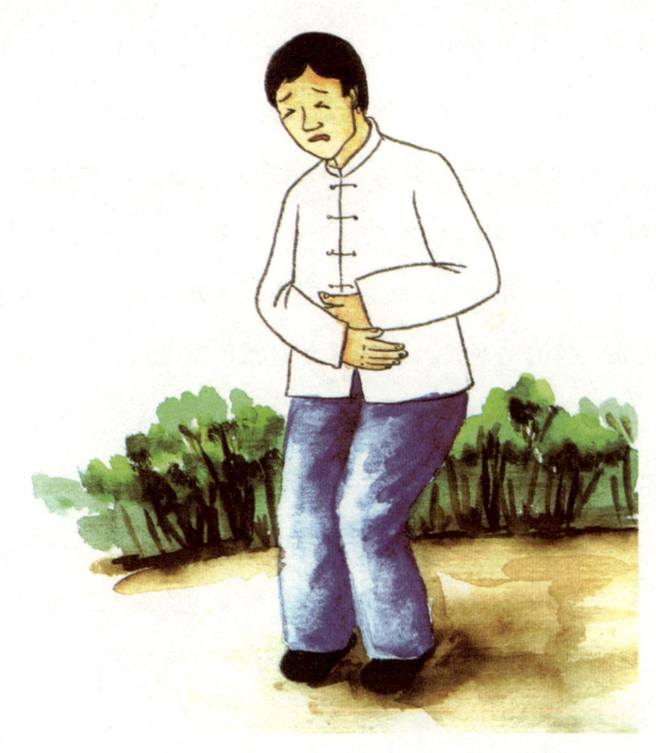

系指整个消化道而言。脾，如《素问·太阴阳明论》所说，“脾与胃以膜相连耳”，系指连于胃肠而能“为之行其津液”的膜。因此，胃家实是胃肠中有宿食、粪便留滞，脾家实是胃肠外之膜的脉络气血壅滞，二者显然有别。本条的腹满、腹痛，究竟是肠内的事，还是肠外的事？要解决这个问题，首先要看腹满腹痛是在什么情况下促成的。论中明明说：“本太阳病，医反下之，因而腹满时痛。”“因而”是什么意思呢？是因“医反下之”。可知未下之前，并没有腹满腹痛。那么，之所以腹满腹痛，显然是由于下后外邪内陷所促成的。外邪内陷，只能使气血壅滞，绝不会陷入肠胃而变成腐秽和硬便。所以本条的腹满腹痛，病灶在肠胃之外，不在肠胃之内，是脾实而不是胃实，是毫无疑问的。正如原文指出的那样“属太阴也”。

邪陷属胃肠以外的脉络之间，使气血壅滞所致的腹满腹痛，也有轻重之分。轻的“寒气客于肠胃之间，膜原之下，血不得散，小络引急，故痛。按之则血气散，故按之痛止”。重的“寒气客于经脉（不是小络）之中，与炅气相薄则脉满，满则痛而不可按也。寒气稽留，炅气从上，则脉充大而血气乱（即充血肿胀），故痛甚不可按也”（见《素问·举痛论》）。痛不可按，就是大实痛。可见大实痛不一定是肠中有腐秽宿食，邪气客于肠外的经脉，与炅气相薄，同样可以出现。

【原文】

太阴为病，脉弱，其人续自便利，设当行大黄、芍药者，宜减之，以其人胃气弱，易动故也。(157)

【译解】

本条指出用药的注意点：胃气弱的患者，用苦寒药时要适当减量。本条不仅适用于大黄、芍药之苦寒药，而且也适用于黄芩、黄连、黄柏等其他苦寒药，有其普遍意义。

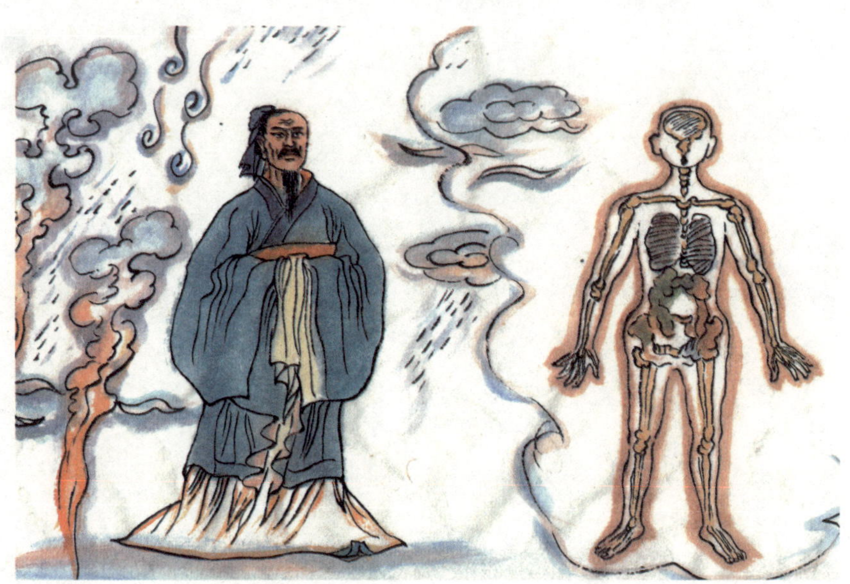

辨少阴病脉证并治

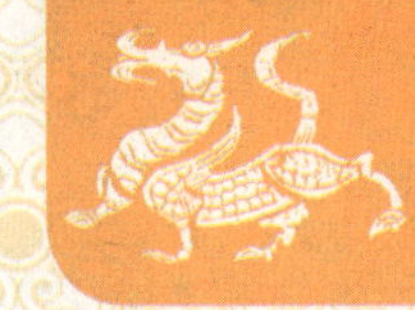

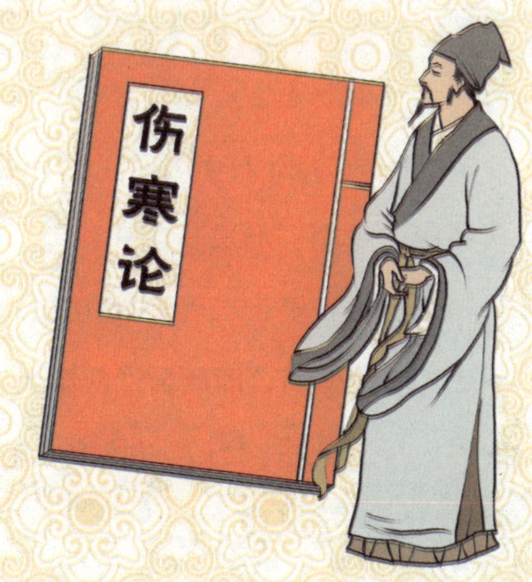

【题解】

少阴病是外感病发展过程中的危重阶段。病至少阴，机体抗病能力明显下降，心肾、阴阳、气血、水火俱虚，临床出现以脉微细，但欲寐等，则称为少阴病。少阴病位在里，其病变性质多属阴、属虚，以全身虚衰为主要特征。

少阴，即阴气较少，《黄帝内经》又称之为一阴和小阴。少阴概括手足少阴二经和心肾两脏，生理上心主血脉，又主神明，为君主之官，内寄少阴君火，对人体生理活动起着统领作用；肾主藏精，内藏元阴元阳，是五脏六腑阴阳之气的根本。病至少阴，涉及人体阴阳之根本。气化学说认为，少阴本火标阴，本标异气，故既可出现阳虚阴寒内盛之少阴寒化证，亦可出现阴虚火旺之少阴热化证，病人常常呈现全身机能衰退的状态。

少阴病的成因：其一因心肾不足，或年高体弱，外邪侵袭，病邪直中少阴，形成少阴病；其二为太阳之邪传入少阴，因太阳和少阴相表里，二者经脉相连，脏腑相关，太阳有病，少阴不足，内传少阴，即所谓“实则太阳，虚则少阴”；其三太阴与少阴为母子关系，当太阴病脾虚进一步发展，每易子病及母，而转属少阴。

少阴病的分类，根据病性的不同，可分为寒化证、热化证

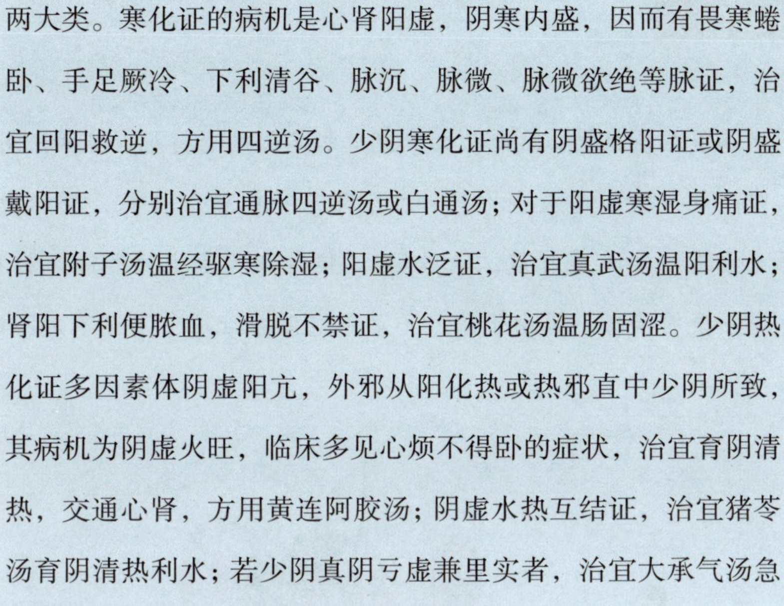

两大类。寒化证的病机是心肾阳虚，阴寒内盛，因而有畏寒蜷卧、手足厥冷、下利清谷、脉沉、脉微、脉微欲绝等脉证，治宜回阳救逆，方用四逆汤。少阴寒化证尚有阴盛格阳证或阴盛戴阳证，分别治宜通脉四逆汤或白通汤；对于阳虚寒湿身痛证，治宜附子汤温经驱寒除湿；阳虚水泛证，治宜真武汤温阳利水；肾阳下利便脓血，滑脱不禁证，治宜桃花汤温肠固涩。少阴热化证多因素体阴虚阳亢，外邪从阳化热或热邪直中少阴所致，其病机为阴虚火旺，临床多见心烦不得卧的症状，治宜育阴清热，交通心肾，方用黄连阿胶汤；阴虚水热互结证，治宜猪苓汤育阴清热利水；若少阴真阴亏虚兼里实者，治宜大承气汤急下存阴。

【原文】

少阴之为病，脉微细，但欲寐[①]也。（158）

【注释】

①但欲寐：似睡非睡，呼之略振，须臾又睡。形容病人精神萎靡不振的状态。

【译解】

本条叙证虽简，但足以反映出少阴病的病变特征。病至少阴，人体阳气虚衰，阴液也不足，由于阳虚不能鼓动血脉，故脉微。阴血亏虚不能充盈脉道，故脉细。“但欲寐”是似睡非睡、精神萎靡不振的状态，是由于阳气不足不能温养心神、阴液不足不能

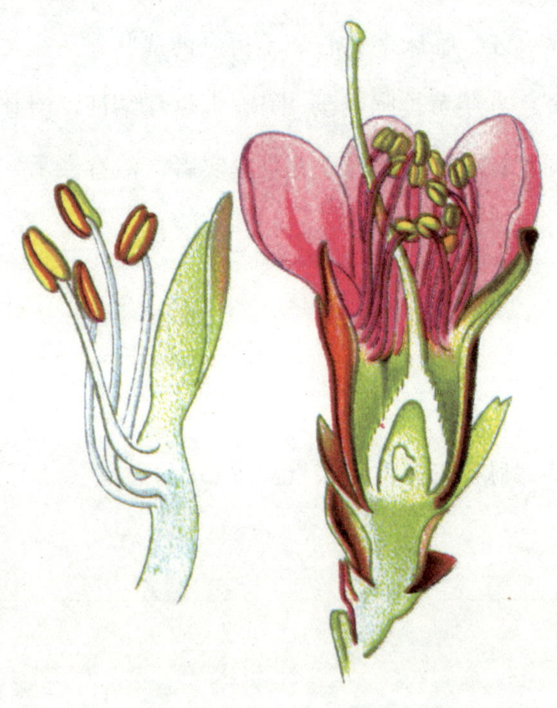

◎桃花

濡养心神所致。所以提纲条文不仅说明了少阴病有寒化和热化两类证候，而且反映出少阴病以寒化证为主这一问题。“脉微细，但欲寐”寥寥六个字，高度概括了少阴病的特点，揭示了疾病的本质。

本条脉微与脉细分述，微为阳虚，细为血少。从脉象上讲，微含有细。微细并提，则以脉微为主。王叔和《脉经》有“微脉极细软，或欲绝，若有若无”“细脉，小大于微，常有，但细耳”的论述。

但欲寐，并不是真的能够入睡，而是指病人精神萎靡不振，呈现出似睡非睡的状态，是人体阳气阴津不足的表现。临床上本证与邪去神恬的嗜卧静养以待阳气来复或高热神昏的嗜卧均不相同。

【原文】

少阴病，欲吐不吐[①]，心烦，但欲寐，五六日，自利而渴者，属少阴也，虚故引水自救。若小便色白[②]者，少阴病形悉具。小便白者，以下焦[③]虚有寒，不能制水，故令色白也。(159)

【注释】

①欲吐不吐：指病人想吐而又吐不出。②小便色白：指小便色清不黄。③下焦：指肾脏。

【译解】

少阴病欲吐不吐，是下焦阳衰，寒邪上逆所致，但因胃中无物，故欲吐不吐。阴藏于下，虚阳上扰，神气不振，故心烦、但欲寐。本证心烦，因有下利、脉微细等下焦虚寒见证，且但欲寐和心烦并见，是属虚寒，而非邪热内扰。正如周禹载所说："此皆阴邪上逆，经气遏抑，无可奈何之象。"故与阳明胃实心烦及栀子豉汤证之虚烦显然不同。自利而渴，亦属少阴阳虚现象，此种口渴，不是阳热有余，消烁津液，而是真阳不足，不能蒸化津液上承，其渴必喜热饮，且饮量亦必不多，所谓虚故饮水自救也。舒驰远解释本条少阴病口渴的病机，可谓切中肯綮，"舌下……津液涌出，然必借肾中之真阳为之蒸腾，乃足以上供，若寒邪侵到少阴，则真阳受困，津液不得上潮，故口渴，与三阳经之邪热烁于津液者，大相反也"。第 154 条："自利不渴者属太阴"，本条"自利而渴者属少阴"，可见下利一证是太、少二阴所同，其辨证要点在于口渴与否。太阴寒湿，自利不渴；少阴阳虚，不能蒸化津液，自利而渴。所以成无已说："自利不渴者，寒在中焦属太阴；自利而渴，为寒在下焦，属少阴。"但与阳经实热的口渴下利，又必须做出区别。大凡阳证下利，小便短赤，利必臭秽，肛门灼热，苔必黄垢，且必伴有身热脉数等症；而少阴下利口渴，小便清长色白，利必清稀溏薄或完谷不化，舌苔必白润，并有恶寒脉微等症。"小便色白"是本证辨证的眼目，自利、口渴可属热证，但必然是小便黄赤，今小便清白，则是下焦虚寒之证无疑。陈修园说："小便色白者，白为阴寒，少阴阴寒之

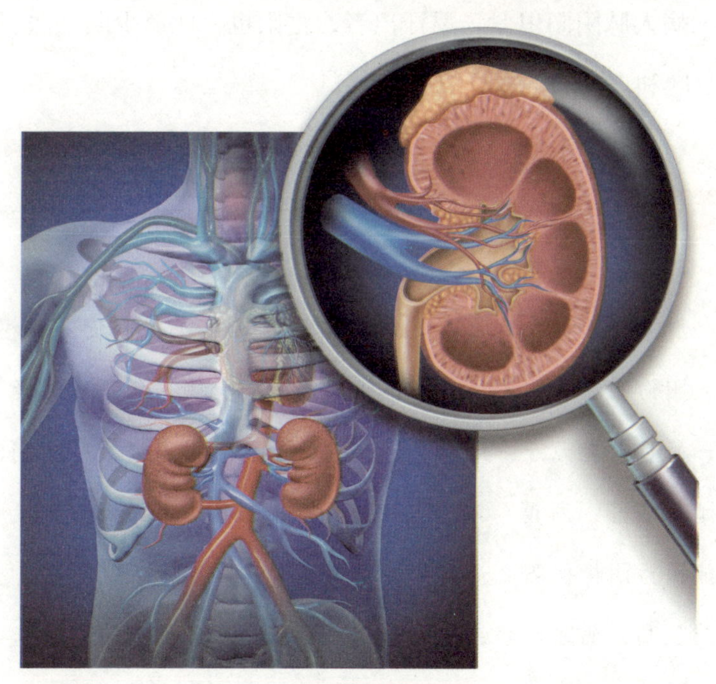

病形悉具，此确切不移之诊法也。原其小便之所以色白者，以下焦虚而有寒，全失上焦君火之热化，不能制水，故令色白。”曹颖甫对小便色白问题亦颇重视，他说：“至下焦虚寒，不能制阴寒之水，则肾阳已绝，故不受阳热蒸化而小便反白，固知久病而小便色白者，皆危证也。”林澜则从阴阳两虚解释了病机，可资参考。

【原文】

病人脉阴阳俱紧，反汗出者，亡阳也，此属少阴，法当咽痛，而复吐利。(160)

【译解】

脉阴阳俱紧，而反汗出，为阴寒内据，孤阳外越而不归根之象。然太阳伤寒亦脉阴阳俱紧，但为浮而紧，少阴病脉阴阳俱紧是沉而紧，而且前者无汗，后者有汗，判然有别。里寒内聚则吐利，浮阳上越则咽痛，所谓“法当”，此言少阴亡阳之变的必备症状。本证咽痛，为阴极似阳之证，大多不红不肿，和实证咽痛不同。少阴病既吐且利，阴寒已盛，再见汗出，亡阳之变，即在顷刻，当急回阳固脱。

尤在泾从太阳与少阴互为表里，阐释本条病症得之从太阳飞渡少阴，颇有道理。临床每见年老阳虚之体，一旦患伤寒者，最易速传少阴，其来势急，其证必险笃，辄有亡阳之变。若吐利而汗出者，真阳危亡，即在顷刻。故本条说“反汗出”，一“反”字，点明证属逆候，临证时不可不提高警惕。朱肱曾列补救之法，如“汗出者藁本粉傅之；咽痛，甘草汤、桔梗汤”等。值此危亡之际，这些方法恐难应急，需急投白通、通脉四逆汤之类，以救垂亡之阳气，方为治本之法。李荫岚有谓“若见下利咽痛，白通甘桔合剂治之”，

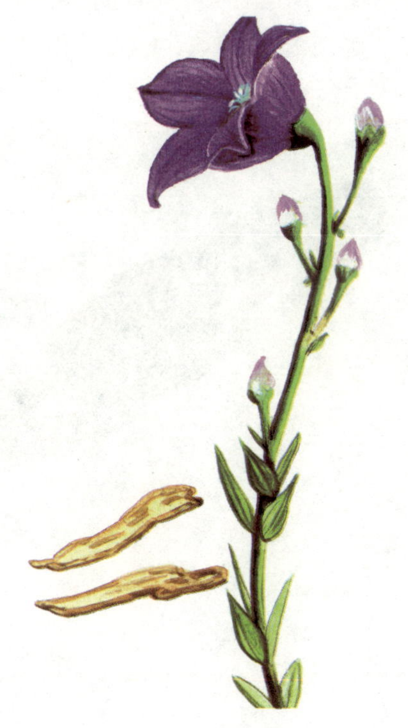

◎桔梗

亦可资参考。张隐庵注可提示本条的亡阳为主，但不能除外阴阳两虚。

【原文】

少阴病，咳而下利，谵语者，被火气劫故也。小便必难，以强责少阴汗也。(161)

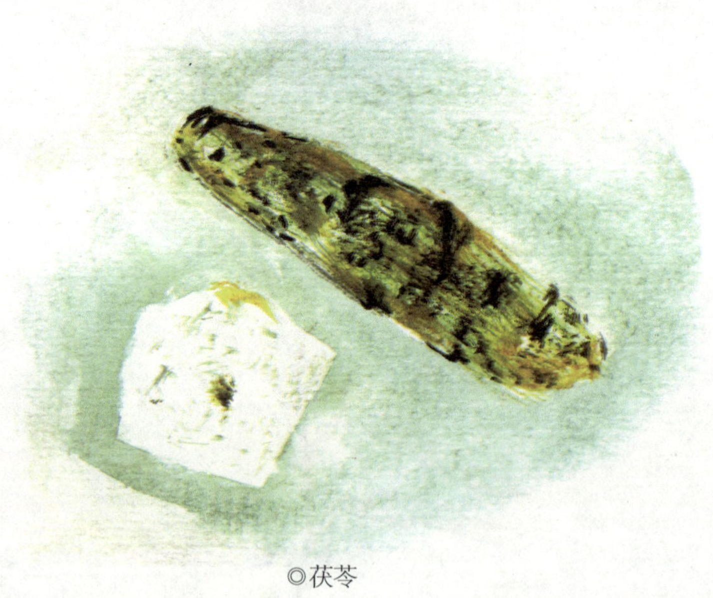

◎茯苓

【译解】

少阴病，症见咳嗽、腹泻，如果出现谵语的，这是用火治法强迫发汗所导致的变证。病人小便一定难以解出，急与茯苓四逆汤进行治疗。

【原文】

少阴病，脉细沉数。病为在里，不可发汗。(162)

【译解】

“少阴病，脉细沉数”，脉细是因血少成细数，为血虚之象；脉沉为气陷于里，此为陷于少阴；脉数非热即虚，此当为虚。因此，少阴病而出现脉细沉数，就是“病为在里”，就是里虚。发汗这种治疗方法，只能在表证使用，凡是里证，病邪一旦进入体内，都“不可发汗”，因为进入体内的病邪，发汗无法排出，反而会因为津液丧失而致更虚，甚至酿成坏病。

【原文】

少阴病，脉微，不可发汗，亡阳故也。阳已虚，尺脉弱涩者，复不可下之。（163）

【译解】

少阴病，脉象微，为阳气虚弱，所以不能发汗。如果阳气已虚，又见尺脉弱涩的，是阴血亦亏，不仅不能发汗，也不能泻下。对于这样的常识，仲景再三指示，从中可见其救世之心。

【原文】

少阴病，脉紧，至七八日，自下利。脉暴微，手足反温，脉紧反去者，为欲解也。虽烦，下利，必自愈。（164）

【译解】

少阴病，脉象紧，到了七八天，出现腹泻，脉象忽然由紧转微弱，手足反而变温暖的，这是阳复阴去，疾病将要解除的征象。此时虽然出现心烦、腹泻，势必会自行恢复。

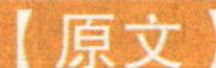

【原文】

少阴病，下利，若利自止，恶寒而蜷卧[①]，手足温者，可治。（165）

【注释】

①蜷卧：形容身体蜷曲的卧眠姿势。

【译解】

少阴病下利，多为肾阳虚衰，火不暖土所致。阴寒内盛，阳虚不能温煦机体，故恶寒而蜷卧，正如钱天来所说“大凡热者偃卧而手足弛散，寒则蜷卧而手足敛缩”。这是通过增减体表和外界的接触面积来调控散热多少的机体正常反应。少阴病，下利，恶寒而蜷卧，为阳虚阴寒内盛的表现。今利止，临床有两种可能：一为阳亡阴竭，无物可下之危重证候，此证利虽止，但四肢厥冷依旧，病情毫无改善。一为阳气渐复，阴寒渐去，临证当见手足转温，即为阳气恢复的表现。本证利自止为阳气恢复阴邪消退的结果。正如《素问·通评虚实论》所述“从则生，逆则死。所谓从者，手足温也；所谓逆者，手足寒也”。本条利止而手足温，为阳气来复，阴邪消退之佳象，虽恶寒而蜷卧，但预后较好。故云“可治”。临证可选用扶阳抑阴之剂如四逆汤或通脉四逆汤积极治疗，万不可坐以待愈，贻误治疗时机。

【原文】

少阴病，恶寒而蜷，时自烦，欲去衣被者，可治。（166）

【译解】

少阴阳衰阴盛，阳气失于温煦，故恶寒蜷卧，喜得衣被，但多静而不烦，为阳虚太甚，无力和阴寒邪气相争之故。今病人时时自烦，欲去衣被则说明阳气来复，尚能与阴寒之邪相争，这是阳气渐复的佳兆，故说“可治”，即可以用回阳救逆之剂协助阳气恢复。本条时自烦，欲去衣被者，为病人由恶寒蜷卧转为烦热，烦热故欲去衣被，临证当见手足转温等阳气来复之证，如此，则为阳气来复之象。若时自烦，欲去衣而手足厥逆，脉微欲绝，则多为虚阳外越而躁动不安，临证当详加区别。

【原文】

少阴中风，脉阳微阴浮者，为欲愈。（167）

【译解】

本条之“阴”“阳”，指尺脉和寸脉。少阴中风，指风寒直中少阴，少阴阴气少，正气弱，其病多为正气不足，故脉多沉紧无力而尺弱。今见寸脉微而尺脉浮者，寸脉微表示邪气已微，尺脉浮表示少阴阳气来复，病属正复邪少。故仲景说“为欲愈”。本条和第151条太阴中风，论述相似，含义也相似。

【原文】

少阴病欲解时，从子至寅上[①]。（168）

【注释】

①从子至寅上：子至寅，指子、丑、寅三个时辰。从子至寅上，指二十三时到次日五时前的六个小时。

【译解】

从子时至寅时，为自然界阴气已衰，阳气由生而长之时，而少阴病是以心肾虚衰为主的全身虚衰证候，但阳衰者多，阴虚者少。若少阴心肾阳衰，阴寒内盛，正气渐复，又得自然界阳气之助，则有利于阳气的恢复。少阴阳气恢复，则有利于驱邪外出，临证当抓住这一有利时机，积极治疗，且不能坐以待愈，贻误治疗时机。

【原文】

少阴病，吐利，手足不逆冷，反发热者，不死。脉不至者，灸少阴①七壮②。（169）

【注释】

①灸少阴：指灸少阴经脉的穴位。②七壮：每艾灸一炷为一壮。七壮就是灸七个艾炷。

【译解】

本证是少阴阴盛里寒证，若得阳气回复，阴寒渐退者可生，脉不至者可灸。此条“手足不逆冷，反发热”与第164、165条“手足反温者”同义，均属阳气回复之象。

少阴病因骤然吐利，阳气暴虚，阴阳气不相顺接，致脉乍不至者，须用灸法以急救回阳，再用温药治之，程氏、魏氏之说甚是。根据程氏、魏氏之说，说明本证并非只能用灸治而不可用药物治疗，这是当该明了的。因为本证毕竟是阴盛阳衰之重证，论云“不死”，是言可治，非不治自愈。主要说明本病所现的证候，根据疾病的自然转机来看，有好转的趋势，若除用灸法治疗

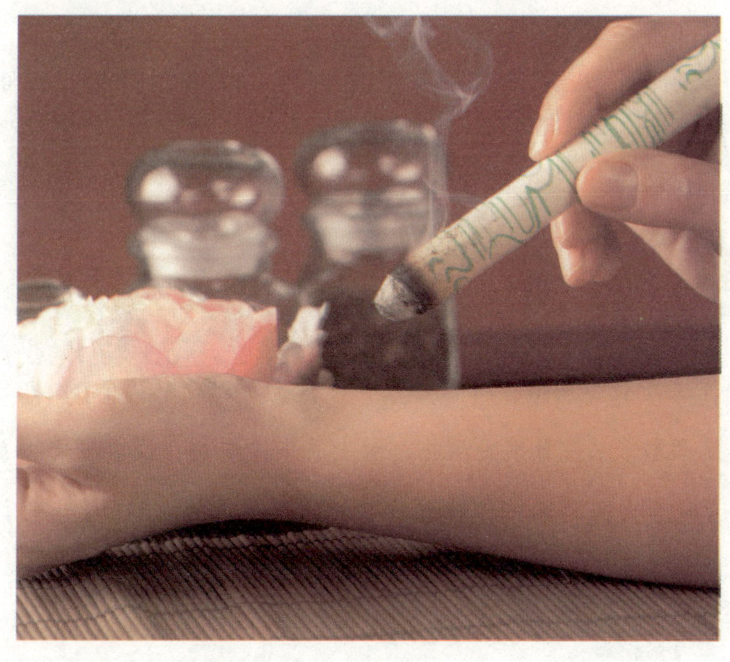

外，更服回阳之汤药，对帮助阳气早复，促使疾病早愈，更有积极作用。

陶氏以好酒、姜各半盏，用治骤中阴寒，或骤然吐泻的无脉，可以用作临床参考。程氏认为脉不至并非全属死证，并批评了那种“以其脉不至而委弃之”的医疗作风。提示我们在临床上，若遇脉不至者，应发扬人道主义精神尽力抢救，绝不可放弃治疗而待其死亡。

【原文】

少阴病，八九日，一身手足热者，以热在膀胱，必便血也。(170)

【译解】

原文所言少阴病，可以是寒化证，也可以是热化证；八九日是说其病程较长；一身手足尽热，示人原来没有热，或者没有一身尽热；膀胱为太阳之腑，膀胱之热循经外达，故热在膀胱；由于热伤血络，迫血妄行，故见便血，此可能为尿血。

【原文】

少阴病，但厥，无汗，而强发之，必动其血。未知从何道出，或从口鼻，或从目出者，是名下厥上竭，为难治。(171)

【译解】

少阴病，仅见四肢厥冷和无汗，却强行发汗，势必伤经动血而引起出血，其出血部位难以预测，有的从鼻出，有的从眼睛出，这就叫作下厥上竭，是难治之证。

【原文】

少阴病，恶寒，身蜷而利，手足逆冷者，不治。(172)

【译解】

少阴病里阴寒虚证，怕冷身体蜷卧，腹泻，手足冰冷的，这是阳气下脱的缘故，预后不良。虽说不治，但仍可用四逆辈进行救治，以期能出现奇迹。

【原文】

少阴病，吐，利，躁烦，四逆者，死。（173）

【译解】

本证是因为没有早用温中之法，使病情加重，转属死证。张氏认为是曾用过温中诸汤不愈，更加烦躁，而转属死证。我们认为，临床上由于早期失于温中或已用温中之法无效，病情逐渐加

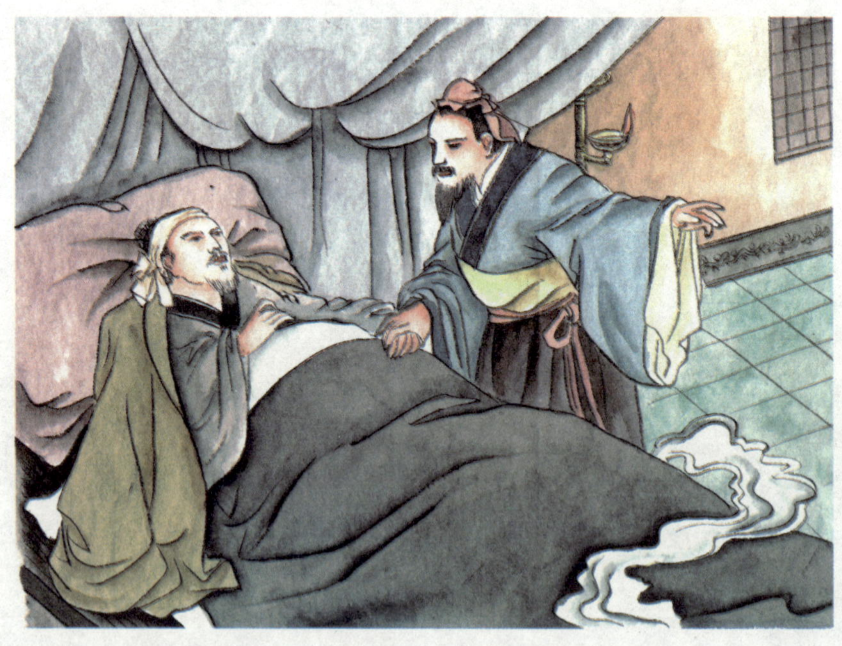

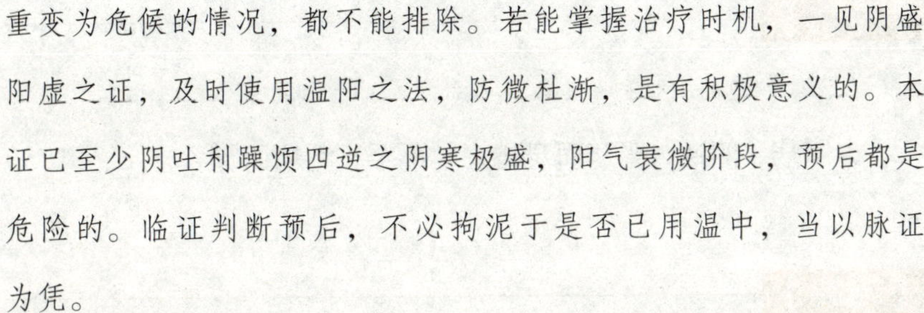

重变为危候的情况，都不能排除。若能掌握治疗时机，一见阴盛阳虚之证，及时使用温阳之法，防微杜渐，是有积极意义的。本证已至少阴吐利躁烦四逆之阴寒极盛，阳气衰微阶段，预后都是危险的。临证判断预后，不必拘泥于是否已用温中，当以脉证为凭。

【原文】

少阴病，下利止而头眩，时时自冒①者死。（174）

【注释】

①自冒：冒，如以物蔽首之状。这里指眼发昏黑、目无所见的昏晕。

【译解】

少阴病虚寒下利，若下利自止，临证有两种情况，一为少阴阳气来复，阴寒消退，疾病向愈之征象，临证必伴有手足温等阳气来复之证。一为阴液枯竭，无物可下之候，即为阴竭于下，故下利停止。今病人伴“头眩，时时自冒”之证，乃为阴液下竭，阳气上脱，阴阳有离绝之势，故断为死证。

【原文】

少阴病，四逆，恶寒而身蜷，脉不至，不烦而躁者，死。(175)

【译解】

本条主要根据烦与躁来判断预后，少阴病，四肢逆冷，恶寒而身蜷，是阴寒极盛，阳气极衰的征象。“脉不至”即脉搏摸不到，较之脉微欲绝更为严重，为真阳极衰，无力鼓动血脉运行之故。若烦者，虚阳尚能与邪抗争，不烦而躁者，虚阳脱矣，阳绝神亡，故见肢体躁动不宁，危重已极，故断为死候。仲景指出不烦而躁，隐含烦和躁是不同的。但是仲景有时烦躁并提，又不加区别，要根据条文的病机理解是偏于烦还是偏于躁。

【原文】

少阴病，六七日，息高①者，死。(176)

【注释】

①息高：息，指呼吸，高指吸气不能下达。息高指呼吸表浅、不能

下达胸腹的症状，是肾不纳气的表现。

【译解】

少阴病发展到六七天的时候，出现呼吸表浅，气息浮游于上，不能下达于胸腹，呈呼气多，吸气少的状态。肺主呼气，肾主纳气，若肾气虚衰，失于摄纳，气不能归纳于根，故可见呼吸表浅，呼多吸少。本证为肾气绝于下，肺气脱于上，上下离绝的现象，所以断为死证。

【原文】

少阴病，脉微细沉，但欲卧，汗出不烦，自欲吐，至五六日，自利，复烦躁，不得卧寐者，死。（177）

【译解】

脉微细沉，但欲卧，自欲吐，是少阴病虚寒证的一般表现。第148条有“阴不得有汗”之论，今汗出不烦，是为阳气外亡而无力与阴邪相争，此时一线残阳，已达欲绝阶段。当此之机，以大辛大热之剂急回少阴之阳，尚恐不及，更何况迁延五六日之久，以致阳气愈虚，阴寒之邪愈盛，从而出现自利、烦躁、不得卧寐之候，说明病情渐次恶化。阴盛而阳脱于下，不能固摄则利，阳虚极而不能入于阴，孤阳扰于上则烦躁不得卧寐。此为阴盛阳脱，阴阳离决，故主死。本证始时病人“但欲卧”为阴盛阳虚，神衰不振，尚未至阳气外亡之时，五六日后，烦

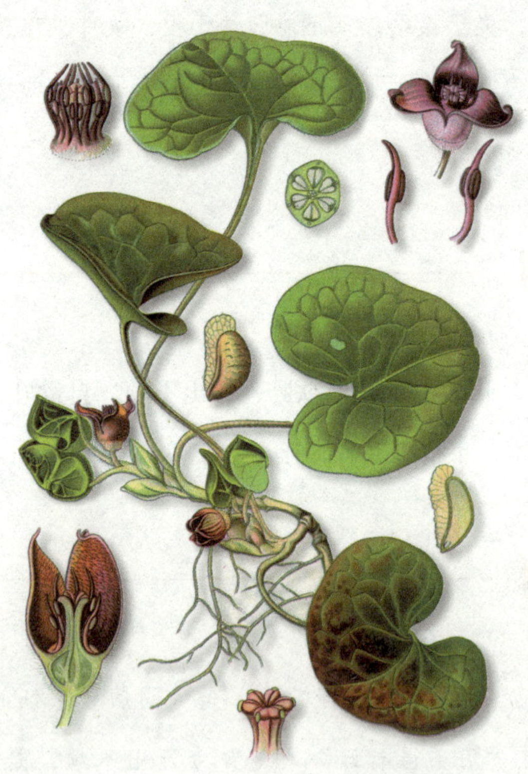

◎细辛

躁不得卧寐，乃阴盛阳脱，阴阳离绝之危候。条文暗含本证于五六日之前未用急温之法救治，迁延数日，终致病情恶化，阴阳离决。

【原文】

少阴病，始得之，反发热，脉沉者，麻黄细辛附子汤主之。(178)

麻黄细辛附子汤方

麻黄二两（去节） 细辛二两 附子一枚（炮，去皮，破八片）。

上三味，以水一斗，先煮麻黄，减二升，去上沫，内药，煮取三升，去滓，温服一升，日三服。

【译解】

本条讲少阴病兼表证的治法。少阴病虚寒证本不发热，今始得病即见发热，所以称为反发热。一般来讲，发热为太阳表证，但太阳病应当脉浮，现在却是脉沉，沉脉为少阴里虚，脉证合参，是少阴兼太阳表证，亦即后世所谓少阴与太阳两感证，主治宜用麻黄细辛附子汤。此为两经兼病，虽有少阴里虚脉候，但尚未至下利清谷、四肢厥冷的程度，所以用温阳发汗，表里同治。如果下利肢厥，则里证为急，治当先温其里，本方即不可用。

【原文】

少阴病，得之二三日，麻黄附子甘草汤微发汗。以二三日无证，故微发汗也。（179）

【译解】

本条是第178条的补充，属于一常一变的对应条文，故两条

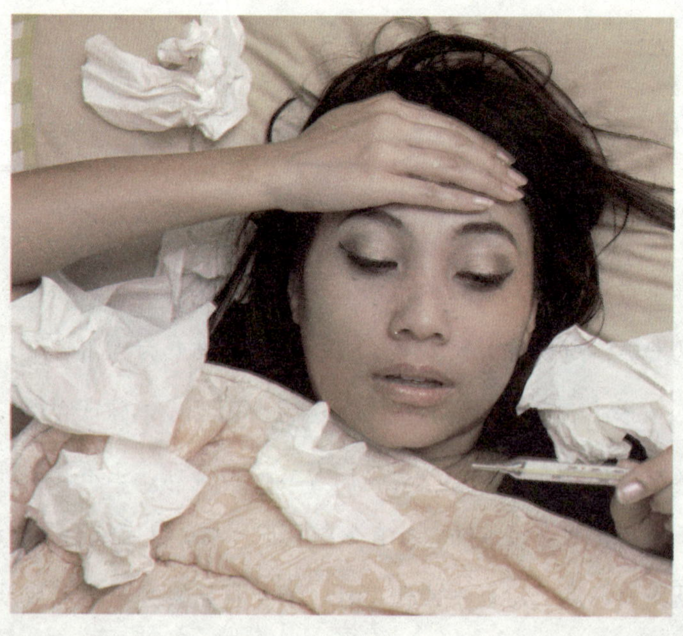

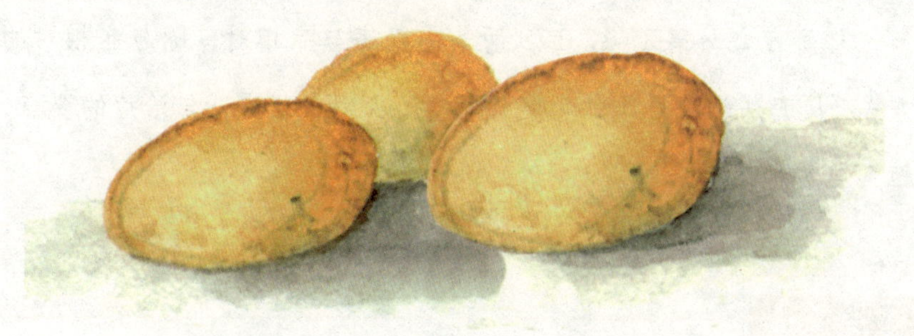

◎鸡子

必须联系读之，应该具备“反发热，脉沉者”。“微发汗”之“微”是重点，“二三日无证”是难点。

所谓的“二三日无证”,《金匮玉函经》作“无里证”，可从，否则很难讲得通。“二三日无里证”，属于排除性鉴别诊断法，也是仲景擅长运用的辨证方法。如第181条的“口中和”亦属于此。“无里证”应该指无下利清谷、手足厥逆等里虚寒证。以此证明“反发热”，绝非虚阳外浮，而属卫阳郁闭。只有如此，才可放心大胆地运用麻黄细辛附子汤。

“微发汗”，意在指明治疗要点。所谓“微发汗”，显然针对“二三日”和“无里证”而言。提示一是感邪时间短，一是无厥逆下利虚寒证。当然，麻黄附子甘草汤的微发汗是相对而言的，不能以此认定麻黄细辛附子汤就是大发汗。联系到发汗，仲景明言“不可令如水流漓”，何况是少阴病之汗。阳气本虚，一旦大汗，亡阳之变，在所难免。

总而言之，第178、179两条，以病与症相对、脉与症相对的方式，从变法辨证思维的角度，阐发了少阴表证辨证与治疗的要点，颇具启发意义。

【原文】

少阴病，得之二三日以上，心中烦，不得卧，黄连阿胶汤主之。(180)

【译解】

本条属于少阴热化证的代表证。重点当然是“心中烦，不得卧”。“得之二三日以上”，具有辨证意义。

所谓“心中烦，不得卧”，即心烦失眠。“二三日以上”，又未经过误治，即出现心烦失眠这样的里证，说明发病具有体质性因素，即素体少阴阴虚，感邪之后，从阳化热，阴虚火旺，形成少阴热化证。少阴属心肾，心属火，肾属水。肾水亏虚，不能上济心火，心火独亢于上，心肾不交，水火不济，则心中烦，不得卧。尤在泾的注解较为精当：“少阴之热，有以阳经传入者，有自受寒邪，久而变热者，日二三日以上，谓自二三日至五六日，或八九日，寒极而变热也。至心中烦不得卧，则热气内动，尽入血中，而诸阴蒙其害矣。”

黄连阿胶汤是一个较为特殊的方子，特殊之处就在于，全方共有五味药，竟有两味血肉有情之品，即阿胶与鸡子黄，可知其滋养阴血之力较大。阿胶、白芍、鸡子黄，滋补阴血，以治下虚；黄芩、黄连，清泻心火，以治上实。全方配伍共奏清上滋下、扶正祛邪、交通心肾之功，为治少阴热化证之主方。

黄连阿胶汤临床应用不仅限于心肾不交的心烦失眠证，临床多治精神方面病变及其血证。前者如阴虚火旺失眠、高热昏迷、躁狂症、甲状腺功能亢进、室性早搏、心律失常，神经衰弱梦遗、早泄、阳痿、萎缩性胃炎、慢性溃疡性口腔炎、顽固性失音。后者如温毒下痢脓血、支气管扩张出血、肺结核大咯血、肠伤寒出血、眼珠出血症以及阴虚火旺所致之咳血、咯血、齿衄、尿血、子宫功能性出血。临证辨证要点有二：一是少阴阴先亏，感邪从热化，心火亢于上，故其热为阴血亏虚，邪热扰乱，在辨证上要注意邪扰血分的情况，往往出现心神不宁和血证；二是从症状上看，心烦不得眠，常以夜间为甚，伴见口干咽燥、舌红少苔、脉象细数等阴虚火炽之象。

黄连阿胶汤之“心烦不得卧”，有别于栀子豉汤证的“虚烦不得眠”。栀子豉汤证为余热未尽，扰于胸膈，舌苔多淡黄微腻；本证则为阴虚火旺，心肾不交，舌苔多红赤少苔。前者治以清宣郁热，此则主以滋阴清热。

【原文】

少阴病，得之一二日，口中和，其背恶寒者。(181)

【译解】

本条属于附子汤证，主旨是讲辨证，辨证的着眼点是“背恶寒”，辨证的鉴别点是“口中和”。尤其是“口中和”，《伤寒论》中只有两处，却极具辨证意义。

附子汤证属于少阴寒化证，病机为寒湿内盛，留驻筋骨关节肌肉，是以“身体痛”“骨节痛”为主症的疾病。所谓“口中和”，就是口中不燥、不苦、不渴，意在排除三阳病。

【原文】

少阴病，身体痛，手足寒，骨节痛，脉沉者，附子汤主之。(182)

【译解】

本条与第 181 条属于同一方证，一变一常，相对而设。但与仲景的诸如第 38、39 条大青龙汤证，第 40、41 条小青龙汤证，以及上面讨论的第 178、179 条的少阴表证等常变对应又有所区别。不同之处在于，以上诸证是先讲常后讲变，而第 181、182 条的附

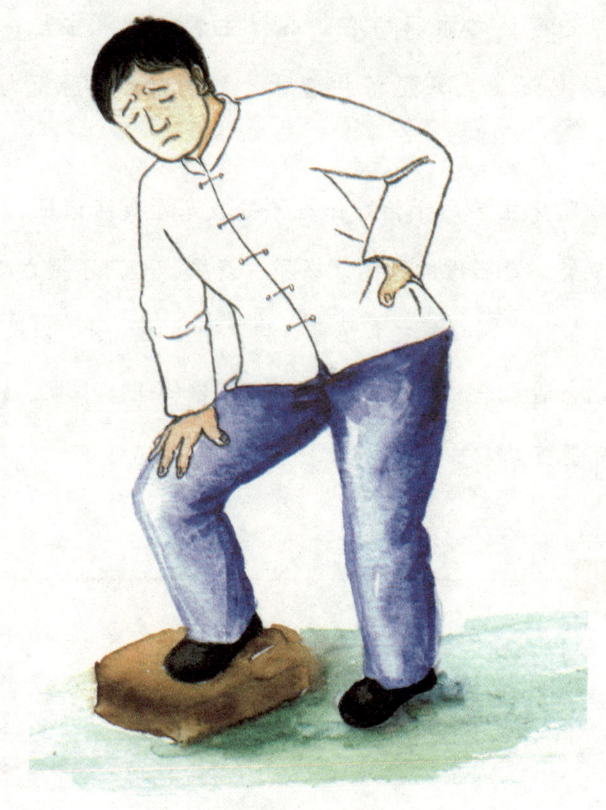

子汤证是先讲变后讲常。无论是先常后变，还是先变后常，目的都是知常达变。

第 181 条的主旨是讲辨证，第 182 条的主旨是讲证治。因此主要脉症是“身体痛，手足寒，骨节痛，脉沉”。其中脉与证具有相对性的辨证思维，为什么会有这种相对呢？因为第 35 条太阳伤寒证具有“身痛、腰痛、骨节疼痛”诸症，与附子汤证极为相似。如此前后呼应，表里相异，必须辨别清楚。“脉沉”即是辨证之眼目所在，脉浮主表，脉沉主里，少阴阳气虚衰，脉必沉微。寒湿留驻筋脉骨节肌肉，故脉沉与肢节疼痛并见。

附子汤临床主要用于治疗阳气不振或寒湿凝滞诸证，如风湿、类风湿关节炎，肾阳虚的尿闭、多尿、遗尿，心阳不振之心悸，心功能不全之怔忡，冠心病之背恶寒，脾肾阳虚之水肿，以及胃下垂，内耳眩晕症，舌血管神经性水肿，阳虚寒盛的子宫下垂，妊娠腹部冷痛，滑精等症。

【原文】

少阴病，下利便脓血者，桃花汤主之。(183)

【译解】

“便脓血”是本证的重点，同时也是特点之所在。因为少阴病寒化证的下利，诸如四逆汤证、白通汤证等，虽然也以下利为主症，但不具备“便脓血”症状。

按辨证之常法，“便脓血”应该属于热证，因为热迫血行，容易出现脓血便。但是，仲景却在少阴病篇列出虚寒性的“便脓血”证，明显属于“达变”之举。本证“便脓血”是因阳虚湿瘀滞小肠，损伤肠络而致。故脓血的特点为腥而不臭，白多红少，甚者纯下白冻。应当伴有腹痛绵绵、喜暖喜按、舌淡苔白、脉象沉弱等。

桃花汤证也是两条对应，第184条云：“少阴病，二三日至四五日，腹痛，小便不利，下利不止，便脓血者，桃花汤主之。”显然第183条简要讲常，第184条主在述变，即进一步补充桃花汤证的辨证。主要从三个部分补充之：一是发病时间，即“二三日至四五日”，说明自发的少阴便脓血证，需要一定的时间；二是补充了其他症状，即“腹痛，小便不利”，腹痛是寒凝脾络，小便不利是气化失常；三是补充了便脓血的特点，即“下利不止”，应该属于滑脱。

【原文】

少阴病，二三日至四五日，腹痛，小便不利，下利不止，便脓血者，桃花汤主之。（184）

【译解】

本条是对第183条桃花汤证的补充，均属虚寒滑脱，下利便脓血的证治。少阴病，二三日至四五日，则寒邪入里更深，虚寒更甚，阳虚寒凝，则腹痛，脾肾阳衰，失于温化，统摄无权，故下利

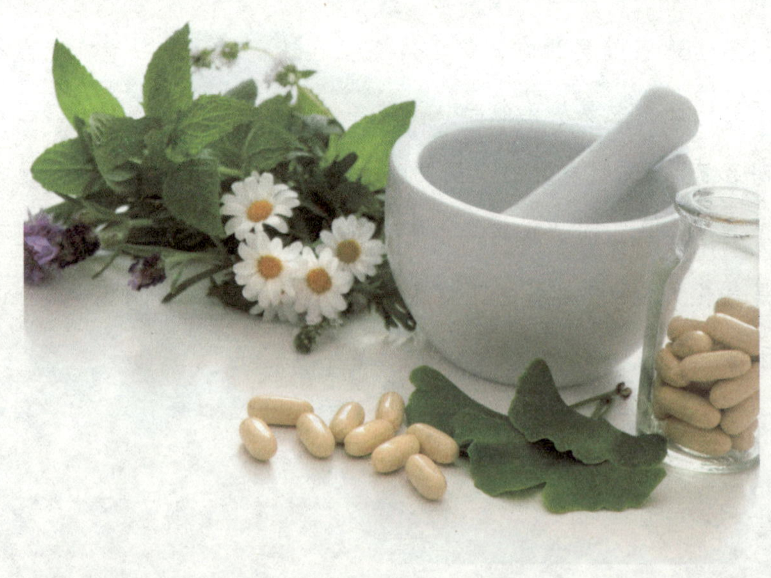

不止，利多津液损伤，则小便不利，脾肾阳衰，寒湿内郁，肠间脉络损伤，则大便脓血。因证属脾肾阳衰，滑脱不禁，故仍治以桃花汤温涩固脱。本条和第183条相比较，第183条所述为少阴起病即可见下利便脓血者，而本条所述少阴病发展到二三日至四五日不解，邪气深入，亦可见便脓血者，病程不同，但病机是一致的。临床上桃花汤主要用于虚寒性便脓血者，对于慢性痢疾、慢性结肠炎等均有一定的疗效。临证用药当注意加减，对于实邪未尽者，则当禁用，因收涩之剂可闭门留寇。

【原文】

少阴病，下利便脓血者，可刺[①]。（185）

【注释】

①可刺：可以用针刺的方法。

【译解】

本条承接第183条和第184条而来，意在论述虚寒下利便脓血证除了内服药物治疗外，还可用针刺的方法治疗。针刺有泄邪与固摄之双重作用，临床上针药结合使用，则疗效更好。但仲景未说明针刺的具体穴位，以致后世医家对本证的寒热属性多有争论。有认为本证属实热者，也有说本证为虚寒者，但条文以“少阴病”冠首，故下利便脓血，当属虚寒者为是。至于临证选用何穴，当辨证选穴，依法施术。

【原文】

少阴病，吐利，手足逆冷，烦躁欲死者，吴茱萸汤主之。（186）

【译解】

本条是讨论胃虚肝逆吐利四逆的症状及治疗。吴茱萸汤所主治的病症，都是以呕吐为主症的，下利、手足逆冷不是必具的症状，故丹波元简曰：“皆以呕吐逆气为主。”从三症的病理机制来分析，都是中虚肝逆，浊阴上犯所致。所以本条的下利是由于寒邪犯胃、中土受伤所致；手足逆冷是因肝胃不和，浊阴干扰，阳气被郁不能温于手足；烦躁欲死是阴寒内盛，阳气与之内争，故使人难以忍受。这些症状都是因呕吐太甚而造成的，都没有阴盛阳虚证严重，故柯氏云：“此之手足，是指手足掌而言，四肢元阳犹在。”本证既是胃虚肝逆、浊阴上犯所致，所以用吴茱萸汤温胃化浊，降逆止呕。本证与四逆汤证的主要区别是：四逆汤是脾肾阳虚，病在下焦，以下利厥冷为主症，且病情严重；而本证是阴盛阳郁，浊气上逆，病在中焦，以呕吐为主，其病情没有上者严重。同时，本证与第 173 条“吐，利，躁烦，四逆者，死”的症状好像是相同，但实质上是不同的。尤氏、成氏都认为阳与阴争是本条烦躁的病机，阴极阳绝是第 173 条烦躁的病机。故尤氏说：“彼为阴极而阳欲绝，此为阴盛而阳来争。”其注明晰妥帖，足资参考。从临床实践来看，凡是阴极阳绝之躁烦证，多是先烦躁而后四逆。因阳气已绝，故并有下利

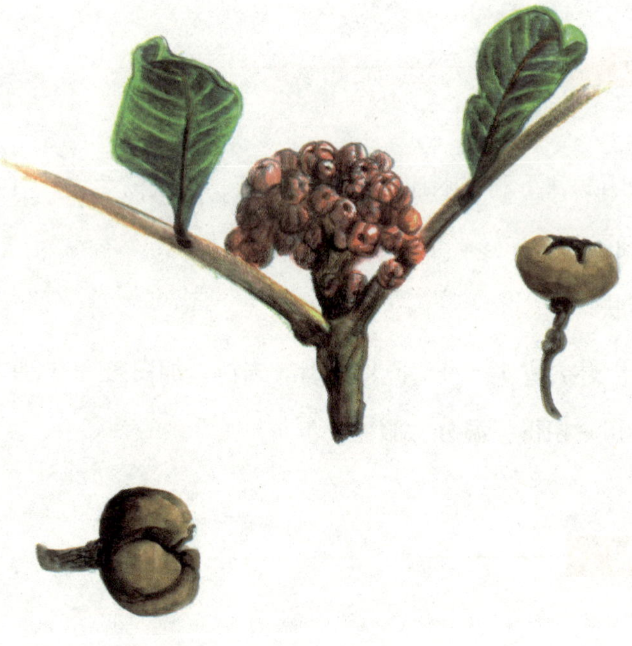

◎吴茱萸

清谷、恶寒蜷卧，脉微欲绝等危象，恐难救治，故为死证。而因阴寒过甚，阳气与之内争之烦症，多是先吐利逆冷而后烦躁，一般没有身蜷卧、脉微欲绝，虽有下利四逆，但也不严重，故以吴茱萸汤治之，可获效。

此外，本证的下利应与真武汤证、白通汤证相鉴别。白通汤证的下利是由于阴盛格阳所致，故下利脉微，其病严重，治应通阳破阴；真武汤证的下利是因阳虚水停而致，故下利而小便不利，治以温阳散水；本证下利是阴盛寒邪伤脾所致，故下利而呕吐为主，治宜温中化浊，降逆止呕。

【原文】

少阴病，下利，咽痛，胸满，心烦，猪肤汤主之。(187)

猪肤汤方

猪肤一斤。

上一味，以水一斗，煮取五升，去滓，加白蜜一升，白粉五合，熬香，和令相得，温分六服。

【译解】

下利伤阴，阴虚生热，虚热循经上扰，经气不利，猪肤汤滋阴润肺，清热利咽。

【原文】

少阴病二三日，咽痛者，可与甘草汤。不瘥，与桔梗汤。（188）

甘草汤方

甘草二两。

上一味，以水三升，煮取一升半，去滓，温服七合，日二服。

桔梗汤方

桔梗一两、甘草二两。

上二味，以水三升，煮取一升，去滓，分温再服。

【译解】

邪热客于咽喉，予甘草汤清热解毒，缓急止痛。若邪热不去，咽喉不利，病情较甘草汤为重，用桔梗汤宣肺散结，利咽止痛。

【原文】

少阴病，咽中伤，生疮[①]，不能语言，声不出者，苦酒[②]汤主之。（189）

苦酒汤方

半夏（洗，破，如枣核大）十四枚　鸡子一枚（去黄，内上苦酒，着鸡子壳中）。

上二味，内半夏，着苦酒中，以鸡子壳置刀环中，安火上，令三沸，去滓，少少含咽之，不瘥，更作三剂。

【注释】

①生疮：指咽喉部溃疡。②苦酒：即醋。

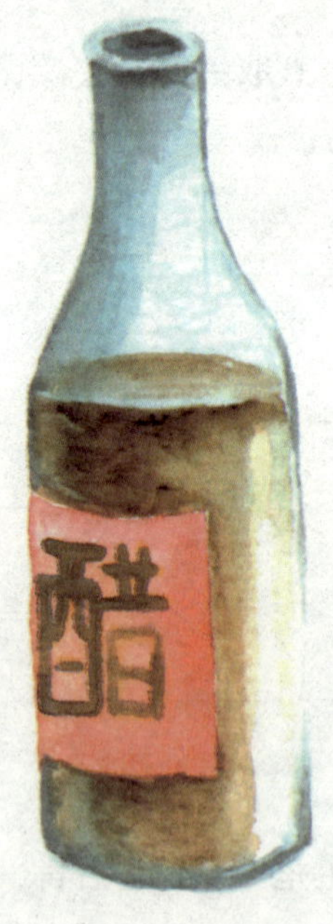

◎醋

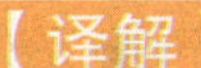

【译解】

咽喉外伤，痰火内郁，均可进一步发生溃疡。本条所述主要症状是咽喉局部溃烂，言语不利，未反映疾病的寒热属性。但苦酒汤中，半夏化痰散结，鸡子清润燥利咽，苦酒敛疮消肿，全方配伍，起到清热涤痰，敛疮消肿的作用，故本证病机是痰热互结，郁阻咽部。痰热浊邪阻于咽部，使声门不利，局部肿胀疼痛，形成溃疡，不但言语受到影响，而且发声都很困难。苦酒汤的煎服法，半夏洗过以后切成枣核大的小块，十四块，取鸡蛋一个去掉蛋黄，而置蛋清、醋、半夏于蛋壳中，将蛋壳放火上，煮三沸，再去掉半夏，而后频频少量含咽，目的在于使药效能持续作用于咽喉局部。

【原文】

少阴病，咽中痛，半夏散及汤主之。（190）

半夏散及汤方

半夏（洗） 桂枝（去皮） 甘草（炙）。

上三味，等分，各别捣筛已，合治之，白饮和，服方寸匕，日三服。若不能散服者，以水一升，煎七沸，内散两方寸匕，更煮三沸，下火令小冷，少少咽之。半夏有毒，不当散服。

【译解】

本条叙证仍很简单，仅“咽中痛”一证，难以辨其寒热虚实。治用半夏散，方中半夏涤痰开结，桂枝通阳散寒，炙甘草温中健脾，缓急止痛，白饮和服，保存胃气，又防桂枝、半夏之辛燥伤阴，全方配伍，散寒通阳，涤痰开结。因此本证咽中痛的病机是寒客少阴，痰湿阻络。因寒客少阴，痰湿阻于咽喉，故病人必咽喉疼痛较甚，一般不红不肿，同时当有恶寒，痰涎较多，咳吐不利，舌淡苔白等证。服用方法是能咽者用散，不能咽者用汤剂。服时少量含咽，使药物能持久的作用于局部。

【原文】

少阴病，下利，白通汤主之。（191）

白通汤方

葱白四茎　干姜一两　附子一枚（生，去皮，破八片）。

上三味，以水三升，煮取一升，去滓，分温再服。

【译解】

少阴病阴盛戴阳证的病机是阴盛于下，格阳于上，其证候特点为周身虚寒之象而面部独赤。本条只提“下利”一证，未叙述面赤，也未论及戴阳，叙证简略，下利属寒属热无法判断，当和后文第192条与第194条参看。后文194条通脉四逆汤方后加减法有“面色赤者，加葱九茎”，因而推知本证中必有面色赤，根据第192条“下利，脉微者，与白通汤”知本证有脉微一证。故说本证为戴阳证者，乃根据《伤寒论》前后文互参而定，主要区别于格阳证。下利脉微为阴盛于下，面赤为格阳于上，所以称为戴

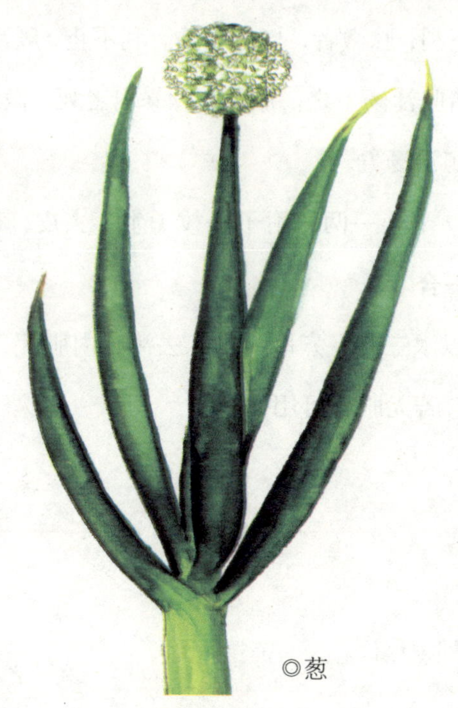

◎葱

阳证，有别于“身反不恶寒”之格阳证。本证阴盛于下，故下利较重。治宜白通汤破阴回阳，宣通上下。本方即干姜附子汤加葱白，取其急通上下阳气，使被格拒于上的阳气下交于肾，则戴阳可除，下利可止。方中用葱白交通上下的阳气，干姜、附子以换阳气于危亡。

【原文】

少阴病，下利，脉微者，与白通汤。利不止，厥逆无脉[①]，干呕，烦者，白通加猪胆汁汤主之。服汤，脉暴出者死，微续者生。（192）

白通加猪胆汁汤方

葱白四茎　干姜一两　附子一枚（生，去皮，破八片）　人尿五合　猪胆汁一合。

上五味，以水三升，煮取一升，去滓，内胆汁、人尿，和令相得，分温再服。若无胆亦可用。

【注释】

①无脉：此指脉隐伏不见。

【译解】

本证是已服白通汤而下利仍不止，足见阴盛阳虚的程度相当严重，所以服通阳之剂不能奏效，相反格拒增甚，厥逆无脉，干呕而烦。此并非药不对证，而是阴寒太甚，格阳于上，拒不受药，所以仍主以白通汤，更加入咸寒苦降之猪胆汁、人尿引阳入阴，使热药不致被阴寒所格拒，以冀达到回阳救逆的目的。各家认识基本一致，可资参考。

服药后，可根据脉象的变化推测预后的好坏，尤在泾说："脉暴出者，无根之阳发露不遗，故死；脉微续者，被抑之阳来复有渐，故生。"确为要领之言。徐氏认为脉暴出是药力所迫，待药力尽则气仍绝，亦属经验之谈。

【原文】

少阴病，二三日不已，至四五日，腹痛，小便不利，四肢沉重疼痛，自下利者，此为有水气，其人或咳，或小便利，或下利，或呕者，真武汤主之。(193)

【译解】

《伤寒论》写有两条真武汤证，一条在太阳病篇，从误治的角度，阐发太阳与少阴相表里的整体辨证观，另一条是本条，从自发的角度，阐发肾阳虚水泛证的辨证论治。需要品读的，一是发病的时间，一是小便的问题。

太阳病篇的真武汤证，因为是误治，所以不存在发病时间的问题。而本条属于自发，凡自发性疾病，尤其是慢性病，一般具备两个条件，一是体质因素，如素体阳虚气化不利，二是时间因素，如本条“二三日不已，至四五日”。所以本条的“二三日不已，至四五日”，说明发病时间还是比较长的，这在发病学上是极有辨证意义的，不容忽视。肾阳虚水泛证的症状联系两段条文，主要以小便不利、四肢沉重（水肿）、眩晕、心悸四症为主，均属气化失职，水气浸渍，清阳不升。

本条还提出水气泛滥的四个或然症，反映了水邪为患变动不安的特点。但其中提出了“或小便利”的问题，这与主症中的“小便不利”正相悖异。关于小便，《黄帝内经》讲得很清楚，“气化则能出矣”。肾阳虚气化失职，自然小便不能出，所以“小便不利”是病机之常。可是或然症中又提出“小便利”，显然这是在提示病机之变。“小便利”非属小便正常，应该是小便失禁。肾阳虚衰，气化失职，则小便不利；若阳虚较重，失于固摄，则小便遗溺

（自利）。

《伤寒论》中明确指出“有水气”的还有小青龙汤证。小青龙汤证病因病机是“伤寒表不解，心下有水气”，宿有寒痰水饮，又复感风寒，故以表证与水饮凌肺为主症。与真武汤证相同的是，其也有或然症，同样反映了水气为病流动不居的特点。至于治法，因

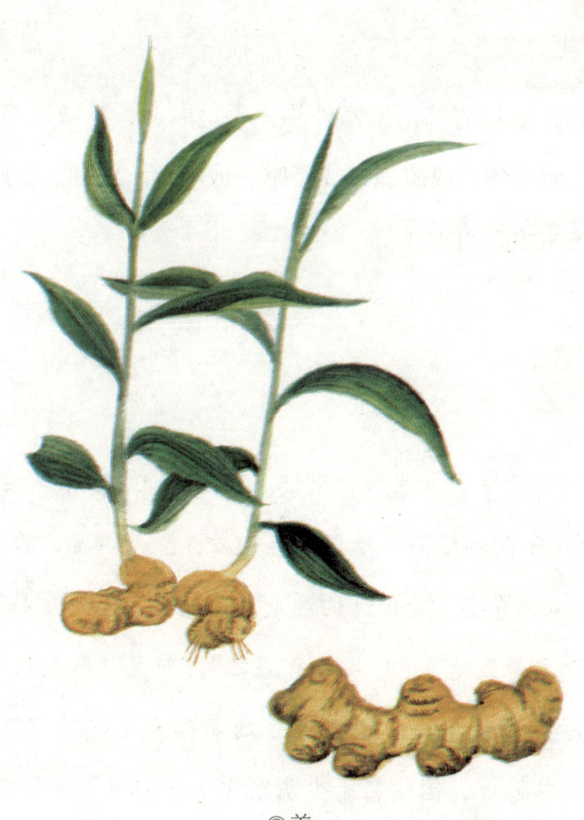

◎姜

病位不同，故一宣肺，一温肾，同为水气，治法迥异。

同为少阴寒化证，还有一个相对比较，就是真武汤与附子汤。两方均治少阴寒化证，皆用附、术、苓、芍，药物仅一味之差。所不同处，附子汤附子、白术倍用，并配伍人参，重在补气化湿，真武汤附子、白术半量，更佐生姜，重在温散水气。

【原文】

少阴病，下利清谷，里寒外热，手足厥逆，脉微欲绝，身反不恶寒，其人面赤色，或腹痛，或干呕，或咽痛，或利止，脉不出者，通脉四逆汤主之。（194）

【译解】

通脉四逆汤证是少阴寒化重证。所谓重证，一表现在“脉微欲绝”，二体现于阴盛格阳。所以“脉微欲绝”是辨证的重点，“身反不恶寒，其人面色赤”是辨证的难点，“通脉”二字则是品读的要点。

少阴病“脉沉者”，尚须“急温之”，何况“脉微欲绝”。在下利清谷、手足厥逆典型少阴寒化证的基础上，一旦“脉微欲绝”，说明阳虚极其危重，因此属于少阴寒化重证。阳气虚至极点，阴寒盛至极点，就会发生格拒现象，也就是阴盛格阳。阴盛格阳出现的结局就是“里寒外热”，即“身反不恶寒，其人面色赤”。前者为虚阳格于外，后者为虚阳格于上。一方面是下利、厥逆、脉微欲绝的虚寒证，一方面是不恶寒、面色赤的“热”象，一真一假，真寒假热，给辨证论治带来极大的困难。正因为如此，仲景在第11条特意阐述了这种真寒假热证的辨证方法，即“病人身大热，反欲得近衣者，热在皮肤，寒在骨髓也；身大寒，反不欲近衣者，寒在皮肤，热在骨髓也。”除了本条所说的辨证方法，阴盛格阳的“面色赤”，与阳明病兼表热的“面合色赤”及二阳并病的“设面色缘缘正赤”不同，阴盛格阳的“面色赤”为虚阳上浮，红而娇嫩，游移不定。而阳明病与太阳病的面色赤，必是满面通红，以此为辨。

四逆汤的前面加上“通脉”二字，显然是具有特殊意义的。联系症状得知，主要是针对“脉微欲绝”而设的。鼓舞阳气，温通血脉，就是“通脉”之本意。通脉四逆汤与四逆汤药物相同，只是加大了附子、干姜的用量，破阴回阳、救逆通脉之功更为显著，属于四逆汤类方中回阳力量最大之方。

【原文】

少阴病，四逆，其人或咳，或悸，或小便不利，或腹中痛，或泄利下重者，四逆散主之。(195)

【译解】

本条只写一个主证"四逆"，后面是一系列的或然证，书写的体例极为特殊。本条辨证的重点为"四逆"，辨证的难点是"少阴病"，而争论的焦点则是否属于少阴病本证。还有一个问题，就是均名"四逆"，汤散迥异，所以品读的重点就是一个"散"字。

同一病篇分别列出四逆汤与四逆散，相对比较的意味十分明确。有的医家及教科书认定四逆散证属于少阴病本证，但在具体的释义中，又说病机是肝胃气滞，难道肝胃属于少阴？标题与内容相左，如何令人信服？

从脉症常规辨证思维分析，"四逆"为少阴寒化证的主症之一，也是与四逆汤相对应的主治标志。寒化证之四逆，属肾阳虚衰，四肢失温，必伴有下利清谷、恶寒身蜷、脉微细，但欲寐等症。然本四逆，名"散"不名"汤"，且不伴诸虚寒脉症，显然与四逆汤方证有别。从组方用药分析，不用干姜、附子，而用柴胡、枳壳、白芍、甘草，证明本"四逆"的病机，应为肝胃气滞，阳气内郁，不达四末所致。亦即阳郁难温而非阳虚失温，一虚一实，一热一寒，当详辨之也。

【原文】

少阴病，下利六七日，咳而呕，渴，心烦不得眠者，猪苓汤主之。（196）

猪苓汤方

猪苓（去皮） 茯苓 阿胶 泽泻 滑石各一两。

上五味，以水四升，先煮四物，取二升，去滓，内阿胶烊尽。温服七合，日三服。

【译解】

少阴病，腹泻六七天，咳嗽，呕吐，口渴，小便不通畅，心中

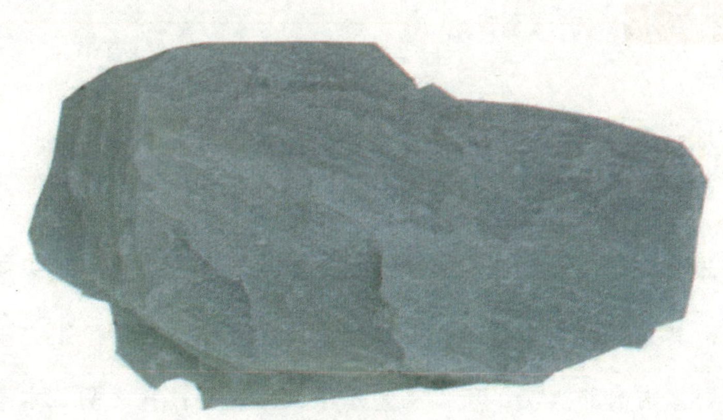

◎滑石

烦躁，不能安眠的，是阴虚水热互结，用猪苓汤主治。

【原文】

少阴病，得之二三日，口燥，咽干者，急下之，宜大承气汤。（197）

大承气汤方

枳实五枚（炙） 厚朴半斤（去皮，炙） 大黄四两（酒洗） 芒硝三合。

上四味，以水一斗，先煮二味，取五升，去滓，内大黄，更煮取二升，去滓，内芒硝，更上火，令一二沸。分温再服，一服得利，止后服。

【译解】

少阴病，得了二三天，具备里实证而又见咽喉干燥的，应当急以攻下，用大承气汤。

本条说明燥实伤津，真阴将竭，治当急下。少阴病用大承气汤急下，其病理机制多属于热邪亢极，津伤邪结，若不急下在里之实邪，则体内火邪燥实，所以必须急下，才能救被耗之阴。本条主要论述土燥水竭，治以急下阳明之实，而救少阴之阴。然而叙症太简，只有口燥咽干一症，作为辨证眼目则可，如竟作为急下依据，似嫌不妥，必须结合全部脉证，进行分析，始可不误。

【原文】

少阴病，得之二三日，口燥咽干者，急下之，宜大承气汤。（198）

【译解】

本条主要论述中焦土燥，下焦水竭，治当急下阳明之实，

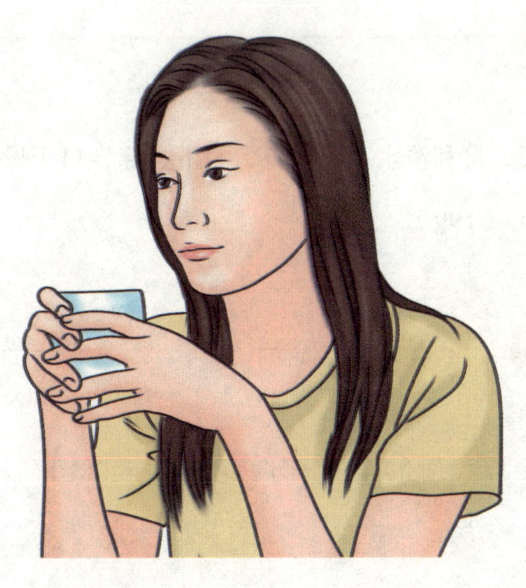

以救少阴真水。临证仅仅根据“口燥、咽干”是不能作为急下之根据的。条文只提出口燥咽干，并作为审证要点，因为口燥咽干为燥实内竭，灼伤阴津，肾水告竭之反应，然必兼阳明腑实燥结之证。本条以少阴病冠首，知病人素为阴虚火旺之体，感受外邪，邪从本热而化，火热内炽，损伤阴津以致肠中干燥，糟粕内停，热无出路与糟粕内结，故治宜急下。大承气汤是荡涤肠中燥结的方剂，既然使用大承气汤，知有燥实内结之不大便证。本证若治不及时，肾水告竭，其阴必亡。正如舒驰远《新增伤寒论集注》中所说“口燥，咽干之外，必更有阳明胃实诸证兼见，否则大承气汤不可用也”。临证可先荡涤肠中燥结，再用滋阴清热法治疗。

【原文】

少阴病，自利清水，色纯青，心下必痛，口干燥者，可下[①]之，宜大承气汤。(199)

【注释】

①可下:《金匮玉函经》《注解伤寒论》均作“急下”。

【译解】

本条论述土燥水竭的又一种症型。同为阳明腑实，一则大便秘结，一则自利清水，表现尽管不同，但均为燥屎结聚肠间所致。对于阳明燥实结于肠中，迫津液下奔而见自利清水者，习惯称其为热结旁流之证。如《医宗金鉴》:“自利清水，谓下利无糟粕也；色纯青，谓所下皆污水也。”即热结旁流的特点，不同于少阴虚寒证之下利清谷。自利清水，是指泻下纯水，其色青黑，臭秽难闻，不挟有形之物，是燥实内结，迫液旁流。燥实内阻，胃气壅滞不通，故心下必痛，燥热灼伤真阴，则口干燥，临床上，本条除论中所述之外，当有阳明腑实之证，虽见自利清水，但仍腹满拒按，舌苔焦黄等。本条未指出病程，说明本病发病急，欲有灼伤真阴之势，故当急下。

【原文】

少阴病，六七日，腹胀，不大便者，急下之，宜大承气汤。(200)

【译解】

少阴病六七日，指出本证的病程较长。少阴病日久不解，出

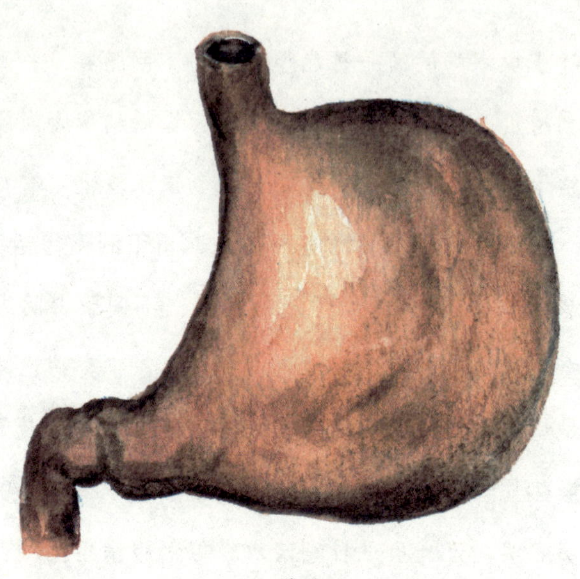

◎腹胀

现了“腹胀，不大便”之证，为中焦土燥、下焦水竭之证。既有阳明腑实的特征，又有少阴水竭之象。事实上，胃津肾水不能截然分开，胃津伤，肾水亦少；肾水亏，胃津亦损，所以急下阳明以救少阴。

【原文】

少阴病，脉沉者，急温之，宜四逆汤。(201)

四逆汤方

甘草二两（炙） 干姜一两半 附子一枚（生用，去皮，破八片）。

上三味，以水三升，煮取一升二合，去滓，分温再服。强人可大附子一枚，干姜三两。

【译解】

本条承第200条少阴急下证而来，仲景在写作手法上，运用了对比的方法，即急下之后接着论述急温证。本条叙证简单，但含义深刻。本条仅见“脉沉”又指出应“急温之”。其急温的道理在于少阴病阳气虚证有向阳气衰亡方向发展的必然趋势。对于少阴病阳衰阴盛证的脉象，有脉沉者，有脉微细者，有脉微欲绝者，更有脉不至者。脉沉者，为少阴肾阳轻度虚衰的脉象，即出现了肾阳虚的苗头。少阴包括心肾两脏，病人少阴，影响一身之主、性命之根，少阴病六经病症中最危重的阶段，死证多，不治证多，难治证多。所以少阴病尤其注重早期诊断和早期治疗。若待脉象沉微，手足厥逆，下利清谷诸证俱见，则病情已至危重，即使救治，也难保十全。这就要求临床医生在阳虚的苗头刚刚显露之时，即应当机立断，迅速救治，才可收到事半功倍之效。

“少阴病，脉沉者，急温之”。一方面强调“见微知著”的辨证方法，即从有限的脉证中，分析病变的实质和发展趋势，在最早的时间里给予正确的诊断和治疗，其目的在于防微杜渐，有目的用药以防止疾病转化。另一方面，强调少阴病要积极治疗，即少阴病情危重，若不能及时治疗，病情进一步发展则有使人毙命的危险。故张仲景对厥利交作，汗出，脉微欲绝者，不言急温，因为每一个医生此时都能认识到疾病的严重性，并且治疗的方法明确，可治与不可治，死与不死已成定局。而少阴病出现阳虚的苗头，则是救治的最好时机，不能错过。但脉证表现不明显，容易被忽视，所以张仲景在条文里用“急”字，提醒后世重视这一问题。后世医家总结少阴病急温，阳明病急下时说“少阴急温如救溺然，阳明急下如救焚然”。本条和少阴病提纲证合看，少阴病提纲条文第158条“脉微细，但欲寐”，而未将厥利交作、汗出、脉微欲绝等列为提纲者，同样在说明少阴病贵在早治。

综上所述，少阴病的治疗重在“及早救治，防微杜渐”，不应等到四肢厥冷、冷汗自出、欲吐不吐、下利清谷、脉微欲绝时再做治疗。

附子在《伤寒论》中有用生附子和炮附子者。其作用有所不同。四逆汤、通脉四逆汤、白通汤、白通加猪胆汁汤、干姜附子汤、茯苓四逆汤、四逆加人参汤中均为生用，其作用是回阳救逆。在其他方剂中均为炮制用，其作用是温经散寒。

【原文】

少阴病，饮食入口则吐，心中温温欲吐[①]，复不能吐，始得之，手足寒，脉弦迟者，此胸中实，不可下也，当吐之。若膈上有寒饮，干呕者，不可吐也，当温之，宜四逆汤。（202）

【注释】

①温温欲吐：温，音运，是欲吐不吐，心中自觉郁结不适的意思。

【译解】

本条论述少阴阳虚阴盛、浊阴上逆证与邪阻胸阳、气机上逆证的鉴别及证治。辨证的要点，为“脉弦迟”与“干呕者”。治疗的要点，一为“当吐之”，一为“当温之”。

胸中实邪阻滞，胸阳不振，也会“手足寒”，但尚未至四逆。另外，脉弦迟而非脉微细，“弦”为有力之脉，“迟”寓滞涩之象，均提示邪结而实，非阳亡而虚，故云“此胸中实”。

如此相类似，需要鉴别的是“膈上有寒饮”，是素体脾肾阳虚，失于运化，寒饮内生，停于膈上所致。所谓“干呕”，意为呕吐清水痰涎，应该伴有脉微细、但欲寐、下利清谷等少阴寒化证。

同样病涉膈上，因虚实有别，其治有“当吐之”与“当温之”。邪结而实，当因势利导，“其高者，因而越之”，故治宜吐之。少阴为病，阳虚为本，寒饮为标，故不能用吐法，易致虚虚之变，故“当温之”。当用四逆汤温补肾阳，以化寒饮，阳复饮去，诸症则除。

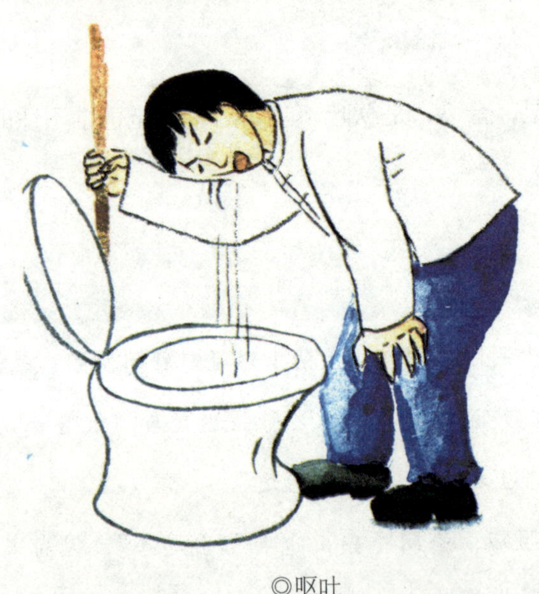

◎呕吐

辨厥阴病脉证并治

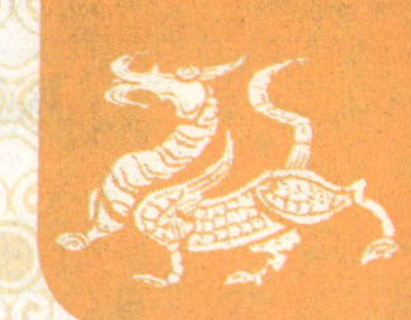

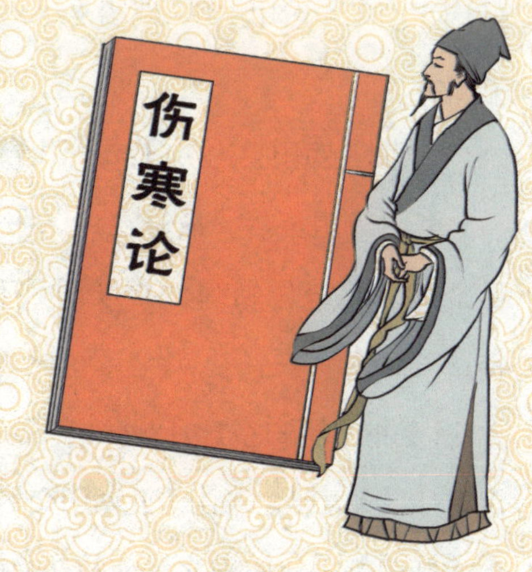

【题解】

厥阴病是伤寒最后的厥证阶段。

根据太阳、阳明、少阳、太阴、少阴病提纲所描述证候，均较明确地提示了各经病的实质，唯厥阴病篇提纲证所论述的证候不能概括厥阴病的本质，故而厥阴篇为历代研究伤寒学者所注意。

厥阴包括足厥阴肝与手厥阴心包两经两脏。肝主疏泄，喜条达，藏血，舍魂，在体合筋。心包为心之宫城，代心用事。

《素问·至真要大论》曰：“厥阴何也？岐伯曰：两阴交尽也。”

高士宗的《素问直解》解释为：“由太而少，则终有厥阴，有太阴之阴，少阴之阴，两阴交尽，故曰厥阴。”说明厥阴为三阴之尽。

《素问·阴阳类论》曰：“一阴至绝，作朔晦。”

厥阴为阴至尽，故算至绝，阴尽则阳生，阳生是朔，阴尽是晦，故曰作朔晦，指厥阴具有阴中有阳，阴尽阳生的特点。

《灵枢·阴阳系日月》曰：“戌者九月，主右足之厥阴。亥者十月，主左足之厥阴。此两阴交尽，故曰厥阴。”

厥阴为人体阴阳之气交替转换的阶段，可以将其概括为：

两阴交尽，谓之厥阴，阴极阳生，极而复返，这是厥阴的生理。

厥阴病是伤寒最后的厥证阶段。外感病的发生是从太阳开始的，因为太阳主表，外邪不经太阳则无由进入人体；外感病的死亡则在厥阴，因为厥阴是人体阴阳之气交替转换的阶段，厥阴病乃人体阴阳之气不能正常交替，即所谓“阴阳气不相顺接”。

阴阳气不相顺接的临床特征就是“厥”，阴阳气不相顺接的再发展就是“阴阳离决”，即死亡。

厥阴病篇讨论了很多种厥，但厥阴病主要是热厥和寒厥，厥阴病是从热厥开始的。

【原文】

厥阴之为病，消渴[①]，气上撞心[②]，心中疼热[③]，饥而不欲食，食则吐蛔[④]。下之利不止。(203)

【注释】

①消渴：饮水多而渴仍不解。②气上撞心：此处之心，泛指心胸部位。病人自觉有气向心胸部冲逆。③心中疼热：胃脘部疼痛，伴有

灼热感。④食则吐蛔：进食时吐出蛔虫。

【译解】

厥阴上热下寒症的主要症候特征，是口渴能饮水，气逆上冲心胸，胃脘部灼热疼痛，腹中虽饥饿，但又不想进食，倘若进食就会出现呕吐或吐出蛔虫。若误用攻下，就会导致腹泻不止。

【原文】

厥阴中风，脉微浮为欲愈，不浮为未愈。（204）

【译解】

厥阴中风的病，脉见到微浮，这是好转的征兆；如果未见到脉浮，这是病还没有好转。

【原文】

厥阴病，欲解时，从丑至卯上[①]。（205）

【注释】

①从丑至卯上：丑、寅、卯三个时辰，约夜间二时至早晨六时之间。

【译解】

厥阴病即将解除的时间，一般在夜间二时至早晨六时之间。

【原文】

伤寒，脉迟六七日，而反与黄芩汤彻[1]其热，脉迟为寒，今与黄芩汤，复除其热，腹中应冷，当不能食，今反能食，此名除中，必死。(206)

【注释】

①彻：治疗。

【译解】

伤寒，脉迟，病经六七日，而反用黄芩汤除其热。脉迟本属寒症，现在用黄芩汤再除其热，腹中会更加寒冷，按理应当不能饮食，现在反而能食的，这种症候名为除中，预后必然不好。

【原文】

伤寒，先厥后发热，下利必自止，而反汗出，咽中痛者，其喉为痹[①]。发热无汗，而利必自止，若不止，必便脓血，便脓血者，其喉不痹。（207）

【注释】

①其喉为痹：咽部肿痛闭塞。

【译解】

外感病，先见四肢厥冷而又腹泻，以后转为发热的，是阳复阴退，其腹泻一定会自然停止。若发热反见汗出、咽喉红肿疼痛的，是阳复太过、邪热上迫，则会产生喉痹的变症。若发热无汗、腹泻不止的，是阳复太过、邪热下迫，就会出现下利脓血的变症。若出现下利脓血，则不会发生喉痹。

【原文】

伤寒一二日至四五日厥者，必发热。前热者后必厥，厥深者热亦深，厥微者热亦微。厥应下之，而反发汗者，必口伤烂赤[①]。（208）

【注释】

①口伤烂赤：口舌生疮，红肿糜烂。

【译解】

伤寒病，一两日至四五日，如四肢厥冷的，厥冷前必曾发热。如先前发热的，其后必然会出现四肢厥冷，厥冷程度严重的，郁伏的热邪就深重，厥冷程度轻微的，郁伏的热邪也就轻微。这种厥逆，是由于热郁于里，所以治宜泻下法，如果误用汗法，势必导致口舌生疮、红肿糜烂等变症。

【原文】

伤寒病，厥五日，热亦五日，设六日当复厥，不厥者自愈，厥

终不过五日，以热五日，故知自愈。（209）

【译解】

伤寒病，四肢厥冷五天，发热也是五天，若到了第六天，四肢厥冷应当再现，若不出现四肢厥冷的，则会自行痊愈。这是因为四肢厥冷总共只有五天，而发热也是五天，四肢厥冷与发热时间相等，阴阳趋于平衡，故得知会自行痊愈。

【原文】

凡厥者，阴阳气不相顺接，便为厥。厥者，手足逆冷者是也。（210）

【译解】

所有厥症，都是由于阴气和阳气不能相互地顺利交接，便会发生厥症。厥的主要表现为手足逆冷。

【原文】

伤寒脉微而厥，至七八日肤冷，其人躁无暂安时者，此为脏厥[①]，非蛔厥[②]也。蛔厥者，其人当吐蛔。令病者静，而复时烦者，此为脏寒[③]，蛔上入其膈，故烦，须臾复止，得食而呕，又烦者，蛔闻食臭出，其人常自吐蛔。蛔厥者，乌梅丸主之，又主久利。（211）

【注释】

①脏厥：内脏真阳极虚而引起的四肢厥冷。②蛔厥：因蛔虫窜扰而引起的四肢厥冷。③脏寒：这里指肠中虚寒。

【译解】

外感病，脉象微而四肢厥冷，时至七八天，出现周身肌肤都冰冷，病人躁扰不安，没有片刻安静，这是内脏阳气极虚所致的脏厥症，并非蛔厥症。蛔厥症的症候，是病人有发作性的心烦腹痛，让病人安静却又时而发作心烦腹痛，这是肠中有寒，蛔虫不安其位向上钻入膈内（胆道）所致，过一会儿烦痛就会缓解。进食后，又出现呕吐、腹痛而烦的，是蛔虫闻到食物气味上扰而致。此外，病人常有呕吐蛔虫的表现。蛔厥症，可用乌梅丸主治，乌梅丸还可主治久泻。

【原文】

伤寒热少厥微，指头寒，嘿嘿不欲食，烦躁。数日，小便利，色白者，此热除也，欲得食，其病为愈。若厥而呕，胸胁烦满者，其后必便血。（212）

【译解】

外感病、邪热郁遏较轻，四肢厥冷轻微，病人仅指头发凉，神情沉默，不想进食，烦躁不安。经过几天，出现小便通畅、颜色清亮的，这是里热已经解除的征象，此时，病人如想进食，表明胃气已和，其病即将痊愈。若热邪加重出现四肢厥冷并见呕吐、胸胁满闷而烦躁的，此后则会出现便血的变症。

【原文】

病者手足厥冷，言我不结胸，小腹满，按之痛者，此冷结在膀胱关元①也。（213）

【注释】

①膀胱关元：关元，在脐下三寸，属任脉经穴。膀胱关元并举，指

小腹部位。

【译解】

病人手足厥冷，自己说胸部不觉痞痛，只是小腹胀满，用手按之疼痛的，这是寒气结在下焦的缘故。

【原文】

伤寒，发热四日，厥反三日，复热四日，厥少热多者，其病当愈；四日至七日，热不除者，必便脓血。（214）

【译解】

外感病，发热四天，四肢厥冷仅只三天，又发热四天，四肢厥冷的时间少而发热的时间多，疾病理应痊愈。若到了第四天至第七天，发热仍不退的，是阳复太过，热伤血络的缘故，必致下利脓血。

【原文】

伤寒厥四日，热反三日，复厥五日，其病为进，寒多热少，阳气退，故为进也。（215）

【译解】

伤寒先厥冷四日，而发热仅有三日，接着又厥冷五日，这是病势在进展。因为寒多热少，表示阳气衰退，所以说是病情进展。

【原文】

伤寒六七日，脉微，手足厥冷，烦躁，灸厥阴[①]，厥不还者，死。（216）

【注释】

①灸厥阴：灸厥阴经的孔穴。张令韶谓可灸厥阴经的行间和章门穴。

【译解】

外感病六七天时，脉微，手足厥冷，烦躁不安，应当急灸厥阴的经穴。若灸后四肢厥冷仍不转温的，属死症。

【原文】

伤寒，发热，下利，厥逆，躁不得卧者，死。（217）

【译解】

伤寒病，发热，腹泻，手足厥冷，假使再见到躁扰不能安卧的，是死候。

【原文】

伤寒发热，下利至甚，厥不止者，死。（218）

【译解】

外感病发热，腹泻十分严重，四肢厥冷一直不回复的，为阳气脱绝的征象，属死候。

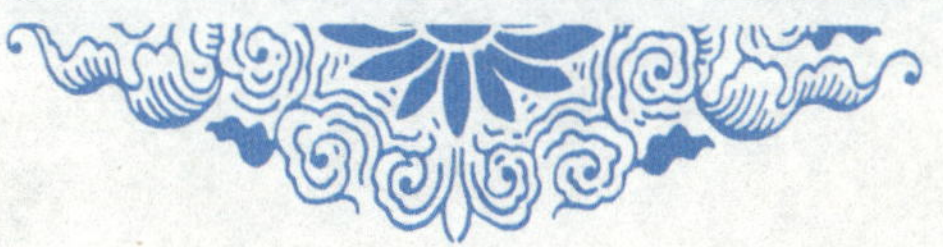

中医四大经典

金匮要略

常国良　编

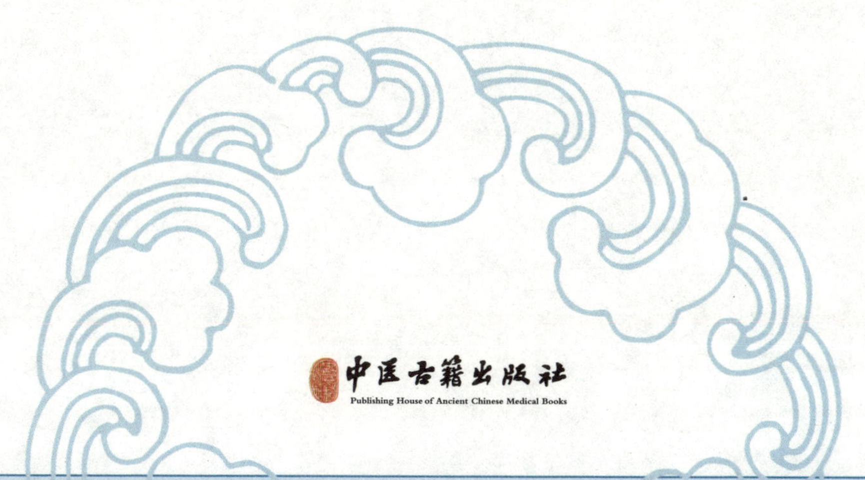

中医古籍出版社
Publishing House of Ancient Chinese Medical Books

前言

中医学博大精深，自肇源迄今，绵亘数千年的中医药理论精华，向来为历代医家奉为珍籍之秘典和临证之法宝。

在中医学界强调回归传统，反思传承的今天，经典著作的学习和运用是促进中医走向未来、更好地为人类健康服务的有效途径。鉴于此，为了重新认识中医学这一国粹的重要性和必要性，更好地继承和发扬中医学，我们编著了“中医四大经典”系列，包括《黄帝内经》《伤寒论》《金匮要略》《温病条辨》。本系列丛书以古为今用为目的，以深入浅出为要求，以阐明内涵为根本，对中医药理论精华进行了全面研究、系统阐述、朴素解读。

《金匮要略》为我国东汉末年著名医家张仲景所著《伤寒杂病论》中的杂病部分，也是中医学第一部论述杂病辨证论治的专书，具有极高的理论价值和临床实际指导作用，奠定了中医临床治疗学的基础。所以，备受古今医家的推崇和重视，有“治疗杂病的典范”之誉，是研究和学习中医学的必读之书。

本书在广泛参考历代版本的基础上，进行合理删减，结合现代人的阅读喜好，剪其繁芜，去粗取精。开篇导语，简要介绍了《金匮要略》的内容，在中医学发展史中的地位和影响。原文则分别从“题解”“注释”“译解”进行解读。其中“题解”大体概括所涉及的病证，“注释”对原文中较难理解的字词进行解释，“译解”对原文逐条进行白话直译。此外，又根据原文的具体情况配有大量插图，全方位立体地展现这部经典著作的魅力，能够使广大读者轻松读懂《金匮要略》，从书中寻找具有可操作性的中医治病养生实用方法，并与家庭生活更好地结合，发挥其最大的养生保健作用。

目录

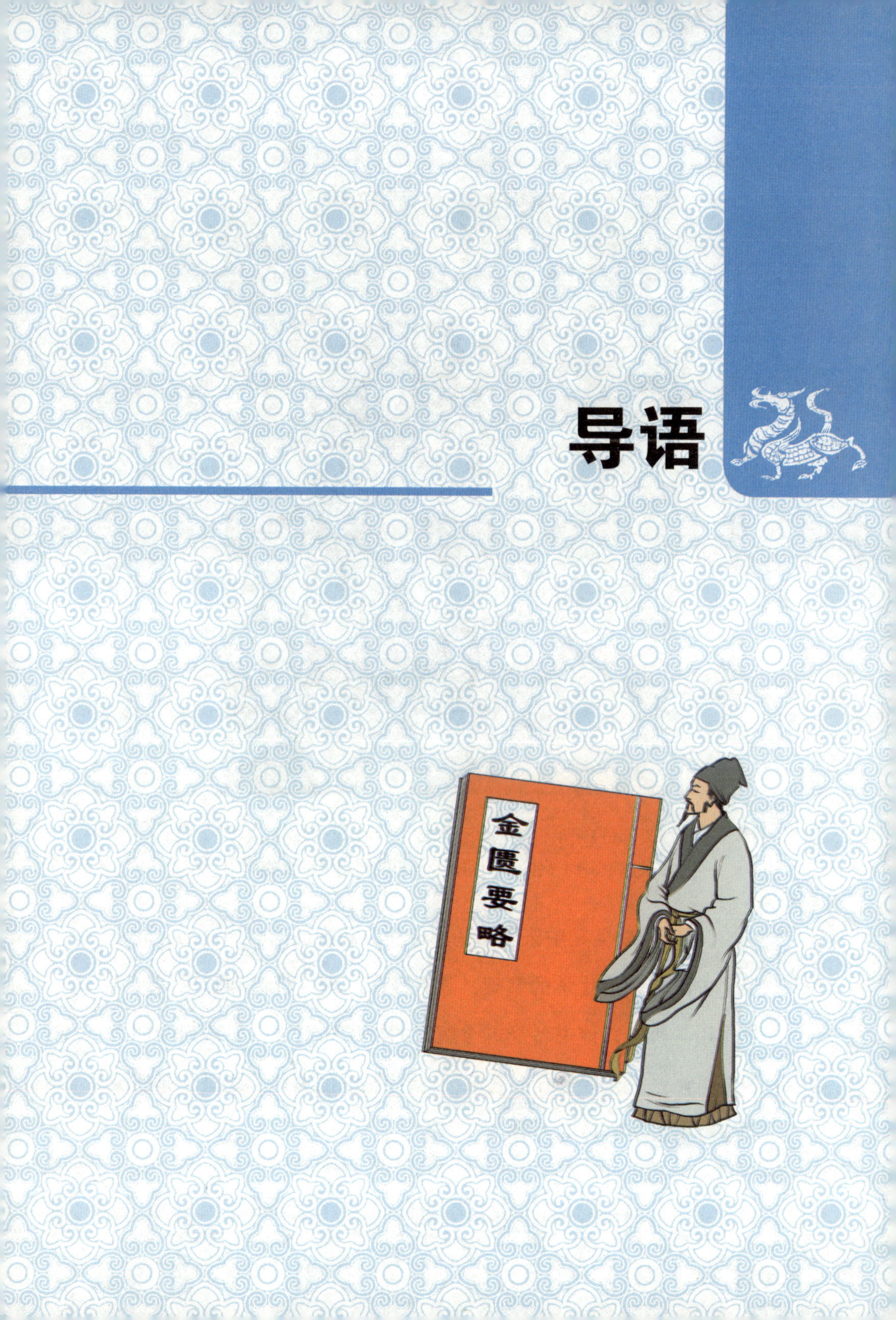

导语

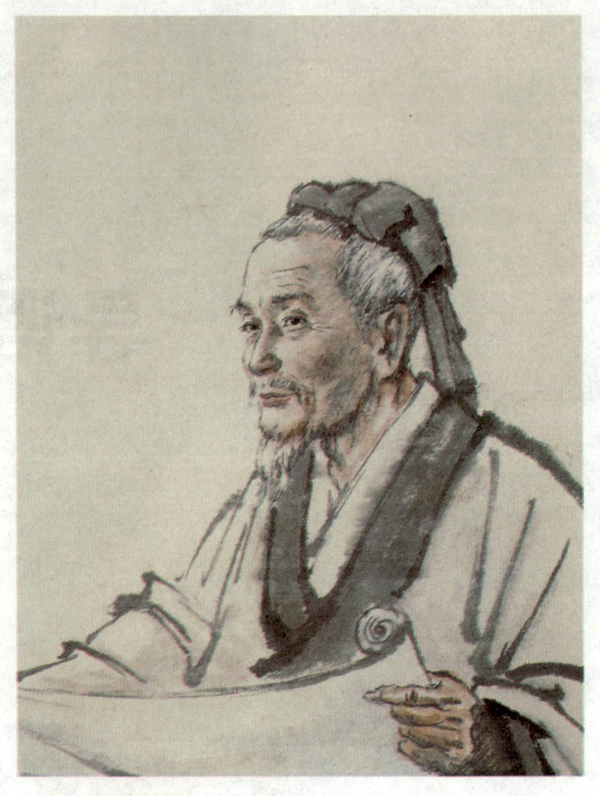

◎张仲景是中国古代伟大的医学家。他的医学著作《伤寒杂病论》对于推动后世中医学的发展起了巨大的作用

《金匮要略》是中医学第一部论述杂病辨证论治的专书，它奠定了中医临床治疗学的基础，具有极高的理论价值和临床实际指导作用。所以，该书备受古今医家的推崇和重视，而被列为四大经典医籍之一，有“方书之祖”“治疗杂病的典范”之誉，是研究和学习中医学的必读之书。

《金匮要略》是《伤寒杂病论》中的杂病部分。《伤寒杂病论》是我国东汉末年的著名医家张仲景所著，成书于公元 3 世纪初。全书共有十六卷，前十卷论伤寒，后六卷论杂病。因当时正值东汉末年动乱时期，成书后不久就因战乱而散佚。三国统一以后，经西晋太医令王叔和收集、整理为《张仲景方》三十六卷，部分内容也收录到他所著的《脉经》一书中。考现存《脉经》，卷七、卷八、卷九中，保留了大量《伤寒论》和《金匮要略》的内容。

《金匮要略》全书共二十五篇。按所论内容，可分为六大部分：第一部分为首篇“脏腑经络先后病”，对杂病的病因病机、发病预防、诊法治则、病症分类、预后及护理等做了原则性的提示，对全书具有普遍的指导意义，属总论。第二部分从“痉湿暍病”第二篇到“呕吐哕下利病”第十七篇，集中论述内科疾病的因机证治。第三部分“疮痈肠痈浸淫病”第十八篇，论述外伤科疾病的证治。第四部分“趺蹶手指臂肿转筋阴狐疝蛔虫病”第十九篇，将几种不便归类的疾病合为一篇讨论。第五部分从“妇人妊娠病”第二十篇到“妇人杂病”第二十二篇，专门讨论妇产科疾病的诊治。第六部分从“杂疗方”第二十三至“果实菜谷禁忌”第二十五篇，为急证医学，介绍急救措施、中毒解救及食疗、饮食禁忌等。

金匮要略方论序

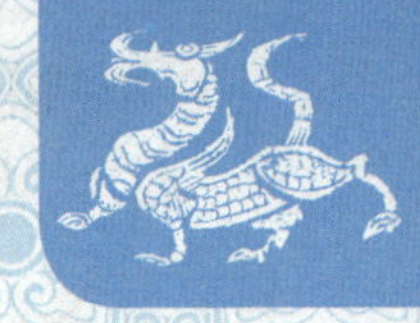

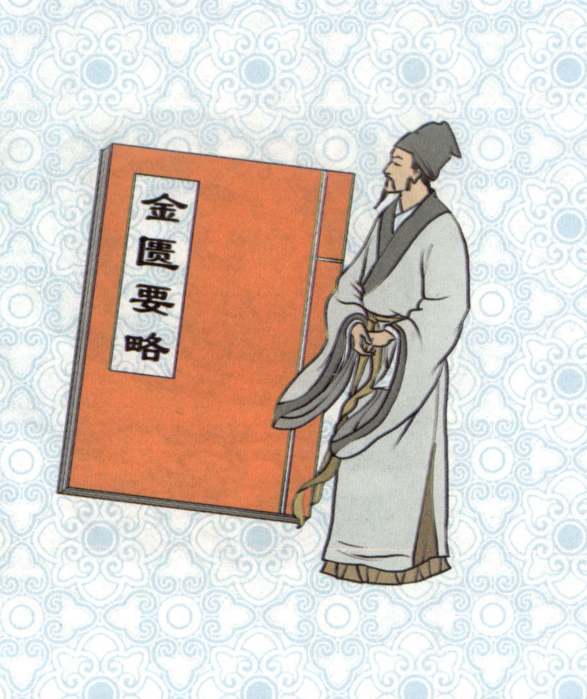

【原文】

张仲景为《伤寒卒病论》合十六卷，今世但传《伤寒论》十卷，杂病未见其书，或于诸家方中载其一二矣。翰林学士王洙在馆阁日，于蠹简中得仲景《金匮玉函要略方》三卷：上则辨伤寒，中则论杂病，下则载其方，并疗妇人。乃录而传之士流，才数家耳。尝以对方证对者，施之于人，其效若神。然而或有证而无方，或有方而无证，救疾治病其有未备。国家诏儒臣校正医书，臣奇先核定《伤寒论》，次校定《金匮玉函经》，今又校成此书，仍以逐方次于证候之下，使仓卒之际，便于检用也。又采散在诸家之方，附于逐篇之末，以广其法。以其伤寒文多节略，故断自杂病以下，

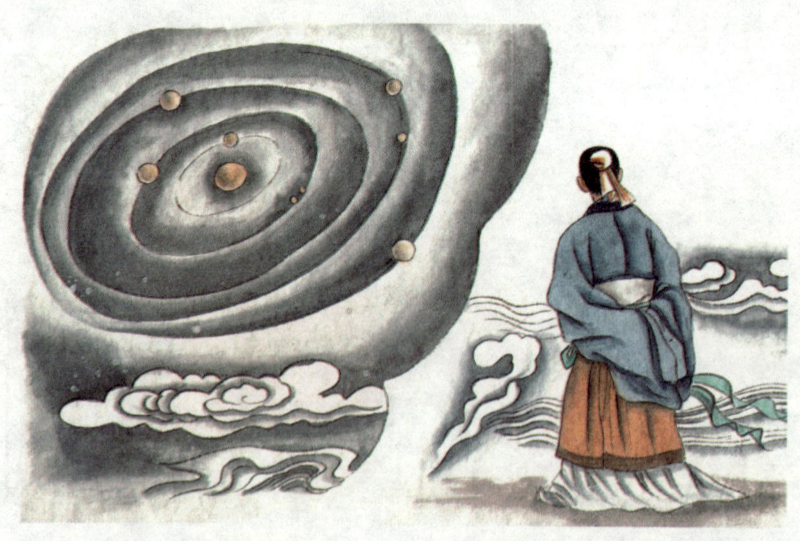

终于饮食禁忌，凡二十五篇，除重复，合二百六十二方，勒成上、中、下三卷，依旧名曰《金匮方论》。

臣奇尝读《魏志·华佗传》，云："出书一卷曰：此书可以活人。"每观华佗凡所疗病，多尚奇怪，不合圣人之经，臣奇谓活人者，必仲景之书也。大哉！炎农圣法，属我盛旦，恭惟主上，丕承大统，抚育元元。颁行方书，拯济疾苦，使和气盈溢，而万物莫不尽和矣。

太子右赞善大夫臣　高保衡

尚书都官员外郎臣　孙奇

尚书司封郎中充秘阁校理臣　林亿等传上

【译解】

张仲景撰写的《伤寒卒病论》共有一十六卷，而现今社会上流传的仅有《伤寒论》十卷，没有发现杂病部分的书，只有偶尔在某些医家的书中零星记载几首方剂。翰林学士王洙供职于崇文院的时候，曾经在馆阁所存的残旧蠹简中翻拾到张仲景《金匮玉函要略方》三卷：其上卷辨伤寒，中卷论述杂病，下卷集中记载方剂和妇科疾病的治疗。于是就抄录并且传之于一些读书人和儒医，不过几个人罢了，曾经用之于临床实践，施之于方证相对的患者，效果非常显著。然而该书某些条文有证候而无治疗方剂，某些条文有方剂治疗而无证候，临床救治疾病还不太完备。近年来，朝廷发布命令，成立了“校正医书局”，集中选派了一批医文兼通的学者校正古医书。孙奇等领衔首先校定刊印了《伤寒论》，其次校订刊印了《金匮玉函经》，现在又校成了本书。我们仍然沿用《伤寒论》的体例，将各方剂列于所治证候之下，使临床仓促之际，便于查找应用。又广泛搜集散见于其他医家著作中的仲景佚方或有效医方，将其附于各篇之后，以扩大临证选择的范围。由于《金匮玉函要略方》中伤寒的内容比较简略，所以我们选自杂病以下，结束于饮食禁忌，共二十五篇，除去重复者共有二百六十二首方剂，编成上、中、下三卷，依旧命名为《金匮要略方论》。

孙奇曾经读过《魏志·华佗传》，该书记载华佗拿出一本书说：

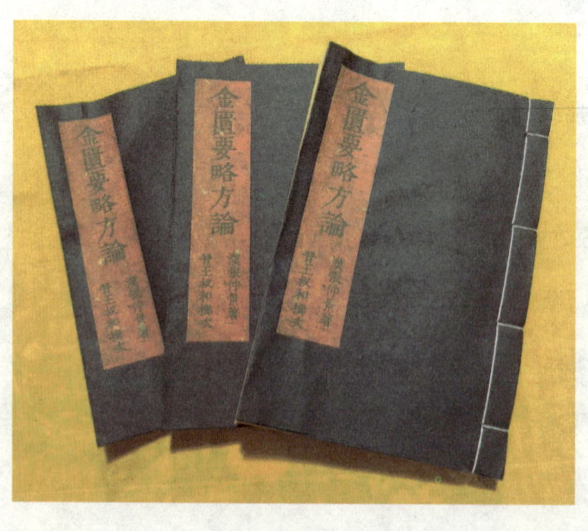

“这是一本可以救命活人的书。”经常看到华佗治疗疾病的一些病案，多崇尚新奇怪异，不大符合《黄帝内经》《难经》等传统中医理论。臣孙奇想华佗所谓的“救命活人”书，肯定就是张仲景的书。伟大呀！炎黄神农所创立的圣人法则，一直传到了我们大宋时代。臣等恭敬地想到，皇上很好地继承了帝业，为了百姓的健康，诏令颁行了这部经过校订的医书，以救助万民的疾苦，使祥和快乐之气充满人间，那么世间万物也就完全和谐了。

太子右赞善大夫臣　高保衡

尚书都官员外郎臣　孙奇

尚书司封郎中充秘阁校理臣　林亿等传上

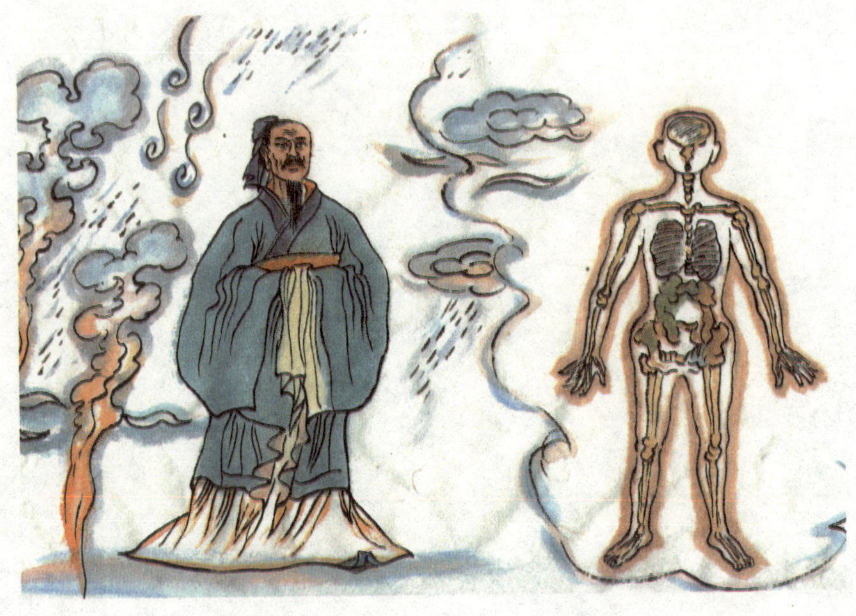

脏腑经络先后病脉证第一

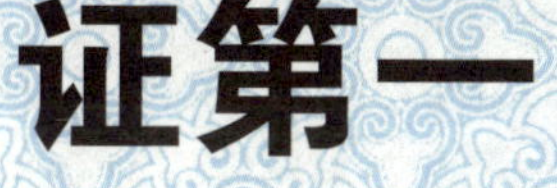

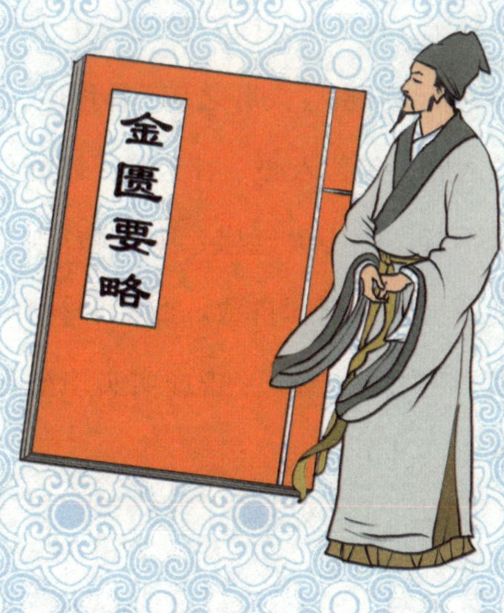

【题解】

本篇对疾病的发生和预防、病因、病机、诊断、治疗等方面都做了原则性的提示，相当于全书的总论，学习时应与以后各篇相互联系。篇名提示脏腑经络病变是杂病发生的基础，临床可根据病人脉证，推断脏腑病变及预后转归，还需注意脏腑经络病变先后传变规律。

【原文】

问曰：上工①治未病，何也？

师曰：夫治未病②者，见肝之病，知肝传脾，当先实脾③，四季脾王④不受邪，即勿补之。中工⑤不晓相传，见肝之病，不解实脾，惟治肝也。夫肝之病，补用酸，助用焦苦，益用甘味之药调之。酸入肝，焦苦入心，甘入脾。脾能伤肾⑥，肾气微弱⑦，则水不行；水不行，则心火气盛，则伤肺；肺被伤，则金气不行；金气不行，则肝气盛，则肝自愈。此治肝补脾之要妙也。肝虚则用此法，实则不在用之。经曰：虚虚实实，补不足，损有余，是其义也。余脏准此。（1）

【注释】

①上工：精通医理、临床经验丰富的医生称为上工。《灵枢·邪气脏腑病形》篇曰："上工十全九。"即上工治病，90％的病人有良效。②治未病：这里指治未病的脏腑。③实脾：即调补脾脏使脾气充实之意。④四季脾王：王，通旺。四季之末，即农历三、六、九、十二月之末的十八天，为脾土当令之时，此处可理解为一年四季脾气都健旺之意。⑤中工：水平次于上工的医生。《灵枢·邪气脏腑病形》篇曰："中工十全七。"⑥脾能伤肾：伤作制约解，意为脾土能制约肾水之气。⑦肾气微弱：此"肾气"非肾中精气，而是指五行中肾水之气。肾气微弱应理解为肾水之气受脾土制约，不亢而为害之意。

【译解】

学生问：高明的医生在治病时，为什么要强调治未病，注意调理尚未生病的脏腑呢？

老师回答道：所谓的"治未病"含义比较广泛。我举例来说吧。高明的医生懂得脏腑间的相互关系，一旦发现肝脏有病，根据五行生克乘侮规律得知，肝木的疾病极易影响到脾土，因此往往要提前来调理脾脏，使脾气充实，不至于受到肝病邪气的侵袭。然而，在四季之末的十八天内，为脾土旺盛之时，脾脏有足够的力量去抗御邪气，此时就没有必要去调理脾土了。那些医术一般的医生，由于不懂得五行的生克规律和脏腑间的联系，发现肝脏有病，不理解调补脾脏的意义，只知道单独去治疗肝病。结果肝病尚未痊愈，脾脏病又出现了。肝脏病的一般用药原则是：用酸味的药物来补肝体，用焦苦味的药物来协助，再配合使用甘味药来调补脾土。因为酸味入肝经，焦苦味入心经，甘味药入脾经。脾土旺盛能够制约肾水，肾水被制则不能上行以制约心火，那么心火就偏旺；心火偏旺就能克伐肺金，肺被火克，肺金之气就不能行使其克伐肝木的职能，这样肝木之气自然就旺盛了。因此，通过调

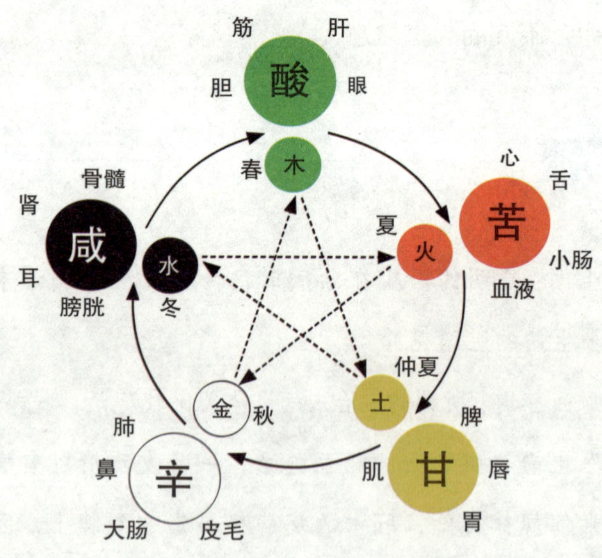

补脾脏，肝脏病自然就痊愈了。这些就是治疗肝病时调理脾脏的深奥道理呀。然而，肝病有虚实之分，若肝病属虚证者可用上述治法，肝病属实证者则不宜应用。

《黄帝内经》《难经》曾说："切勿用攻泻法治疗正气不足的虚证，也不要用补益法治疗邪气亢盛的实证。补益法适用于正气不足的虚证，攻泻法适用于邪气亢盛的实证。"讲的就是这个道理。肝脏病是这样，其他脏腑的病变也可类推。

【原文】

夫人禀五常[①]，因风气[②]而生长，风气虽能生万物，亦能害万物，如水能浮舟，亦能覆舟。若五脏元真[③]通畅，人即安和。客气邪风[④]，中人多死[⑤]。千般疢难[⑥]，不越三条：一者，经络受邪，入脏腑，为内所因也；二者，四肢九窍，血脉相传，壅塞不通，为外皮肤所中也；三者，房室、金刃、虫兽所伤。以此详之，病由都尽。若人能养慎，不令邪风干忤[⑦]经络；适中经络，未流传脏腑，即医治之；四肢才觉重滞，即导引[⑧]、吐纳[⑨]、针灸、膏摩[⑩]，勿令九窍[⑪]闭塞；更能无犯王法[⑫]、禽兽灾伤，房室勿令竭乏，服食[⑬]节其冷、热、苦、酸、辛、甘，不遗形体有衰，病则无由入其腠理（腠者，是三焦通会元真之处，为血气所注；理者，是皮肤脏腑之文理[⑭]也）。（2）

【注释】

①五常：即五行。②风气：此指自然界的气候。③元真：指元气或真气。④客气邪风：泛指外来的致病因素。客，从外来的；邪，不正的。⑤中人多死：中，侵犯、伤害的意思。多死一指易导致疾病发生，一指易使人死亡，这里主要指前者。⑥疢难：此指疾病。⑦干忤：干，《说文》“犯也”；忤，违逆、抵触；干忤，此指侵犯。⑧导引：按照一定规律和方法进行的肢体运动，以防病保健的方法。⑨吐纳：调整呼吸的养生方法。⑩膏摩：用膏药涂搽体表治疗部位上，再施以推拿手法，发挥药物和推拿综合作用的外治法。⑪九窍：两眼、两耳、两鼻孔及口七窍，加上前后二阴即为九窍。⑫无犯王法：王法，古代的国家法令。指不要触犯国家法令，免受刑伤之患。⑬服食：即衣服、饮食。《灵枢·师传》篇曰：“食饮衣服，亦欲适寒温。”⑭文理：文，通纹。《医宗金鉴》曰：“理者，皮肤脏腑，内外井然，不乱之条理也。”

【译解】

人与自然关系密切。一方面，自然界提供人类赖以生存的基本条件；另一方面，自然界亦存在致病因素可使人发病。张仲景以“水能浮舟，亦能覆舟”这一例子生动地说明了人与自然的关系。若五脏元气通畅，即元气充盛而通行于全身，各脏腑、经络等组织器官功能协调，整体生命运动保持相对稳态，则人体安和，不易受邪发病；各种外来的致病因素侵犯于人体，就能导致疾病发生，甚至使人死亡。

临床疾病虽然多种多样，但分析其发病原因、传变途径、病位等，不外以下三种情况：一是经络受邪，传入脏腑，这是因为体内脏腑正气不足，以致邪气乘虚入内所致；二是病在四肢、九窍，血脉相传，壅塞不通，这是外部体表受邪所致；三是房劳太过、金刃、虫兽等损伤人体引起疾病。

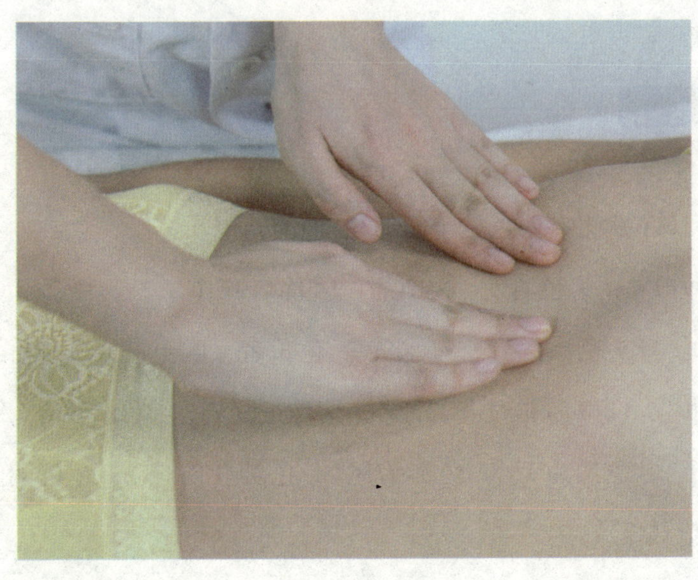

未病前当内养正气，外避邪气，防止邪气侵犯经络。如经络受邪，未流传脏腑，应及早治疗，四肢才觉重滞，即采用导引、吐纳等驱邪外出，勿使邪气深入，导致九窍闭塞，更要遵守养生之法。避免邪风、虫兽、外伤等各种致病因素的伤害，节制房事，保全肾精，免伤元气，注意饮食，避免偏嗜过冷、过热，起居穿衣适应气候变化，使身体强壮，病邪就不能入侵腠理。

腠理是机体的一种组织结构，为三焦所主，与皮肤、脏腑关系密切，是元真通会、气血流注之处，是营卫气血流行之处，是抗御外邪的屏障。在人体生命活动中具有重要作用，若机体正气不足，抗病能力减退，邪气可作用于腠理导致疾病发生。

【原文】

问曰：病人有气色见于面部①，愿闻其说。

师曰：鼻头色青②，腹中痛，苦冷者死（一云腹中冷，苦痛者死）。鼻头色微黑者，有水气③；色黄者，胸上有寒④；色白者，亡血也⑤。设微赤非时者，死⑥。其目正圆者，痉⑦，不治。又色青为痛⑧，色黑为劳⑨，色赤为风⑩，色黄者便难⑪，色鲜明者有留饮⑫。（3）

【注释】

①病人有气色见于面部：见，通现。通过望诊可以观察到患者面部出现的色泽变化，本条举例说明面部望诊的临床意义。《素问·脉要精微论》说："精明五色者，气之华也。"人体五脏六腑的精华气血，隐于皮肤之内者为气，显现于皮肤之外者为色。所以观察面部的气色变化，就可以测知脏腑气血的盛衰。同时，中医还有五脏配五色的理论，综合面部色泽变化，根据五行生克规律，就可以测知所患疾病及预后。又鼻为面王，内应于脾，脾为后天之本，气血化生之源；目为肝之窍，内藏脏腑之精华。在本条望诊举例中，张仲景除论述面部望诊的一般意义外，还突出介绍了望鼻头和望眼目的临床意义。②鼻头色青：因鼻居面中，属土所主，内应于脾，又称面土；且鼻为肺窍，司呼吸而能吐故纳新，故肺脾无病时，鼻色明润微黄。若患者鼻头色青，因青为肝之色，腹为脾之部位，肝木乘脾土，故可见腹中痛。③鼻头色微黑者，有水气：黑为肾水之色，今肾虚不能主水，脾虚不能制水，则水气上泛中土，即肾水反侮脾土之象，故主有水气。④胸上有寒：指胸膈间有寒饮留滞。多由脾不能运化水湿、水饮停于胸膈之间所致。"胸上"，《千金翼方》作"胸中"。另"寒"字，亦作"邪"解，指寒饮。⑤色白者，亡血也：指面色白而无华者，主阴血大亏，提示患各种出血性疾

病。亡血，指因患各种出血性疾病，如吐血、咯血、衄血、便血等，而失血过多。《灵枢·决气》篇曰："血脱者，色白，夭然不泽。"⑥微赤非时者，死：针对亡血者而言，患者面色微红，而不是火气当令的夏季，此属阴血外亡，虚阳浮越之象，故预后不良。"非时"，即"非其时"，谓非当令之时之意。⑦目正圆者，痉：指两目圆睁直视，眼球不能转动者，多由风邪强盛，五脏精气亡绝，不能上荣所致，见于痉病危候。"痉"，原书作"痓"。成无己《注解伤寒论》："痓，当作痉，传写之误也。"本书皆改作"痉"。⑧色青为痛：因青为血脉凝滞之色，不通则痛。故面色呈青色者主疼痛。⑨色黑为劳：因黑为肾之主色，过劳伤肾，可致肾色外露，故色黑主虚劳。⑩色赤为风：因风为阳邪，多从火化，火色赤，故面色红者主风热。⑪色黄者便难：因黄为脾色，若其色鲜明是湿热郁结，脾气瘀滞，多有大便难之症。⑫色鲜明者有留饮：谓患者面部浮肿，色泽明润而油亮，主水饮留滞上泛。留饮，指病机，谓水饮内停，留而不去者。本书"水气病"篇曰："夫水病人，目下有卧蚕，面目鲜泽。"

【译解】

学生问：人生病以后，面部就会出现相应的色泽变化。想请您详细谈谈这方面的情况。

老师回答道：鼻为面王，内应于中央脾土，故鼻是面部望诊最重要的部位。肝木属青色，望诊见鼻头色发青，是肝木横逆来克伐脾土之象，一般主腹中疼痛；如果再兼见极度怕冷，则属脾阳衰败，阴寒内盛，主病势危重，预后不良。黑为肾水之色，鼻头出现微黑，是肾水反侮脾土之象，故主有水气内停。黄为脾土之色，望诊见面色发黄，是脾阳不运，湿聚停饮之象，故主胸膈间有寒饮。望诊见面色苍白，是失血过多，血色不能上荣于面所致，故面色白主亡血；如果亡血之人见面色微红，又不在火气当令的夏季，则为阴血外脱，虚阳上浮之象，多属预后不良。望诊见两

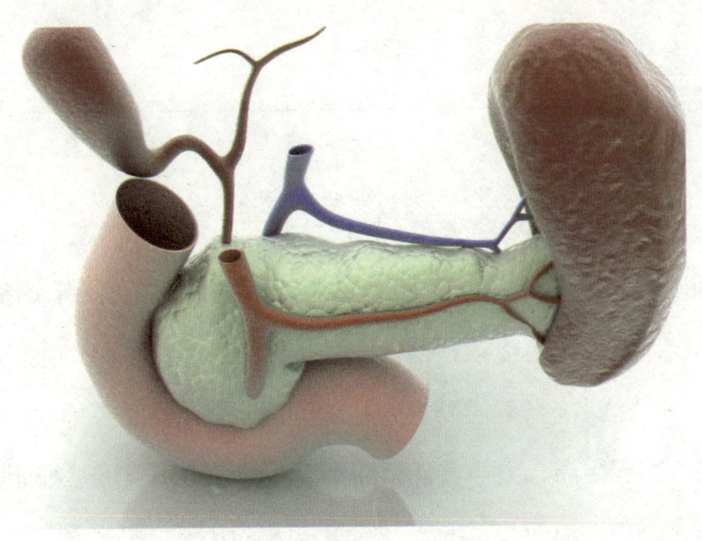

◎脾

目圆睁直视，眼球不能转动者，是痉病，病势危重，难治。此外，望诊见面色发青，是寒盛血瘀之象，一般主疼痛；面色发黑，是肾精亏损，本色外现，一般见于虚劳病；面色红赤，是风阳化火之象，一般见于风热证。面色发黄，是脾土瘀滞、湿热郁结之象，一般主大便困难。见面目浮肿，色泽鲜明者，是水饮内停，上泛于头面之象。

【原文】

师曰：病人语声寂然①喜惊呼者，骨节间病②；语声喑喑然不彻③者，心膈间病④；语声啾啾然细而长⑤者，头中病（一作痛）。（4）

【注释】

①病人语声寂然：形容病人不愿说话而安静无声的状态。然，形容词词尾，表示“……的样子”。②骨节间病：指肢体关节疼痛一类的病症。③语声喑喑然不彻：形容病人语声低微而不清澈。喑（音阴）：同“瘖”，声不通彻。④心膈间病：指心膈间有停痰、伏饮、气滞等实邪阻滞，致声音低微而不清澈。⑤语声啾啾然细而长：形容病人语声细小而长。啾（音究）：声小；啾啾，细碎之声。

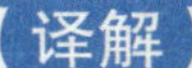

【译解】

老师说：病人平时安静无声，而突然听到发出惊叫声者，其病变多在肢体关节，具有关节疼痛一类的病症。病人说话声音低微而不清澈，其病变多在心膈之间，具有结胸、胸痹等病症。病人说话声音细小而清长，其病变多在头中，具有头痛等病症。

【原文】

师曰：息①摇肩②者，心中坚，息引胸中，上气③者，咳，息张口，短气④者，肺痿⑤唾沫。（5）

【注释】

①息：一呼一吸谓之一息。息，即呼吸也。②摇肩：即抬肩。③上气：即气逆。④短气：呼吸短促而急，自觉气息不能接续的表现。⑤肺痿：病名。肺叶枯萎不荣或痿弱不用，以胸闷气短，咯吐浊唾涎沫为主要表现的疾病。详见本书第七篇。

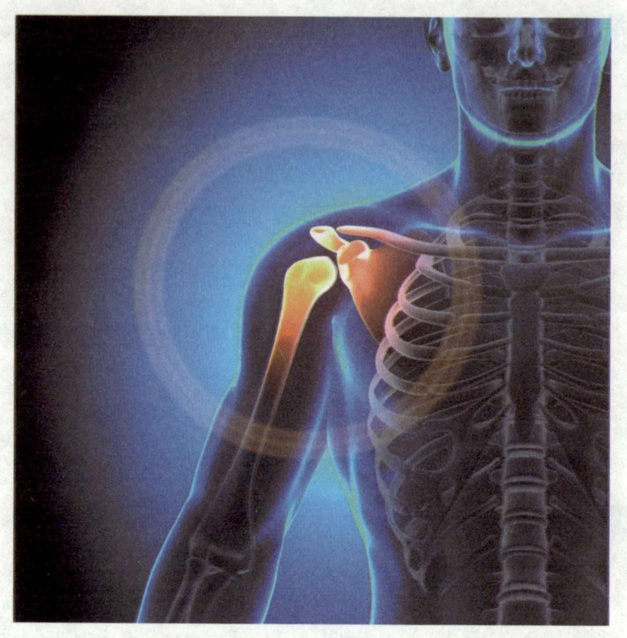

【译解】

“息摇肩”是呼吸困难、两肩上耸的状态，在病情上有虚实之分。“心中坚”是由实邪壅塞于胸，以致肺失宣降，呼吸困难，常伴有鼻翼翕动、胸闷胀满等症。胸中有邪，阻塞气道，以致肺气不降，可见呼吸时气上逆而为咳。肺叶枯萎不荣或痿弱不用，不能正常呼吸，故见虽张口呼吸，仍感短气不足以息；由于肺虚不能敷布津液，津随气逆，可见唾沫。肺痿的病因病机及辨证论治可参考本书第七篇。

【原文】

师曰：吸而微数[①]，其病在中焦，实也，当下之即愈，虚者不治。在上焦者，其吸促[②]，在下焦者，其吸远[③]，此皆难治。呼吸动摇振振者[④]，不治。（6）

【注释】

①吸而微数：指吸气困难而急促。本条将望诊和闻诊相结合，通过观察呼吸形态，来辨别病位、病性，判断其预后。原文虽单论吸气，实际亦赅呼气。肺主气而司呼吸，肾主纳气，呼吸异常，虽主要关系到肺肾二脏，但也涉及其他脏腑。古人有“呼出于心与肺，吸入于肝与肾”之说。以呼气困难为主者，多属上焦心肺的疾患；以吸气困难为主者，多属下焦肝肾的疾患。其呼吸困难，属实者易治，属虚者难治。②吸促：指吸气浅短而急促。③吸远：指吸气深长而困难。④呼吸动摇振振者：指病人呼吸困难，随着呼吸动作，全身震颤动摇。

【译解】

老师说：病人吸气困难而急促，如果病在中焦，由实邪中阻，肺气不降所致者，治疗应当攻下实邪；使中焦阻闭得通，气机下达，则呼吸自如。如果中焦没有实邪梗阻而吸气困难短促者，这是肾元亏虚，不能纳气所致，此证难治。病在上焦，见吸气浅短而急促者，多因肺气大虚，宗气衰微；病在下焦，见吸气深长而困难者，多为肾元衰竭、气不摄纳所致。无论病在上焦或在下焦，其吸气困难属虚证者，皆难治。另外，呼吸极度困难，随着呼吸动作，而全身震颤动摇者，这是正气虚衰至极，元气将脱，形气不能相保的危象，故属不治之症。

【原文】

师曰：寸口①脉动者，因其旺时②而动。假令肝旺色青，四时各随其色。肝色青而反色白，非其时色脉，皆当病。（7）

【注释】

①寸口：此指两手寸、关、尺脉。②旺时：旺时指一年四季中五脏所主的当令之时，此时色、脉有相应的特征。如春为肝之令，相应色青、脉弦；夏为心之令，相应色赤、脉洪；秋为肺之令，相应色白、脉浮；冬为肾之令，相应色黑、脉沉；四季之末十八日为脾当令，相应色黄、脉缓。下文“非其时”与“旺时”相对，

即非其旺时。

【译解】

四时气候变化可影响人体的生理功能，人的脉象和气色随着四时气候而相应变化，以与自然界协调。例如，春时肝旺、脉弦、色青是为正常，假如此时色反白、脉反浮（秋季色脉），是为非其时而有其色脉，即属病理现象。

【原文】

问曰：有未至而至①，有至而不至，有至而不去，有至而太过，何谓也？

师曰：冬至②之后，甲子③夜半少阳起，少阳④之时，阳始生，天得温和。以未得甲子，天因温和，此为未至而至也；以得甲子，而天未温和，此为至而不至也；以得甲子，而天大寒不解，此为至而不去也；以得甲子，而天温和如盛夏五六月时，此为至而太过也。（8）

【注释】

①未至而至：第一个“至”指时令，第二个“至”指气候。下同。

②冬至：农历二十四节气之一，居“大雪”与“小寒”之间（每年12月21日前后）。③甲子：是古代用天干、地支配合起来计算年、月、日的方法。天干十个（甲、乙、丙、丁、戊、己、庚、辛、壬、癸），地支十二个（子、丑、寅、卯、辰、巳、午、未、申、酉、戌、亥），天干与地支循环相配，可成甲子、乙丑、丙寅……癸亥等六十组，循环使用，以纪日或者纪年，称为甲子。此处甲子指冬至之后六十天。④少阳：古人将一年分为三阴三阳六个阶段，各六十天，自少阳始，至厥阴止。少阳起，指冬至后六十日开始为少阳当令之时。详见《难经·七难》。

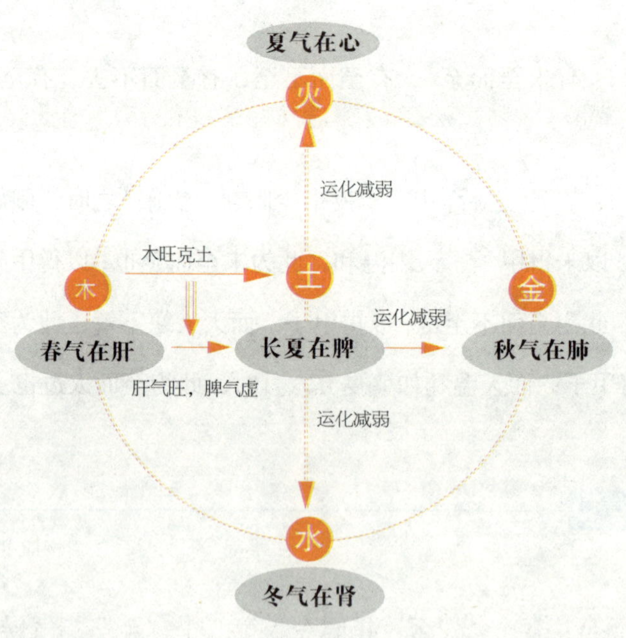

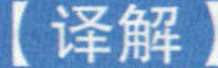

【译解】

一年四时，气候变化有一定常度。春温、夏热、秋凉、冬寒，与时令相符的正常气候，一般不会使人致病。若气候与时令不符，是为反常气候，易导致人体发生疾病。如冬至之后的六十天，正当雨水节气，此时阳气开始生长，气候逐渐转暖，这是正常规律。如未到雨水节气，而气候已经温暖，这是时令未到，气候先到，为“未至而至也”；如已到雨水节气，气候尚未温暖，这是时令已到而气候未到，为“至而不至也”；如已到雨水节气，气候仍然很冷，这是时令已到，而严寒气候当去不去，为“至而不去也”；如时令到雨水节气，气候却像盛夏般的炎热，这是气候至而太过，为“至而太过也”；这些皆属与时令不相符的异常气候，容易导致疾病的发生，必须注意调摄。

【原文】

师曰：病人脉浮者在前①，其病在表；浮者在后②，其病在里，腰痛背强不能行，必短气而极③也。（9）

【注释】

①脉浮者在前：指浮脉见于寸部。前，以关部为标准，关前即寸部脉，属阳主表。本条论述浮脉的临床意义，说明同一脉象，见于不同的部位，则主病各异。②浮者在后：指浮脉见于尺部。后，以关部为标准，关后即尺部脉，属阴主里。③极：疲乏之义。扬雄《方言》："极，疲也。"

【译解】

老师说：切脉见病人关前寸部脉比较浮盛，寸脉属阳候外，故知其病属外感表证。若浮脉见于关后尺部，尺脉属阴候里，故知其病属内伤里证。另外，尺脉又候肾。若尺脉浮而无力，则主肾虚精亏内伤，虚阳浮越而不潜。肾为作强之官，藏精生髓而主骨，腰为肾之府，其脉贯脊。所以临床必伴见腰痛背强，下肢酸困不能行走、短气而疲劳至极等症。

【原文】

问曰：经[①]云，厥阳独行[②]，何谓也？

师曰：此为有阳无阴，故称厥阳[③]。（10）

【注释】

①经：指古代的医经，具体何书已失传。盖考之《黄帝内经》《难经》皆无“厥阳独行”一词。②厥阳独行：在正常情况下，人体处于“阴平阳秘”状态，阴阳升降亦保持平衡协调。厥阳独行，为阴亏于下，阳气无所依附而逆于上，即阴虚阳亢，阳气上逆。病人可表现为眩晕、突然昏眩，甚则昏不识人等，在此说明阴阳失调是疾病发生的总病机。厥，逆也。厥阳，指阳气上逆。③有阳无阴，故称厥阳：这里指出厥阳独行的病机。中医学认为，人体所有者不外阴阳两个方面，而阴阳贵在协调与平衡。在正常情

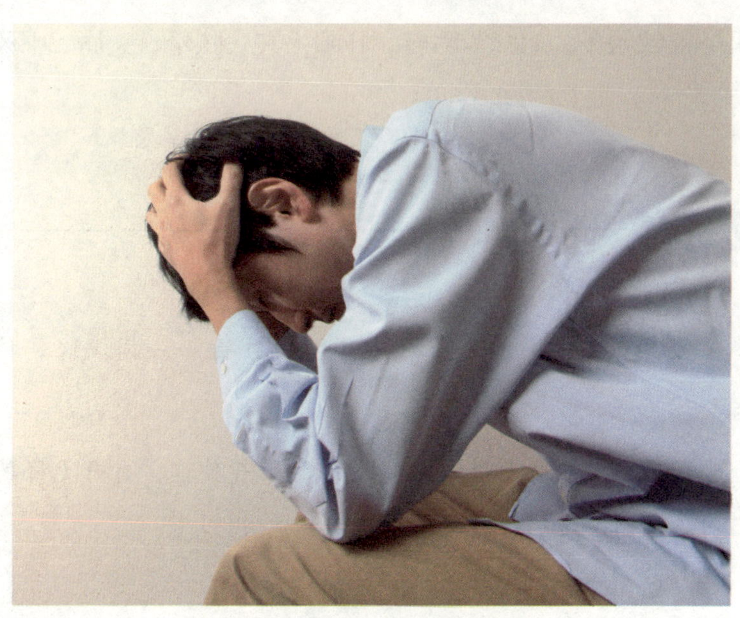

况下，阴阳两个方面相互对立、相互依存、相互消长、相互转化、相互制约，总是维持着相对协调平衡的状态，从而保证了正常的生命活动。正如《素问·生气通天论》所说："阴平阳秘，精神乃治。"如果在各种病理因素的影响下，或机体本身的功能失调，阴阳的平衡协调关系遭到破坏，出现任何形式下的阴阳偏盛偏衰，就会产生一系列的病理变化。例如阳胜则阴病、阴胜则阳病，阴胜则寒、阳胜则热，阳虚则寒、阴虚则热等。所以阴阳失调是一切疾病产生的基本病机。本条所言厥阳独行的病机是"有阳无阴，故称厥阳"。这里的"有""无"都是相对的，并非绝对之辞。基本精神是说明阴精亏损，阴不敛阳，阳无所附，阳气独盛而逆于上的病机。"厥阳独行"就是"阴虚阳亢"之意。临床符合这一病机的证候颇多，如肝肾阴虚，肝阳上亢之眩晕、头痛、中风暴厥等。

【译解】

学生问：在古医经上曾载有"厥阳独行"一词，这是什么意思？

老师回答说：这是讲阴气衰竭，而阳气独盛，有升无降的病机。因为孤阳上逆，所以叫作厥阳。

【原文】

问曰：寸脉沉大而滑，沉则为实，滑则为气，实气相搏，血气入脏即死，入腑即愈，此为卒厥[①]，何谓也？

师曰：唇口青，身冷，为入脏即死；如身和，汗自出，为入腑即愈。（11）

【注释】

①卒厥：卒，通猝；指突然昏倒、不省人事或伴四肢厥冷的病症。

【译解】

左寸脉候心主血，右寸脉候肺主气，血气失和，可反映于寸部脉。脉沉为血实，滑为气实，大脉主邪盛。“血气，入脏即死”之血气即为失调、逆乱之血气，是为病邪而非正常的血气。阴阳气血逆乱，脏腑功能失调，可发生卒厥等各种病症。卒厥发生后，若唇口青、身冷，说明邪气内闭，血流瘀滞，阳气衰竭，内闭外脱，属入脏，预后不良；若身体温和，微汗自出，说明气血流通，病在腑，较易治愈。所谓入脏入腑，是指阴阳气血逆乱程度及病情的轻重。

五脏者，藏而不泻，邪气并入后，不能自行外出。以致脏气闭郁，气机闭息，所以“入脏即死”。

六腑者，泻而不藏，邪气并入，却可外泻，气机流畅，所以“入腑即愈”。

【原文】

问曰：脉脱[1]，入脏即死，入腑即愈，何谓也？

师曰：非为一病，百病皆然。譬如浸淫疮[2]，从口起流向四肢者可治，从四肢流来入口者不可治；病在外者可治，入里者即死。（12）

【注释】

①脉脱：指一时性脉象乍伏不见，多由邪气阻遏，脉中气血一时不通所致。②浸淫疮：皮肤病的一种，疮面流黄水，可由一处染及他处。

【译解】

脉脱多为正邪相争，邪遏正气，经脉不通，故脉伏不见似脱。所谓“入脏即死，入腑即愈”同第11条所论卒厥预后意义相同。接着原书又举病变表现在皮肤的浸淫疮为例，指出其从口起流向四肢的，是正气抗邪外出，病位由深转浅，病势转轻，故曰“可治”，而从四肢逐渐向口蔓延，则是正不胜邪，病位由浅入深，病势转重，故云“不可治”。总之，病由外传内者，在脏者难治；由内传外，在腑者易治。这是判断疾病预后的一般规律，所以说“非

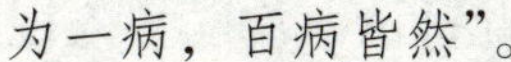
为一病，百病皆然”。

【原文】

问曰：阳病十八[1]何谓也？

师曰：头痛、项、腰、脊、臂、脚掣痛[2]。

阴病[3]十八，何谓也？

师曰：咳、上气、喘、哕、咽[4]、肠鸣、胀满、心痛、拘急。五脏病各有十八，合为九十病；人又有六微[5]，微有十八病，合为一百八病，五劳[6]、七伤[7]、六极[8]、妇人三十六病[9]，不在其中。

清邪[10]居上，浊邪[11]居下，大邪[12]中表，小邪[13]中里，槃饪之邪，从口入者，宿食也。五邪中人，各有法度，风中于前，寒中于暮，湿伤于下，雾伤于上，风令脉浮，寒令脉急，雾伤皮腠，湿流关节，食伤脾胃，极寒伤经，极热伤络。（13）

【注释】

①阳病十八：指体表肢体经络的病变有十八种。本条介绍古代对疾病的分类及计数，各种病邪的特点及其伤人的一般规律。②脚掣痛：指下肢腓肠肌抽掣疼痛。脚，小腿。③阴病：指内部脏腑的病变。④咽：音义同“噎”，指咽中梗塞。⑤六微：指六腑。⑥五劳：

说法不一。《素问·宣明五气》篇及《灵枢·九针论》均以“久视伤血，久卧伤气，久坐伤肉，久立伤骨，久行伤筋”为五劳所伤。《千金方》以“志劳、思劳、忧劳、心劳、疲劳”为五劳。《诸病源候论》又以“肺劳、心劳、肝劳、脾劳、肾劳”为五劳。⑦七伤：本书“虚劳病篇”有“食伤、忧伤、饮伤、房室伤、饥伤、劳伤、经络营卫气伤”等七伤；《诸病源候论·虚劳候》以“大饱伤脾，大怒气逆伤肝，强力举重、久坐湿地伤肾，形寒饮冷伤肺，忧愁思虑伤心，风雨寒暑伤形，大恐惧不节伤志”为七伤。⑧六极：指六类虚损疾患。《诸病源候论·虚劳候》指气极、血极、筋极、骨

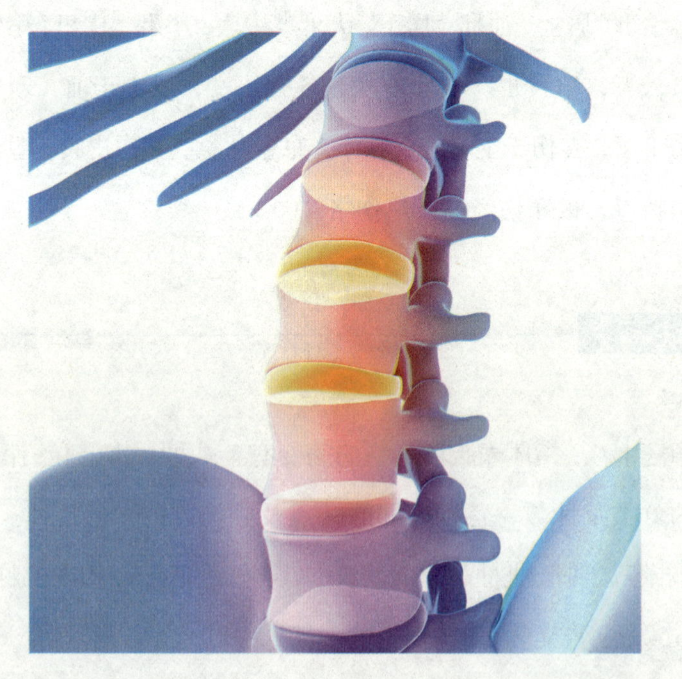

极、肌极、精极。极，是极度劳损的意思。⑨妇人三十六病：《诸病源候论·带下三十六候》载妇人三十六病是指：十二症、九痛、七害、五伤、三痼。⑩清邪：指雾露之邪。⑪浊邪：指湿邪。因湿性重浊，故名。⑫大邪：指风邪。因风性散漫，为百病之长，故名。⑬小邪：指寒邪。

【译解】

学生问：我听说阳病有十八种，具体是哪些呢？

老师回答道：阳病是指邪气侵犯肢体经络的病变。具体包括头痛、项痛、腰痛、脊痛、臂痛、小腿抽掣疼痛六种，又各分为卫病、营病、营卫俱病三种证型，三乘以六，故共有十八种。

学生又问：阴病也有十八种，具体有哪些呢？

老师回答说：阴病是指邪气侵犯脏腑的病变。具体有咳嗽、上气、喘证、呃逆、噎塞、肠鸣、胀满、心痛、拘急九种，又有虚、实之异，以九乘二，所以阴病也有十八种。人有五脏，五脏各受六淫邪气为病，又有气病、血病、气血俱病三种证型，以六乘三，所以各脏的疾病有十八种，以十八乘五，则五脏疾病共有九十种。人还有六腑，六淫邪气侵及六腑，也有气病、血病、气血合病之分，以六乘三，各腑疾病有十八种；以十八乘六，则六腑病共有一百零八种。至于五劳、七伤、六极，以及妇科的三十六种病，皆非六

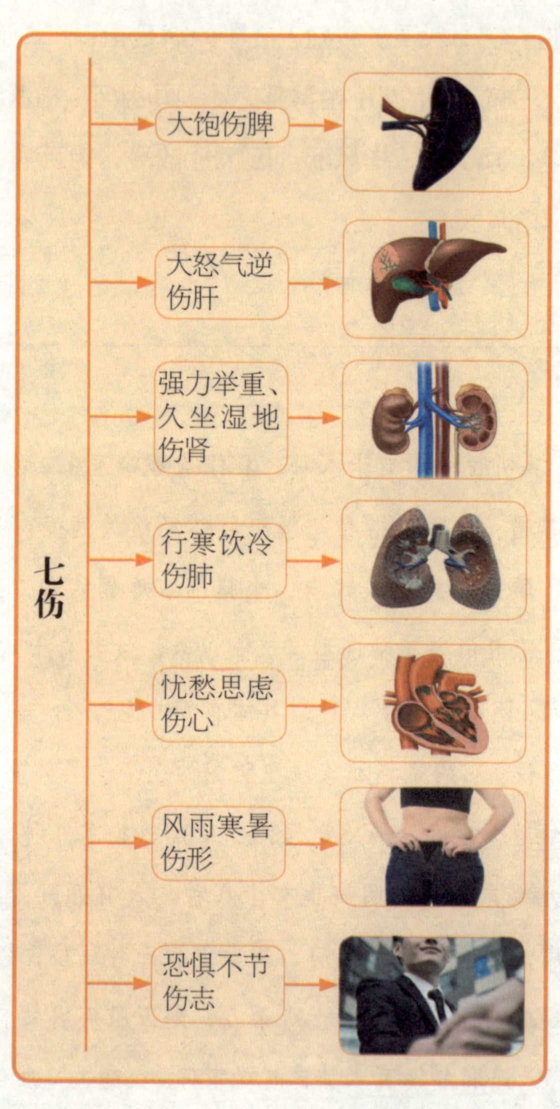
七伤
大饱伤脾
大怒气逆伤肝
强力举重、久坐湿地伤肾
行寒饮冷伤肺
忧愁思虑伤心
风雨寒暑伤形
恐惧不节伤志

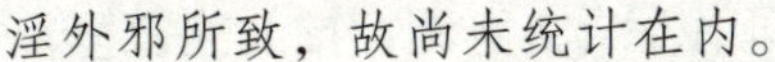

淫外邪所致，故尚未统计在内。

雾露之邪，性轻清上扬，其伤害多在人体上部；湿邪重浊下沉，其伤害多在人体的下部；风邪散漫，多伤人肌表；寒邪紧束，多伤于里；饮食之邪，从口而入，多损伤脾胃，而为宿食。上述五类邪气伤人，以类相从，各有一定的规律可循。如风为阳邪，多于上午伤人；寒为阴邪，多于日暮伤人；湿性重浊，多伤于人体下部；雾性轻清，多伤于人体上部；风邪伤人则使脉浮，寒邪伤人则使脉紧急；雾露之邪易伤皮肤肌腠，湿浊邪气易于流注关节；胃主受纳，脾主运化。所以饮食不节，容易损伤脾胃。经脉在里属阴，络脉在外属阳，寒邪归阴，所以“极寒伤经”；热邪归阳，所以“极热伤络”。

【原文】

问曰：病有急当救里救表者，何谓也？

师曰：病，医下之，续得下利清谷[①]不止，身体疼痛者，急当救里；后身体疼痛，清便自调[②]者，急当救表也。（14）

【注释】

①下利清谷：指泄泻，泻下之物清冷，杂有大量未消化食物。②清

便自调:“清”同“圊”,这里作动词用,清便自调,指大便已恢复正常。

【译解】

治疗表里同病,一般当先解表,表解之后方可治里,否则易导致外邪内陷而加重里证,但临证时要知常达变。本条所论下利清谷不止之里证与身疼痛之表证并见,因下利清谷属脾肾阳衰之征,以虚寒里证为急为重,此证若不急治,正虚难以抗邪,在表

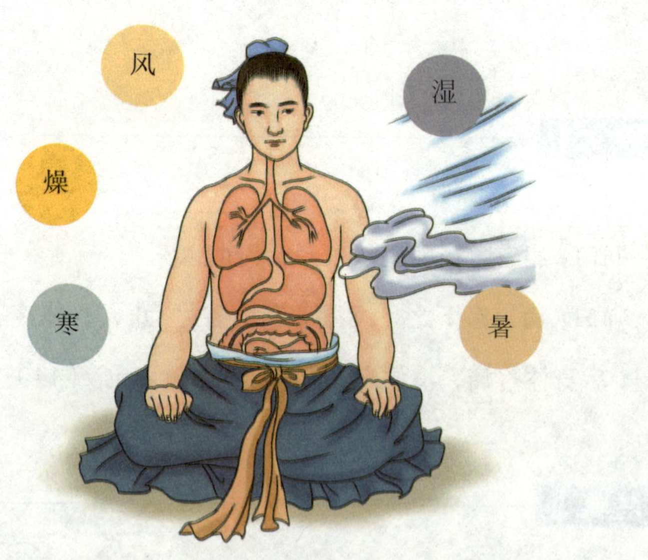

◎邪气包括风、燥、寒、暑、湿等,它们从肌表侵入腠理后发展为各种疾病

之邪易蔓延入里，若误用发汗再伤其阳，甚者可生亡阳虚脱之变。正确的治法应是先治里证，待清便自调，标志脾肾阳气已复时再治表证。

【原文】

夫病痼疾[①]，加以卒病[②]，当先治其卒病，后乃治其痼疾也。(15)

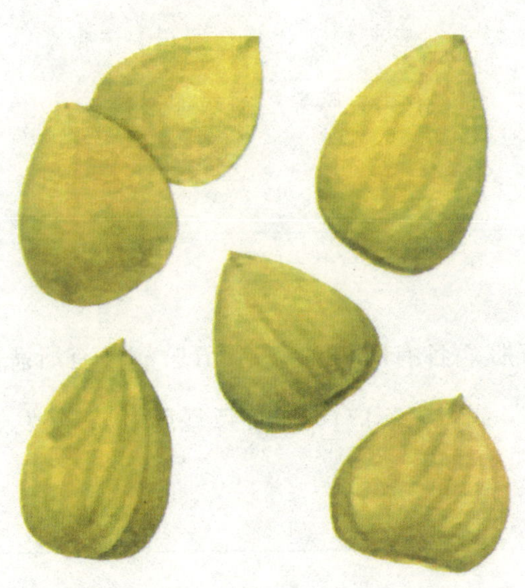

◎杏仁

【注释】

①痼疾：指难治的慢性久病。②卒病：指突然发生的新病。

【译解】

一般来说，痼疾日久势缓，卒病新起势急；痼疾根深蒂固，难以速愈，卒病邪气尚浅，其病易除，因此，痼疾加卒病当先治卒病，后治痼疾，且先治新病，还能避免新邪深入与旧疾相合，但若新病与旧病互相影响则应兼顾，如《伤寒论》："喘家作，桂枝汤加厚朴、杏子佳。"就是治疗新感兼顾旧病的例子。

【原文】

师曰：五脏病各有所得者愈①，五脏病各有所恶②，各随其所不喜③者为病。病者素不应食④，而反暴思之⑤，必发热也。（16）

【注释】

①五脏病各有所得者愈：谓五脏患病以后，得到对病情适宜的饮食居处，就能加速疾病痊愈。②五脏病各有所恶：恶（音务），讨厌。

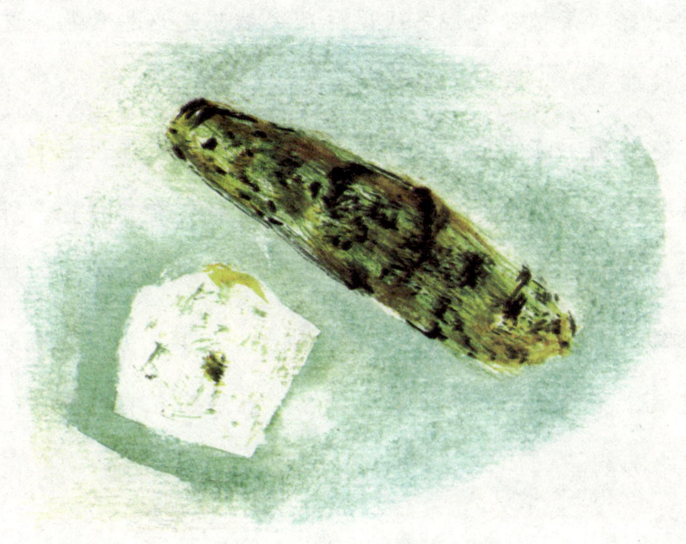

◎茯苓

谓五脏患病后，各有所憎恶的东西，即对病情不适宜的饮食、居处。③所不喜：即不喜欢的东西，亦即所恶之物。④素不应食：指平素不喜吃的食物。素，“向来”之意。⑤暴思之：谓突然特别想得到它。思，有作“食”解者，亦通。

【译解】

老师说：五脏患病以后，如果得到与病情适宜的饮食居处，就会有助于疾病的康复痊愈。五脏患病以后，各有它所厌恶的东西，如果给予那些所厌恶、不喜欢的东西，就会加重它的病情。病人平素不喜欢某种食物，患病以后却突然想吃这种食物，这是因为脏气被邪气所改变，食后必定助长邪气而导致发热。

本条揭示临床应根据五脏喜恶进行调养护理。由于五脏的生理特性不同，病理变化各异，所以五脏病各有其所宜、所喜的饮食居处及其治法。得其所宜、所喜，则有助于脏气的恢复和病体的康复。所恶，即恶所不宜；得其所恶，失其所宜，则有助于病邪的发展，不利于脏气的恢复。故云“五脏病各有所恶，各随其所不喜者为病。”

【原文】

夫诸病在脏，欲攻之[①]，当随其所得而攻之[②]，如渴者，与猪苓汤[③]。余皆仿此。(17)

【注释】

①诸病在脏，欲攻之：这里是指需要治疗各种脏腑的里实证。攻，作“治疗”解。②随其所得而攻之：谓应针对那些相互结合、依附的病邪而施治。所得，指相互结合的病邪而言。本条论述治病应审证求因，治病求本。里证痼疾，邪气固结在里而难除，往往与

痰浊、水饮、瘀血、宿食等病理产物相互搏结有关。只有祛除这些有形之邪，无形之邪气才会失去依附而得以尽去。因此，仲景要求医生临床应审证求因，治病求本，掌握疾病的症结所在，攻其所得，其病易愈。③猪苓汤：出自本书第十三篇，由猪苓、茯苓、泽泻、滑石、阿胶组成，具有滋阴清热利水功效，主治阴虚水热互结证。

【译解】

各种脏腑的里实证，多与有形之邪内结有关。要想治疗这些疾病，就必须审证求因，针对病邪，施以恰当的方药，才能奏效。例如，病人口渴而小便不利者，是由于阴亏水热互结所致，治疗用猪苓汤育阴清热利水，就是“随其所得而攻之”的具体例证。其他的疾病，都可以仿此类推。

痉湿暍病脉证治第二

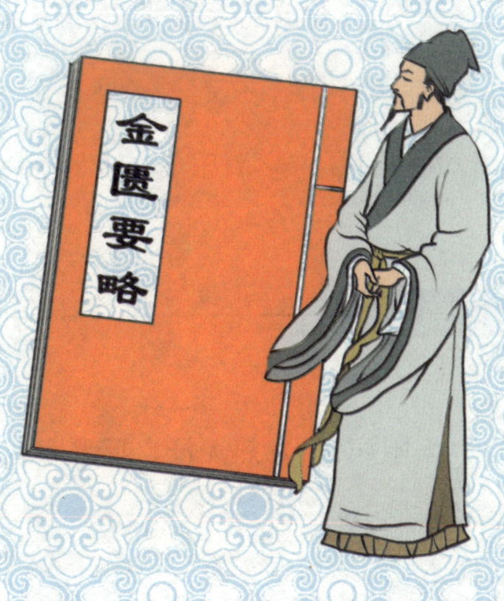

【题解】

痉病乃外感风寒，邪阻筋脉，或误治伤津，筋失所养，出现以项背强急，口噤不开，甚至角弓反张为主证的一类病症。外感、内伤均可导致，但本篇所论以外感风寒致痉为主，也涉及误治伤津成痉者。

湿病为感受湿邪所致，有外湿、内湿之别，本篇主要论述外湿。病因为外感湿邪，常挟风挟寒而侵犯肌表、流注关节所致，病位在肌肉关节，以发热、身重、骨节疼痛为主症，治以微汗为要，并当辨明风寒湿邪之偏盛。

暍，《说文解字》谓之“伤暑也”，由夏月外感暑热所致，常易兼寒挟湿。初起虽多见表证，但每致气阴两伤，虚实夹杂。以发热自汗，烦渴尿赤，少气脉虚为主症。

【原文】

太阳病[①]，发热无汗，反恶寒者，名曰刚痉。(1)

【注释】

①太阳病：谓外温侵犯太阳之表所致的表湿证，患者当具备表证的一般证候。

【译解】

痉病，初起具有太阳表证见发热无汗，恶寒者，此属表实邪闭而筋急，故称为刚痉。

【原文】

太阳病，发热汗出，而不恶寒，名曰柔痉。（2）

【译解】

痉病，初起具有太阳表证见发热汗出，恶寒者，此属表虚筋急，故称为柔痉。

【原文】

太阳病，发热，脉沉而细者，名曰痉，为难治。(3)

【译解】

痉病，初起见太阳表证发热等，诊脉却沉而细。沉脉主里，细脉主阴血亏损。综合分析，该痉病为邪盛正虚，正不胜邪，治疗攻补两难，故预后多不良。

【原文】

太阳病，发汗太多，因致痉。(4)

【译解】

太阳病表证，如果施用发表峻剂，出汗太多，耗伤津液，就有可能导致痉病。

【原文】

夫风病，下之则痉，复发汗，必拘急。(5)

【译解】

各种外感风邪疾患者，如果误用攻下法，则使阴液下夺，就有可能导致病痉；如果再发其汗，则津液外泄，就会使病情加重，出现全身肢体筋脉急迫拘挛。

【原文】

疮家，虽身疼痛，不可发汗，汗出则痉。（6）

【译解】

久患疮疡之人，平素流脓淌血，阴血已伤；尽管有身体疼痛等太阳表证，也不可施以峻剂发汗法，如果误用，则阴血更伤，筋脉失养，导致痉病。

【原文】

病者，身热足寒，颈项强急，恶寒，时头热，面赤，目赤，独头动摇，卒口噤，背反张者，痉病也。若发其汗者，寒湿相得，其表益虚，即恶寒甚。发其汗已，其脉如蛇。（7）

【译解】

病人身上发热，下肢双足却发凉，颈项部强直而急迫，恶寒，有时头部发热，面部发红，双目红赤，头部不停地颤动、摇摆不定，突然间牙关紧闭，口噤不能发声，甚则出现角弓反张者，这就是痉病发作时的典型表现。如果用发汗法治疗，寒邪与汗湿相结合，其表更虚，患者就更加恶寒。发汗以后，其脉起伏如蛇行状。

【原文】

暴腹胀大者，为欲解，脉如故，反伏弦者，痉。（8）

【译解】

病人突然出现腹部胀大的，脉象平和，是痉病向愈的征兆。若脉象没有变化，仍然见沉伏而弦者，这是发痉之兆。

【原文】

夫痉脉，按之紧如[①]弦，直上下[②]行。（一作筑筑而弦，《脉经》

云：痉家其脉伏坚，直上下。）（9）

【注释】

①如：音义同“而”。“如”“而”二字，古人往往互用。②上下：上指寸部，下指尺部。

【译解】

痉病无论外感或误治而成，均导致筋脉强急，气血由内向外而抵抗有力，故痉病的主脉表现为弦紧劲急，直上下行。

【原文】

痉病有灸疮，难治。（10）

【译解】

痉病患者因施用灸法身体有灸疮者，治疗难以措手，预后不良。

【原文】

太阳病，其证备[①]，身体强[②]，几几然[③]，脉反沉迟，此为痉，栝蒌桂枝汤主之[④]。（11）

栝蒌桂枝汤方

栝蒌根二两　桂枝三两　芍药三两　甘草二两　生姜三

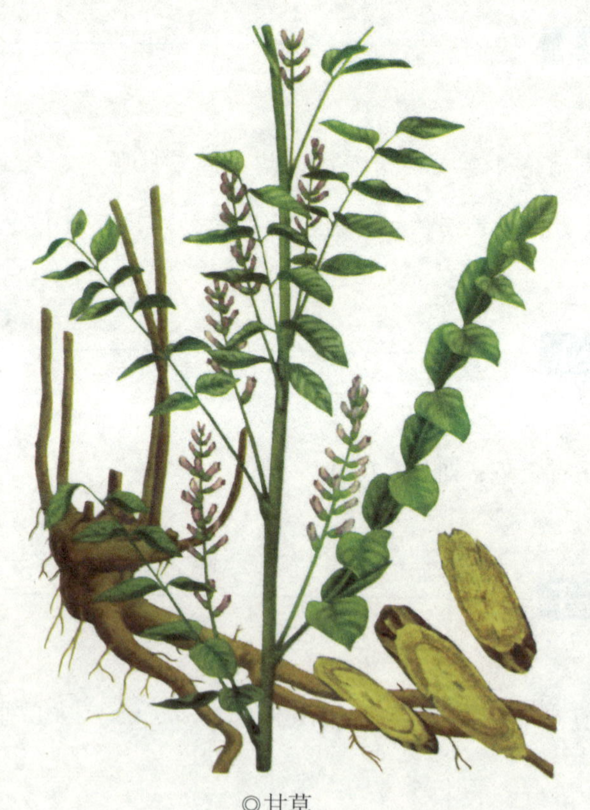

◎甘草

两　大枣十二枚

上六味，以水九升，煮取三升，分温三服[⑤]，取微汗。汗不出，食顷，啜热粥发之。

【注释】

①太阳病，其证备：指具备发热、恶风寒、汗出、头项强痛等太阳表虚证的证候。②身体强：指周身强直而不柔和。强，音匠。③几几然：形容颈项及周身强直不柔和的状态。几（音殊）：短羽之鸟，伸项欲飞而不能状；然，形容词词尾。④栝蒌桂枝汤主之：指出柔痉的治疗方剂。栝蒌桂枝汤，即桂枝汤原方加栝蒌根而成。用桂枝汤，解肌祛风散外邪，调和营卫，且方中芍药与甘草大枣相配，酸甘化阴，又具缓挛舒经之效，与痉病筋脉强急的病机极为贴切。栝蒌（瓜蒌）根即天花粉，苦寒质润，生津养阴，清热润燥。诸药相伍，具有散邪解肌，养阴生津，舒缓筋脉之效，故可用于柔痉。现代临床用本方化裁，治疗脑膜炎、小儿抽搐等疾病。⑤分温三服：分为三次温服。服，喝一次药称“一服”。

【译解】

太阳病表虚证的症状已经完全具备了。伴见身体强直，项背强急不柔和，俯仰不能自如。脉象不浮缓却反见沉迟者，这是痉病的柔痉证，当用栝蒌桂枝汤主治。

【原文】

太阳病，无汗而小便反少，气上冲胸[1]，口噤不得语[2]，欲作刚痉[3]，葛根汤主之[4]。（12）

葛根汤方

葛根四两　麻黄三两（去节）　桂枝三两（去皮）　芍药二两　甘草二两（炙）　生姜三两　大枣十二枚

上七味，㕮咀[5]，以水七升，先煮麻黄、葛根，减二升，去沫，内诸药[6]，煮取三升，去滓，温服一升，覆取微似汗[7]，不须啜粥。余如桂枝汤法将息及禁忌[8]。

【注释】

①气上冲胸：谓患者自觉有气向上冲逆到胸中，且感到胸满。②口噤不得语：指牙关紧闭，不能说话。③欲作刚痉：谓病势发展下

去，将成为刚痉。④葛根汤主之：指出刚痉的治疗方剂。葛根汤即桂枝汤加麻黄、葛根而成。方中桂枝、麻黄、生姜辛温发表，开腠理以散邪气；葛根升津液，舒经脉，缓挛急。并助麻桂等解散表邪；芍药、甘草、大枣，酸甘化阴，益阴缓挛。诸药相配具有发表散邪、生津舒筋之效，适用于风寒邪气外束，兼津伤筋急之刚痉。临床以本方化裁，治疗感冒、上呼吸道感染、流行性脑脊髓膜炎、脑炎、颈椎病、肌肉风湿、肩周炎、流行性肌张力障碍综合征等疾病，具备刚痉病机特点者。⑤㕮咀：本义为用牙咬碎嚼细，引申为将药物切碎或切片。㕮（音斧），咀嚼；咀（音举），细嚼。李东垣：“㕮咀，古制也。古无刀，以口咬细，令如麻豆煎之。”王好古：“今人以刀器锉细如麻豆大，比㕮咀之易成也。”⑥去沫，内诸药：

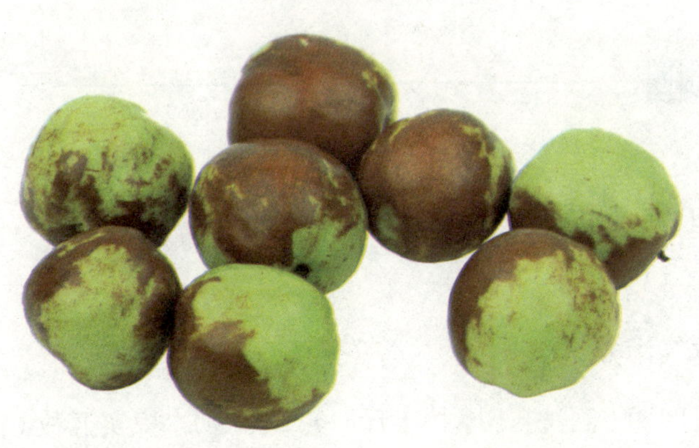

◎ 大枣

即去掉上面的浮沫，然后放入其他药物。内，通“纳”。⑦覆取微似汗：指加衣盖被保暖，促使身体微微出汗。⑧余如桂枝汤法将息及禁忌：其他的调养护理方法以及服药禁忌，均按桂枝汤方下的要求进行。桂枝汤法，指桂枝汤方剂后面记载的调养护理方法及服药饮食禁忌等。将息，将养调理。

【译解】

在太阳病表证存在的前提下，患者不出汗，小便却很少，自觉气逆上冲胸中，牙关紧急、口闭不开，不能言语。若病势继续发展，必将出现项背强急、角弓反张等症。此属痉病之刚痉的前兆，治疗用葛根汤发表散邪，生津舒筋。

【原文】

痉为病，胸满口噤，卧不着席，脚挛急[①]，必齘[②]齿，可与大承气汤。（13）

大承气汤方

大黄四两（酒洗） 厚朴半斤（炙，去皮） 枳实五枚（炙） 芒硝三合

上四味，以水一斗，先煮二物，取五升，去滓，内大黄。煮

取二升，去滓，内芒硝，更上火微一二沸，分温再服，得下止服。

【注释】

①脚挛急：脚，《说文解字》解为胫，即小腿。此指小腿肌肉的痉挛状态。②龂：此指牙关紧闭，甚或上下牙齿磨切有声。

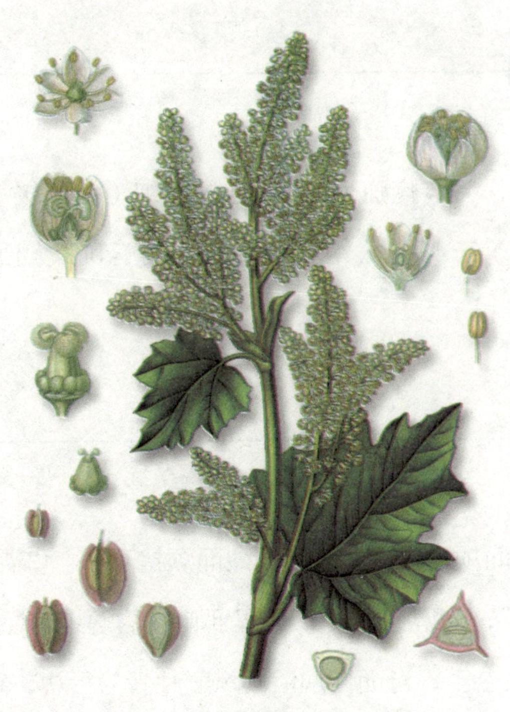

◎大黄

【译解】

病邪在表失治，化热入里，可传至阳明，实热壅盛，故胸满；邪热上迫，变燥化风，故口噤、龂齿；燥热灼伤津液，筋脉失于濡养则拘急，故角弓反张，卧不着席，四肢挛急。治以急泄里热而救阴，方用大承气汤。方中大黄、芒硝泄其实热，枳实、厚朴破其壅塞，共奏釜底抽薪之效，则痉病之证可以缓解。

【原文】

太阳病，关节疼痛而烦[①]，脉沉而细（一作缓）者，此名湿痹[②]。《玉函》云：中湿。湿痹之候，小便不利，大便反快[③]，但当利其小便。（14）

【注释】

①关节疼痛而烦：谓关节疼痛剧烈而烦扰不宁。②湿痹：病症名，又称“著痹”，为痹证之一，是湿邪偏盛的痹证。《素问·痹论》：“风寒湿三气杂至，合而为痹。其风气胜者为行痹，寒气胜者为痛痹，湿气胜者为著痹。”③大便反快：谓大便反而爽利，此处指大便稀溏泄泻。反，与小便不利相对而言。

【译解】

在具备太阳病表证的前提下，病人肢体关节疼痛剧烈而烦扰不宁，诊得脉沉而细者，这是因感受湿邪，流注关节，痹阻经脉所致，此病名叫“湿痹”。在湿痹证候的基础上，若伴有小便不利，大便稀溏泄泻等，这是外湿和内湿合邪为患，且里湿偏盛，治疗应当利其小便，使湿从下去。

【原文】

湿家①之为病，一身尽疼（一云疼烦），发热，身色如熏黄也。（15）

【注释】

①湿家：指患湿病的人。

【译解】

湿病为邪，盛于外者，阳必郁于内，湿盛于外，则一身尽疼，阳郁于内，则发热，湿热交蒸，且湿重于热，湿热郁于肌肉之间，就出现全身皮肤像烟熏过一样的晦黄的颜色。

【原文】

湿家[1]，其人但头汗出，背强，欲得被覆向火[2]。若下之早则哕[3]，或胸满，小便不利（一云利），舌上如胎[4]者，以丹田[5]有热，胸上有寒[6]，渴欲得饮而不能饮，则口燥烦也。（16）

【注释】

①湿家：久患湿病之人。《脉经》作“湿家之为病”。②欲得被覆向火：指患者喜欢加盖衣被，烤火取暖。《说文》“覆，盖也”；向火，即烤火。③若下之早则哕：如果误用苦寒攻下剂，病人就会出现呃逆。哕，即呃逆，又称哕逆。这里指出湿病误下后的变证。“湿家，其人但头汗出，背强，欲得被覆向火”，证属寒湿束表，阳郁不宣者，治宜温经除湿，宣通阳气法，而不可妄施苦寒攻下。如若误下，势必损伤阳气，而成上寒下热的寒热错杂变证。④舌上如胎：指舌上有一层白滑垢腻之物。胎，同“苔”。⑤丹田：穴名，位于脐下三寸处，乃三焦的募穴。这里泛指下腹部位。⑥胸上有寒：湿病误下损伤上焦阳气而有寒。寒，作“寒湿”解。

【译解】

长期患湿病的人，出汗仅见于头部，项背部强直，恶寒怕冷，经常喜欢厚衣盖被，或烤火取暖。这是由于寒湿束表，阳郁不宣所致。假如误认为里实而施以苦寒攻下剂，病人就会出现呃逆，或自觉胸中满闷，小便量少不利，望其舌上出现一层白滑垢腻状物，好像舌苔一样。这是由于攻下后损伤中上二焦的阳气而胸中寒湿，下焦湿浊化热所致。下焦热郁，气化不行，津液不布，则口干燥而心烦；寒湿内盛，则又不能饮水。

【原文】

湿家下之，额上汗出，微喘，小便利者死[①]；若下利不止者，亦死[②]。（17）

【注释】

①湿家下之，额上汗出，微喘，小便利者死：温病偏表者宜微汗，偏里者宜利小便，若非里实则不可攻下。若妄施攻下阳气大伤，则虚阳上越，气从上脱，故见额上汗出不断，气息微弱而喘；肾气大伤，失于固摄，而小便自利，液从下竭，故预后不良。②下利不止者，亦死：湿病阳微，误下伤脾，而大便泻痢不止者，预后不良。

【译解】

长期患湿病之人，不可妄用攻下。如果误用攻下，阳气大伤见前额部汗出淋漓，气息微弱而喘促，小便通利者，多预后不良；若误下伤脾，泻痢不止，也预后不良。

【原文】

风湿相搏，一身尽疼痛，法当汗出而解，值天阴雨不止，医云此可发汗，汗之病不愈者，何也？盖发其汗，汗大出者，但风气去，湿气在，是故不愈也。若治风湿者发其汗，但微微似欲出汗者，风湿俱去也。（18）

【译解】

风湿之邪相互搏结，侵袭肌表，痹阻关节皮肉之间，则周身疼痛，当以汗法而散风湿之邪。假如正值阴雨连绵的天气，湿气较盛之时，则汗法后病未愈者，这是由于发汗不当的缘故。由于风为阳邪，其性轻扬，易于表散；湿为阴邪，其性黏滞，难以速去，故发汗风气虽去而湿邪仍在，其病不愈。治风湿之法，必须掌握其要点，应温阳解表，使阳气伸展，营卫流行，微似汗出，则湿邪自无容留之处，即可与风邪俱去。

【原文】

湿家病，身疼发热，面黄而喘，头痛，鼻塞而烦，其脉大，自能饮食，腹中和无病，病在头中寒湿，故鼻塞，内药鼻中则愈。(《脉经》云：病人喘，而无“湿家病”以下至“而喘”十一字)(19)

【译解】

外受寒湿，湿邪滞留，则身体疼痛；寒束肌表，阻遏卫阳，故发热；湿郁不去，故面黄；湿郁肌腠，肺气失宣，故气喘；寒湿在上，郁阻清阳，故头痛、鼻塞。寒湿伤于上部，其病偏表，里和

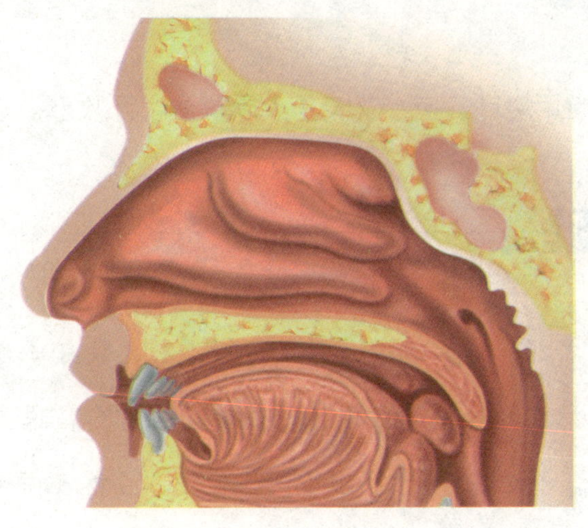

无病，故脉大，饮食正常。根据古代医家的经验“病浅不必深求”，可将辛香之药纳入鼻中，宣散寒湿，通利肺气，诸证遂除。

【原文】

湿家身烦疼，可与麻黄加术汤，发其汗为宜。慎不可以火攻[①]之。（20）

麻黄加术汤方

麻黄三两（去节） 桂枝二两（去皮） 甘草二两（炙） 杏仁七十个（去皮尖） 白术四两

上五味，以水九升，先煮麻黄，减二升，去上沫，内诸药，煮取二升半，去滓，温服八合，覆取微似汗。

【注释】

①火攻：指用烧针、熨、艾灸、火熏等法发汗攻邪。

【译解】

寒湿之邪，郁于肌腠，营卫运行不利，故身体疼痛不已。用麻黄加术汤发汗以散寒祛湿，正如清初医家喻昌说：“麻黄得术，则虽发汗，不至多汗。”寒湿不同于伤寒，可解表而不可过汗，更

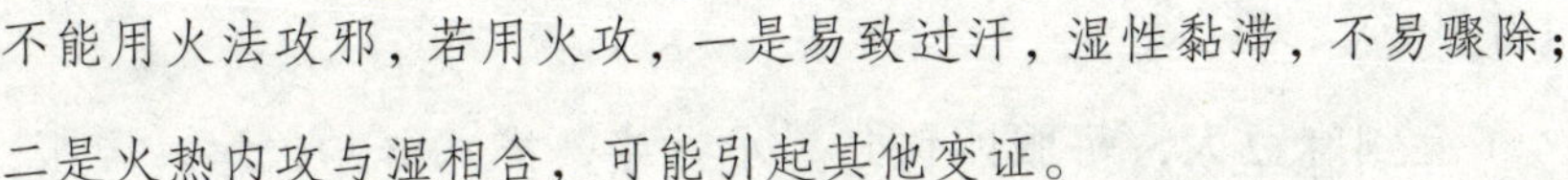

不能用火法攻邪，若用火攻，一是易致过汗，湿性黏滞，不易骤除；二是火热内攻与湿相合，可能引起其他变证。

【原文】

病者一身尽疼，发热，日晡所[1]剧者，名风湿。此病伤于汗出当风，或久伤取冷所致也。可与麻黄杏仁薏苡甘草汤。(21)

麻黄杏仁薏苡甘草汤方

麻黄（去节半两汤泡） 甘草一两（炙） 薏苡仁半两 杏仁

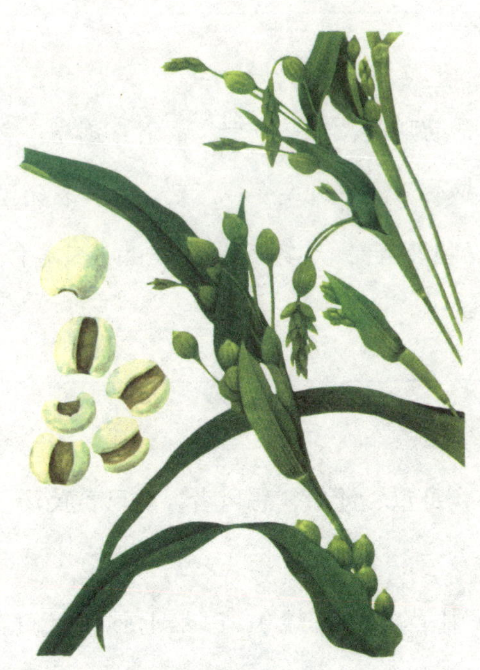

◎薏苡仁

十个（去皮尖，炒）

上剉麻豆大，每服四钱匕，水盏半，煮八分，去滓，温服，有微汗，避风。

【注释】

①日晡所：晡，指天干地支计时法中的申时，即下午三时至五时。所，乃约数之谓。

【译解】

风湿袭表，滞留肌表，正气抗邪，故周身疼痛，发热。本病的成因是汗出之时感受风邪或过度贪冷所致。当解表除湿，使风湿之邪从微汗而解。治当轻清宣化，解表祛湿，方用麻黄杏仁薏苡甘草汤。

【原文】

风湿，脉浮，身重、汗出，恶风者，防己黄芪汤主之。(22)

防己黄芪汤方

防己一两　甘草半两（炒）　白术七钱半　黄芪一两一分（去芦）

上剉麻豆大，每抄五钱匕，生姜四片，大枣一枚，水盏半，煎八分，去滓温服，良久再服。喘者加麻黄半两；胃中不和者加芍药三分；气上冲者加桂枝三分；下有陈寒者加细辛三分。服后当如虫行皮中，从腰下如冰，后坐被上，又以一被绕腰以下，温令微汗，瘥。

【译解】

风袭肌表，故见脉浮；湿邪郁于肌腠经络，故身体沉重；风湿在表，当发汗乃去，然未采用发汗之法而见汗出者，并见恶风，乃腠理疏松，卫表气虚之象。治当益气固表除湿，方用防己黄芪

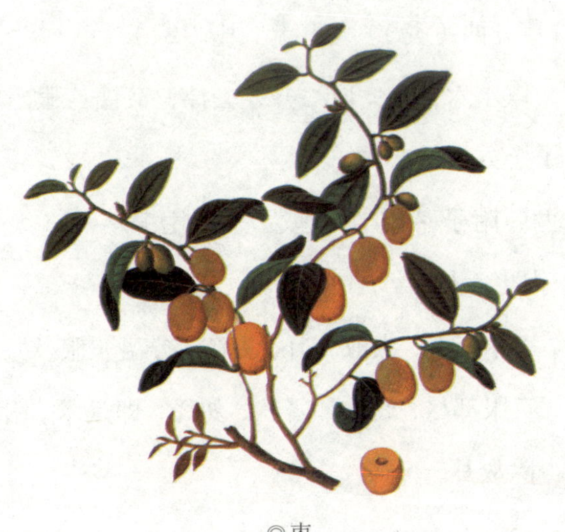

◎枣

汤。方中重用黄芪益气固表利水，配防己祛风行水，两者共为君药。白术健脾燥湿，既助黄芪益气固表，又助防己利水祛湿；甘草益气健脾，调和诸药；生姜、红枣辛甘发散，调和营卫。六药配合，使卫强表固，风散湿除，故疾病得以治愈。

【原文】

伤寒八九日，风湿相搏，身体疼烦，不能自转侧，不呕不渴，脉浮虚而涩者，桂枝附子汤主之；若大便坚，小便自利者，去桂加白术汤主之。(23)

桂枝附子汤方

桂枝四两（去皮） 生姜三两（切） 附子三枚（炮，去皮，破八片） 甘草二两（炙） 大枣十二枚（擘）

上五味，以水六升，煮取二升，去滓，分温三服。

白术附子汤方

白术二两 附子一枚半（炮去皮） 甘草一两（炙） 生姜一两半（切） 大枣六枚

上五味，以水三升，煮取一升，去滓，分温三服。一服觉身痹，半日许再服，三服都尽，其人如冒状，勿怪，即是术、附并走皮中，逐水气，未得除故耳。

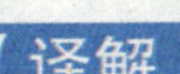

【译解】

外感风寒湿邪，八九日不解，说明邪尚在表，故脉浮；“不呕不渴”说明未传经入里，亦未郁而化热；邪留肌表，卫阳表虚，故脉虚；风湿痹阻，营卫气血运行不畅，故脉涩。治当温经助阳，散寒除湿，方用桂枝附子汤。方中桂枝祛风散寒，合甘草辛甘助卫阳，附子温经化湿，生姜、大枣调和营卫，诸药合用，使卫阳振奋，风湿之邪从表而解。

若“大便坚，小便自利者”，说明湿邪在表未入里，与本篇所

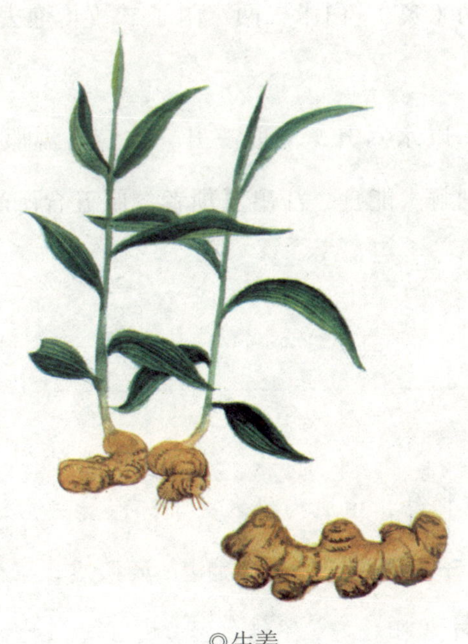

◎生姜

云“小便不利，大便反快”之里湿恰成对照。服用桂枝附子汤后，阳气通达，风邪已去；身体尚疼，转侧不便，仍是皮中湿痹所致，当以温经助阳，缓除其湿，于前方去桂枝之辛散，加白术以逐皮中水气。

【原文】

风湿相搏，骨节疼烦，掣痛不得屈伸，近之则痛剧，汗出短气，小便不利，恶风不欲去衣，或身微肿者，甘草附子汤主之。(24)

甘草附子汤方

甘草二两（炙） 白术二两 附子二枚（炮去皮） 桂枝四两（去皮）

上四味，以水六升，煮取三升，去滓。温服一升，日三服。初服得微汗则解。能食，汗出复烦者，服五合。恐一升多者，服六七合为妙。

【译解】

风湿相互搏结，由肌肉侵入关节，经脉气血运行不畅，故骨节疼烦掣痛，不得屈伸，触按则痛甚；表阳虚，卫外不固，故汗出恶风不欲去衣；里阳已虚，不能化湿，故短气、身微肿而小便不利。

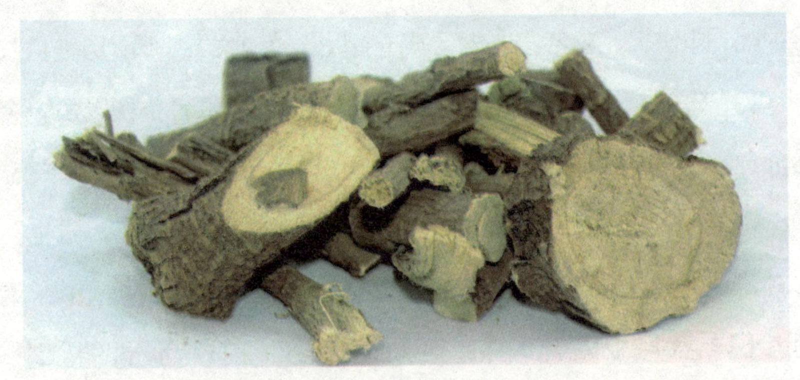
◎桂枝

病属风湿两盛，内外皆虚之证。当以温经助阳，祛风除湿，方用甘草附子汤。方中甘草缓急，补中；桂枝走表祛风，通阳化气，附子温经助阳除湿；白术健脾燥湿。诸药共有，使表里阳气振奋，风湿之邪从微汗而解。

【原文】

太阳中暍[①]，发热恶寒，身重而疼痛，其脉弦细芤迟。小便已，洒洒然毛耸[②]，手足逆冷，小有劳[③]，身即热，口开[④]，前板齿燥[⑤]。若发其汗，恶寒甚；加温针[⑥]，则发热甚；数下之，则淋甚。（25）

【注释】

①中暍：即伤暑，又名“中热”。暍（音叶），《说文》：“暍，伤暑也”；《玉篇》：“中热也”。②小便已，洒洒然毛耸：谓患者小便以后，突然全身洒淅寒战，毫毛竖起的状态。已，以后。洒（音撒），寒栗貌。③小有劳：即稍微劳作之意。小，“稍微”。《广韵》：“小，微也”。④口开：谓患者经常张口喘气，因暑热内盛所致。⑤前板齿燥：谓门齿干燥乏津。因暑热内盛，耗伤津气所致。前板齿，即门齿。

【译解】

暑热邪气外袭太阳肌表，症见发热恶寒，身体沉重而疼痛，切脉弦细芤迟；小便后，突然感到全身洒淅寒战，毫毛竖起，手足末梢发凉；稍微有所劳作，身体发热就加重；经常张口喘气，门齿干燥乏津。这些都是由于暑邪挟湿在表，暑热耗伤气阴所致。假若误施发汗法，则更伤阳气，故恶寒明显加重；如果误施温针法，则更助其邪热，使热势更高；假如多次误用攻下法，则更伤其阴津，就会出现小便不利，淋沥涩痛。

【原文】

太阳中热者，暍是也[①]。汗出恶寒，身热而渴，白虎加人参汤

主之[②]。（26）

白虎加人参汤方

知母六两　石膏一斤（碎）　甘草二两　粳米六合　人参三两

上五味，以水一斗，煮米熟汤成，去滓，温服一升，日三服。

【注释】

①中热者，暍是也：谓“中热”就是中暍。《说文解字》：“暍，伤暑也”；《玉篇》“中热也”。故中暍、伤暑、中热三者名虽不同，

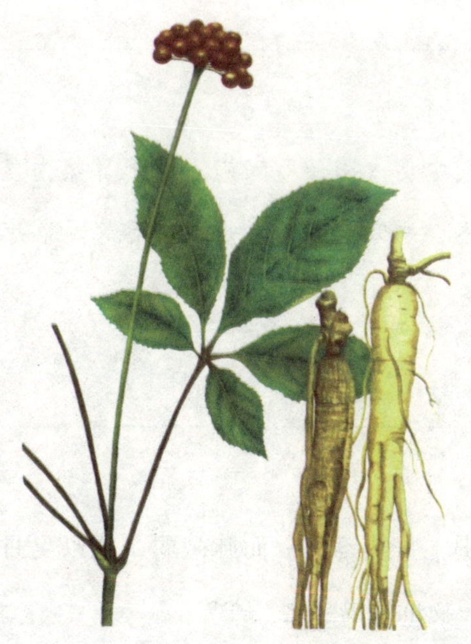

◎人参

实为一类疾病。②白虎加人参汤主之：指出暍病热盛、气阴两伤证的治疗方剂。白虎加人参汤即白虎汤加人参而成。方以辛甘大寒之石膏为君药，清热祛暑，除烦止渴；知母为臣，苦寒质润，清热除烦，生津止渴；人参、粳米、炙甘草为佐，益气养阴生津，且防寒凉伤胃之弊。诸药相合，具有清热祛暑、益气养阴之效，可主治暍病热盛、气阴两伤证。临床用本方化裁，治疗多种热病辨证为无形热盛而津气两伤者。如伤暑、流脑、乙脑、钩体病、出血热、肺炎、产后感染。还用于糖尿病、尿崩症、风湿热、小儿夏季热等。

【译解】

暑热邪气中伤太阳，即暍病。由于暑热内盛，气阴两伤，故临床症见汗出、恶寒、身体发热、口渴等。治疗用白虎加人参汤清热祛暑，益气养阴。

【原文】

太阳中暍，身热疼重，而脉微弱，此以夏月伤冷水，水行皮中所致也。一物瓜蒂汤主之。（27）

一物瓜蒂汤方

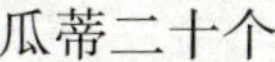

瓜蒂二十个

上锉，以水一升，煮取五合，去滓，顿服。

【译解】

暑邪伤人，始于肌表，故称“太阳中暍”。暑热之邪郁于肌表，故身热；暑邪挟湿，湿邪郁于肌腠，故身体疼痛沉重；湿盛遏阳，故脉微弱。属湿邪阻遏、表气不宣所致。治当祛湿清热，方用一物瓜蒂汤。瓜蒂苦寒之品，开郁宣阳，能使湿邪得除，暑热自消。

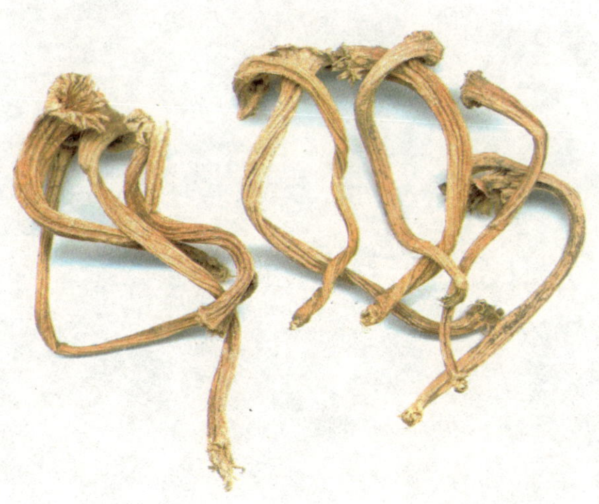

◎瓜蒂

痓病脉证并治第四

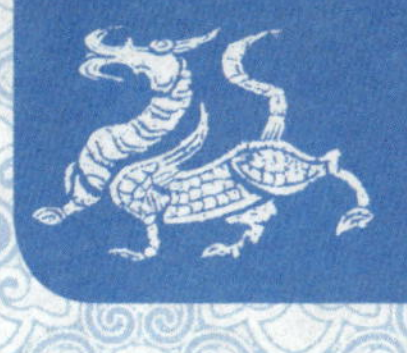

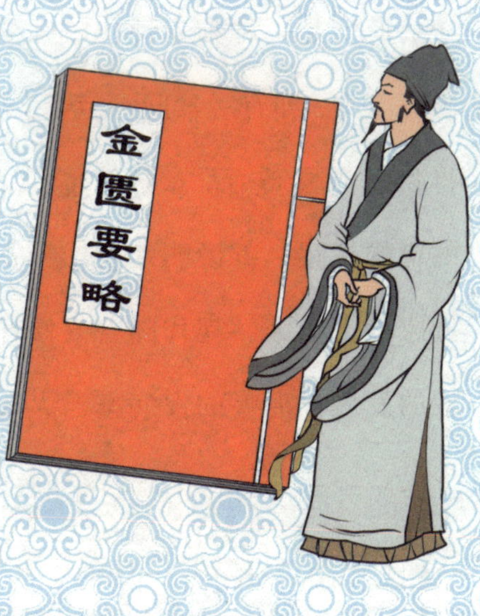

【题解】

疟疾，又名疟证。《说文解字》："瘧，从疒，从虐"；《释名》："瘧，酷虐也。"疟有残酷、暴虐之意。此病以病状命名，因其发病时寒战鼓颔，腰脊头身俱痛，令人痛苦不堪，故称"疟"。

疟疾是因感受疟邪所致，临床以寒战壮热、头痛身痛、汗出脉弦、休作有时为特征。按照发病时寒热多少，分为瘴疟、温疟、牝疟等；根据发作时间，又分为一日疟、间日疟、三日疟等。诸疟未及时治疗，反复发作，疟邪深入，与痰瘀交结于胁下，则成为"疟母"。

疟疾是一种独立性比较强的、古老的疾病。早在《黄帝内经》中，即有《素问·疟论》《素问·刺疟篇》；《金匮要略》将疟疾独立成篇，《千金方》《外台秘要》等古籍均以较大的篇幅论述，都说明疟疾十分古老，发病率极高，对人类的健康危害极大。现代随着气候环境条件的改善，医药卫生事业的发展，疟疾的发病率已大大降低，在我国北方地区已很少见。

【原文】

师曰：疟脉自弦[①]，弦数者多热，弦迟者多寒。弦小紧者下之差，弦迟者可温之，弦紧者可发汗、针灸也，浮大者可吐之，弦数者风发[②]也，以饮食消息止之[③]。（1）

【注释】

①疟脉自弦：谓弦脉是疟疾的主脉。盖疟疾不离少阳，必见寒热往来，故脉自弦。②风发：指因感受风阳邪气而引起发病。《素问·疟

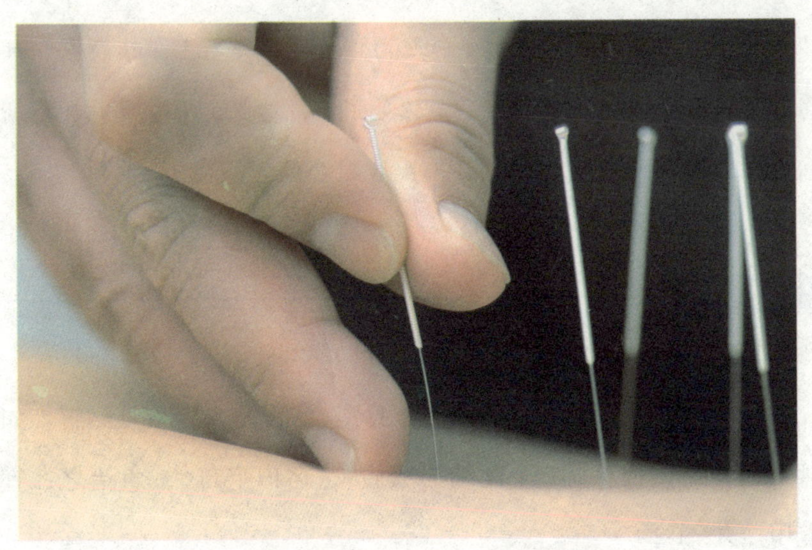

论》:"夫瘴疟皆生于风。"风，泛指阳热邪气。③以饮食消息止之:指通过适当的饮食调理，促进疾病痊愈。消，减少、后退;息，增多、前进。消息，为反义词连用，有增损、进退的意思。

【译解】

老师指出:疟疾的主脉是弦脉。临床可以根据弦脉的相兼情况来判断疟疾的性质、病因病机，并进一步确定治法原则。如脉弦兼数者，是疟疾之热证;脉弦而兼迟者，是疟疾之寒证。脉弦而兼小紧者，是疟邪入里兼挟食滞，应用攻下法就可治愈;脉弦迟属寒证者，可以使用温法;脉弦而浮紧者，是疟邪在表而属寒证，可以使用发汗祛邪和针灸疗法;脉弦而浮大者，是疟邪偏表，病位病势偏上，可以使用涌吐法治疗;脉见弦数，这是疟邪兼风热阳邪所致，治疗除用清热法之外，还应配合饮食调理。

【原文】

病疟，以月一日发，当以十五日愈[①]，设不差，当月尽解。如其不差，当云何?师曰:此结为癥瘕[②]，名曰疟母[③]，急治之，宜鳖甲煎丸。(2)

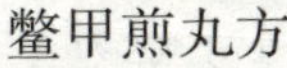

鳖甲煎丸方

鳖甲十二分（炙） 乌扇[4]三分（烧） 黄芩三分 柴胡六分 鼠妇[5]三分（熬） 干姜三分 大黄三分 芍药五分 桂枝三分 葶苈一分（熬） 石韦三分（去毛） 厚朴三分 牡丹五分（去心） 瞿麦二分 紫葳[6]三分 半夏一分 人参一分 䗪虫五分（熬） 阿胶三分（炙） 蜂窠四分（炙） 赤硝十二分 蜣螂六分（熬） 桃仁二分

上二十三味，为末，取锻灶下灰[7]一斗，清酒[8]一斛五斗，浸灰，候酒尽一半，着鳖甲于中，煮令泛烂如胶漆[9]，绞取汁，内诸

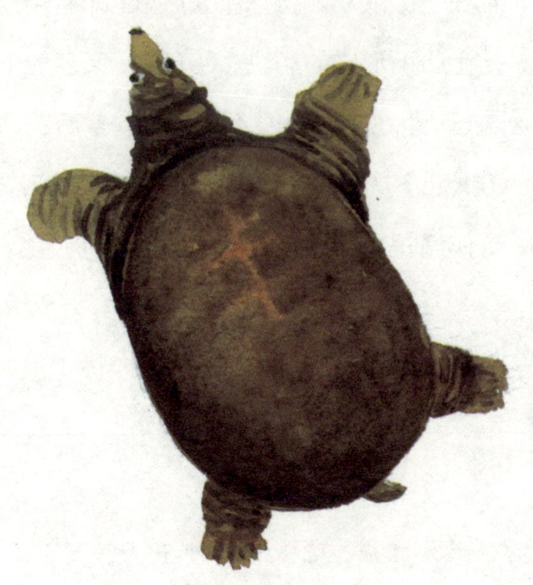

◎鳖

药，煎为丸，如梧子大，空心服七丸，日三服。(《千金方》用鳖甲十二片，又有海藻三分，大戟一分，䗪虫五分，无鼠妇、赤硝二味，以鳖甲煎和诸药为丸。)

【注释】

①十五日愈：农历将一年分为二十四节气，五日为一候，三候为一气，即一个节气。当节气变更时，人身之气也随之变更，天人之气相应，最易驱疟邪外达，故曰十五日愈。②癥瘕：邪入血分，瘀结成形，固定不移者为症；邪在气分，时隐时现，推之可移者为瘕。此偏指前者，且在一侧或双侧胁下。③疟母：即疟疾经久不愈，疟邪假血依痰，结于胁下形成的痞块。④乌扇：又名射干。也有认为指鸢尾的。⑤鼠妇：即地虱(《本草纲目》)。⑥紫葳：即凌霄花(《神农本草经》)。⑦锻灶下灰：锻铁炉灶下之灰。⑧清酒：与浊酒相对，清洁的陈酒，专作祭祀用，后泛指清醇的酒。⑨胶漆：形容药物熬至黏稠状。

【译解】

中医认为，天人相应，自然界每十五天变更一个节气，人身之气亦随之变更，疟疾患者此时最易驱疟邪外达，否则要等到下一个节气变更之日即月底方愈。如果月底亦未愈，则疟邪易假血依痰，痞结于胁下，形成癥瘕即所谓疟母，用鳖甲煎丸破瘀消癥，杀虫止疟。方中鳖甲合锻灶下灰所浸之酒软坚散结；大黄、桃仁、鼠妇、紫葳、赤硝、蜣螂、䗪虫等活血化瘀；葶苈、石韦、瞿麦等宣利水湿；乌扇清热解毒、祛痰利咽；牡丹皮清热凉血、活血化瘀；柴胡、黄芩、半夏、干姜等理气机、调寒热；人参、桂枝、芍药、阿胶等调营卫，助正气；厚朴健胃消食、下气宽中、燥湿消痰；蜂巢有攻毒杀虫、祛风止痒、止痛作用。全方寒热并用，攻补兼施，

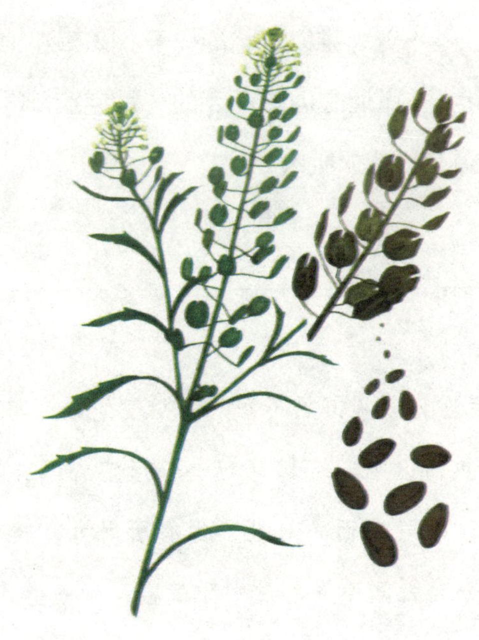

◎葶苈

行气化瘀，除痰消癥，成为治疗疟母的主方。

【原文】

师曰：阴气孤绝，阳气独发，则热而少气烦冤[①]，手足热而欲呕，名曰瘅疟[②]。若但热不寒者，邪气内藏于心，外舍分肉之间，令人消铄脱肉[③]。（3）

【注释】

①烦冤：心中烦闷不舒，难以言状的样子。②瘅疟：王冰："瘅，热也，极热为之也。"瘅疟是但热不寒的一种疟疾。③消铄脱肉：指阳热之邪灼伤阴液，消损肌肉。

【译解】

《素问·疟论》："其但热不寒者，阴气先绝，阳气独发，则少气烦冤，手足热而欲呕，名曰瘅疟……瘅疟者，肺素有热气盛于身，厥逆上冲，中气实而不外泄，因有所用力，腠理开，风寒舍于皮肤之内、分肉之间而发，发则阳气盛，阳气盛而不衰则病矣。其气不及于阴，故但热而不寒，气内藏于心，而外舍于分肉之间，令人消铄脱肉，故命曰瘅疟。”据《素问》所论，瘅疟是由素体肺热阳盛、感受外邪引起。阳气独盛则但热不寒；热盛伤气，邪扰心神则少气烦冤；手足热提示内外俱热；热盛阴伤消铄脱肉，形体消瘦；热扰胃腑，胃气上逆则欲呕。

【原文】

温疟[①]者，其脉如平[②]，身无寒但热[③]，骨节疼烦，时呕，白虎加桂枝汤主之[④]。

白虎加桂枝汤方

知母六两　甘草二两（炙）　石膏一斤　粳米二合　桂枝（去皮）三两

上剉，每五钱，水一盏半，煎至八分，去滓，温服，汗出愈。（4）

【注释】

①温疟：疟疾中因热盛而先热后寒的病理类型。《素问·疟论》载：“岐伯曰：此先伤于风而后伤于寒，故先热而后寒也，亦以时作，名曰温疟。”②其脉如平：谓脉象如一般温疟所见之弦数脉。平，指常规所见之象，非平人正常之脉。③身无寒但热：据《素问·疟论》载温疟并非身无寒但热，而是先热后寒，热

多寒少罢了。④白虎加桂枝汤主之：指出温疟的治疗方剂。温疟阳热内盛而兼表寒，故治疗用白虎加桂枝汤。方即白虎汤加桂枝而成，用白虎汤辛寒清热，生津止渴，以清解阳明之里热；桂枝辛温，散寒疏风，导邪外出。临床用本方化裁，治疗急性风湿热、风湿病合并心肌炎、活动性风湿性关节炎、中暑等疾病。

【译解】

疟疾的温疟证，脉搏呈平常的弦数之象，临床见先发热后恶寒，而热多寒少，肢体骨节疼痛，烦扰不宁，时时作呕。治疗用白虎加桂枝汤清热生津，解肌散邪。

【原文】

疟多寒者，名曰牝疟，蜀漆散主之。（5）

蜀漆散方

蜀漆（烧去腥） 云母（烧二日夜） 龙骨等分

上三味，杵为散，未发前以浆水服半钱。温疟加蜀漆半分，临发时服一钱匕。（一方云母作云实）

【译解】

《辞海》释牝为“鸟兽的雌性”，即阴也。牝疟多由素体阳虚或素有痰饮，阳为饮邪所阻，疟邪乘虚而入，故临床以寒多热少为特征。蜀漆散乃祛痰止疟之剂，方中蜀漆（即常山苗）祛痰截疟为主药，配云母、龙骨以助阳扶正、镇逆安神为佐药，浆水和胃，且助蜀漆祛痰，全方合用，有温散痰饮（涎）、伸展心阳、截疟安

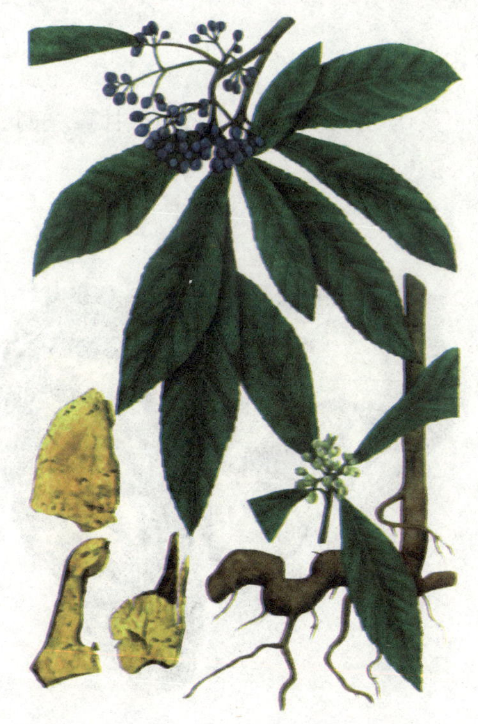

◎蜀漆

神之功。治疟药物疗效与服药时间有关，必须在未发前一至二小时服药，过早过迟，均难获效。故方后曰未发前、临发时服。“先其发时，真邪异居，波陇不起，故可治。过时则真邪相合，攻之则反伤真气，故曰失时”（王冰《黄帝内经素问注·刺疟》）。这是治疗疟疾用药必须注意的问题。

【原文】

附《外台秘要》方

牡蛎汤治牝疟

牡蛎四两（熬） 麻黄四两（去节） 甘草二两 蜀漆三两

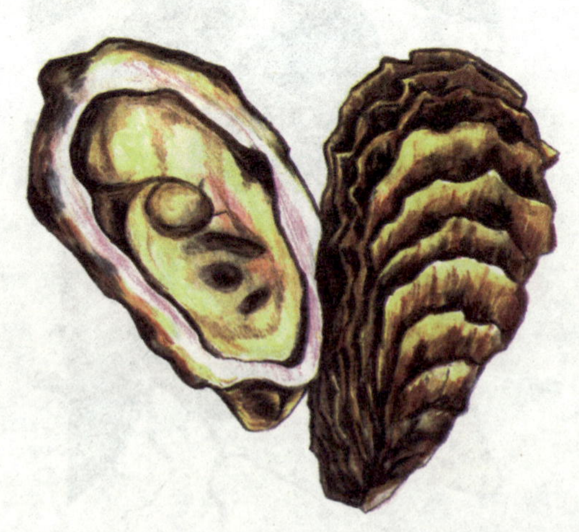

◎牡蛎

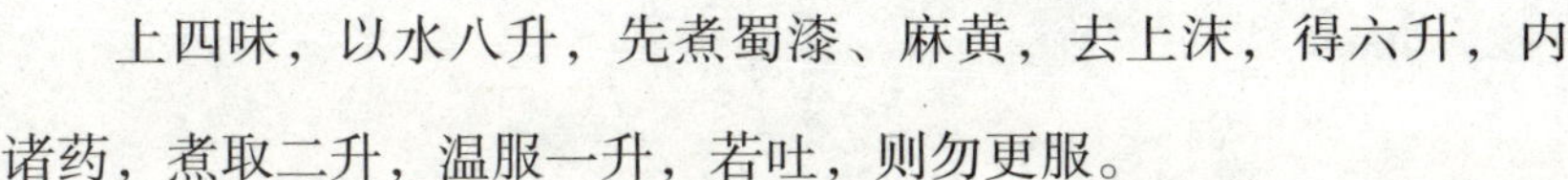

上四味，以水八升，先煮蜀漆、麻黄，去上沫，得六升，内诸药，煮取二升，温服一升，若吐，则勿更服。

柴胡去半夏加栝蒌汤，治疟疾发渴者，亦治劳疟。

柴胡八两　人参三两　黄芩三两　甘草三两　栝蒌根四两　生姜二两　大枣十二枚

上七味，以水一斗二升，煮取六升，去滓，再煎取三升，温服一升，日二服。

柴胡姜桂汤，治疟寒多，微有热，或但寒不热。（服一剂如神）

柴胡半斤　桂枝三两（去皮）　干姜二两　黄芩三两　栝蒌根四两　牡蛎三两（熬）　甘草二两（炙）

上七味，以水一斗二升，煮取六升，去滓，再煎取三升，温服一升，日三服。初服微烦，复服汗出便愈。

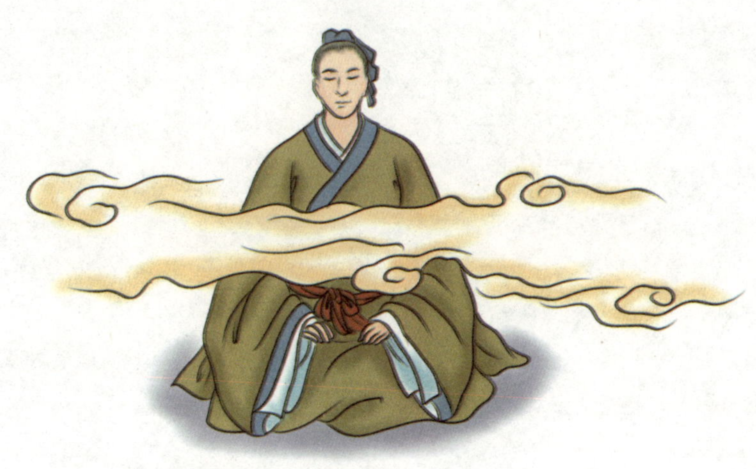

肺痿肺痈咳嗽上气病脉证治第七

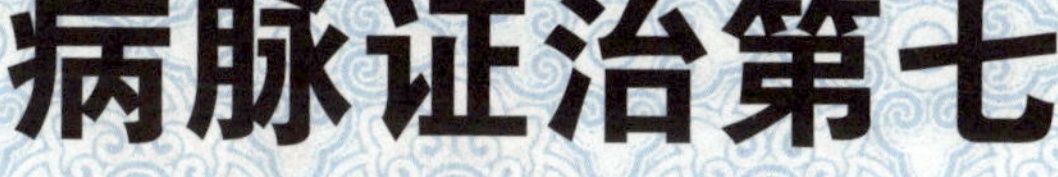

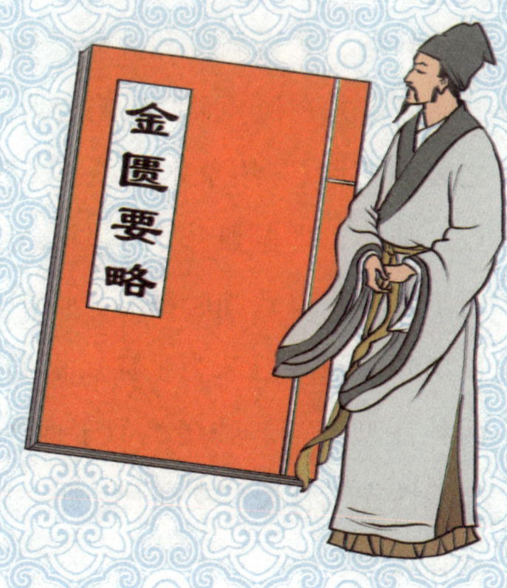

【题解】

本篇讨论肺痿、肺痈、咳嗽上气三种疾病的病因病机、证候和治疗。上述三种疾病在病因病机、证候特点及治疗上虽有不同，但病位均在肺，病理变化上也存在着某些联系，临床还可出现咳嗽等症状，故将其合为一篇论述。

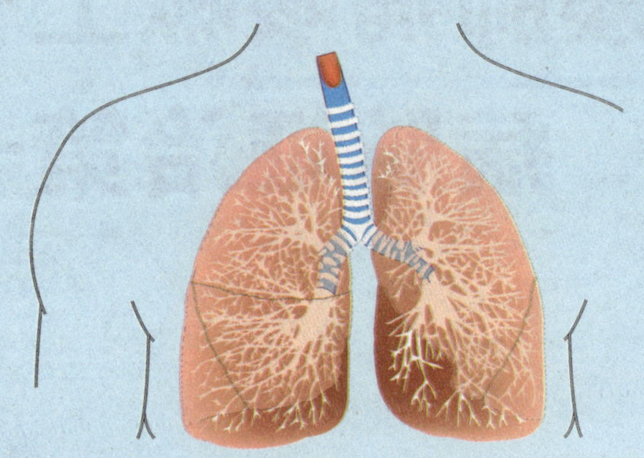

肺痿，是以病位和疾病性质特点命名的杂病名称，又作“肺萎”。尤在泾《金匮要略心典》说：“痿者，萎也，如草木之萎而不荣。”用草木枯萎不荣形象比喻说明肺痿的病机特点。肺痿，即肺脏痿弱不振的意思。是由于肺脏津气亏虚，失于濡养，以致肺叶枯萎，而萎弱不振的慢性疾患。临床以长期咳吐浊唾涎沫为主症。根据病变性质，分为虚寒、虚热两种证型辨治。肺痿类似于西医学的慢性肺部实质性病变，如慢性支气管炎、支气管扩张、肺不张、肺纤维化、肺硬变、矽肺等。

肺痈，即肺脏生疮，形成脓肿的疾患，属内痈之一。《金匮要略》首次将肺痈作为独立的疾病，系统论述了病因、病机、证候及临床分期治疗等。肺痈因感受风热火毒邪气，郁结于肺脏，毒壅血瘀，血败肉腐而成。临床以咳嗽、胸痛、发热、咯吐腥臭脓血浊痰为主要特征。本篇根据病理发展过程，将其分为表证期、酿脓期、溃脓期三个阶段，重点讨论酿脓期和溃脓期的辨证治疗。肺痈类似于西医学多种原因所致的肺组织化脓性病变。如肺脓肿、肺坏疽、化脓性肺炎、支气管扩张感染化脓等疾病。

咳嗽，以症状言；上气，即肺气上逆，以病机言。而肺气上逆又当包括喘证和哮喘。由于咳嗽与气喘、哮喘多并见，故仲景以“咳嗽上气”概之。但三者在病因病机、证治预后上都有区别。因此，现代中医内科学已明确地将其分为咳嗽、喘证、哮证论治。本篇之咳嗽上气以咳嗽气喘为主。其病变有虚实之异，虚者多因肺。肾元气亏损、肾不纳气；实者多由饮邪伏肺、邪气外感、内外合邪所致。本篇所论者又以后者为主。临床以咳嗽气喘、痰多胸满、不能平卧，或喉中痰鸣有声为主症。一般根据偏表偏里、寒热性质而辨治。仲景还提到“肺胀”的概念，也是从邪实气闭、肺气胀满的病机立论。咳嗽上气，多见于慢性支气管炎、支气管哮喘、肺气肿、慢性肺源性心脏病等肺系疾患。

【原文】

问曰：热在上焦者，因咳为肺痿[①]。肺痿之病何从得之？

师曰：或从汗出，或从呕吐，或从消渴[②]，小便利数，或从便难，又被快药下利[③]，重亡津液[④]，故得之。

曰：寸口脉数，其人咳，口中反有浊唾涎沫[⑤]者何？

师曰：为肺痿之病。若口中辟辟燥[⑥]，咳即胸中隐隐痛，脉反滑数，此为肺痈，咳唾脓血。脉数虚者为肺痿，数实者为肺痈。（1）

【注释】

①热在上焦者，因咳为肺痿：谓多种原因伤耗阴液，阴虚致生内热，虚热熏灼于肺，而肺热气燥长期咳嗽，以致肺叶枯萎而发展成肺痿病。本条指出虚热肺痿的成因病机及脉证。肺为娇脏，位居上焦，主宣发肃降，喜濡润而恶燥热。“热在上焦者，因咳为肺痿”，概括了虚热肺痿的病机和形成过程。火性炎上，上焦有热，肺受熏灼，其主气及宣降失常，肺气上逆则咳嗽；久咳不已，肺脏因而痿弱不振，日渐枯萎，形成肺痿。②消渴：指消渴病。以烦渴多饮，口干舌燥，尿频量多为主症。详见本书第十三篇。③快药下利：谓误施作用峻烈的泻下药，使大便

溏泄，泻痢太过而伤阴。快药，指作用峻烈的泻下剂。④重亡津液：即严重地损伤了阴津。亡，作损伤解。⑤浊唾涎沫：浊唾指稠痰，涎沫指稀涎。⑥口中辟辟燥：形容患者口中干燥较甚。魏念庭《金匮要略方论本义》句读为“口中辟辟燥咳”，谓患者口中燥咳，辟辟有声。

【译解】

学生问道：上焦有热时，因为长期咳嗽而发展成为肺痿病。肺痿这种病是怎么发生的呢？

老师回答说：有的是因为发汗过多，有的是因为呕吐频繁，有的是由于患消渴病而小便频数无度，有的是由于津亏大便干秘，又误施峻烈的攻下剂等，以致严重地损伤了阴津；阴虚生内热，虚热熏灼于上焦，肺热枯萎，于是发展成为肺痿。

又问：寸口脉象见数，病人应干咳无痰，却见口中反而咳出稠痰和稀涎，这是什么病？

老师回答说：这就是虚热肺痿。如果口中干燥较甚，咳嗽时伴有胸中隐隐作痛，脉象反呈滑数有力者，那就是肺痈病，其咳嗽唾痰时应当有脓血。总之，寸口脉数而虚者是肺痿病，寸口脉数而实者是肺痈病。

【原文】

问曰：病咳逆，脉之[①]，何以知此为肺痈？当有脓血，吐之则死，其脉[②]何类？

师曰：寸口脉微而数，微则为风，数则为热；微则汗出，数则恶寒。风中于卫，呼气不入；热过[③]于营，吸而不出。风伤皮毛，热伤血脉，风舍[④]于肺，其人则咳，口干喘满，咽燥不渴，时唾浊沫，时时振寒[⑤]。热之所过，血为之凝滞，蓄结痈脓，吐如米粥。始萌可救，脓成则死。（2）

【注释】

①脉之：脉在此作动词，即诊脉。②其脉：脉在此包括脉证，此句意为肺痈病人的脉证。③过：作“至”字解，到达的意思。④舍：作“留”字解，这里指停留的意思。⑤振寒：即寒战，自觉寒冷而身体震颤。

【译解】

咳嗽的病人，如果出现咳吐脓血，为肺痈的特征，是诊断肺痈的重要依据，而肺痈到了咳吐脓血的阶段，病情已经较重。原文介绍了如何根据病人的脉象和临床表现判断肺痈的病因病机及演变过程。

“脉微而数，微则为风，数则为热”是借脉象指出肺痈的病因为正气不足，外感风热病邪。根据仲景所论，肺痈的病理演变大致分为三个阶段。初期即表证期，风热伤于肺卫，故见发热、恶寒、汗出、脉浮数等，风中于卫，病邪尚易祛除，故云“呼气不入”。中期邪热由卫入营，由皮毛内迫于肺，因病位已深，正气不易驱邪外出，故云“风舍于肺”“吸而不出”。“风伤皮毛，热伤血脉”揭示肺痈感受风热病邪，邪气易由卫累及营血、伤肺，与一般外感风热表证邪气只犯肌表卫分不同。“风舍于肺”为肺痈中期即酿脓期，邪热壅遏肺气，故见咳而喘满，多唾稠浊痰液；热壅血瘀，

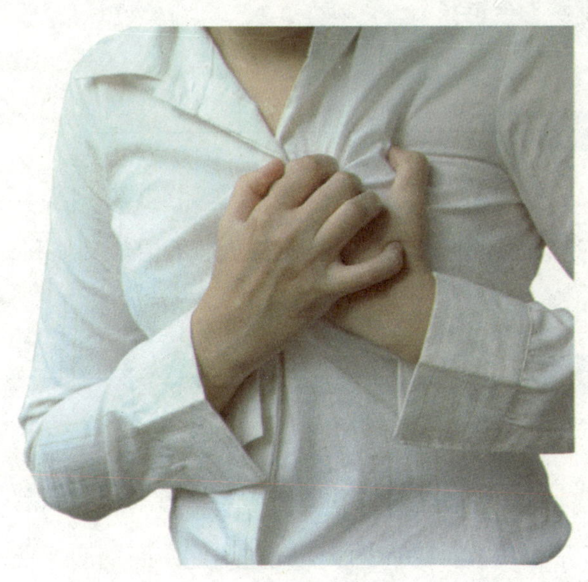

津不上承，故口干咽燥；病非气分热盛津伤，加之热蒸营阴，故不渴；肺痈见振寒为邪热入里，正气与之相争，不得发越所致，然营中有热，其脉必数，并见发热。后期则“热之所过，血为之凝滞，蓄结痈脓”是对肺痈热壅血瘀，血败肉腐，酿成痈脓的病机概括，说明形成肺痈的因素尚有瘀血，而瘀血的形成是由于“热之所过”。“吐如米粥”已属肺痈后期即溃脓期，因血肉腐败，痈成脓溃，故咳唾如米粥样的腥臭脓血痰，此时邪热未去，肺气不利，仍可见喘满、胸痛、口干咽燥、振寒脉数等。

“始萌可救，脓成则死”，是对肺痈的预后判断。因肺痈初起，邪盛正未虚，治疗易获效，故曰始萌可救；肺痈脓成说明病情进展加重，但临床所见并非皆预后不良，故脓成则死不可拘泥，主要强调肺痈应早期治疗。

【原文】

上气①，面浮肿，肩息②，其脉浮大，不治。又加利，尤甚。（3）

【注释】

①上气：气逆不降之意。肺气上逆不降，可表现为咳嗽、喘证和哮证，本条是指喘证。②肩息：谓气逆喘促，而抬肩呼吸，是呼吸极

度困难的表现。又称“抬肩”或“息摇肩”。

【译解】

患者气逆而喘促，张口抬肩，呼吸极度困难，面目水肿，脉象浮大无根。这是肺肾衰竭、元气将脱的危象，预后不良。如果此时再伴见腹泻下利，则提示脾阳败绝，液从下竭。脾肾两衰，先后天俱败，预后更加凶险。

【原文】

上气，喘而躁者，属肺胀①，欲作风水②，发汗则愈。（4）

【注释】

①肺胀：指咳嗽上气病中内外合邪致邪实气闭、肺气胀满的一种病症。②风水：病名，详见水气病篇。

【译解】

肺胀多由外邪束表，饮邪内停，肺气郁闭失于宣降所致，故症见气喘烦躁。肺气壅闭，不能通调水道，致水溢肌表，可转为风水。治以宣肺发汗，通调水道，其病可愈。

【原文】

肺痿吐涎沫而不咳者，其人不渴，必遗尿①，小便数，所以然者，以上虚②不能制下故也。此为肺中冷，必眩，多涎唾，甘草干姜汤以温之。若服汤已③渴者，属消渴。（5）

甘草干姜汤方

甘草四两（炙） 干姜二两（炮）

上㕮咀，以水三升，煮取一升五合，去滓，分温再服。

【注释】

①遗尿：一般指睡眠时小便自遗，这里应包括小便失禁。②虚：指肺虚。③已：指完毕。

【译解】

本条所论肺痿以“肺中冷”“上虚不能制下”为病机，证属虚寒。肺主气，通调水道，为水之上源，肺中虚寒，阳气不能温化、布散、固摄水液，故见多涎唾，小便频数、失禁或遗尿。阴主静，故不似虚热肺痿以虚火灼肺气逆而咳为主症之一。不渴亦是虚寒肺痿的特点之一，辨证时具有鉴别意义。肺气虚冷，清阳不升，故见眩晕。治用甘草干姜汤温肺散寒，恢复阳气。方中炙甘草甘温补益肺脾之气，炮干姜偏温中上二焦之阳，二药合用温补肺脾阳气，促使津液布散恢复正常。

【原文】

咳而上气，喉中水鸡声[①]，射干麻黄汤主之[②]。（6）

射干麻黄汤方

射干十三枚（一云三两） 麻黄四两 生姜四两 细辛三两 紫菀三两 款冬花三两 五味子半升 大枣七枚 半夏大者八枚（洗）（一法半升）

上九味，以水一斗二升，先煮麻黄两沸，去上沫，内诸药，煮取三升，分温三服。

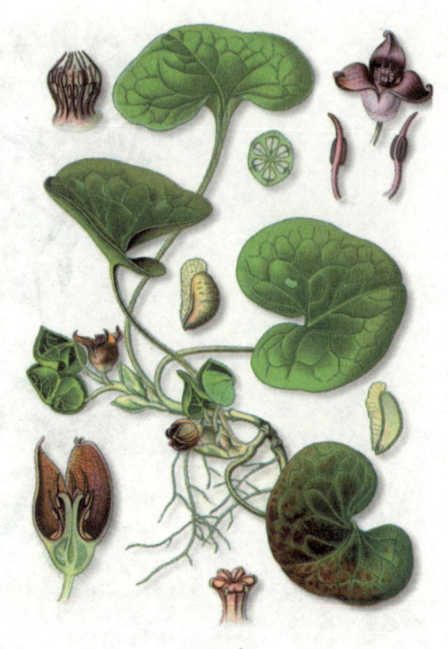

◎细辛

【注释】

①咳而上气，喉中水鸡声：形容患者咳嗽气逆而喘，喉中哮鸣声连续不绝，好像青蛙的叫声。水鸡，即田鸡、青蛙。此即是哮喘。哮喘是一种发作性的以痰鸣气喘为主要特征的肺系疾患。发作时喉中哮鸣有声。呼吸气促困难，甚则喘息不得平卧，伴见胸闷、咳嗽、咯痰等。多为宿痰留饮内伏，偶感外邪而诱发，故发作时往往表现为表里同病。由于外邪引动伏饮，发作期一般表现为痰饮实证；但若反复发作，耗气伤阴，肺、脾、肾俱损，

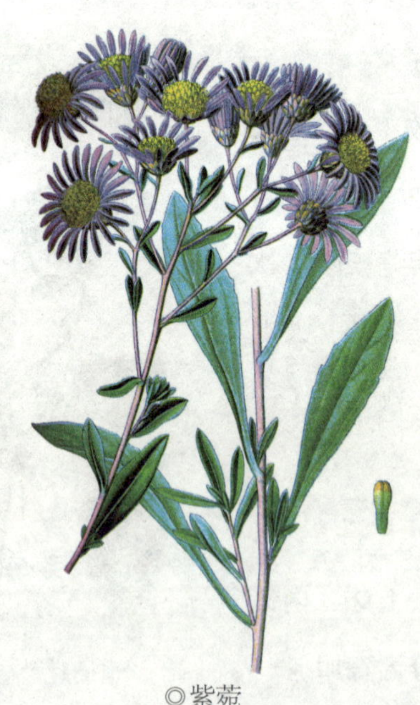

◎紫菀

则表现为虚实夹杂。②射干麻黄汤主之：指出寒饮郁肺哮喘的治疗方剂。射干麻黄汤方用射干、麻黄宣肺降气平喘，消痰化饮利咽；生姜、细辛辛温，散寒化饮，兼协麻黄疏表散风寒；半夏、紫菀、款冬花化痰降逆，止咳平喘；五味子收敛肺气，止咳平喘；大枣安中顾正。诸药合用，具有温肺散寒，化饮降逆，止咳平喘之效。射干麻黄汤是治疗寒性哮喘证的常用有效方剂，对于缓解哮喘发作症状具有较好效果。表寒重者，加桂枝；喘咳不能平卧者，加葶苈子；兼食滞者，加莱菔子、焦三仙。

【译解】

病人咳嗽气逆而喘促，喉中哮鸣声连续不断，就好像青蛙的叫声，用射干麻黄汤主治。

【原文】

咳逆上气，时时吐浊[①]，但坐，不得眠[②]，皂荚丸主之[③]。（7）

皂荚丸方

皂荚八两（刮去皮，用酥炙[④]）（100克）

上一味，末之，蜜丸梧子大，以枣膏和汤服三丸，日三夜一服[⑤]。

【注释】

①时时吐浊：谓病人不断地咳嗽咯吐黏稠浊痰。浊，指黏稠浊痰。②但坐，不得眠：谓患者只能取坐位或半卧位，不能平卧睡眠。坐，指体位坐位；不得眠，有两意：一指不能平卧，二指不能睡眠。③皂荚丸主之：指出痰浊壅肺咳喘的治疗方剂。皂荚，即皂角，辛咸滑利，宣壅导滞，利窍涤痰；以其药力峻猛，且有小毒，故用酥炙蜜丸，枣膏调服，以缓和其峻烈及毒性，并顾护脾胃，使涤除痰浊而无伤正之弊。皂荚丸宣壅涤痰作用确切，临床除用于痰浊壅肺的喘证、咳嗽、哮喘外，尚用于中风口噤、喉痹、肺痈等病症。现代临床用本方治疗慢性支气管炎、支气管哮喘、肺气肿、肺心病、胃癌等疾病，辨证属痰浊壅盛者。④酥炙：指皂荚的炮制方法，谓将酥油涂于皂荚上，置火上烤炙。酥，酥油。⑤以枣膏和汤服三丸，日三夜一服：谓取大枣熬膏，用开水调化，送服三粒皂荚丸，白天服三次，夜晚服一次。盖皂荚丸宣壅涤痰，药力峻猛，应以痰浊壅盛，形气俱实者为宜。且须注意剂量和服法。若气虚体弱者，则不宜轻试。

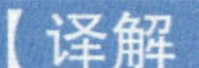

【译解】

病人咳嗽，气逆而喘促，不停地咳唾黏稠痰涎，由于呼吸困难，整天只能端坐而不能平卧睡眠。这是肺中痰浊寒盛所致，用皂荚丸宣壅导滞，利窍涤痰治疗。

【原文】

咳而脉浮者，厚朴麻黄汤主之。（8）

厚朴麻黄汤方

厚朴五两　麻黄四两　石膏如鸡子大　杏仁半升　半夏半升　干姜二两　细辛二两　小麦一升　五味子半升

上九味，以水一斗二升，先煮小麦熟，去滓，内诸药，煮取三升，温服一升，日三服。

【译解】

本条叙述简略，以“脉浮”概括了其病机为病偏于表，邪偏于上。从所用厚朴麻黄汤作用分析，属于寒饮挟热，上迫于肺的咳嗽上气病，主症为咳嗽喘逆、胸满、烦躁等，《千金方》卷十八中“咳而大逆上气，胸满，喉中不利，如水鸡声，其脉浮者，厚朴麻黄汤方”的论述，可补本条之未备。

厚朴麻黄汤以厚朴泄满下气为主药，辅以麻黄、杏仁宣肺降逆，又佐以细辛、干姜、半夏温化寒饮，石膏清解郁热，更有五味子酸敛肺气，以防麻黄、细辛、干姜过于耗散肺气，小麦养正安中护胃，共同顾护正气。合而用之，具有降逆化饮、宣肺平喘、兼清郁热之功，使上逆之势平，寒饮得化，肺气宣降复常，则咳逆上气自愈。

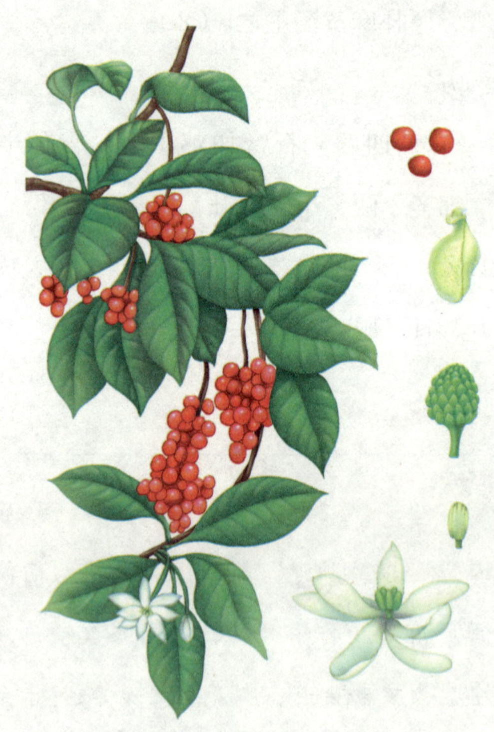

◎五味子

【原文】

脉沉者，泽漆汤主之。（9）

泽漆汤方

半夏半升　紫参五两（一作紫菀）　泽漆三斤（以东流水五斗，煮取一斗五升）　生姜五两　白前五两　甘草　黄芩　人参　桂枝各三两

上九味，㕮咀，内泽漆汁中，煮取五升，温服五合，至夜尽。

【译解】

脉沉主病在里，亦主水气内停。以方测证，本证当属水饮内盛、壅遏肺气的咳嗽上气病，并具有邪实兼正虚、水饮夹郁热的特点，临床除见咳喘外，可有《脉经》所言胸胁痛，还可见水肿、小便不利等表现。治用泽漆汤逐水通阳、止咳平喘。方中泽漆消痰逐水，紫参利大小便，桂枝通阳化气，生姜、半夏、白前等化饮降气，还有人参、甘草益气扶正，黄芩清热。用能荡涤邪秽的东流水先煎泽漆，意在取其气味浓厚，从而令诸药直达病所，以奏消痰行水之功；该方服法使药力持续，并防止水饮复聚。

【原文】

火逆上气[①]，咽喉不利，止逆下气者，麦冬汤主之。（10）

麦冬汤方

麦冬七升　半夏一升　人参三两　甘草二两　粳米三合　大枣十二枚

上六味，以水一斗二升，煮取六升，温服一升，日三夜一服。

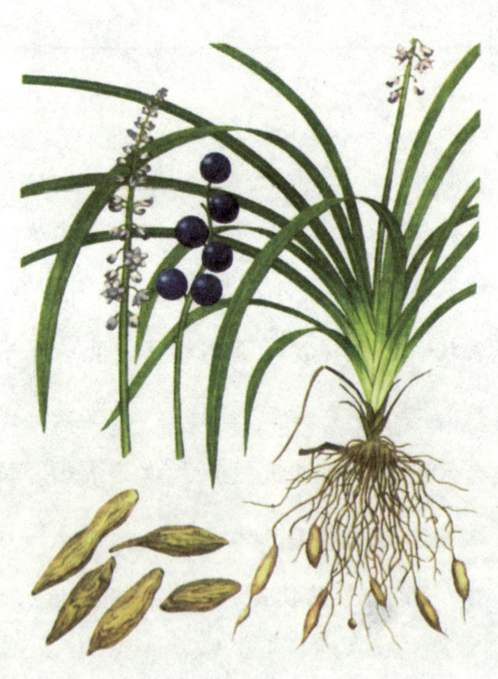

◎麦冬

【注释】

①火逆上气：气逆上冲较甚之意。

【译解】

咽喉为肺胃之门户，肺胃阴伤，虚火内生上逆，熏灼于肺，肺失清肃，气逆于上，可见咽喉不利、干燥不适，或痰黏不爽，或时痒不舒，或如有物梗，或见咳喘等症状。虚火上炎，肺胃气逆，治欲下气止逆，必养肺胃之阴。麦冬汤重用麦冬为主药，滋养肺胃之阴，使阴复而火降；辅以人参、甘草、粳米、大枣养胃益气生津，助麦冬生阴；少量半夏降逆下气，化痰开结；方中大量麦冬配半夏，则无滋腻碍胃、生痰之弊；少量半夏得麦冬，则无温燥伤阴、助火之嫌，可谓相得益彰。

【原文】

肺痈，喘不得卧[①]，葶苈大枣泻肺汤主之[②]。（11）

葶苈大枣泻肺汤方

葶苈（熬令黄色[③]，捣丸如弹子大[④]） 大枣十二枚

上先以水三升，煮枣取二升，去枣，内葶苈，煮取一升，顿服[⑤]。

【注释】

①喘不得卧：指肺痈患者，胸部胀满，喘促气急而不能平卧，是毒热痰浊壅肺、肺实气闭所致，多见于肺痈酿脓期。②葶苈大枣泻肺汤主之：指出肺痈毒热痰浊壅肺酿脓期的治疗方剂。葶苈大枣泻肺汤方仅两味药，葶苈子辛苦大寒，泻肺逐实，开宣肺气，降气平喘；又恐其力峻伤正，故佐以大枣之甘平，养胃安中，顾护正气，可收泻肺逐实而不伤正气之功。本方为泻实开肺之峻剂，适用于肺痈酿脓期毒热痰浊壅肺特甚，肺气郁闭而形气俱实者。具体使用时，可配伍清热解毒、化痰通瘀消痈之品，如苇茎、薏苡仁、冬瓜仁、桃仁、鱼腥草、金银花、瓜蒌实、桑白皮等。现代临床用本方加味，治疗肺脓肿、渗出性胸膜炎、肺炎、肺气肿、肺心病、流行性出血热合并急性肺水肿、心包炎、心包积液、风湿性心脏病所致充血性心力衰竭、慢性肾功能不全尿毒症等疾病。③熬令黄色：谓将葶苈子炒黄。熬，《说文》谓："干煎也"；《广雅·释诂》："熬，乃以火干物之谓也。"《扬子方言》："熬，火干也。凡以火干五谷之类，自山而东，齐楚以往谓之熬。"熬，即今之"炒""焙"。仲景方中"熬"字皆属此义。④捣丸如弹子大：谓将葶苈子捣碎，做成弹子大的药丸。⑤顿服：将所煎得的药液一次快速服完。

【译解】

患肺痈病，胸部胀满，喘促气急不能平卧者，用葶苈大枣泻肺汤主治。

【原文】

咳而胸满，振寒脉数，咽干不渴，时出浊唾腥臭[①]，久久吐脓如米粥者，为肺痈，桔梗汤主之。（12）

桔梗汤方　亦治血痹。

桔梗一两　甘草二两

上二味，以水三升，煮取一升，分温再服，则吐脓血也。

【注释】

①浊唾腥臭：吐出脓痰，气味腥臭。

【译解】

热邪壅肺，肺失肃降，故咳而胸满；热壅于里，正邪相争，卫气不能发越而见振寒脉数；热在营故咽干不渴；热壅血瘀，肺叶腐败成脓而溃，可见咯出气味腥臭、形如米粥样的脓痰；“久久”一是说明肺痈至脓成而溃需要一定时间，二则提示病久正气多伤。治疗用桔梗汤排脓解毒。方中桔梗开提肺气，以祛痰排脓；生甘草清热解毒，并有益气扶正、止咳平喘之功，合而用之，具有排脓解毒消痈的作用；甘草用量倍于桔梗，体现本方去邪而不伤正的特点，适用于肺痈脓溃后，正气已虚之证。方后注云“分温再服，则吐脓血也”，是指服本方后，由于其宣肺排脓的作用，可见脓血咯出，为有效之征。

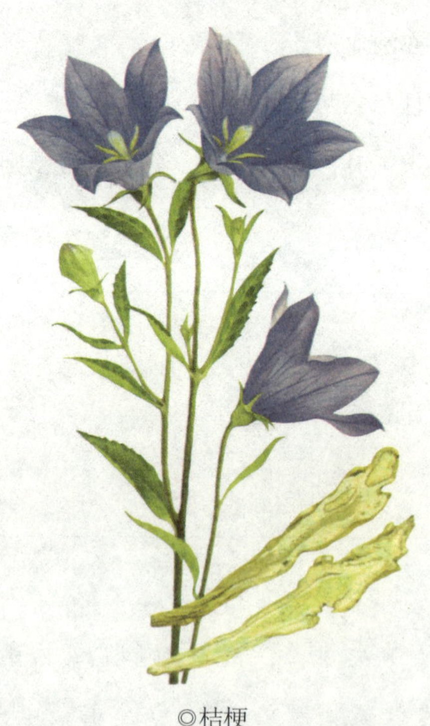

◎桔梗

【原文】

咳而上气，此为肺胀，其人喘，目如脱状①，脉浮大者，越婢加半夏汤主之。（13）

越婢加半夏汤方

麻黄六两　石膏半斤　生姜三两　大枣十五枚　甘草二两　半夏半升

上六味，以水六升，先煮麻黄，去上沫，内诸药，煮取三升，分温三服。

【注释】

①目如脱状：形容眼睛胀突，犹如突出之状。

【译解】

本条所述咳嗽气喘较重，尤以喘证突出，并见目如脱状，脉来浮大有力，条文称为肺胀，肺胀多为素有伏饮，复加外感，内外合邪致肺气郁闭胀满。从所用方药作用分析，本条所论肺胀病机为饮热迫肺，气逆不降，治用越婢加半夏汤宣肺泄热，降气平喘。本方重用麻黄与石膏，而且石膏之量多于麻黄，清热宣肺平喘力强，半夏、生姜化饮降逆，甘草、大枣安中调和诸药，使热清饮化，肺气宣降复常，诸证自解。

【原文】

肺胀，咳而上气，烦躁而喘，脉浮者，心下有水，小青龙加石膏汤主之。（14）

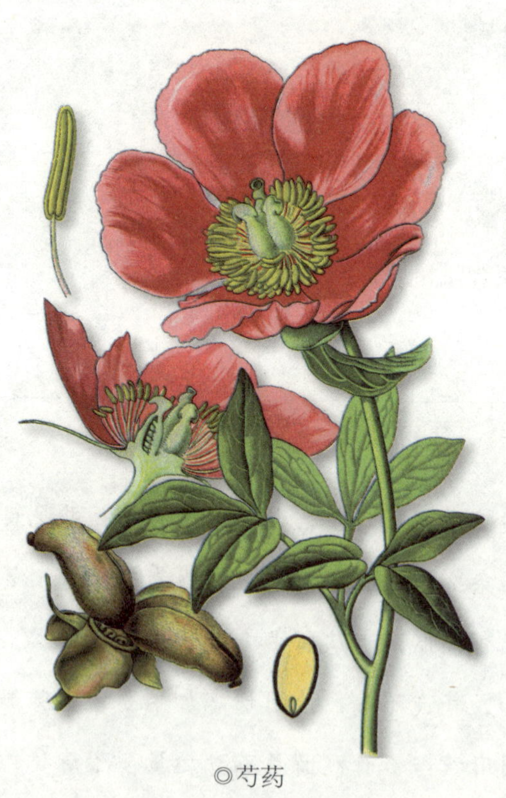

◎芍药

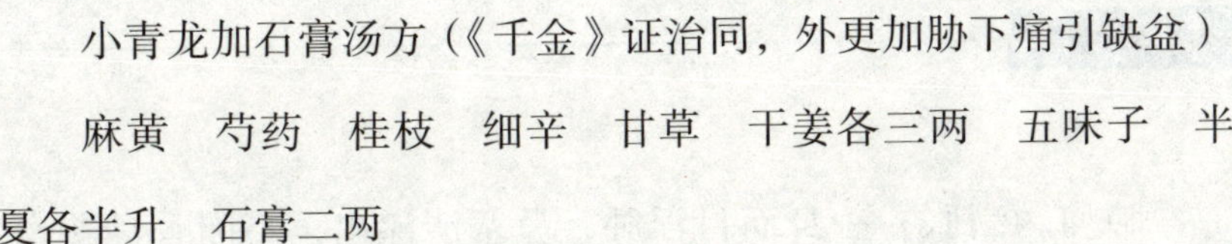

小青龙加石膏汤方（《千金》证治同，外更加胁下痛引缺盆）

麻黄　芍药　桂枝　细辛　甘草　干姜各三两　五味子　半夏各半升　石膏二两

上九味，以水一斗，先煮麻黄，去上沫，内诸药，煮取三升。强人服一升，羸者减之，日三服，小儿服四合。

【译解】

“心下有水”即内有停饮，“脉浮”提示外有表邪，结合所用方药，说明本条所论肺胀病机为外寒内饮壅遏于肺，肺气胀满而见咳喘，邪郁化热则见烦躁，治用小青龙加石膏汤散寒解表，温化水饮，兼清郁热。方中麻黄、桂枝、细辛相配，辛温散寒解表，其中麻黄并能宣畅肺气，桂枝还可温阳化饮，细辛与干姜、半夏为伍，温肺化饮降逆；石膏清泄郁热；佐以五味子收敛肺气，以防耗散肺气、燥伤营阴之弊；芍药和其营阴；甘草和调诸药。本方属祛邪之剂，又多辛散温燥之药，其服药剂量宜因体质强弱及年龄大小而异，所以方后注云：“强人服一升，羸者减之……小儿服四合。”

【原文】

肺痈胸满胀，一身面目浮肿，鼻塞清涕出，不闻香臭酸辛，咳逆上气，喘鸣迫塞[①]，葶苈大枣泻肺汤主之[②]。（方见上，三日一剂，可至三四剂，此先服小青龙汤一剂，乃进。小青龙汤方见咳嗽门中）（15）

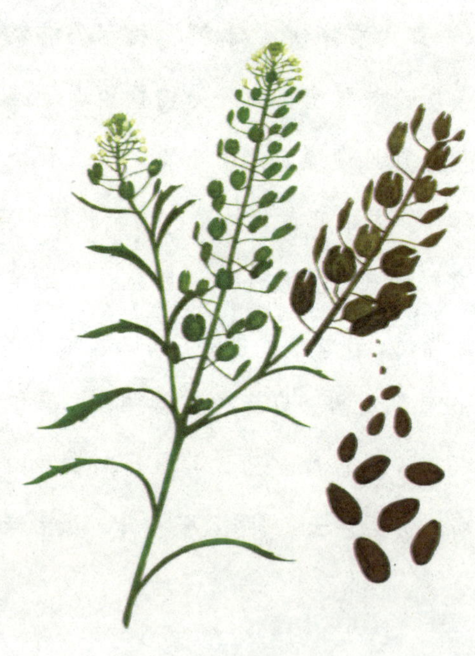

◎葶苈

【注释】

①喘鸣迫塞：即喉中痰涎壅盛而发生喘鸣之音，是肺痈实邪壅肺主症之一。由于毒热实邪壅肺，肺气郁闭，窒塞气道所致。喘鸣，呼吸喘急，喉间痰鸣有声。迫，引申为急、急迫。塞，引申为填塞、充满。②葶苈大枣泻肺汤主之：指出肺痈毒热实邪壅肺酿脓期的治疗方剂。方义见本篇第11条。

【译解】

患肺痈病，胸中胀满，全身及面目浮肿，鼻窍不通而流清涕，闻辨不出香臭酸辛气味，咳嗽气逆，喘促痰鸣，喉中迫促不利者，用葶苈大枣泻肺汤主治。

腹满寒疝宿食病脉证治第十

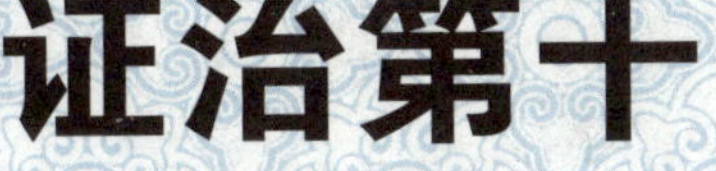

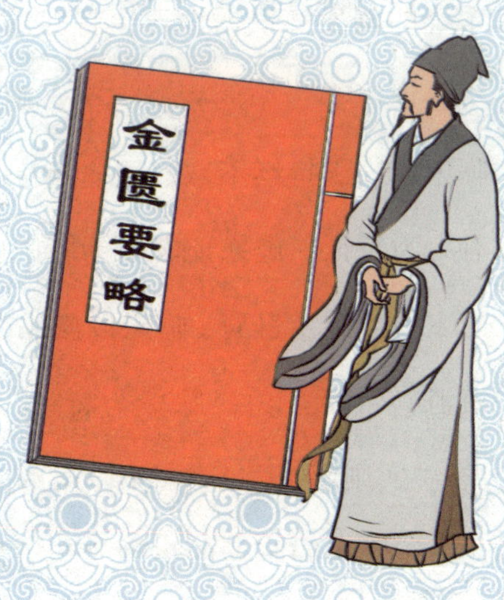

【题解】

本篇讨论腹满、寒疝、宿食三病的病因病机、证候及治疗，故篇名为“腹满寒疝宿食病脉证治”。由于三病的病位皆在腹部，涉及胃肠，临床均有腹部胀满或疼痛的症状，所出某些方治可以互用，为便于比较异同，鉴别疑似，所以将其合为一篇论述。

腹满，即腹部胀满，以症状命名。腹满仅是一个症状，可出现于多种疾病的病变过程中，病机也十分复杂，难以一概而论，故现今已不将其作为疾病名。在本篇中，仲景把腹满作为一种独立的病来对待，从病因病机、证治诸方面进行系统的阐发。根据性质，将腹满区分为实热、虚寒两大类。实热证者多为阳明胃肠实热，腑气壅滞为主，或涉及少阳；临床以腹满持续不减，硬痛拒按，不大便，舌红苔黄，脉实有力为特征。虚寒证者多为脾阳虚弱，失于温运，阴寒内盛为主，或涉及肝肾；临床以腹满时轻时重，喜温喜按，大便溏泄，舌淡苔白，脉虚为特征。此即所谓“阳道实，阴道虚”“实则阳明，虚则太阴”的病理规律。腹满涉及西医学消化系统及腹腔脏器的多种疾病。如急慢性胃炎、胃下垂、胃十二指肠溃疡，慢性肠炎、慢性肝炎、肠梗阻、胰腺炎、肠麻痹等。

寒疝，杂病名，以病性和症状特点命名。《说文解字》说：“疝，腹痛也。”《素问·长刺节论》说：“病在少腹，腹痛不得大小便，病名曰疝，得之寒。”《诸病源候论》说：“疝者痛也，此由阴气积于内，寒气结搏而不散，脏腑虚弱，风冷邪气相击，则腹痛里急，故云寒疝腹痛也。”所以，寒疝是一种阴寒性的腹中疼痛证。本病多因阳虚阴寒内盛、寒气攻冲所致；临床以发作性的肚脐周围剧痛、按其腹部高凸不平、汗出肢冷、脉沉弦紧为典型表现；当辨其偏实偏虚而用温散法治疗。寒疝类似于现代医学之肠痉挛、肠梗阻等疾病。

宿食，杂病名。即伤食、食积，或称食滞、停食。以病因命名。多因暴饮暴食，损伤脾胃，失于运化，使食物经宿不消而停积于胃肠所致。此即本书第一篇中“槃饪之邪，从口入者，宿食也”。临床以胃脘痞满、纳呆恶食、嗳气酸腐、恶心呕吐、腹胀腹痛、大便闭结或泄泻等为主症。根据病位病机及病势，张仲景出涌吐、攻下两法施治。

宿食本身既是病理产物，又是致病因素，因其停留部位及病机不同，可导致胃脘痛、腹痛、呕吐、泄泻、便秘等不同病症。所以后世中医学已不将“宿食”作为独立的病名，而将其作为多种病症的一个证治类型；且在治法上补出“消食法”，皆是对本节内容的发展。宿食病，涉及现代医学胃肠消化系统多种疾病。如消化不良、急性胃肠炎、胃扩张、肠梗阻等。

【原文】

趺阳脉[①]微弦，法当腹满，不满者必便难，两胠[②]疼痛，此虚寒从下上也，以温药服之。(1)

【注释】

①趺阳脉：在足背上五寸，骨间动脉处，即足阳明胃经冲阳穴。

②胠：指胸胁两旁当臂之处。

【译解】

本条是针对虚寒性腹满而设，脉、因、证、治具备，对虚寒性腹满做了全面论述。“趺阳脉微弦”是全文的总帽，通过脉象，概括虚寒性腹满、胠疼、便难的病因病机。趺阳脉，主中焦，以候脾胃。“微”主中阳不足；弦脉属肝，主寒主痛。脾胃阳虚，肝木乘之，脾土壅滞可发生腹满；浊因寒凝，下闭谷道则大便难；土壅木郁，厥阴寒气上逆则两胠疼痛。虚寒之气由下而上，由腹及胠，故条文曰：“此虚寒从下上也。”病情属虚寒，故均当温药治疗。

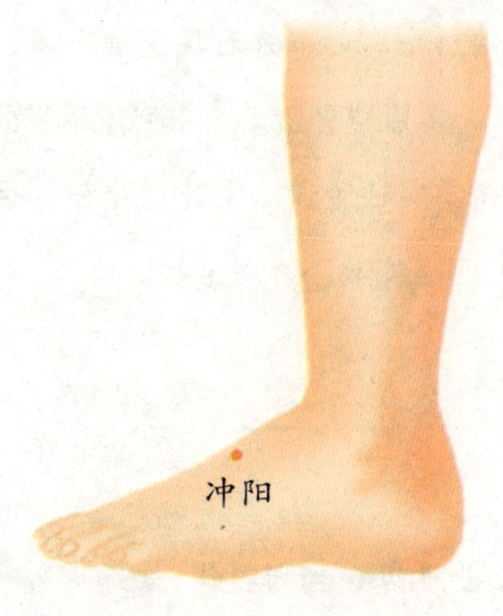

◎冲阳穴

【原文】

病者腹满，按之不痛为虚，痛者为实，可下之。舌黄未下者，下之黄自去。(2)

【译解】

条文中是通过问诊、望诊、切诊结合的方法，来区别虚寒、实热两类不同性质的腹满。一般来说，腹满之属于实证者，多由宿食停滞胃脘或燥屎积结肠中引起，故表现腹满不减，按之疼痛加重；而腹满属于虚寒者，多由脾胃阳虚、中阳不运引起，故表现腹满时轻时重，按之不痛。实证腹满除上述症状外，舌苔多黄厚而燥，若未经攻下者，可用苦寒攻下之法治疗。

【原文】

腹满时减，复如故，此为寒，当与温药。(3)

【译解】

本条应与前条互相对照理解，文中腹满属脾胃虚寒，中阳不

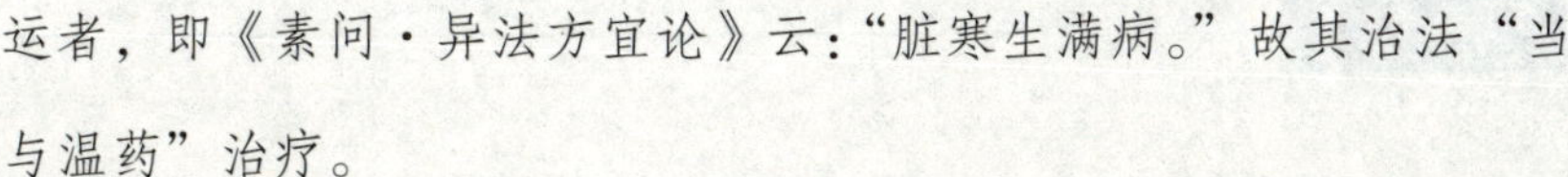

运者，即《素问·异法方宜论》云:“脏寒生满病。”故其治法“当与温药”治疗。

【原文】

病者痿黄[①]，躁而不渴[②]，胸中寒实[③]而利不止者，死[④]。(4)

【注释】

①痿黄:谓顾面肌肤色黄而晦暗，枯萎无光泽。痿，同“萎”。②躁而不渴:患者虽躁扰不宁而口不渴，是阴盛阳微致残阳欲散所致，属危候。亦有人认为“躁”是“燥”字之误。③胸中寒实:谓寒实邪气结于腹中、胸中，《脉经》作“胃中”，宜从。④利不止者，死:谓久痛泄利不止者，主脾肾两败，预后不良。

【译解】

病人肌肤萎黄不泽，躁扰不宁而口不渴，寒实邪气壅结于腹中，又泄泻不止。这是寒结阳衰之危证，预后不良。

【原文】

寸口脉弦①者，即胁下拘急而痛②，其人啬啬恶寒③也。（5）

【注释】

①寸口脉弦：寸口脉主表，弦为肝脉主里、主寒主痛。寸口脉弦则揭示本证表里皆寒的痛机。②胁下拘急而痛：肝寒在里，乘侮脾土，必见腹满；肝经寒气上逆，则两胁拘急疼痛，此即第1条“两胠疼痛”。③啬啬恶寒：形容患者因恶寒怕冷而畏缩不前的状态，这是表寒之征。啬（音色），小气、吝啬。

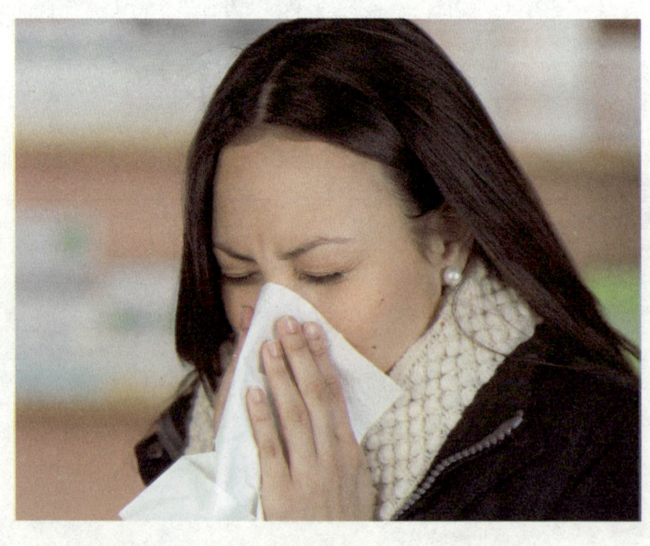

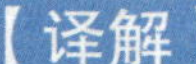

【译解】

病人寸口脉见弦象，就会出现胁下拘急而疼痛、恶寒怕冷的症状。

【原文】

夫中寒家喜欠[①]，其人清涕出，发热色和者[②]，善嚏。（6）

【注释】

①中寒家喜欠：中寒家，谓中焦阳气素虚有寒之人易于呵欠。欠，即呵欠、欠伸、呼欠，自觉困乏而伸腰呼气。《素问·宣明五气》篇说："肾为欠"；《灵枢·九针论》说："肾主欠"。本文又提出"中寒家喜欠"，是对《黄帝内经》理论的补充。②发热色和者：病人虽发热但面部色泽正常。外邪初犯肌表，邪正相搏不甚，面色尚未改变。

【译解】

平素中焦阳虚有寒的人，就爱打哈欠。如果患者鼻流清涕，发热，面部色泽正常，就爱打喷嚏，这是阳虚里寒较轻、寒邪犯表所致。

【原文】

中寒[①]，其人下利，以里虚也，欲嚏不能[②]，此人肚中寒[③]。（一云痛）。（7）

【注释】

①中寒：谓感受寒邪，中，作“感受”解。②欲嚏不能：谓患者想打喷嚏又打不出来。这是阳虚里寒较重，正气无力抗邪所致。③肚中寒：言本证的病机。其人素体阳虚里寒，又感寒邪直中于里所致。临床可见腹中寒冷或兼疼痛。肚中，指腹中。

【译解】

感受寒邪后，病人出现大便溏稀的泄泻，这是由于素体脾虚里寒所致；想打喷嚏又打不出，这是阳虚里寒较重。寒邪直中于里所致。

【原文】

夫瘦人绕脐痛，必有风冷，谷气不行[①]，而反下之，其气必冲，不冲者，心下则痞也。（8）

【注释】

①谷气不行：即大便不通。

【译解】

瘦人有偏阴虚者或偏气血俱虚者，这里指气血俱虚、正气虚弱之人，如果发生绕脐疼痛，多见于风寒之邪直中于里，寒凝气滞而致；又因阳气虚弱，浊因寒凝，可出现大便难，这种腹痛与大便难，必当治以温运之法，即第1条所谓：以温药服之。如果将绕脐痛，大便不通误认为《伤寒论·阳明》篇所说的“病人不大便五六日，绕脐痛，烦躁，发作有时者，此有燥屎”的阳明腑实证，用苦寒攻下之药，必致阳虚更甚，阴寒更盛。由于患者体质虚弱程度不同，因此就会出现不同的两种转归：其气上冲者，说明正气较强，犹能抗拒药力，不至成为坏病，若正气较弱者无此反应能力，邪气势必陷于心下，而“心下痞”。

【原文】

病腹满，发热十日，脉浮而数，饮食如故，厚朴七物汤主之。（9）

厚朴七物汤方

厚朴半斤　甘草三两　大黄三两　大枣十枚　枳实五枚　桂枝二两　生姜五两

上七味，以水一斗，煮取四升，温服八合，日三服。呕者加半夏五合，下利去大黄，寒多者加生姜至半斤。

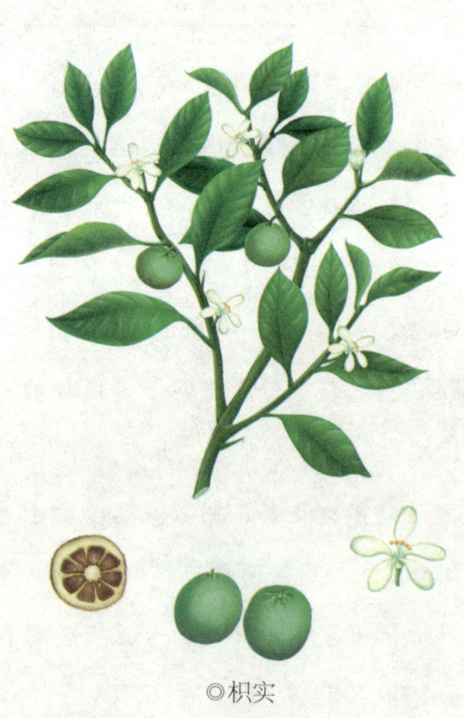

◎枳实

【译解】

"病腹满，发热十日"是倒装句，实际先有发热，而后出现腹满，结合脉象浮而数，说明此属表邪未解、邪气入里化热的证候。"饮食如故"表示病变重点在肠，尚能饮食。即病始于外感风寒，延久或失治而渐次化热，邪热入里，化燥成实，形成太阳表证未解又见阳明里实之证，属表里同病，且里证重于表证，所以治当表里双解，方用厚朴七物汤。方中桂枝、甘草、生姜、大枣解未尽之表邪；大黄、枳实、厚朴泄实去满。

【原文】

腹中寒气，雷鸣切痛①，胸胁逆满，呕吐，附子粳米汤主之。（10）

附子粳米汤方

附子一枚（炮） 半夏半升 甘草一两 大枣十枚 粳米半升

上五味，以水八升，煮米熟，汤成，去滓，温服一升，日三服。

【注释】

①雷鸣切痛：形容肠鸣重，如同雷鸣；腹痛剧，如刀切之状。

【译解】

本证病变部位在于腹中，由于中土阳虚，水湿不化，寒湿之邪下趋肠中则雷鸣切痛，如《灵枢·五邪》篇曰："邪在脾胃……阳气不足，阴气有余……则寒中肠鸣、腹痛。"寒湿之邪上逆，则胸胁逆满呕吐；此外尚兼畏寒怕冷、手足不温、舌淡等症。治以附子粳米汤温阳散寒，降逆止呕。方中附子温阳散寒；半夏燥湿降逆止呕；粳米、大枣、甘草益脾和胃。

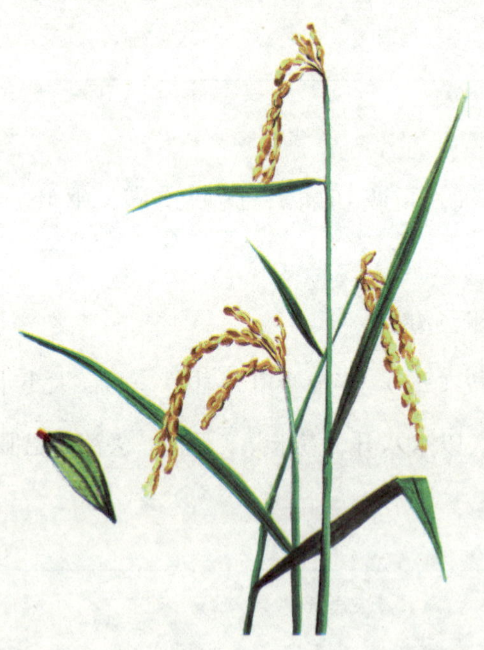

◎稻米

【原文】

痛而闭[①]者，厚朴三物汤主之。（11）

厚朴三物汤方

厚朴八两　大黄四两　枳实五枚

上三味，以水一斗二升，先煮二味，取五升，内大黄，煮取三升，温服一升。以利为度。

【注释】

①闭：大便闭结不通。

【译解】

“痛而闭”，即所谓腹部胀满疼痛，而则兼大便不通。“闭”字既是病机，又是症状。本条叙症较简，但从厚朴三物汤测知，此属于实热内积，气滞不行，且气滞重于积滞者。方中厚朴行气泄满；大黄、枳实去积通便，故适用于内实气滞之证。

【原文】

按之心下满痛者，此为实也[①]。当下之，宜大柴胡汤[②]。（12）

大柴胡汤方

柴胡半斤　大黄二两　黄芩三两　芍药三两　半夏半升（洗）　枳实四枚（炙）　大枣十二枚　生姜五两

上八味，以水一斗二升，煮取六升，去滓再煎，温服一升，日三服。

【注释】

①按之心下满痛者，此为实也：即用手触按病人心下胃脘及两胁部，感到胀满而疼痛拒按，此为少阳兼阳明里实证。是由于实邪内阻胃肠兼少阳气机郁结所致。原文叙证简略，应结合《伤寒论》相关内容来理解。多伴见往来寒热或潮热、胸胁苦满、心烦喜呕等症。②当下之，宜大柴胡汤：指出阳明热实兼少阳腹满痛的治法方剂。大柴胡汤方用柴胡、黄芩和解少阳，半夏、生姜和胃降逆；大黄、枳实内泄热结；芍药敛阴和营，缓急止痛；大枣安中顾脾。诸药相配，具有和解少阳，内泄热结之效。临床将本方用于胁痛、胃脘痛、腹痛、黄疸、热证、下利、呕吐、眩晕、狂证、淋证等病，证属少阳兼阳明腑实者。若大便硬结较重，加芒硝；胁痛甚者，加郁金、青皮；黄疸湿热者，加茵陈、栀子、黄柏等；结石者，加金钱草、鸡内金、海金砂。

【译解】

用手按压患者胃脘及两胁部，胀满而疼痛拒按者，这是阳明热实兼少阳证。治当通腑泻实，和解少阳，宜用大柴胡汤。

【原文】

腹满不减，减不足言[①]，当须下之，宜大承气汤[②]。（13）

大承气汤方

大黄四两（酒洗） 厚朴半斤（去皮，炙） 枳实五枚（炙） 芒

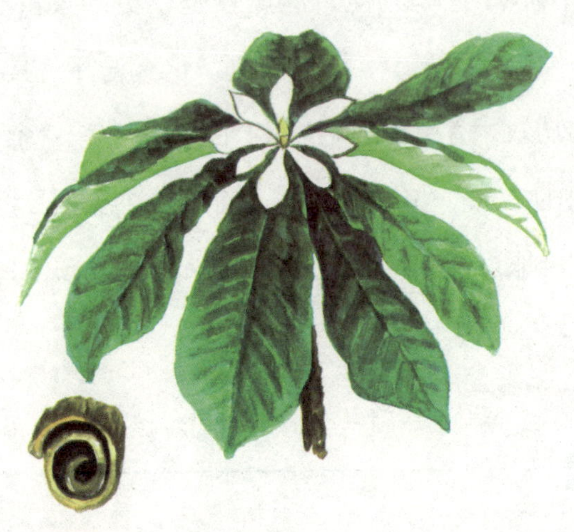

◎厚朴

硝三合

上四味，以水一斗，先煮二物，取五升，去滓，内大黄，煮取二升，内芒硝，更上火微一二沸，分温再服，得下，余勿服[③]。

【注释】

①腹满不减，减不足言：谓病人腹部胀满，呈持续性毫无缓解之意。不足言，微不足道。此为实证腹满的特点之一，由实邪内结气机壅滞所致；有形之实邪不除。故腹满无减轻之时。与本篇第3条“腹满时减，复如故”之因虚证腹满形成鲜明对比。②当须下之，宜大承气汤：指出里实腹满的治法方剂。大承气汤以大黄为君，泄热荡实；芒硝为臣，润燥软坚，更助大黄泄热通腑；枳实、厚朴为佐，行气宽中，消痞除满。诸药合用，具有通腑泄热、导滞除满的功效，适用于阳明热实内结重证，腑气壅滞之腹满者。宜，含有斟酌之意。③分温再服，得下，余勿服：将本方煎得药液分成两次温服。服第一次药后，如果大便通畅了，则不必服剩余的药。

【译解】

病人腹部胀满持续不减轻，即使有减轻也是微不足道的。这是热实内结，胀积俱重证，必须攻下实积，荡涤热结。宜用大承气汤。

【原文】

心胸中大寒痛，呕不能饮食，腹中寒，上冲皮起，出见有头足[①]，上下痛而不可触近，大建中汤主之。（14）

大建中汤方

蜀椒二合（去汗） 干姜四两 人参二两

上三味，以水四升，煮取二升，去滓，内胶饴一升，微火煎取一升半，分温再服；如一炊顷[②]，可食粥二升，后更服，当一日食糜[③]，温覆之。

【注释】

①上冲皮起，出见有头足：指腹内因寒气攻而出现如头足样的块状物上下冲动。②如一炊顷：约烧一餐饭的时间。③食糜：即喝粥。

【译解】

心胸中大寒痛，说明本证属于严重的虚寒证，其特点为：痛势剧烈，部位广泛，下起腹部，上至心胸。由于寒气从下而上，因此本证疼痛范围广泛。一般而论，虚寒性疼痛应当喜温喜按，且病势绵绵，而本条首用一个“大”字，紧接着是“上下痛而不可触近”，按照前面第2条“病者腹满，按之不痛为虚，痛者为实”的标准来诊断，似属实证，其实恰恰是严重的虚寒证，因为虽有似拒按之状，但此痛无定处，上下走窜，乍轻乍重，与实邪之痛而不移不减有别。本证之疼痛，实属阳气虚弱，阴寒之气上下攻冲所致。故大建中汤健中阳，驱阴寒。方中蜀椒、干姜温中散寒；人参、胶饴温补脾胃；食粥者，温养中焦气，以行药力。

【原文】

胁下偏痛，发热，其脉紧弦，此寒也，以温药下之，宜大黄附子汤。（15）

大黄附子汤方

大黄三两　附子三枚（炮）　细辛二两

上三味，以水五升，煮取二升，分温三服，若强人煮取二升半，分温三服。服后如人行四五里，进一服。

【译解】

“胁下”，指两胁及腹部而言。“偏痛”，就是偏于左或右胁及

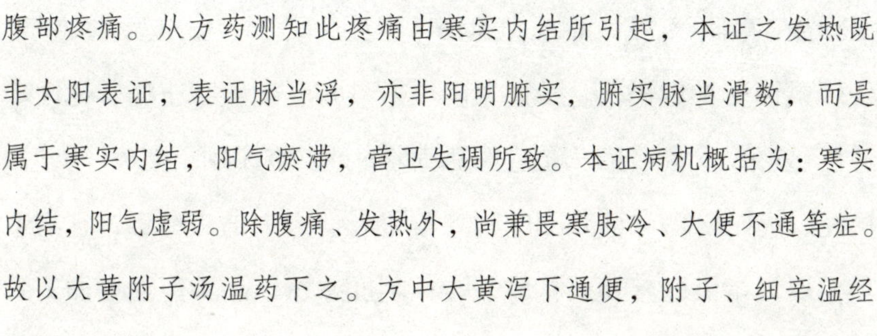

腹部疼痛。从方药测知此疼痛由寒实内结所引起，本证之发热既非太阳表证，表证脉当浮，亦非阳明腑实，腑实脉当滑数，而是属于寒实内结，阳气瘀滞，营卫失调所致。本证病机概括为：寒实内结，阳气虚弱。除腹痛、发热外，尚兼畏寒肢冷、大便不通等症。故以大黄附子汤温药下之。方中大黄泻下通便，附子、细辛温经散寒，并能止痛。

【原文】

寒气厥逆[①]，赤丸主之[②]。（16）

赤丸方

茯苓四两　乌头二两（炮）　半夏四两（洗）（一方用桂）　细辛一两（《千金》作人参）

上四味，末之，内真朱为色[③]，炼蜜丸如麻子大。先食，酒饮下三丸[④]，日再，夜一服，不知，稍增之，以知为度。

【注释】

①寒气厥逆：谓脾肾阳虚，阴寒内盛，水气内停而致手足逆冷。厥逆，一指阳虚水气上逆的病机；二指手足逆冷的症状。②赤丸主之：指出寒气厥逆，腹满腹痛证的治疗方剂。赤丸方用乌头、细辛，

温脾肾，散阴寒，除痼冷，止疼痛；半夏、茯苓，化水饮，降逆气；朱砂重镇安神定悸，且降逆气。全方具有温阳散寒止痛、化饮降逆止呕功效，主治寒气厥逆、腹满腹痛证。临床用于腹痛、胸痹、痛经、缩阳等病。证属阳虚阴寒凝聚者。方中乌头有毒，且与半夏相反，相伍取其相反相成，峻逐阴邪水饮。恐其药性峻烈，故炼蜜为丸麻子大，每服小量，酒饮送下，以知为度。③内真朱为色：真朱，即朱砂。朱砂色红，在诸药末中纳入朱砂则染为赤色。④先食，酒饮下三丸：即在饭前用酒送服三丸药。先食，是“先于食”之省略。

【译解】

脾肾阳虚，阴寒内盛，水饮内停，寒气挟水饮上逆，病人出现手足厥逆、腹满腹痛、呕吐等症状。治疗用赤丸温阳散寒止痛。化饮降逆止呕。

【原文】

腹痛，脉弦而紧，弦则卫气不行，即恶寒，紧则不欲食，邪正相搏，即为寒疝。绕脐痛，若发则白汗①出，手足厥冷，其脉沉弦者，大乌头煎主之。（17）

大乌头煎方

乌头大者五枚（熬，去皮，不㕮咀）

上以水三升，煮取一升，去滓，内蜜二升，煎令水气尽，取二升，强人服七合，弱人服五合，不瘥，明日更服，不可日再服。

【注释】

①白汗：指剧痛时所出的冷汗。

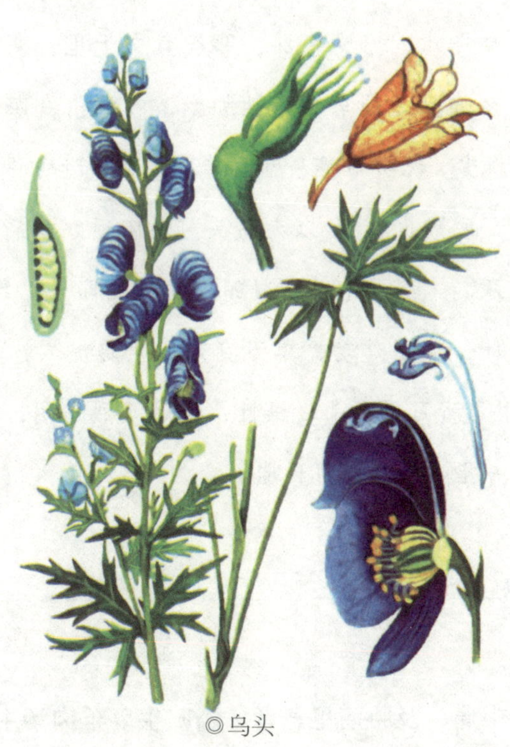

◎乌头

【译解】

寒疝的主症是腹痛，条文第一句通过脉象阐明病机。“脉弦而紧”，弦紧之脉主寒主痛，皆为阴脉。尤在泾曰：“弦紧皆阴也，但弦之阴从内生，紧之阴从外得。”由此可知寒疝的成因，多由素体阳虚寒盛，复感寒邪而引起。由于阳虚寒盛，寒邪收引，故腹痛；阳虚于里，卫表失煦，故恶寒；中阳不足，脾失健运，故不欲食。

第二句论寒疝发作时的病情。寒疝呈发作性的加剧疼痛，其原因责之素体阳虚，感受寒邪，邪气直中于里，寒气结聚，气机痹阻，故绕脐痛且疼痛呈发作性加剧，冷汗出，四肢厥冷，脉象由弦紧转为沉紧，说明阳虚寒盛较甚。正如《诸病源候论》云：“遇寒即发，故云寒疝也。”治以大乌头煎温阳逐寒止痛。乌头大辛大热，热则逐寒，辛则开结，寒凝顿解，疼痛即止。魏念庭：“乌头辛热，开阴闭，专用建功，单刀直入，竞趋虎穴，其取效之最径捷者也。”用白蜜可缓乌头之毒性，唯恐燥烈伤阴，故于服法又分强弱之人，并指出一日不可再服。

【原文】

寒疝腹中痛，及胁痛里急者，当归生姜羊肉汤主之。（18）

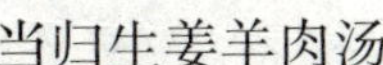
当归生姜羊肉汤

当归三两　生姜五两　羊肉一斤

上三味，以水八升，煮取三升，温服七合，日三服。若寒多者，加生姜成一斤；痛多而呕者，加橘皮二两、白术一两。加生姜者，亦加水五升，煮取三升二合，服之。

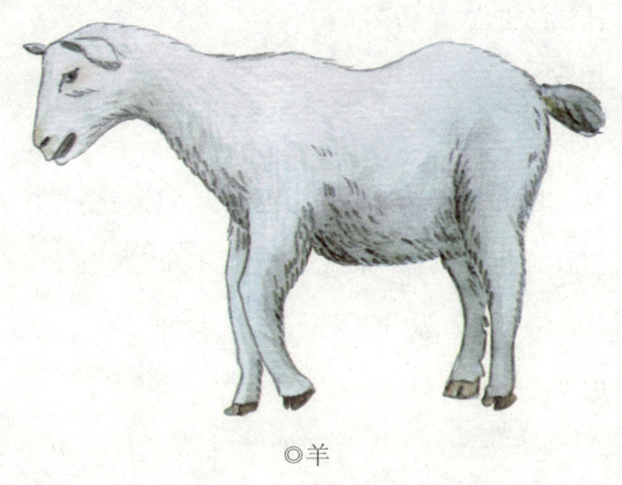

◎羊

【译解】

寒疝多因阳虚寒盛，经脉拘急所致，致病之因往往偏于寒。而本证用当归生姜羊肉汤治疗，则为血虚气弱，寒自内生所致，致病之因偏于虚。心主血，肝藏血，脾统血，气为血之帅，血为气之母，血主濡之，气主煦之。血虚则气弱，寒气内生，筋脉拘急而产生病痛。肝脉急则胁痛，脾脉虚则腹痛，其特点：病势轻缓，喜温喜按。治以当归生姜羊肉汤养血散寒。

【原文】

寒疝腹中痛，逆冷，手足不仁，若身疼痛，灸刺诸药不能治，抵当乌头桂枝汤主之。（19）

乌头桂枝汤方

乌头五枚

上一味，以蜜二斤，煎减半，去滓，以桂枝汤五合解之，得一升后，初服二合，不知，即服三合；又不知，复加至五合。其知者，如醉状，得吐者，为中病。

桂枝汤方

桂枝三两（去皮）　芍药三两　甘草二两（炙）　生姜三两　大枣十二枚

上五味，剉，以水七升，微火煮取三升，去滓。

【译解】

程林《金匮要略直解》云："寒淫于内，则腹中痛，寒胜于外，则手足厥冷，甚至于不仁，而身疼痛，此内外有寒也。"结合本证属里寒为主因，外寒为诱因所致的表里皆寒证，腹痛是寒疝的主症，由阳虚寒盛，筋脉收引所致；阳虚不能温煦四末则手足厥冷，营血痹阻则不仁；寒邪束表，筋脉不利则身疼痛。治疗非单纯解表或单纯温里或单用针灸等法所能治疗，故条文曰："灸刺诸药不能治。"须用大乌头煎和桂枝汤表里同治，才能获得疗效。方中乌头逐寒止痛；桂枝汤调和营卫，解表散寒。服药后出现如醉状或呕吐，为药已中病。程林云："其药势翕翕行于肌肉之间，恍如醉状……得吐则内之冷将去，故为中病。"但非人尽如此，如出现呼吸迫促、头痛、心慌、脉结代者，属乌头中毒，应停药给予急救解毒。

【原文】

其脉数而紧乃弦，状如弓弦，按之不移[①]。脉数弦者，当下其寒；脉紧大而迟者，必心下坚[②]；脉大而紧者，阳中有阴，可下之[③]。(20)

【注释】

①脉数而紧乃弦，状如弓弦，按之不移：数乃至数加快，紧指脉搏本身的紧张度大，以之说明弦脉的脉形特征为紧数相合，且紧劲

有力。②心下坚：胃脘上腹部胀满，按之坚硬疼痛。③阳中有阴，可下之：指出寒疝实证的脉象和治法。

【译解】

脉来数急并且紧劲有力者就是弦脉之象。所谓弦，就如同弓弦一样，重按也不改变。脉搏弦劲而兼数急者，主寒实内结，故当采用温下法攻下寒实邪气。脉来紧大兼迟的，必见胃脘部坚实痞满；脉来大而兼紧，这些脉象皆阳脉与阴脉并见，提示里有寒实邪气结聚，都可采用温下法治疗。

【原文】

问曰：人病有宿食，何以别之？

师曰：寸口脉浮而大，按之反涩，尺中亦微而涩，故知有宿食，大承气汤主之。（21）

【译解】

宿食多由饮食不节，积滞不化所致。由于宿食内结，气壅于上，所以在寸口部位出现浮大脉象，这种大脉是有力的。因积滞

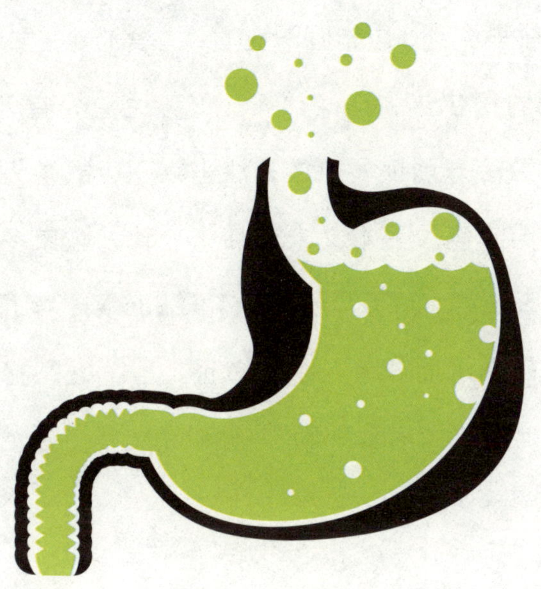

日久，肠胃气滞不通，所以不仅在寸口重按可见涩脉，而且尺脉重按亦沉滞有力。以上是宿食当下的脉象，所以用大承气汤下其宿食。

【原文】

脉数而滑者实也①，此有宿食，下之愈，宜大承气汤②。（22）

【注释】

①脉数而滑者实也：借脉象说明宿食内积的病机性质。数脉主

热，滑脉往来流利，应指圆滑有力，主食滞、实热、滑数并见，提示宿食内积化热，证属热实。②下之愈，宜大承气汤：指出宿食的治法方别证属热实，法当寒下，故予大承气汤通腑泄热。导滞除满。另本文未言临床症状，医家多从宿食内结里实而不大便解。联系《伤寒论》第256条："阳明少阳合病。必下利……脉滑而数者。有宿食也。当下之，宜大承气汤"，本条的主症应是"宿食下利"。仲景予大承气汤治疗，属通因通用法。

【译解】

脉来频数而且圆滑有力者，主邪气盛实；这是有宿食积滞内结，用攻下法才能治愈，宜用大承气汤。

【原文】

下利[①]不饮食[②]者，有宿食也，当下之，宜大承气汤[③]。(23)

大承气汤方见前痉病中。

【注释】

①下利：此属宿食内积之热结旁流。其特点是泻利频作。利而不爽，或下利物为黄色或黑色污水，气味臭秽，伴肛门灼热、腹满疼痛、舌红苔黄燥等症。②不饮食：《医统正脉》本作“不欲食”，宜从。③当下之，宜大承气汤：指出宿食下利的治法方剂。证属热实，法当寒下。故予大承气汤通腑泄热，导滞除满。患者下利，而用下法，此属通因通用法。宜，含有斟酌之意。盖大承气汤为寒下峻剂，应用此方当以宿食在肠之热实重证为据。若病势较轻缓者，也可用小承气汤或调胃承气汤。

【译解】

腹泻下利，而不欲进食者，是因为宿食内停所致，应当攻下宿食，宜用大承气汤。

【原文】

宿食在上脘[①]，当吐之[②]，宜瓜蒂散[③]。（24）

瓜蒂散方

瓜蒂一分（熬黄） 赤小豆一分（煮）

上二味，杵为散。以香豉七合，煮取汁，和散一钱匕，温服之。不吐者，少加之，以快吐为度而止[④]（亡血及虚者不可与之[⑤]）。

【注释】

①宿食在上脘：谓宿食留滞在胃脘上部，病位偏高。②当吐之：指出宿食在上脘的治法。《素问·阴阳应象大论》曰："其高者，因而越之。"因势利导，使用涌吐法就近驱邪。③宜瓜蒂散：指出宿食在上脘的治疗方剂。瓜蒂散由瓜蒂、赤小豆、香豉三味组成。瓜蒂，又名甜瓜蒂、苦丁香，味极苦而有毒，性

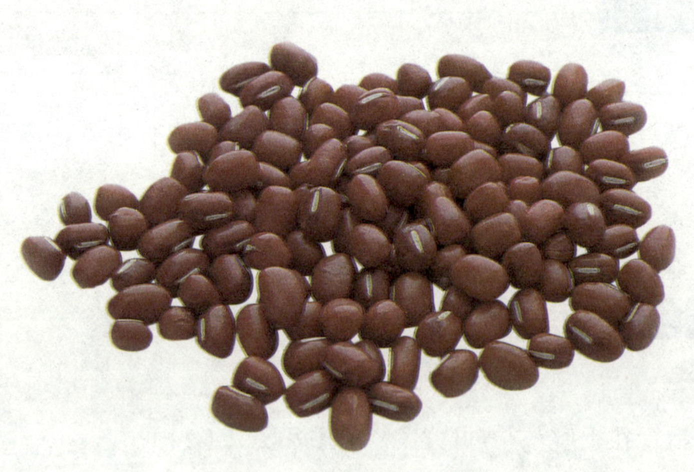

◎赤小豆

升催吐；赤小豆味酸，利水除湿；二味相配，酸苦涌泻而催吐；佐以豆豉轻清宣泄。开郁结，和胃气，更助其涌吐之功。本方功专涌吐。适用于宿食、误食毒物、痰厥、喉痹、癫狂等疾病，证属有形之邪壅遏胸膈上脘，或蒙蔽心窍且有上越之势者。宜，含有斟酌之意。盖本方有毒。应用时须注意不可过量，或代以盐汤灌吐，或鹅毛拭喉探吐法。④不吐者，少加之，以快吐为度而止：因此方催吐之力颇强且有毒，所以每服仅一钱匕，且要先从小量开始。视情况逐渐加大药量；以患者较快呕吐为限度，不可过多服药。⑤亡血及虚者不可与之：本方性升催吐，有伤胃耗阴之弊，故有失血性病史者，及孕产妇、年老体衰者，皆当禁用。

【译解】

宿食停滞在胃脘部，则应因势利导，采取涌吐法促使其吐出，宜用瓜蒂散。

【原文】

脉紧如转索无常[①]者，有宿食也。（25）

【注释】

①脉紧如转索无常：紧脉，脉来绷紧，状如牵绳转索，多见于寒证、痛证、宿食。无常，即无常态。指此紧脉并非始终紧绷若弦，而是乍紧乍松，疏密不匀，犹若转动而变幻不定的绳索。这是食积内结、气机壅滞所致。

【译解】

脉来绷紧如同按在转动的绳索上一样，绷紧弹指有力，而又没有一定的常态，这是有宿食的征象。

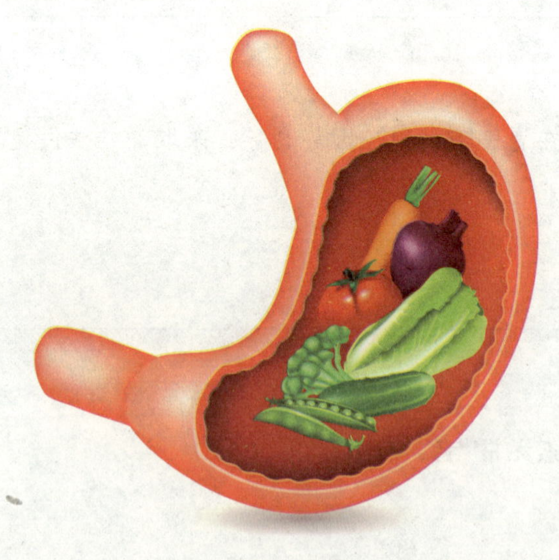

【原文】

脉紧，头痛风寒，腹中有宿食不化[①]也。（一云寸口脉紧）（26）

【注释】

①脉紧，头痛风寒，腹中有宿食不化：谓紧脉既主外感风寒之表证，也主宿食不化之里证。临床应如何鉴别呢？一般来说，外感风寒之脉紧，紧象比较恒定，多与浮脉相兼而为浮紧；且伴有恶风寒发热、头痛、身痛等症状。宿食之脉紧，紧象无常态、不恒定，多与沉脉相兼而为沉紧，且伴有脘腹痞满疼痛、嗳腐吞酸、呕吐、大便不调等症状。

【译解】

脉来紧，既主外感风寒的头痛表证，也主腹中有宿食停积不化的里证。

痰饮咳嗽病脉证并治第十二

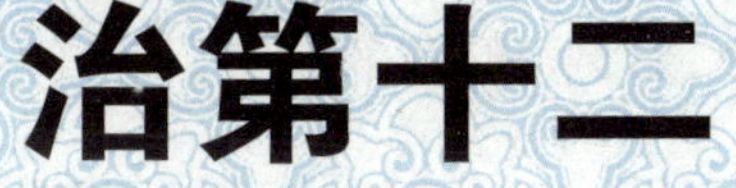

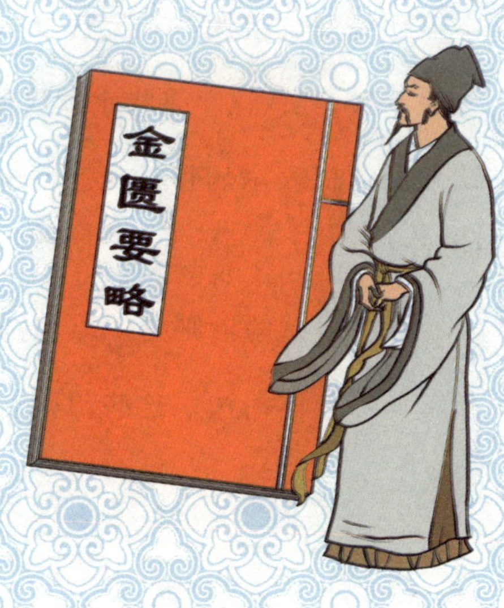

【题解】

本篇论述痰饮与咳嗽，重点讨论痰饮，所论咳嗽是痰饮引起的一个症状，不包括其他原因所导致者。痰饮病，根据饮停的部位不同分为痰饮、悬饮、溢饮和支饮四种类型。由于总的病名为痰饮，具体证型中又有痰饮一证，故痰饮之名有广义和狭义之分。前者为诸饮之总称，后者仅指痰饮停留胃肠的病变。篇名“痰饮”，实质上重在论饮，因在汉唐时期，“痰”字与“淡”“澹”相通。《说文解字》：“澹，水动貌。”因此本篇所论“痰饮”与宋代《仁斋直指方》中“稠浊者为痰，清稀者为饮”的概念是不同的。此外，本篇还提及“留饮”和“伏饮”。所谓“留饮”，是指水饮久留不去；“伏饮”是指水饮潜伏难除。就其病情来看，留饮和伏饮仅表示病程长，病情深痼的一些痰饮疾患，仍属四饮之中。

痰饮病总的治则是“以温药和之”，并提出了温、汗、利、下等具体治法，这些治则对后世临床实践有重要指导意义。

【原文】

问曰：夫饮有四，何谓也？

师曰：有痰饮[①]，有悬饮[②]，有溢饮[③]，有支饮[④]。（1）

【注释】

①痰饮：痰饮作为病名是张仲景首创，有广义和狭义之分。广义痰饮病包括痰饮、悬饮、溢饮、支饮4种。狭义痰饮专指水饮留聚于肠胃间的病理类型，根据水饮在肠胃间流动的病理特点命名。以其人素盛今瘦，水走肠间，沥沥有声为主症。由脾阳虚弱、水饮停留于胃肠所致。②悬饮：四饮之一，指水饮留聚于胁下的病理类型。根据饮邪留于胁下，如物悬其中，不上不下的病理特点而命名。由饮停胁下，肝肺气机升降失常、气饮相搏所致。悬，有"系"之义。《说文解字》说："悬，系也。"③溢饮；四饮之一，指水饮内停而泛溢于肢体的病型。根据饮邪停于内而溢于外的病理特点而命名。以四肢肿无汗、身体疼重为主症。由脾阳不运、水饮内盛外溢、肺失宣降、腠理开合失职、营卫运行受阻所致。《说文解字》说："溢，器满也。"④支饮：四饮之一，指水饮停留在胸肺的病理类型。

【译解】

学生问：听说饮病有四种，具体都是哪些？

老师回答：就是痰饮、悬饮、溢饮和支饮。

【原文】

问曰：四饮何以为异？

师曰：其人素盛今瘦[①]，水走肠间，沥沥有声[②]，谓之痰饮。饮后水流在胁下，咳唾引痛[③]，谓之悬饮；饮水流行，归于四肢，当汗出而不汗出，身体疼重，谓之溢饮；咳逆倚息[④]，短气不得卧，其形如肿，谓之支饮。（2）

【注释】

①素盛今瘦：谓痰饮病人在未病之前形体丰盛，患病之后身体消瘦。因患者脾胃虚弱、水谷不能化生精微充养肌肉所致。②沥沥有声：指水饮在肠间流动发出的声音，乃水谷聚而成饮留于胃肠所致。③咳唾引痛：谓咳嗽唾痰则牵引胸胁下疼痛。肝经支脉贯膈上注于肺，两胁为气机升降出入之道路，今水饮聚于胁下，则气机

升降不利。咳唾时，肝肺气机与停饮相互搏击，所以牵引胁下而发生疼痛。引，牵引。④咳逆倚息：谓病人咳嗽气喘，呼吸困难，不能平卧，只能取坐位或半卧位，须倚物而呼吸。倚（音依），靠也；息，谓呼吸。

【译解】

学生又问：临床如何区别这四种饮病呢？

老师回答说：病人以前形体丰盛而现在却消瘦，水饮在肠胃间流动，沥沥有声可闻者，这就叫痰饮；水饮形成后，停留结聚于胁下，咳嗽或唾痰时牵引胸胁疼痛，这就叫悬饮；水饮形成后，停

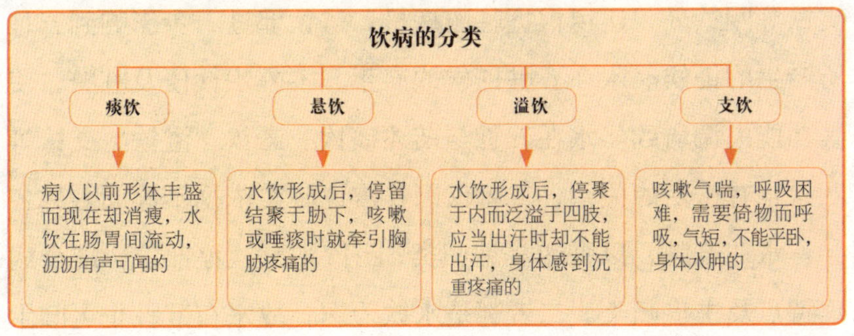

聚于内而泛溢于四肢，应当出汗却不能出汗，身体感到沉重疼痛，这就是溢饮；咳嗽气喘，呼吸困难，需要倚物而呼吸，气短，不能平卧，身体水肿，这就叫支饮。

【原文】

水在心[①]，心下坚筑[②]，短气，恶水不欲饮。（3）

【注释】

①水在心：谓水饮邪气影响及心。水，即水饮邪气；在，作“影响”“浸及”解。以下四条相同，论述水饮内停，影响五脏的证候。饮邪为痛，随处留积，除按部位分为痰饮、悬饮、溢饮、支饮等四饮外，还可根据脏腑病机，辨饮邪进一步影响到五脏所产生的证候。水在五脏证候的产生，不外水饮侵及脏腑，使其功能失调所致。水在五脏与前述痰饮、悬饮、溢饮、支饮等四饮也有密切的关系，二者仅因其辨证归类依据不同而名称各异。水在五脏，以脏腑辨证归类；四饮则以饮停部位、结合病理特点及主症归类。二者都是水饮为病，故水在五脏也可归于四饮范围。如水在肝可归于悬饮，水在肺可归于支饮，水在脾、水在肾可归于狭义痰饮。其治疗仍可按四饮辨治，故原文对水

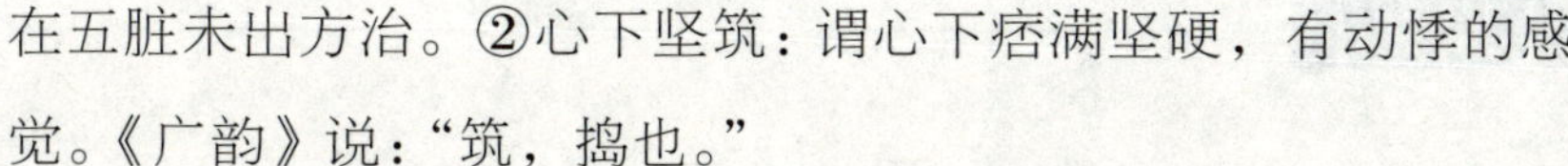

在五脏未出方治。②心下坚筑：谓心下痞满坚硬，有动悸的感觉。《广韵》说：“筑，捣也。”

【译解】

水饮内停，影响到心，心阳被遏，就会感到心下痞坚胀满，筑然悸动，气短，厌恶水，不想喝水。

【原文】

水在肺，吐涎沫，欲饮水[①]。（4）

【注释】

①水在肺，吐涎沫，欲饮水：谓水饮邪气影响及肺，肺失宣发，津液不布，聚而成涎沫，津不上承。

【译解】

水饮内停，影响到肺，肺气失宣，就会出现泛吐涎沫，口干想喝水。

【原文】

水在脾，少气身重[①]。（5）

【注释】

①水在脾，少气身重：脾司运化，气血化生之源，又主肌肉四肢。

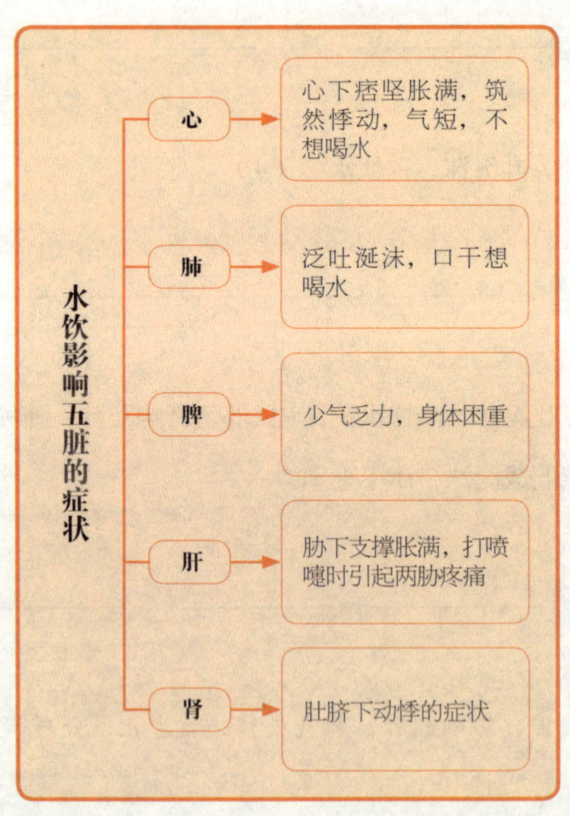

水饮内停影响及脾，脾运不健，中气不足则少气乏力；脾为湿困，则身体重滞。

【译解】

水饮内停侵及脾，脾为湿困，就会出现少气乏力、身体困重的症状。

【原文】

水在肝，胁下支满[①]，嚏而痛[②]。（6）

【注释】

①胁下支满：谓胁下支撑胀满。盖水饮影响及肝，肝脉布胸胁。

②嚏而痛：谓打喷嚏时牵引胁下部位疼痛。盖肝之经脉布胁贯膈，上注于肺，饮邪循经注肺，肺气失和则嚏；肝肺经脉相通，今饮气相激，故喷嚏时牵引胁下作痛。嚏，因鼻中发痒而气喷作声，即喷嚏。

【译解】

水饮内停侵及肝，肝络不和，肝气不利，就会出现胁下支撑胀满，打喷嚏时引起两胁疼痛。

【原文】

水在肾，心下悸[①]。（7）

【注释】

①心下悸:《医宗金鉴》作“脐下悸”，为是。

【译解】

水饮内停，影响及肾，就会出现肚脐下动悸的症状。

【原文】

夫心下有留饮，其人背寒冷如手大[①]。（8）

【注释】

①心下有留饮，其人背寒冷如手大：谓留饮久聚心下，则阻遏阳气难以布达于背俞，故患者常自觉背部寒冷，此属狭义痰饮。留饮，指水饮久留而不去者，有饮邪羁留、深痼之意。四饮之留而不去者，皆可称为留饮。留饮随所在部位不同，见证各异。

【译解】

心下胃脘部有留饮的病人，经常感到背部寒冷，冷处约有手掌大小。

【原文】

留饮者，胁下痛引缺盆，咳嗽则辄已[①]（一作转甚）。(9)

【注释】

①胁下痛引缺盆，咳嗽则辄已：谓饮邪久留，聚于胁下，则肝络不和，肝肺气机升降受碍，故胁下疼痛，牵引及缺盆；咳嗽震动，则胸胁下疼痛加剧，此属悬饮。缺盆，指锁骨上窝处。辄（音折），就；

已，副词，当“太”“过分”解。原本小注“一作转甚”，亦可从。

【译解】

胸胁部有留饮的病人，胁下疼痛，并向上牵引到缺盆部，咳嗽就会使胁痛加剧。

【原文】

胸中有留饮，其人短气而渴，四肢历节痛。脉沉者，有留饮。（10）

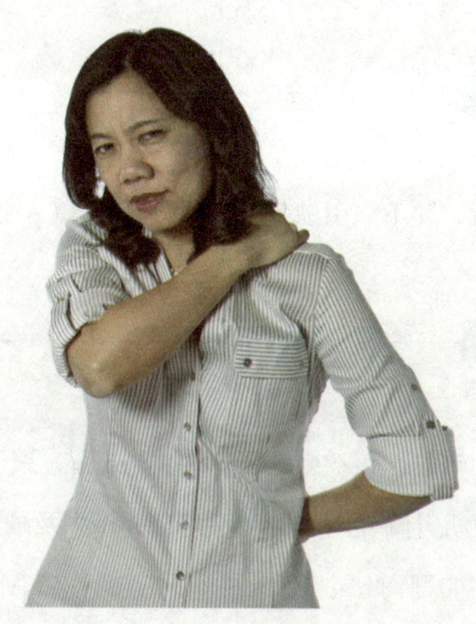

【译解】

“留饮”即水饮留而不去。饮邪之留，阳气郁闭，故为其病，亦较顽固。由于饮邪留止的部位不同，故症状亦异。心下饮邪留止，胃阳被郁，背俞失煦故背寒冷如手大；饮阻肝胆之脉，气机升降不利故胁下疼引缺盆，饮邪内阻，肺气上逆故咳嗽；饮邪留于胸中，肺气不利，津不得布故短气而渴；溢饮留于四肢关节，筋脉痹着，卫阳不通，则四肢历节疼，脉沉。

【原文】

膈上病痰，满喘咳吐，发则寒热，背痛腰疼，目泣[①]自出，其人振振身瞤剧[②]，必有伏饮[③]。（11）

【注释】

①目泣：眼睛流泪。②振振身瞤剧：形容身体震颤动摇不能自主。③伏饮：指潜伏于内、根深蒂固、难于攻除、伺机而发的一种饮病。

【译解】

“膈上病痰”即饮邪潜伏于膈上，“满喘咳吐”，系平时见症。膈上为心肺之所居，若上焦阳虚，水津不能敷布全身则停留而成痰饮，潜伏于膈上，阻滞胸膈气机，饮随气逆，则发“满喘咳吐”，这是伏饮之素有症状，属支饮范畴。条文紧接着曰：“发则寒热，背痛腰疼，目泣自出，其人振振身瞤剧。”发：指感受外邪，由新感触动所致。风寒外束，经脉不利则发热，恶寒，腰背疼痛；饮气冲逆，上迫液道则目泣自出；内外合邪，病情较重，故咳喘剧烈所

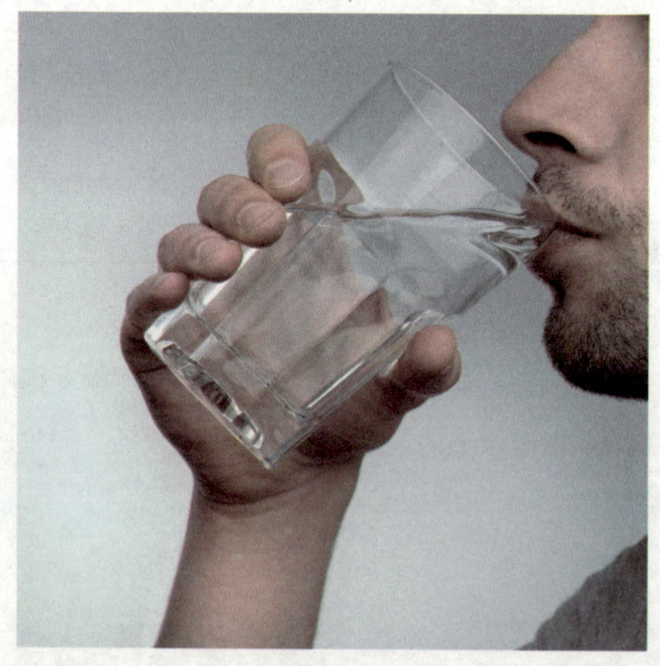

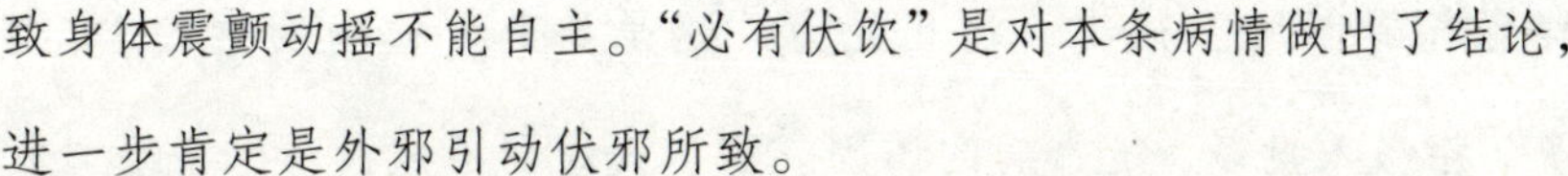
致身体震颤动摇不能自主。“必有伏饮”是对本条病情做出了结论，进一步肯定是外邪引动伏邪所致。

【原文】

夫病人饮水多，必暴喘满。凡食少饮多，水停心下，甚者则悸，微者短气。

脉双弦[①]者寒也，皆大下后善虚。脉偏弦[②]者饮也。（12）

【注释】

①双弦：左右两手脉象皆弦。②偏弦：左手或右手脉象见弦。

【译解】

“夫病人饮水多，必暴喘满”，指因病后津液过伤而思饮，在这种情况下，应“少少与饮之，令胃气和则愈”。如因渴而暴饮，超过了脾胃的运化功能，势必停留于胃，水饮上逆于肺，则突然出现气喘胸满，乃属一种暂时性的病变，水消则喘自平。若原有饮病，也可能因此而致饮病发作。文中“凡食少饮多，水停心下，甚者则悸，微者短气”是论述脾胃虚弱引起痰饮病。“食少”说明脾胃气弱而纳谷减少，运化无力，这是导致痰饮病的内因。“饮多”指摄入量多，是本病的诱因。因脾气虚弱不能散精，导致“水停心下”，甚则凌于心而为“心下悸”，饮邪轻微者阻塞气机而为“短气”。

“脉双弦者寒也，皆大下后善虚”。下后里虚的转化，或寒或热，当随病人体质而定。如素体阴虚，下后更伤阴液，势必欲饮水以自救，且多喜冷饮，即或多饮，也不致转化成虚寒证。反之，若素体阳虚，大下后容易导致里阳虚衰，阳虚则内寒，出现全身性虚寒，则主寒之弦脉两手皆见。痰饮虽是因阳虚而水停所致，但痰饮病为水停于身体某一局部的疾患，故其弦脉多出现于与饮停部位相应的脉位上，故条文曰：“脉偏弦者饮也。”实际偏弦的脉象多为悬饮的主脉，因悬饮为饮阻肝络所致。

【原文】

肺饮不弦[①]，但苦喘短气[②]。（13）

【注释】

①肺饮不弦：指饮邪犯肺，属支饮之类。痰饮病脉多弦，此处

为水饮犯肺之初，故脉尚不弦。②苦喘短气：谓患者苦于喘促短气。

【译解】

饮邪犯肺时，脉象不弦，病人只是苦于气喘、短气。

【原文】

支饮亦喘而不能卧，加短气，其脉平[①]也。(14)

【注释】

①脉平：谓见肺饮之常脉而不弦，与前文“脉偏弦者饮也”相对而言。

【译解】

支饮患者也见气喘，不能平卧，呼吸短促，其脉象也可以不弦。

【原文】

病痰饮者，当以温药和之。（15）

【译解】

所谓“病痰饮者”，包括痰饮、悬饮、溢饮、支饮四饮，饮为阴邪，易阻遏伤及阳气。因此，饮邪得阳则运，得温则化，故治疗原则当应“温药和之”。“温药”具有振奋阳气、开发腠理、通行水道的作用。振奋阳气以绝生痰之源，开发腠理，通行水道是疏通祛邪之道，使饮邪从表从下分消而去。“和之”，指温药不可过用大辛大热燥烈之品，以免伤阴，邪从燥化。因此治疗痰饮宜用药性平和之温药，以病去为度。“和之”寓有行消之意。因痰饮为实邪，则攻下、逐水、行气之法必不可少，故不言温药补之而言和之，意味着要在温药的基础上适当选用发汗、攻下、利小便的药物。正如魏念庭所说：痰饮之邪因虚而成，而痰亦实物，必可有开导，总不出“温药和之”四字。

【原文】

心下有痰饮，胸胁支满[①]，目眩，苓桂术甘汤主之。（16）

苓桂术甘汤方

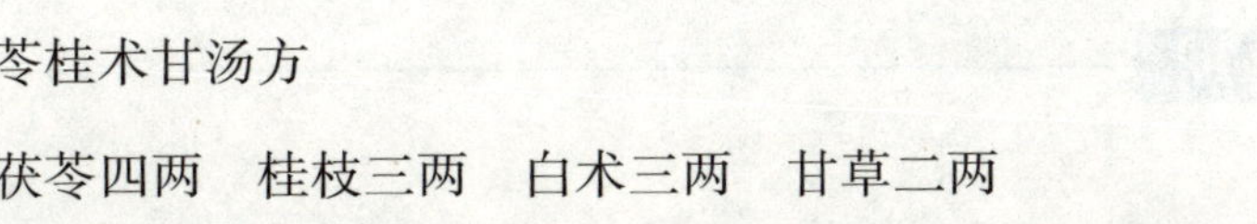

茯苓四两　桂枝三两　白术三两　甘草二两

上四味，以水六升，煮取三升，分温三服，小便则利。

【注释】

①胸胁支满：是指胸胁有支撑胀满感。

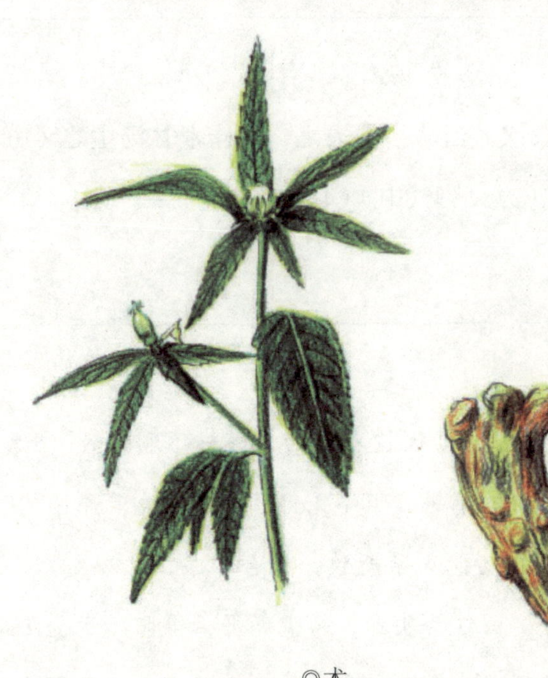

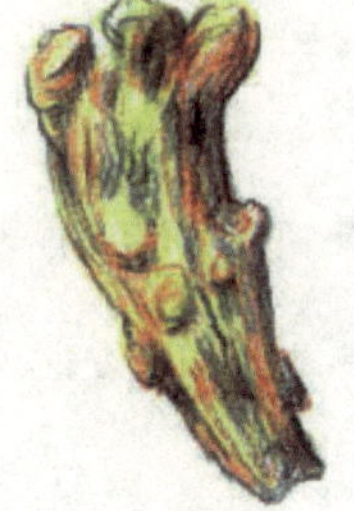

◎术

【译解】

狭义痰饮的病变部位在胃肠，“心下有痰饮”，以及所出现的症状，故知其病变部位重点在胃，即“心下”指胃脘部，饮停于胃，上逆胸胁，阻塞气机则胸胁支满；饮邪上泛，清阳不升则头目昏眩。治以苓桂术甘汤温阳蠲饮，健脾利水。方中茯苓、白术健脾利水；桂枝辛温通阳，甘草和中益气。

【原文】

夫短气有微饮，当从小便去之，苓桂术甘汤主之（方见上）；肾气丸亦主之。（方见脚气中）（17）

【译解】

本条之“短气”，乃因饮邪阻滞、气机不利所致。“微饮”即水饮轻微者，有少的意思。但不论停饮的多少，其原因均责之肺、脾、肾三焦的气化功能失常所致，结合本条，主要是脾、肾阳气不足，水湿内停。因饮为阴邪，得温始开，得阳始运，阳运水行，小便通利，饮邪可出，短气自愈，故条文曰“当从小便去之”。由于阳虚水停，有偏于脾阳不运者，临证尚兼心下支满、目眩、食欲缺乏、便溏等，治以苓桂术甘汤温阳健脾利水；偏于肾阳虚弱不能化气行水者，临证兼见畏寒、四肢逆冷、少腹拘急等，治以肾气丸温肾化气行水。

【原文】

病者脉伏，其人欲自利，利反快，虽利，心下续坚满，此为留饮欲去故也，甘遂半夏汤主之。(18)

甘遂半夏汤方

甘遂（大者）三枚　半夏十二枚（以水一升，煮取半升，去滓）　芍药五枚　甘草如指大一枚（炙）

上四味，以水二升，煮取半升，去滓，以蜜半升和药汁，煎取八合，顿服之。

【译解】

条文一开始指出："病者脉伏"，伏脉，提示留饮深痼，邪结更甚，阳气不通。"其人欲自利，利反快"，未经攻逐而自下利，说明正气尚盛抗邪外出，饮随利泄，邪去正安，此为留饮欲去之兆。但下利后仍然"心下坚满"，说明留饮深痼难拔，欲去未去，气机痹阻所致。饮邪既有欲去之势，非攻而不除，如魏念庭曰："盖阴寒之气立其基，水饮之邪成其穴，非开破导利之不可也。"故用逐饮散结的甘遂半夏汤，因势利导，驱邪外出。甘遂攻逐水饮；半夏化饮散结；芍药、甘草酸收甘缓以安中；以蜜制约甘遂之峻猛。方中甘草与甘遂相反，此药合用，是取其相反相成，激发留饮，得以尽之意。

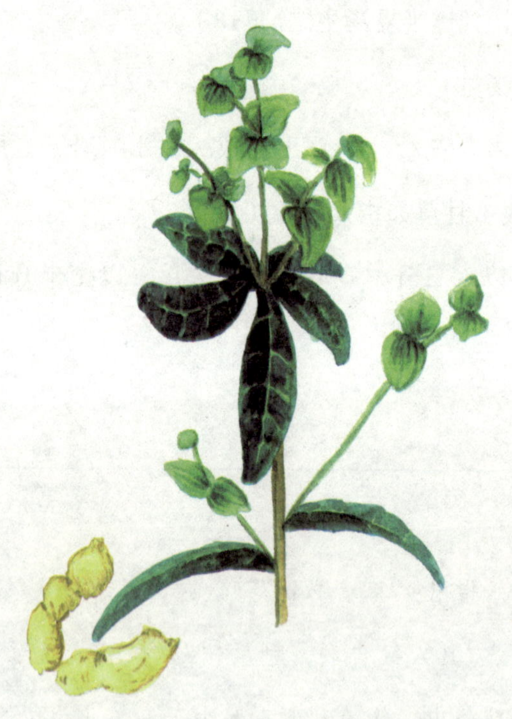

◎甘遂

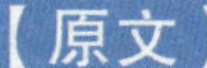

【原文】

脉浮而细滑，伤饮[①]。（19）

【注释】

①脉浮而细滑，伤饮：诊得浮而细滑之脉，主伤于饮邪。盖饮水过多，水停心下，饮邪上逆迫肺则脉浮；水湿阻碍，脉道被压则细；水饮内盛则脉滑。伤饮，即伤于外来的水饮，多由饮水过多所致。

【译解】

脉搏浮而细滑者，主伤于饮邪。

【原文】

脉弦数[①]者，有寒饮，冬夏难治[②]。（20）

【注释】

①脉弦数：弦属阴脉，主痰饮、主寒；数属阳脉，主热。脉弦数，

犹言痰饮病而寒热夹杂者。②冬夏难治：本证寒中夹热，病情错杂。冬季有利于去热而不利于寒，夏季有利于去寒而不利于热，故冬夏难治。

【译解】

病人脉象弦数，主寒饮夹热。此病无论冬季或夏季，都难以调治。

【原文】

脉沉而弦者，悬饮内痛[①]。（21）

【注释】

①悬饮内痛：谓患悬饮病而胸胁内牵引疼痛。

【译解】

诊得脉象沉而弦者，主悬饮病。当有胸胁内牵引疼痛的症状。

【原文】

病悬饮者，十枣汤主之[①]。(22)

十枣汤方

芫花（熬） 甘遂 大戟各等分[②]

上三味，捣筛。以水一升五合，先煮肥大枣十枚，取九合，去滓，内药末，强人服一钱匕，羸人服半钱[③]，平旦温服之[④]；不下者，明日更加半钱[⑤]。得快下后，糜粥自养[⑥]。

【注释】

①十枣汤主之：指出悬饮的治疗方剂。十枣汤方用甘遂苦寒，善攻逐经隧脉络间水湿；大戟苦、辛、寒，善泻脏腑间水饮；芫花苦、温，善消胸胁之水。三药各有专长，合之则经隧胸胁脏腑之水饮癖积皆可攻除；然三药皆峻烈有毒，故辅以大枣10枚，顾脾护胃，使峻逐水饮而无伤正之弊。适用于饮邪内盛、癖积于胸胁之悬饮证。中医临床用于悬饮、水肿（实水）、鼓胀（水鼓）、喘咳等症，证属水饮内盛而正气不衰者。现代用本方治疗渗出性胸膜炎、胸腔积液、流行性出血热少尿期急性肾功能衰竭、肝硬化腹水、血吸虫病腹水、慢性肾炎、肾病综合征高度水肿腹水等疾病。此外，还被用于颅内压增高症、癫狂、胃酸过多症、肺炎、

妊娠羊水过多症、系统性红斑狼疮合并尿毒症、类风湿性关节炎等疾病。②各等分：谓三药的用量比例相等。分，作“份”解。③强人服一钱匕，羸人服半钱：强人、羸人，指患者的体质状况比较强盛者，或比较瘦弱者。钱匕，古代量取散剂药物的器具。以汉代的五铢钱币抄取药末至不落者为一钱匕，合 1.5~2 克；用五铢钱抄取药末至半边者为半钱匕，亦作“半钱”。由于十枣汤破积逐饮之力峻猛，必须注意掌握其用量，强调根据患者体质状况，确定初次用量。④平旦温服之：谓清晨起床后空腹服药。平旦，为寅时（3—5 点）。⑤不下者，明日更加半钱：谓服药后未出现明显的泻下，则于次日晨起增加半钱匕药量，再服一次。强调本方每日仅服一次，中病即止，不可过量。⑥得快下后，糜粥自养：谓泻下数次后，症状得以缓解，则加强饮食调护。给予易消化的稀粥，调养胃气。

【译解】

患悬饮病者，当用十枣汤攻逐水饮。

【原文】

病溢饮者，当发其汗，大青龙汤主之，小青龙汤亦主之。（23）

大青龙汤方

麻黄六两（去节） 桂枝二两（去皮） 甘草二两（炙） 杏仁四十个（去皮尖） 生姜三两（切） 大枣十二枚 石膏如鸡子大（碎）

上七味，以水九升，先煮取麻黄，减二升，去上沫，内诸药，煮取三升，去滓，温服一升，取微似汗，汗多者，温粉粉之。

小青龙汤方

麻黄三两（去节） 芍药三两 五味子半升 干姜三两 甘草

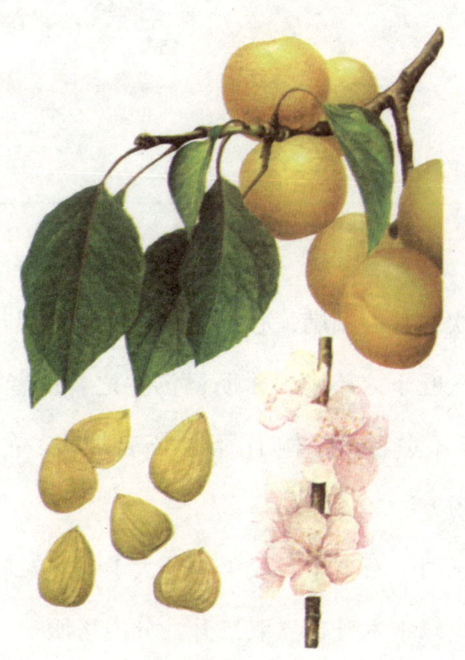

◎杏仁

三两（炙） 细辛三两 桂枝三两（去皮） 半夏半斤（洗）

上八味，以水一斗，先煮麻黄，减二升，去上沫，内诸药，煮取三升，去滓，温服一升。

【译解】

溢饮责之饮溢肌表、卫阳痹阻、营卫失和所致。症见身体重肿、无汗、恶寒发热、咳喘等，故治疗应采取因势利导之法，邪在表当从汗解之。由于体质差异，邪气有偏里偏表，兼寒兼热之不同，因此治疗用大青龙汤发汗兼清郁热；小青龙汤发汗兼温里化饮。

【原文】

膈间支饮，其人喘满，心下痞坚，面色黧黑[①]，其脉沉紧，得之数十日，医吐下之不愈，木防己汤主之。虚者[②]即愈，实者[③]三日复发，复与不愈者，宜木防己汤去石膏加茯苓芒硝汤主之。（24）

木防己汤方

木防己三两 石膏十二枚（鸡子大） 桂枝二两 人参四两

上四味，以水六升，煮取二升，分温再服。

木防己去石膏加茯苓芒硝汤方

木防己二两　桂枝二两　人参四两　芒硝三合　茯苓四两

上五味，以水六升，煮取二升，去滓，内芒硝，再微煎，分温再服，微利则愈。

【注释】

①黧黑：谓黑而晦暗。②虚者：这里指痞结虚软。③实者：指坚结成实。

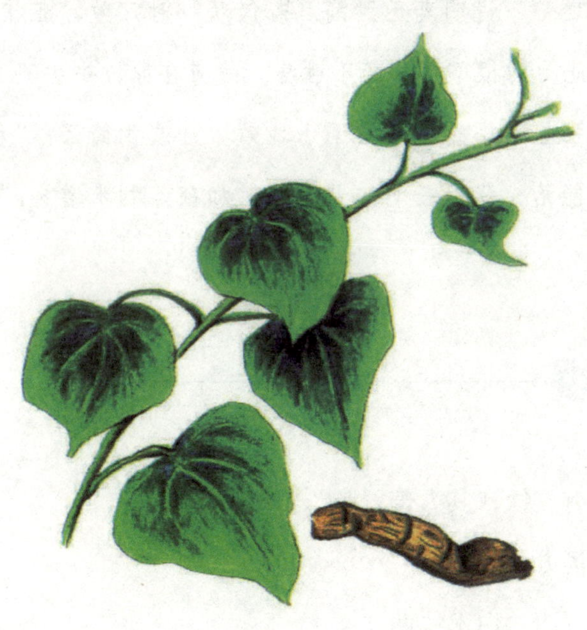

◎防己

【译解】

"膈间支饮"，指饮邪影响于中、上二焦。心肺在膈上，胃在膈下，饮停胸膈，肺失肃降则气喘、胸满；胃有停饮，中焦气阻则心下痞坚；寒饮内结，营卫运行不利，气机不畅则面色黧黑，脉沉紧。临证应见烦躁、口渴等。治以木防己汤通阳行水，补虚清热。方中木防己、桂枝相配苦辛并用，通阳利水；石膏清泄肺胃郁热；人参益气扶正。服上药以后，心下痞坚转虚软者，此为水饮渐散，病有将愈之势，说明药已胜病。若仅获一时疗效，症状稍轻，隔日又发，此为病根坚痼，药不胜病。故应在原方中去石膏加茯苓、芒硝，加强导水下行，破结下水之效。丹波元简云："水邪结实，非石膏所能治，代以芒硝峻开坚结，加茯苓利水道也。"加茯苓、芒硝增利水、散结之力，使水饮从二便排出。

【原文】

心下有支饮，其人苦冒眩[①]，泽泻汤主之。(25)

泽泻汤方

泽泻五两　白术二两

上二味，以水二升，煮取一升，分温再服。

【注释】

①冒眩：冒，如有物冒蔽之意；眩，视物旋转。冒眩：即头昏目眩。

【译解】

所谓“冒眩”，尤在泾曰：“冒是昏冒而神不清，如有物冒蔽之也；眩者，目眩转而乍见眩黑也。”心下有支饮，饮停于胃而上逆，阻碍脾胃升降，清阳当升不升，浊阴当降不降，因浊阴之邪上犯清阳之位，则见头目昏眩。从本条来看，其病机责之饮停于胃，浊阴上犯。治疗宜泽泻汤健脾利水。方中泽泻利水除饮以治标，白术健脾制水以治本。

【原文】

支饮胸满者，厚朴大黄汤主之。（26）

厚朴大黄汤方

厚朴一尺　大黄六两　枳实四枚

上三味，以水五升，煮取二升，分温再服。

【译解】

支饮的病位在胸膈，主症是咳喘倚息，短气不得卧，而本条只言胸满，说明本条以胸满为主。由于饮邪积于胸膈，气机不通故胸满；且肺与大肠相表里，饮邪日久郁而化热，饮热交结，则影响胃肠气机通畅，必见腹满，大便不通，故治疗当以逐饮通便，行气开郁，用厚朴大黄汤，方中厚朴、枳实行气开郁；大黄通便以逐饮。

【原文】

支饮不得息①，葶苈大枣泻肺汤主之②。（27）

（方见肺痈篇中）

【注释】

①支饮不得息：谓饮邪壅肺，肺实气闭而致胸膈满闷，咳逆倚息，呼吸困难。息，一呼一吸谓之息，即呼吸。②葶苈大枣泻肺汤主之：指出支饮壅肺证的治疗。葶苈大枣泻肺汤方见于“肺痈”篇，主治“肺痈喘不得卧”。肺痈与支饮病名虽异，但在肺痈酿脓期，毒热炽盛，痰瘀壅肺，导致肺实气闭的病机却和支

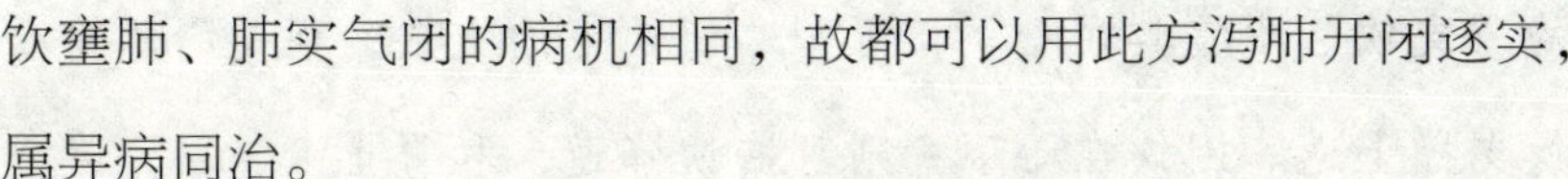

饮壅肺、肺实气闭的病机相同，故都可以用此方泻肺开闭逐实，属异病同治。

【译解】

支饮病，患者胸膈满闷，咳逆倚息，呼吸非常困难。这是饮邪壅肺、肺实气闭所致，用葶苈大枣泻肺汤主治。

【原文】

呕家本渴，渴者为欲解，今反不渴，心下有支饮故也，小半夏汤主之（《千金》云：小半夏加茯苓汤）。（28）

小半夏汤方

半夏一升　生姜半斤

上二味，以水七升，煮取一升半，分温再服。

【译解】

“呕家本渴”，因呕后津伤，本应出现口渴；若为痰饮所致呕吐，饮随呕去，则出现口渴，表明胃阳渐复，是欲解之象。今呕后反不渴，说明水饮仍停于胃；故曰“心下有支饮故也”。这里的“支饮”明言其在心下，可知非四饮中的支饮，而是心下有痰饮支撑上逆。因饮在心下，则可蠲饮降逆，和胃止呕，用小半夏汤治疗。

【原文】

腹满，口舌干燥，此肠间有水气，己椒苈黄丸主之。（29）

己椒苈黄丸方

防己　椒目　葶苈（熬）　大黄各一两

上四味，末之，蜜丸如梧子大，先食饮服一丸，日三服，稍增，口中有津液，渴者加芒硝半两。

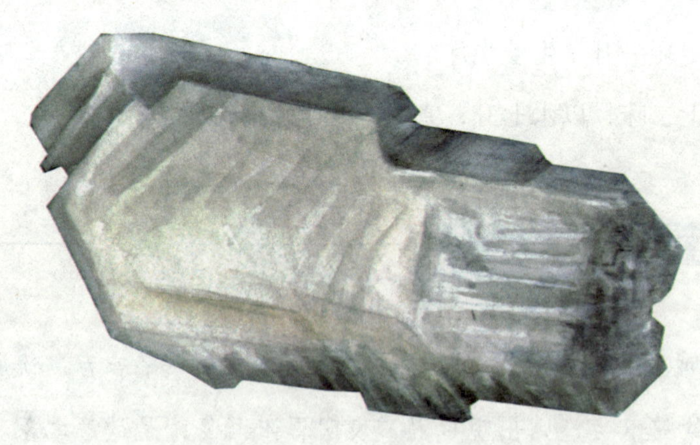

◎硝石

【译解】

腹满，口舌干燥，治以己椒苈黄丸，以药测证，此腹满属饮邪内结，非阳明腑实所为。饮积肠间，腑气不通故腹满；积饮内阻，津不上承故口舌干燥，同时兼见喘满、二便不利、脉沉弦有力等症。治疗宜己椒苈黄丸攻逐水饮，前后分消。方中防己、椒目辛宣苦泄，导饮于前；葶苈、大黄攻坚决壅，逐饮于后；蜜丸以缓诸药之急。前后分消，积饮去，腑气通，津上承，则腹满，口舌干燥等症自除。方后云："口中有津液"即是饮去病解之兆，若服药后反见口渴，说明饮邪结实，气阻更甚，应加重破积之力，故于原方加芒硝以助大黄通结之用。

【原文】

卒呕吐，心下痞，膈间有水，眩悸者，小半夏加茯苓汤主之。（30）

小半夏加茯苓汤方

半夏一升　生姜半斤　茯苓三两（一法四两）

上三味，以水七升，煮取一升五合，分温再服。

【译解】

“膈间有水”为致病之因。从“卒呕吐，心下痞，眩悸”诸症看，饮邪乃停于膈之上下，未涉及于胸，而偏于胃。饮邪停胃，胃失和降则卒呕吐，饮结气滞，气机不畅而心下痞，浊阴上泛，清阳不升则头目昏眩，饮随气逆，上凌于心则“悸”，治疗宜降逆止呕，引水下行，用小半夏加茯苓汤。

【原文】

假令瘦人脐下有悸[①]，吐涎沫而癫眩[②]，此水也，五苓散主之[③]。(31)

五苓散方

泽泻一两一分　猪苓三分（去皮）　茯苓三分（18克）　白术三分　桂枝二分（去皮）

上五味，为末，白饮服方寸匕，日三服，多饮暖水，汗出愈。

【注释】

①瘦人脐下有悸：谓“其人素盛今瘦”的痰饮病患者，常有肚脐下动悸感。因水饮停于下焦妄动上逆所致。“有”为衍文，《脉经》

无此字。②吐涎沫而癫眩：水饮停于下焦，波及中焦，随胃气上逆则泛吐涎沫；饮邪上泛，蒙蔽清阳，则头晕目眩。癫，同巅，头部之意。《说文》说："巅，顶也"。近来亦有人将"癫"，作"癫痫"解，并据此将五苓散用于水痫者。③五苓散主之：指出下焦停饮上逆头眩证的治疗。五苓散重用泽泻为君药，利水除饮。猪苓、茯苓淡渗利水，导饮下行；白术健脾运湿，补土而制水，共为臣药。桂枝

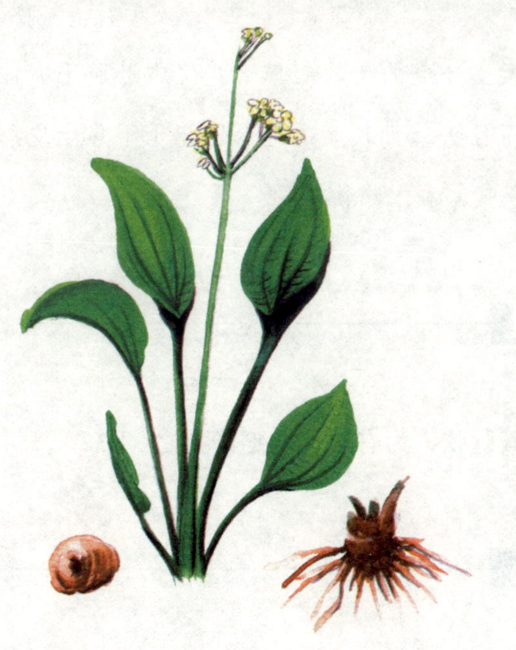

◎泽泻

辛温，温通阳气，降逆化饮；与茯苓相配，通阳化气、利水除饮，而为佐药。诸药相合，具有化气利水除饮之效，适用于下焦停饮上逆诸证。临床用于小便不利、水肿、呕吐、眩晕、消渴、头痛、黄疸、泄泻、癫痫、癃闭、关格等病，证属膀胱气化不行，水饮内蓄者。

【译解】

假若素盛今瘦的痰饮病患者，经常肚脐下有悸动感，呕吐清稀涎沫，而且头晕目眩。这是水饮积于下焦上逆所致，治疗用五苓散通阳化气，利水除饮。

【原文】

咳家其脉弦，为有水，十枣汤主之。（32）

【译解】

咳家指久咳之人。引起咳嗽的原因很多，若风寒、风热引起者，脉象多见“浮紧或浮数”；痰热者脉象多“滑数”；若气虚者脉象必“沉弱”；而今反见“脉弦”，下文提到“为有水”，说明饮邪停留于胸胁，久留不去而上逆犯肺，肺气不降所致久咳不已，故治疗当去其饮。因饮停于胸胁，虽咳嗽日久，但正气未衰，故用十枣汤攻逐水饮，则饮去咳止。

【原文】

夫有支饮家，咳烦，胸中痛者，不卒死，至一百日，或一岁，宜十枣汤。（33）

【译解】

支饮病日久不愈，则称“支饮家”，支饮必有“咳逆倚息，短气不得卧，其形如肿”等症；若饮邪内盛，肺气不降，气机不利则咳嗽剧烈，胸中疼痛。这些症状拖延日久，如果正气未衰，可酌情选用十枣汤去其水饮。

【原文】

久咳数岁，其脉弱者可治，实大数者死[①]；其脉虚者，必苦冒[②]，其人本有支饮在胸中故也，治属饮家。（34）

【注释】

①久咳数岁，其脉弱者可治，实大数者死：本条从痰饮久咳患者的脉象判断其预后。久咳数年之人，正气多虚，故其脉当弱；见此为脉证相符，为顺，故可治。反之，若脉见实大数者，是邪气盛实，正气已虚，为脉证不符，正难胜邪，故为逆，预后不良。这里根据脉证顺逆来判断痰饮病的预后，读者应一隅三反，不独痰饮咳嗽。诸病皆然。凡新病脉虚，或久病脉实，都为脉证不符，邪盛正衰，为逆，主预后不良。新病脉实，久病脉虚，为脉证相符，为顺，一般预后较好。②其脉虚者，必苦冒：谓支饮日久，正气亏虚，邪气亦由盛转衰，患者必定还伴有头目眩晕的症状。久病脉虚，表示正气已虚邪气亦衰，脉证相符。

【译解】

患者长期咳嗽已经有几年了，脉象虚弱的，是脉证相符，为顺，可以治疗；若脉象实大而数的，是脉证不符，为逆，预后不良。脉象虚弱的患者，必定还伴有头目眩晕的症状，这是因为胸中有支饮留滞的缘故，应当按照饮病去治疗。

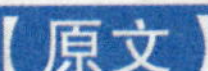

【原文】

咳逆倚息，不得卧[1]，小青龙汤主之[2]。（35）

【注释】

①咳逆倚息，不得卧：谓患者咳嗽气逆而喘，胸膈满闷，呼吸困难，不得平卧，需要倚物而息。此为膈间伏饮，又复感风寒，外寒引动内饮的支饮发作证。②小青龙汤主之：指出表里皆寒，痰饮犯肺咳喘的治疗方剂。小青龙汤化饮止咳平喘，辛温发汗解表而表里双解，适用于痰饮伏肺，复感风寒，外寒引动内饮，表里同病而表里皆寒者。方义见本篇第23条。

【译解】

病人咳嗽气喘，需要倚物而呼吸，不能平卧。这是胸膈间有伏饮，又感受风寒，外寒引动内饮的支饮发作证。治疗用小青龙汤化饮止咳平喘，辛温发汗解表。

【原文】

青龙汤下已[1]，多唾口燥，寸脉沉，尺脉微，手足厥逆，气从小腹上冲胸咽，手足痹[2]，其面翕热如醉状[3]，因复下流阴股[4]，小便难，时复冒者；与茯苓桂枝五味甘草汤，治其气冲。(36)

桂苓五味甘草汤方

茯苓四两　桂枝四两（去皮）甘草三两（炙）五味子半升

上四味，以水八升，煮取三升，去滓，分温三服。

【注释】

①下已：即服药后的意思。②手足痹：手足麻木。③面翕热如醉状：指面部泛起一阵微红且热，如醉酒之状。④阴股：两大腿内侧。

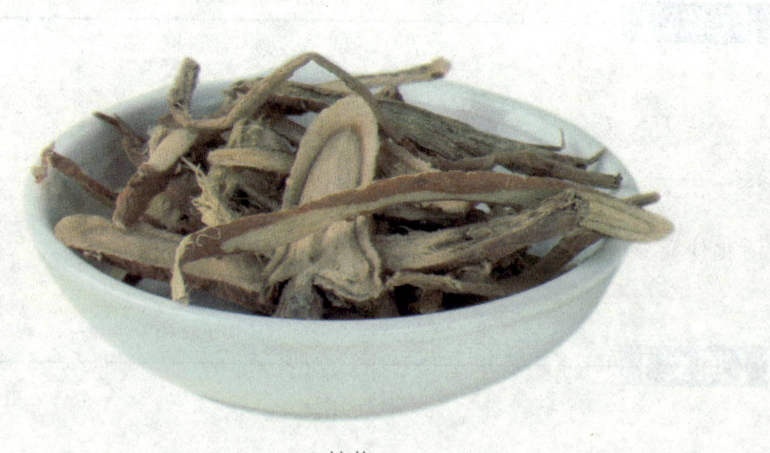

◎甘草

【译解】

咳逆不得卧，经服用小青龙汤以后，吐出很多痰唾而口干燥，为寒饮将去之象。但由于其人下焦真阳素虚，饮邪上盛，是一种下虚上实之证，所以寸脉见沉，尺脉微弱，而且四肢厥逆。这种病情，虽然寒饮在上焦，但不能用温散之剂，因温散易于发越阳气，影响冲脉，滋生变端，必须兼顾下焦，始为虚实两全之策。服小青龙汤后，固然寒饮得以暂解，但虚阳亦随之上越，冲气反而上逆，出现种种变证。如气从小腹上冲，直至胸咽，四肢麻木，其面戴阳，翕热如醉状等。由于冲脉为病是时发时平的，故冲气有时又能还于下焦，但冲逆则一身之气皆逆，所以下则小便困难，上则时作昏冒，当此之时，宜急予敛气平冲，用桂苓五味甘草汤，使上冲之气平，然后再议他法。方中桂枝、甘草辛甘化阳，以平冲气，配茯苓引逆气下行；用五味收敛耗散之气，使虚阳不致上浮。

【原文】

冲气即低[①]，而反更咳，胸满者，用桂苓五味甘草汤去桂，加干姜、细辛，以治其咳满。(37)

苓甘五味姜辛汤[②]方

茯苓四两　甘草三两　五味半升　干姜三两　细辛三两

上五味，以水八升，煮取三升，去滓，温服半升，日三。

【注释】

①冲气即低：谓服桂苓五味甘草汤后，上冲之气渐平。冲气，逆气上冲之谓，即第36条“气从小腹上冲胸咽”之状。②苓甘五味姜辛汤：苓甘五味姜辛汤方以干姜为君药，温补脾肺，散寒化饮。细辛助其温肺散寒，以化已聚之饮；茯苓助其健脾运湿，以杜绝痰饮之源，共为臣药。五味子敛肺止咳。且防辛散太过；甘草化痰和中，调和诸药，共为佐使。全方具有温肺散寒、化饮止咳之效，适用于阳虚寒饮咳喘胸满证。

【译解】

服桂苓五味甘草汤后，患者冲气上逆的症状随即就减轻了，但反而咳嗽加剧，胸部满闷。这是冲气虽平、寒饮复动所致。用桂苓五味甘草汤去掉桂枝，加干姜、细辛，以温肺散寒，化饮止咳。

【原文】

咳满即止，而更复渴，冲气复发者，以细辛干姜为热药也。服之当遂渴，而渴反止者，为支饮也。支饮者，法与冒，冒者必呕，呕者复内半夏，以去其水。（38）

桂苓五味甘草去桂加姜辛夏汤方

茯苓四两　甘草三两　细辛二两　干姜二两　五味子　半夏各半升

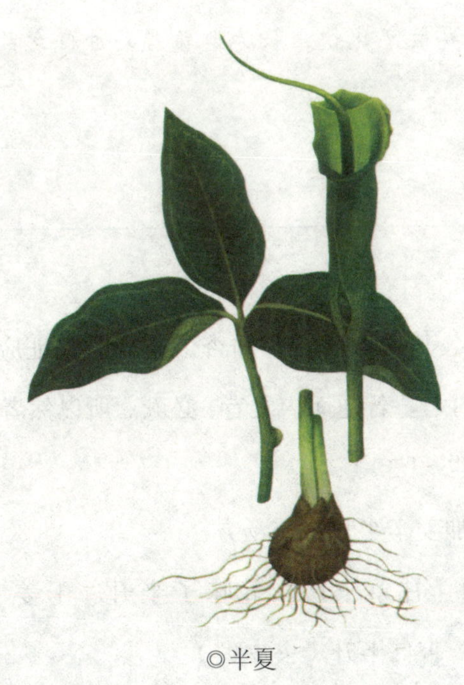

◎半夏

上六味，以水八升，煮取三升，去滓，温服半升，日三。

【译解】

胸满咳嗽用苓甘五味姜辛汤治疗当属无误，但因患者素体下焦阳虚，上焦寒饮内停，病情复杂，服苓甘五味姜辛汤后也可出现几种情况：一种为胸满咳嗽随之而解，无其他变证，此为最佳预后；一种因姜、辛温散太过，发越阳气，复使冲气上逆，并见口渴，此时自当仍用桂苓五味甘草汤；一种因病重药轻，未能控制支饮发作，而见眩冒，呕吐不渴，此时自当继用苓甘五味姜辛汤，复加半夏散寒化饮，只为避免躁动冲气之故，姜、辛已减剂量。

【原文】

水去呕止，其人形肿者，加杏仁主之。其证应内麻黄，以其人逐痹，故不内之。若逆而内之者，必厥。所以然者，以其人血虚，麻黄发其阳故也。（39）

苓甘五味加姜辛半夏杏仁汤方

茯苓四两　甘草三两　五味子半升　干姜三两　细辛三两　半夏半升　杏仁半升（去皮尖）

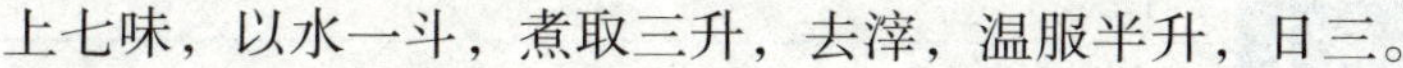

上七味，以水一斗，煮取三升，去滓，温服半升，日三。

【译解】

支饮呕冒用苓甘五味姜辛半夏汤治疗后，脾胃调和，则呕冒得止。但因反复咳嗽，肺失通调，水溢皮肤，故见身形浮肿，治疗于前方加杏仁一味宣利肺气，令气降水行，寒饮得散而身肿自消。宣肺利水本当首选麻黄，今为何弃而不用？其理在于患者本有尺脉微、手足痹等气血虚弱之象，麻黄虽为宣肺利水之上品，但也有伤阴耗血之弊，用之必有厥逆之误，而杏仁既能宣肺利水，又无伤阴耗血之弊，用此正宜。

【原文】

若面热如醉[1]，此为胃热上冲熏其面[2]，加大黄以利之[3]。(40)

苓甘五味加姜辛半杏大黄汤方[4]

茯苓四两　甘草三两　五味子半升　干姜三两　细辛三两　半夏半升　杏仁半升　大黄三两

上八味，以水一斗，煮取三升，去滓，温服半升，日三。

【注释】

①面热如醉：谓患者自觉颜面发热而潮红，犹如喝醉酒般。②胃热上冲熏其面：胃肠蕴热循阳明经上熏其面。《灵枢·经脉第十》说："手阳明之脉……其支者，从缺盆上颈，贯颊，入下齿中，还出挟口，交人中，左之右，右之左，上挟鼻孔""足阳明之脉，起于鼻之交頞中……下循鼻外，入上齿中，还出挟口环唇，下交承浆，却循颐后下廉，出大迎。循颊车，上耳前……循发际，至额颅。"手足阳明经脉皆上布于颜面，故曰"阳明主面"。③加大黄以利之：谓在苓甘五味加姜辛半夏杏仁汤基础上，加苦寒大黄以清泄胃热。④苓甘五味加姜辛半杏大黄汤方：在苓甘五味加姜辛半夏杏仁汤温肺化饮，降逆止呕，宣肺散水基础上，加苦寒大黄以清泄胃热。本方适用于体虚而支饮犯肺，兼胃热上熏者。临床以咳喘胸满、头面肢体水肿、面热如醉、腹满便秘等为主症。

【译解】

支饮患者在上述治疗过程中，如果面部发热潮红，就像喝醉酒一样。这是因为胃肠蕴热、邪热循着阳明经上冲熏灼于面部所致，可在前方中加大黄以泄热下行。

【原文】

先渴后呕，为水停心下，此属饮家，小半夏加茯苓汤主之。（41）

【译解】

“先渴后呕”，是因患者素为停饮之体，脾不散津上布故出现口渴，因渴而饮水，使水停心下，随胃气上逆而呕吐，故治疗应蠲饮降逆，利水下行，用小半夏加茯苓汤。小半夏汤蠲饮降逆止呕，加茯苓以增利水之功，使旧饮易除，新饮不留，呕吐自止。

【原文】

《外台》茯苓饮：治心胸中有停痰宿水，自吐出水后，心胸间虚气满，不能食。消痰气，令能食。

茯苓　人参　白术各三两　枳实二两　橘皮二两半　生姜四两

上六味，水六升，煮取一升八合，分温三服，如人行八九里，进之。

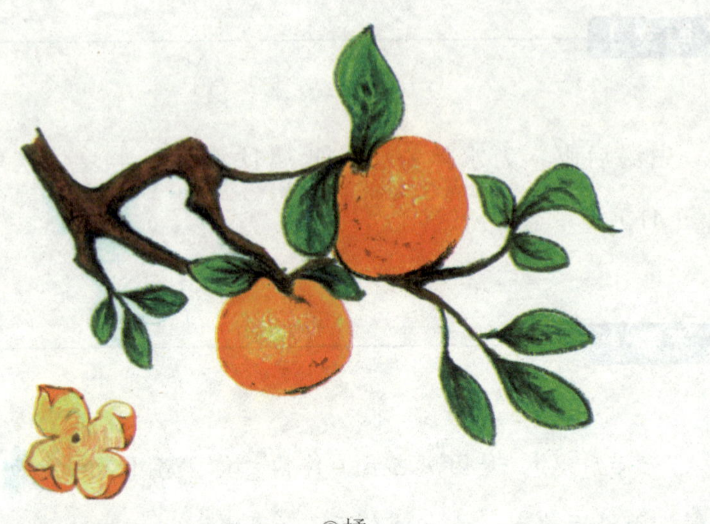

◎橘

【译解】

“心胸中有停痰宿水”，是因上、中二焦阳气先虚，脾不能散精上归于肺，故胸膈有痰饮宿水停积，脾为湿困，既不能为胃行其津液，则湿积为饮，饮凝成痰，所饮之水，积结胃中，胃气失降而水饮上逆则“吐出水”饮，饮邪虽有所去，但正气未复，“心胸间虚”，脾虚失运，气机阻滞，饮邪留于胸膈，虚气横逆胀满，故曰“气满，不能食”，上述病情，可归属狭义痰饮兼支饮之列，以脾虚痰滞为主，治当“消痰气，令能食”，亦即补脾祛痰、理气散饮之意。停痰宿饮得散，脾气健运，胃气恢复，则自能饮食。方用《外台》茯苓饮。

方中人参、茯苓、白术补脾益气，使脾阳健旺，停痰宿饮得以运化，更以枳实、橘皮利气消饮、和胃去满，重用生姜温散寒饮，并宣行中、上二焦之阳气，诸药配伍，祛痰扶正，使邪去而正不伤，面面俱到。方后所云“如人行八九里，进之”，意即约一小时服药一次。

后世四君子汤、五味异功散、六君子汤实从此方演变而来。

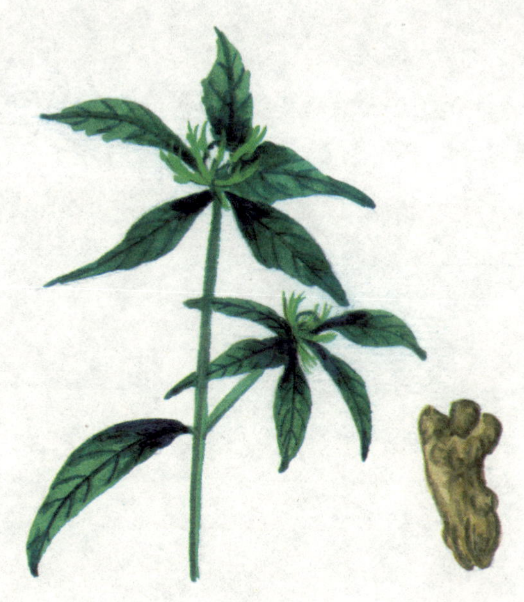

◎白术

惊悸吐衄下血胸满瘀血病脉证治第十六

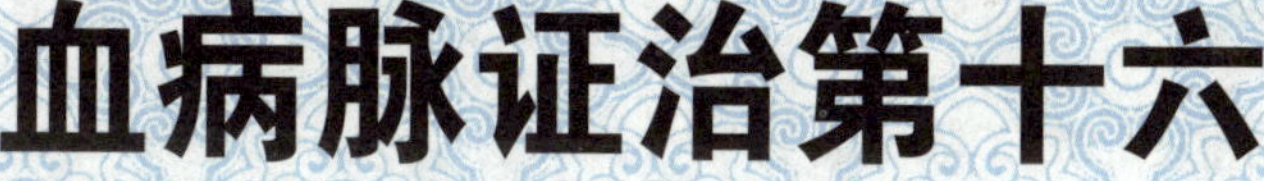

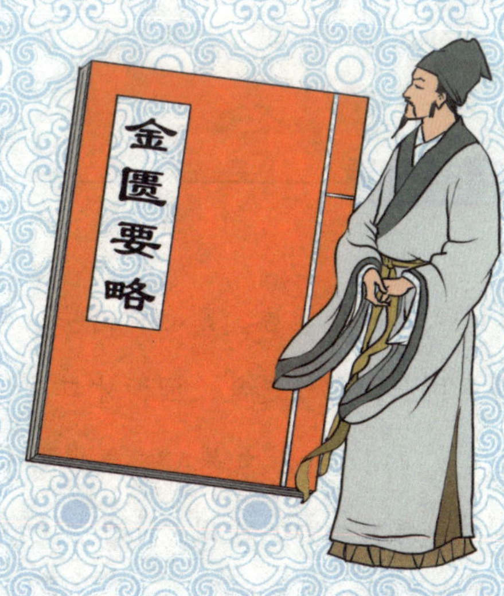

【题解】

本篇论述惊、悸、吐、衄、下血和瘀血等病，而胸满仅是瘀血的一个症状，并非独立的病名。惊指惊恐，多为大惊卒恐而致，其症状可见精神不定，恐慌不宁；悸是自觉心中跳动，不能自主。一般认为，惊之证发于外，悸之证在于内。但受惊而致惊恐者必见心悸，而心悸又易并见惊恐，故常惊悸并称。吐、衄、下血和瘀血，皆为血脉之病。上述病症均与心和血脉密切相关，故合为一篇。

【原文】

寸口脉动而弱，动即为惊，弱则为悸。（1）

【译解】

人之心气素虚，则心神内怯，猝遇非常之变，而使心无所倚，神无所归，血气逆乱，因而寸口脉动乱失序，并见恐惧惊骇之状，故曰：动即为惊。如果心之气血两亏，心失充养，以致神虚怵惕，则寸口脉弱无力，故曰：弱则为悸。

【原文】

师曰：夫脉浮[①]，目睛晕黄[②]，衄未止；晕黄去，目睛慧了[③]，知衄今止[④]。（2）

【注释】

①夫脉浮：谓尺部脉较浮。《医统正脉》本作“尺脉浮”；“夫”为

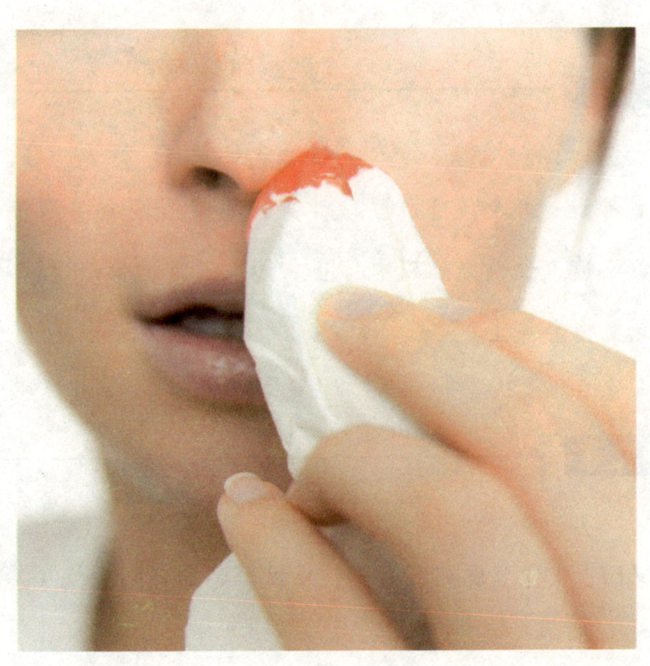

“尺”之误。②目睛晕黄：有两种含义，一是望诊时可见黑睛周围有黄晕，但与黄疸白睛发黄不同；二是患者自觉视物晕黄不清。③目睛慧了：与目睛晕黄相反，一是他觉目睛清亮；二是自觉视物清晰。慧，灵敏；了，清晰明了。④知衄今止：本条根据脉证判断衄血的趋势。尺脉候肾。脉本应沉；肝藏血而开窍于目，肝肾同源，内寄相火。今尺脉浮盛，是肝肾阴虚，相火不潜而妄动之征；虚火上扰于目，则目眩晕黄；灼伤阳络，则衄血不止。反之，若晕黄去，目清睛明，说明阴复火降。热退血宁，故“知衄今止”。此时尺脉亦当平静，而无浮躁之象。

【译解】

老师说：病人尺部脉呈现浮象，黑睛周围有一圈黄晕，视物也昏黄不清，说明衄血没有停止。如果眼睛黄晕消退，视物清楚，说明衄血将会停止。

【原文】

又曰：从春至夏衄者太阳，从秋至冬衄者阳明[①]。（3）

【注释】

①从春至夏衄者太阳，从秋至冬衄者阳明：本条指出季节气候与衄血的关系，以辨衄血的病位病机。“阳络伤则血外溢，血外溢则衄血”，故衄血是多种原因损伤阳络所致。手足太阳经、手足阳明经皆循行到鼻，故鼻衄与太阳、阳明关系密切。

【译解】

又说：从春季到夏季衄血者，为病在太阳之表；从秋季到冬季衄血者，为病在阳明之里。

【原文】

衄家[①]，不可汗，汗出必额上陷脉紧急[②]，直视不能眴[③]，不得眠[④]。（4）

【注释】

①衄家：指经常患衄血病的人，借以说明患者的宿疾或素体因素。

②额上陷脉紧急：指额部两旁凹陷处的动脉紧张拘急。陷脉，额部

太阳穴处的动脉。③直视不能眴：谓两目直视，眼球不能灵活转动。眴（音顺），同瞬，指眼球转动。④不得眠：难以入眠。本条指出衄家禁汗以及误汗后的变证。经常衄血之人，阴血必亏；即使感受外邪患表证，也当滋阴养血疏表，而不可纯用辛温峻汗之剂。盖血汗同源，误汗则更伤阴血。脉为血之府，脉道失于濡养故陷脉紧急；血不养目，则两目直视而睛不动；血不养心，则神不内守故难以入眠。

【译解】

经常流鼻血的病人，不能使用发汗剂。如果误用发汗法，就会使额部的陷脉紧张拘急，双目直视，眼球不能灵活转动，难以入眠。

【原文】

病人面无色[①]，无寒热。脉沉弦者，衄[②]；浮弱，手按之绝者，下血[③]；烦咳者，必吐血[④]。（5）

【注释】

①面无色：谓患者面色苍白无华，是血脱失荣之征。《灵枢·决

气》篇曰："血脱者，色白，夭然不泽。"《医统正脉》本作"面无血色"。②脉沉弦者，衄：沉脉候肾，弦脉属肝，病人面无血色，又见沉弦脉，为肝肾阴虚证，肝肾阴虚，阳气亢逆，血随气涌，可见衄血。③浮弱，手按之绝者，下血：此言脉象浮而弱，手按之即无。主虚阳外浮，阳不摄阴而阴血脱于下的下血证。④吐血：实际指咯血。

【译解】

病人面色苍白，毫无血色，没有发冷发热的现象。假如脉象沉弦者，是衄血失血证；脉浮取软弱无力，重按则无者，主下血失血证；如果患者伴见心烦、咳嗽者，必是咯血失血证。

【原文】

夫吐血，咳逆上气[1]，其脉数而有热，不得卧者死[2]。（6）

【注释】

①吐血，咳逆上气：吐血，指咯血而言。本证吐血与气逆咳嗽并见，血从肺来，必是咯血。②其脉数而有热，不得卧者死：这里指出咯

血危候。咳逆上气必伤肺络，血随咳逆而咯出；咯血后更伤阴血，阴虚则火旺，虚火灼肺，肺失肃降，则咳逆更甚。如此咳逆咯血互为因果，形成恶性循环。

【译解】

咯血的病人，伴见咳嗽，气逆而喘，脉象频数，并且发热，不能平卧，烦躁不安的，这是阴竭阳浮，血脱气亡的危证，预后不良。

【原文】

夫酒客咳者[①]，必致吐血，此因极饮过度所致也[②]。（7）

【注释】

①酒客咳者：酒客咳，谓平素嗜好饮酒的人，又患咳嗽。这是因为饮酒过度，酒毒湿热内郁。积于胃而熏于肺，肺失肃降，故咳，进而灼伤肺络，还可致咯血。酒客，指长期嗜酒之人。

②此因极饮过度所致也：说明本证的病因病机。酒为熟谷之液，体阴用阳，其性大热。若极饮过度，则胃中必酿生湿热；热蒸

于肺，肺热气逆故咳嗽，灼伤肺络则咯血；进而酒热灼伤胃络，则必致吐血。

【译解】

平素嗜酒的人，发生咳嗽，很有可能导致吐血。这是由于饮酒过度、酿生内热、灼伤胃络所致。

【原文】

寸口脉弦而大，弦则为减[①]，大则为芤[②]，减则为寒[③]，芤则为虚[④]，寒虚相击，此名曰革[⑤]，妇人则半产漏下[⑥]，男子则亡血[⑦]。（8）

【注释】

①弦则为减：指脉象浮取虽弦劲有力，中取却无力而减之象。减，指脉力减小。②大则为芤：指脉象浮取虽宽阔而大，但中取却无力而空，呈大而中空之象。芤，葱的别名，在此指脉来虽浮大，但按之中空如葱管状。③减则为寒：谓外急中空之弦减脉，主真阳不足，阴寒内盛。④芤则为虚：谓浮大中空之大

芤脉，主精血内虚。⑤寒虚相击，此名曰革：谓把精血亏虚之大芤脉与阳虚寒盛之弦减脉结合起来，就是革脉的形象。革，指革脉。以浮而搏指，中空外竖，如按鼓皮为特征。主精血大亏，虚阳外浮。⑥妇人则半产漏下：谓妇人诊得革脉则主半产、漏下。半产，也叫“小产”，指妊娠三个月以上，胎儿已经成形的流产。漏下，妇科杂病。指妇人在非经期之阴道出血，若出血量多且来势急剧者称“崩中”；出血量少，淋漓不断者称“漏下”。此处泛指崩漏。⑦男子则亡血：谓男子诊得革脉则主亡血证。亡血，指各种出血性疾患。虚劳病篇第12条在“亡血”后有“失精”二字。

【译解】

诊得寸口脉象弦而兼大。浮取虽像劲急有力的弦脉，但中取却力弱而减，呈外弦中弱之状，这种弦减脉主阳虚寒盛；浮取虽像宽阔之大脉，但中取却无力而空，呈大而中空之芤状，这种大芤脉主精血亏虚。把外弦中弱与大而中空结合起来，就是革脉的脉形特点。妇女见到革脉，就可能患流产或崩漏下血；男性见到革脉，可能患失血性疾病。

【原文】

亡血，不可发其表，汗出则寒栗而振。（9）

【译解】

患各种失血性疾病的人，一般不能使用发汗解表剂。如果误用发汗剂，就会出现全身怕冷，甚至寒战发抖。

【原文】

病人胸满，唇痿舌青，口燥，但欲漱水不欲咽，无寒热，脉微大来迟，腹不满，其人言我满，为有瘀血。（10）

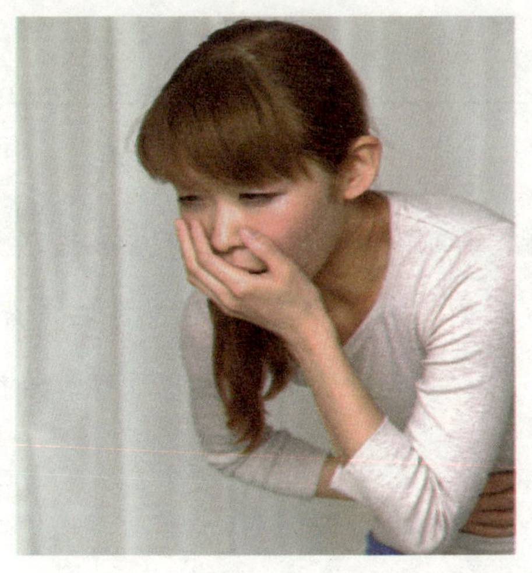

【译解】

瘀血留滞，血不外荣，故唇痿；血瘀而色应于舌，故舌青；血瘀阻碍气血化津，不能上润，故口燥，但欲漱水不欲咽；“脉微大来迟”，大者主热，迟者主寒，今无寒热之症，乃因瘀血壅滞于下，气机堵塞于上，故脉微大，胸满；血行不畅，脉涩不利，故脉来见迟；瘀血结于腹部深处，所以外形不满，病人却感觉胀满，故腹不满，其人言我满，为有瘀血。

【原文】

病者如热状，烦满，口干燥而渴，其脉反无热，此为阴伏，是瘀血也，当下之。（11）

【译解】

瘀血阻滞，郁而化热，故病者自觉有热，心烦胸满，口干燥而渴，但诊其脉，并无热象，说明热不在气分，而伏于血分，为瘀血阻滞日久，郁而化热伏于阴分所致，治疗当以攻下瘀血为主。

【原文】

火邪[①]者，桂枝去芍药加蜀漆牡蛎龙骨救逆汤主之。(12)

桂枝救逆汤方

桂枝三两（去皮） 甘草二两（炙） 生姜三两 牡蛎五两（熬） 龙骨四两 大枣十二枚 蜀漆三两（洗去腥）

上为末，以水一斗二升，先煮蜀漆，减二升，内诸药，煮取三升，去滓，温服一升。

【注释】

①火邪：是指火劫，如用艾灸、烧针发汗之法。

【译解】

太阳伤寒，医以火法迫劫出汗，以致损伤心阳，阳气不化津液而成痰，迷于心宫，故见烦躁、惊悸、卧起不安，甚者发狂等证。治以桂枝去芍药加蜀漆牡蛎龙骨救逆汤，通阳镇惊，祛痰安神。方中桂枝、甘草扶助心阳；生姜、大枣调和营卫；蜀漆除痰化饮；牡蛎、龙骨收敛神气，安定神志，以治惊狂。诸药相合，使心阳奋起，痰浊消除，则惊止而神定。

【原文】

心下悸者，半夏麻黄丸主之。（13）

半夏麻黄丸方

半夏　麻黄等分

上二味，末之。炼蜜和丸，小豆大，饮服三丸，日三服。

【译解】

脾不健运，寒饮内停心下，水气上凌于心，故心下动悸。同时，寒饮上凌可影响到肺，或停于胃中影响到脾胃，故又可兼见喘息短气、头晕目眩、呕吐、心下痞等证。治以半夏麻黄丸，一宣一降，以蠲饮邪。方中用麻黄宣通肺气，以散水邪；半夏和胃降逆，以蠲寒饮。阳通饮除，动悸则愈。然而，阳气不能过分发散，停水不易速消，故以丸剂缓缓图之。

【原文】

吐血不止者，柏叶汤主之。（14）

柏叶汤方

柏叶　干姜各三两　艾三把

上三味，以水五升，取马通汁一升，合煮，取一升，分温再服。

【译解】

中气虚寒，气不摄血，血不归经而致吐血。“吐血不止”意为吐血时多时少，时吐时止，日久不愈。治以柏叶汤，温经止血。方中柏叶性清凉而降，折其上逆之势并可收敛止血；干姜、艾叶温中助阳，复气摄血，且散虚寒；马通汁微温，引血下行而止血，四药共奏温中摄血之效。

【原文】

下血，先便后血，此远血也，黄土汤主之。(15)

黄土汤方亦主吐血衄血。

甘草　干地黄　白术　附子（炮）　阿胶　黄芩各三两　灶中黄土半斤

上七味，以水八升，煮取三升，分温二服。

【译解】

中气虚寒，脾阳不足，气不摄血，大便下行，气亦下泄，血随之而下，故为先便后血之远血证。治以黄土汤，温脾摄血。方中灶中黄土，又名伏龙肝，配白术、附子、甘草温中祛寒，健脾通血；阿胶、生地养血止血；黄芩清热凉血坚阴，防止温药动血。诸药相合，振奋脾阳，统血使之循行脉中，则便血自止。

【原文】

下血，先血后便，此近血[①]也。赤小豆当归散主之[②]。方见狐惑中（16）

【注释】

①近血：谓出血部位较低，在直肠以下，距肛门较近。②赤小豆当归散主之：指出湿热便血证的治疗方剂。赤小豆当归散方用赤小豆甘酸性平，有利水除湿、解毒消肿、和血排脓之效，其量独重，为君药；以当归为臣，养血活血。祛瘀排脓消痈；浆水酸寒，清凉解毒，调中和胃，是为佐药。诸药配合，具有渗湿清热、养血活血、解毒排脓之效。适用于湿热毒邪蕴伏于大肠，灼伤阴络而致大便下血者。本方所治的“近血”，类似于“肠风”“脏毒”下血，包括痔漏、肛裂、肛门周围脓肿等。临床可酌加炒槐花、地榆炭、侧柏炭、枳壳、火麻仁、苦参、黄连、黄柏等。

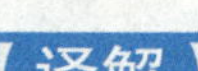

【译解】

患者大便下血，如果血液在前，大便在后，这是近血。用赤小豆当归散渗湿清热，解毒活血而止血。

【原文】

心气不足，吐血、衄血，泻心汤主之。(17)

泻心汤方　亦治霍乱。

大黄二两　黄连一两　黄芩一两

上三味，以水三升，煮取一升，顿服之。

【译解】

吐血、衄血属热盛的证治。心藏神，主血脉，若心火亢盛则迫血妄行则吐血、衄血；扰及神明故见心烦不安。治以泻心汤，清热泻火。方中黄连、黄芩清热降火，泄心经之热，心血自宁；大黄苦寒降泻，使气火下降，则血静而不妄行。三药合用，直折其热，火降而血止。

呕吐哕下利病脉证治第十七

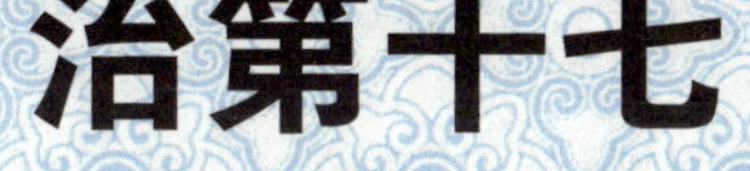

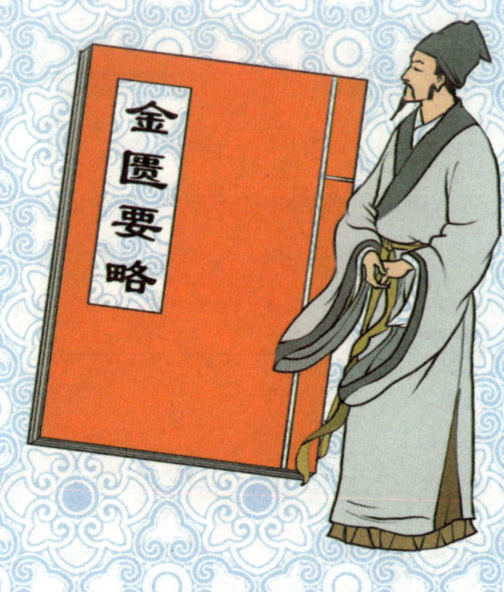

【题解】

本篇论述呕吐、哕、下利病的病因病机和证治。呕为有物有声；吐为有物无声；哕为无物有声，又称呃逆，是胃膈气逆所致。下利包括泄泻和痢疾。这些均属胃肠疾患，且可相互影响，合并发生，故合为一篇论述。

本篇所述病症，以中焦功能失调为主，但亦论及肾与肝胆。治疗原则依据《素问·太阴阳明论》中“阳道实，阴道虚”的理论，凡属实证、热证的，多责之于胃肠，治以和胃降逆，通腑去邪；属虚证、寒证的，多责之于脾肾，治以健脾温肾。

【原文】

夫呕家①有痈脓②，不可治呕，脓尽自愈③。（1）

【注释】

①呕家：指经常呕吐的患者。②痈脓：痈之成脓者为痈脓，此处的痈脓当属胃痈。③不可治呕，脓尽自愈：本条指出痈脓致呕的治疗

禁忌。其精神在于说明治疗呕吐也必须审因论治，治病求本。痈脓致呕者不可治呕，例如宿食、毒物等所致呕吐者，亦不可治呕。盖呕吐仅是一个症状，任何病变有损于胃，使胃气上逆，皆可致呕吐。临床对呕吐有对症处理和病因治疗两个方面，应根据具体情况区别对待，而不可一概予以和胃降逆止呕法。如胃中痈脓呕吐者，本是机体正气逐邪外出的反应，当以清热解毒、化瘀消痈排脓法，促使脓毒尽快排出。痈脓排尽，则呕吐自止；而不可单纯治呕，否则脓毒不得外出，反致留邪为患。

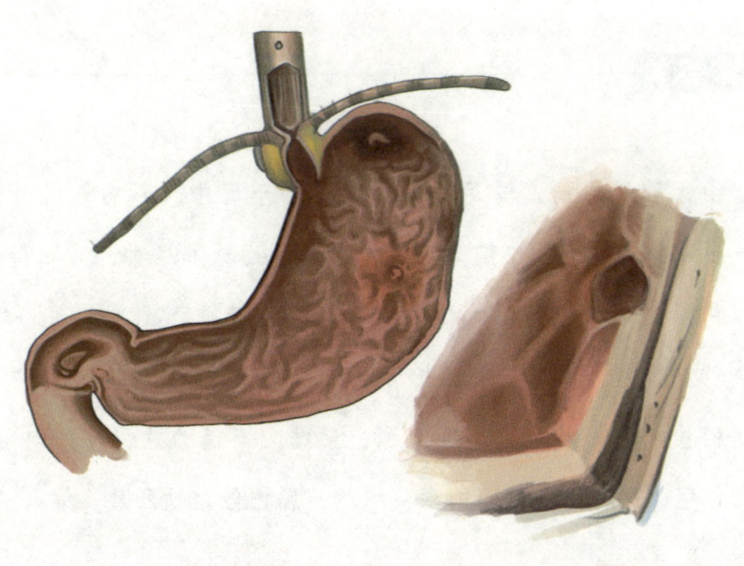

【译解】

患呕吐病的人，如果呕吐是因为痈脓而引起者，就不能单纯治疗呕吐，只有待脓毒排尽以后，呕吐才会自行停止。

【原文】

先呕却渴者，此为欲解；先渴却呕者，为水停心下，此属饮家。

呕家本渴，今反不渴者，以心下有支饮故也，此属支饮。（2）

【译解】

由于脾胃虚弱，健运失常，水湿停于胃中，影响气机升降，胃气上逆，内停之饮亦随之而出。若因吐而饮邪尽去，胃阳得复，则口中渴，这种先呕而后口渴者，为饮去阳复之征，故知此为欲解。若水饮停于胃中，中焦气化不利，津液不能上承，亦见口渴，然渴而饮入之水不化，更助水邪，蓄结心下而为饮，停饮内阻上逆而作呕，这种先渴而因饮水致呕的，属内停之饮所致，故云“此属饮家”。

【原文】

问曰：病人脉数，数为热，当消谷引食，而反吐者，何也？

师曰：以发其汗，令阳微，膈气虚，脉乃数。数为客热[①]，不能消谷，胃中虚冷故也。脉弦者，虚也。胃气无余，朝食暮吐，变为胃反。寒在于上，医反下之，今脉反弦，故名曰虚。（3）

【注释】

①客热：即虚热或假热，是相对于真热而言。

【译解】

病人脉数，数本主热，若胃有邪热，当消谷饮食为是，今不但不消谷而反呕吐，是因医生误用辛温发汗之品，损伤胃阳，以致胃中虚冷，不能腐熟运化水谷和降浊，其脉必数而无力。这种数脉并非胃有实热，而是胃气虚寒，虚阳浮越所产生的一种虚热，因是暂时性的假热，故曰："客热"。所谓"令阳微，膈气虚"，是因误汗损伤胃阳，耗损胃气，水谷之海功能失调，六腑之源必然不足，膈上胸中宗气禀受不足，故令阳微，膈气虚。

脉弦主寒，而曰虚者，是因胸膈阳虚在先，而后寒生也。

又误用苦寒之品，损伤阳气，以致胃气虚寒更重。阳气不足，不能腐熟水谷，随同寒气上逆，故见朝食暮吐之症。名曰胃反。这种误下伤中，土虚木贼，虚寒上逆的弦脉，是不任重按的虚弦，与本书“痰饮篇”中“脉双弦者寒也，皆大下后善虚”其意相同。

【原文】

寸口脉微而数，微则无气①，无气则荣虚，荣虚则血不足，血不足则胸中冷②。（4）

【注释】

①微则无气：微脉的形态是细小而软、似有似无、欲绝非绝，主阳气虚衰。微则无气，说明从脉象的微弱无力，即可看出阳气虚衰。②血不足则胸中冷：谓气血俱虚，则胸中宗气亦虚，进一步导致胸中寒冷。这里指出胃反气血俱虚的病机。胃为水谷之海，气血生化之源。由于胃中虚冷，不能消磨腐熟水谷，营卫气血化源匮乏，所以气血阴阳俱虚，全身衰竭，这是胃反发展的必然结局。

【译解】

患者寸口脉微而兼数，微脉表示阳气虚衰，阳气虚衰则导致营虚，营虚就会引起血虚；如此，气血俱虚，则胸中宗气亦虚，进一步导致胸中寒冷。

【原文】

趺阳脉浮而涩，浮则为虚，涩则伤脾，脾伤则不磨，朝食

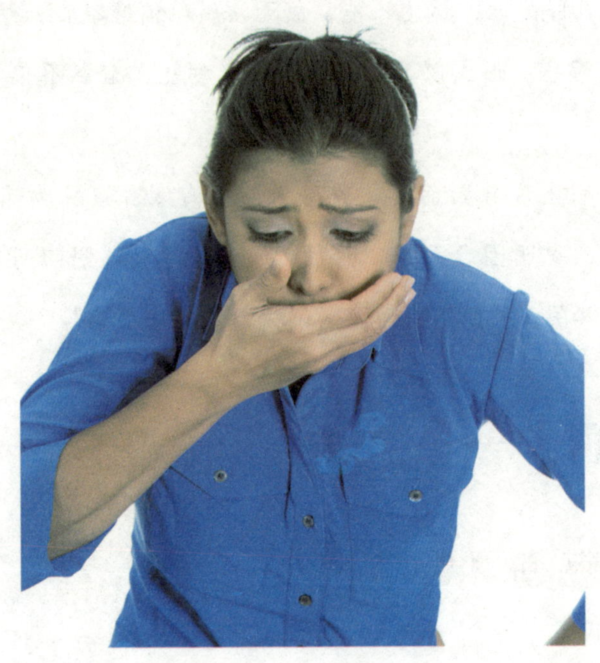

暮吐，暮食朝吐，宿谷不化，名曰胃反。脉紧而涩，其病难治。(5)

【译解】

趺阳脉候脾胃之气，胃主纳以降为和，脾主运以升为健，胃降脾升，才能正常地腐熟消化，运化水谷精微到四肢百骸，五脏六腑，共同维护着后天之本的功能。故趺阳脉不应浮，浮则为胃阳虚浮，失其和降，故曰“浮则为虚”；趺阳脉不当涩，涩则为脾阴受损，健运失常，精微之气得不到敷布，故曰“涩则伤脾”。脾胃两虚，升降失职，运化不能，故无法腐熟消磨谷食，纳入之物，势必上出而吐，形成以朝食暮吐、暮食朝吐、宿谷不化为特征的胃反证。

胃反病出现脉紧而涩，紧脉为阳虚有寒，涩脉为津亏而燥，既紧且涩，说明因虚而寒，因寒而燥。该胃反属阴阳两虚，如温阳则损伤其阴，补阴则有碍阳复，故曰“其病难治”。

【原文】

病人欲吐者，不可下之。(6)

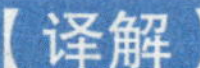

欲吐，是将吐未吐之意，病人欲吐，为病邪在上，正气驱邪之象。治宜因势利导，顺其病势，可用吐法。若使用下法，则逆其病势，反使邪气内陷，正气受损，加重病情。所以说病人欲吐，不可用攻下之法。

【原文】

哕而腹满[①]，视其前后[②]，知何部不利，利之即愈[③]。（7）

【注释】

①哕而腹满：谓哕逆与腹满并见。这是实邪内阻，浊气不得下泄，而使胃气上逆所致。哕，又称哕逆、呃逆，以症状命名的病症。临床以气逆上冲，喉间呃呃连声。声短而频，令人不能自制为主症。②视其前后：了解患者的大小便情况。视，观察、了解；前后，小便、大便。③知何部不利，利之即愈：本条指出里实致哕逆的辨证思路及治法。主要精神在于说明临床治病，必须审证求因，审因论治，治病求本，解决了导致哕逆的原始

病因，则不治哕而哕逆自止。通利二便法主要是针对实证哕逆而言，五苓散、猪苓汤、大黄甘草汤、承气汤类方，皆可随证选用。

【译解】

病人哕逆，并伴有腹部胀满时，应注意观察了解他的二便情况。弄清是大便不通或是小便不利，使二便通利，哕逆即可自愈。

【原文】

呕而胸满者，茱萸汤主之。（8）

茱萸汤方

吴茱萸一升　人参三两　生姜六两　大枣十二枚

上四味，以水五升，煮取三升，温服七合，日三服。

【译解】

呕而胸满者原因较多，从茱萸汤作用推测，本证呕而胸满是因胃阳不足，寒饮凝聚，浊阴内阻，胃失和降，上逆作呕；阴寒上

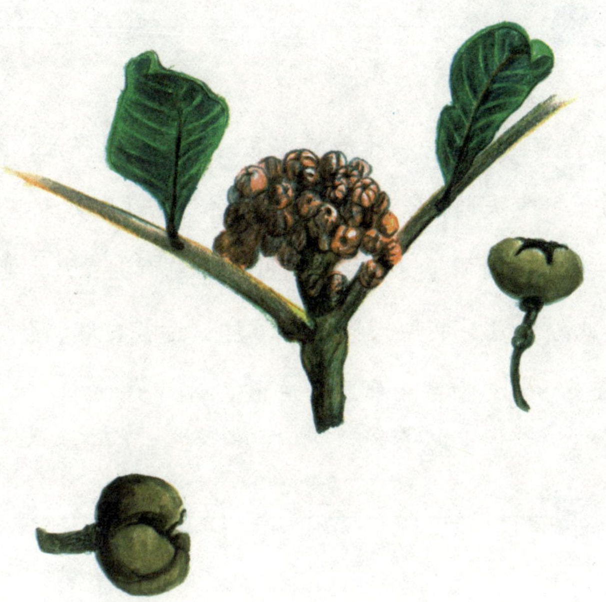

◎吴茱萸

乘，胸阳被郁，故胸满不舒，治以吴茱萸汤散寒降逆，温中补虚。方中吴茱萸、生姜降逆散寒，温阳化饮；人参、大枣益气补虚。吴茱萸、生姜大辛大温，以温通阳气而消阴邪，与大枣、人参甘润同伍，以达温而不燥，补而不滞之效，是遵《素问·至真要大论》“寒淫所盛，平以辛热、佐以甘苦”之意。

【原文】

干呕、吐涎沫、头痛者，茱萸汤主之。方见上。（9）

【译解】

干呕，有声无物，由于脾胃虚寒，不能升清降浊，寒饮停滞，壅塞胸中，肝气失调，疏泄失职，湿浊之气上逆则见干呕、吐涎沫；胸中寒浊壅塞，清阳不升，浊阴随肝气之逆而上冒，故见头痛（巅顶痛）。此外亦可见胸胁满闷、心下痞、舌苔白腻、脉弦滑等症。治以吴茱萸汤温中散寒止痛，降逆止呕。

【原文】

呕而肠鸣，心下痞者，半夏泻心汤主之。（10）

半夏泻心汤方

半夏半升（洗） 黄芩三两 干姜三两 人参三两 黄连一两 大枣十二枚，甘草三两（炙）

上七味，以水一斗，煮取六升，去滓，再煮取三升，温服一升，日三服。

【译解】

本条述证表现为，上有呕吐，下有肠鸣，中有痞阻。其病机为寒热互结于中焦，脾胃气机升降失调。胃气上逆则作呕吐，脾失升清而下陷则肠鸣或泄泻，因其病变在中焦，故“心下痞”为其主要特征。方用半夏泻心汤散结除痞，和胃降逆。方中半夏、干姜辛开温散、降浊除痞；黄芩、黄连苦寒降火，泄其结热；人参、甘草、大枣温补中气，脾健则能升，胃和则能降。诸药合用辛开苦降，扶正祛邪，使中焦气机调畅，诸症自愈。

【原文】

干呕而利者，黄芩加半夏生姜汤主之。（11）

黄芩加半夏生姜汤方

黄芩三两　甘草二两（炙）　芍药二两　半夏半升　生姜三两　大枣十二枚

上六味，以水一斗，煮取三升，去滓，温服一升，日再，夜一服。

【译解】

由于饮食所伤，湿热内扰，肝胆不和，热犯胃肠，以致升降失调，胃气上逆，故干呕；邪热下迫，大肠传导失常则下利。治用黄芩加半夏生姜汤，以黄芩汤清热止利为主，辅以半夏、生姜和胃降逆。

【原文】

诸呕吐[①]，谷不得下[②]者，小半夏汤主之[③]。方见痰饮中（12）

【注释】

①诸呕吐：泛指各种原因所致的呕吐。本条实际指水饮停胃、胃失和降所致的呕吐。②谷不得下：由于剧烈的恶心呕吐而不能进饮食。

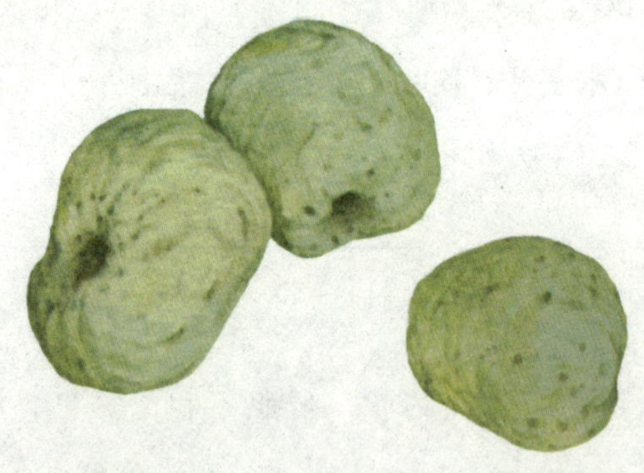

◎半夏

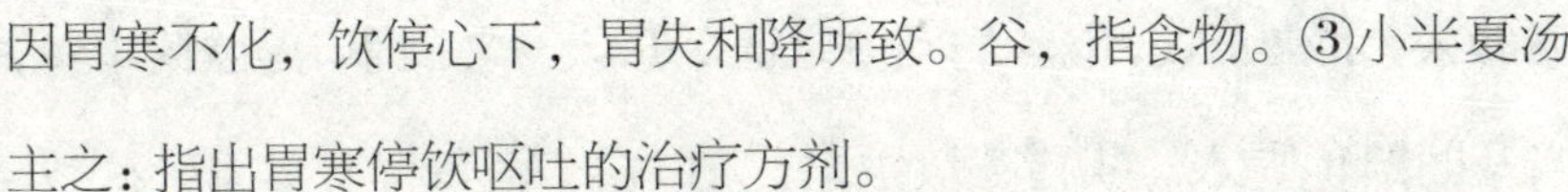
因胃寒不化，饮停心下，胃失和降所致。谷，指食物。③小半夏汤主之：指出胃寒停饮呕吐的治疗方剂。

【译解】

各种呕吐，以至于不能进饮食的，用小半夏汤主治。

【原文】

呕吐而病在膈上[①]，后思水者解[②]，急与之[③]。思水者，猪苓散主之[④]。（13）

猪苓散方

猪苓　茯苓　白术各等分

上三味，杵为散，饮服方寸匕，日三服。

【注释】

①呕吐而病在膈上：谓胃中停饮上逆膈间而致呕吐；并非呕吐而致膈上有病。②后思水者解：谓呕吐之后，口渴想饮水者，是水饮随

呕而去，邪去正安，呕吐病向愈之征。③急与之：谓口渴欲饮水者，当及时给他喝水。④猪苓散主之：方以白术益气健脾运湿，茯苓、猪苓淡渗利水，导温下行，共奏健脾利水化饮之效，用于水饮导致呕吐后的调治。

【译解】

病人由于胃中停饮上逆膈间而引起呕吐，呕吐后如果口渴想喝水，这是饮随呕去，病情解除的征象，应当及时给他喝水。如饮水过多，造成新的停饮，可服猪苓散调治。

【原文】

呕而脉弱，小便复利[①]，身有微热，见厥者难治，四逆汤主之。(14)

四逆汤方

附子一枚（生用） 干姜一两半 甘草二两（炙）

上三味，以水三升，煮取一升二合，去滓，分温再服，强人可大附子一枚，干姜三两。

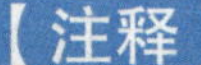

【注释】

①复利：自利清长。

【译解】

病由脾肾阳衰，故脉来而弱；阳衰阴盛，胃中阴寒上逆故见呕吐清水；阴盛阳弱，肾气不固，故小便自利清长；阳衰不暖四末，故四肢厥冷；阴寒内盛，格阳于外，则身微热；此为阴盛阳微的危重证，大有阳气欲脱之势，故曰“难治”。治宜四逆汤回阳救逆，去寒消阴。方中附子温暖肾阳；干姜温脾胃散阴寒，以降寒逆；甘草健脾和胃，以缓其急。吴谦认为“甘草得姜、附，鼓肾阳温中寒，有水中暖土之功，姜、附得甘草，通关节走四肢，有逐阴回阳之力”，三味相伍，大有回阳救逆之功。

【原文】

呕而发热者[1]，小柴胡汤主之[2]。（15）

小柴胡汤方

柴胡半斤　黄芩三两　人参三两　甘草三两　半夏半斤[3]　生姜三两　大枣十二枚

上七味，以水一斗二升，煮取六升，去滓再煎[4]，取三升，温服一升，日三服。

【注释】

①呕而发热者：呕吐并伴有往来寒热。由少阳胆热犯胃、胃气上逆所致。多伴有口苦咽干、胸胁苦满等症。②小柴胡汤主之：指出少阳胆热犯胃呕吐证的治疗。小柴胡汤方重用柴胡为君药，苦辛性凉，轻清升散，疏邪解郁；黄芩为臣，苦寒泻火，君臣相合，和解少阳之邪热；半夏、生姜和胃降逆止呕；人参、甘草、大枣益气健脾，扶正达邪，共为佐使。诸药配合，具有和解少阳、降逆止呕、扶正达邪之功，适用于少阳胆热犯胃之呕吐证。临床将本方用于治疗热证、呕吐、胁痛、黄疸、疟疾、癫痫等疾病，证属热郁少阳者。③半夏半斤：《伤寒论》及《医统正脉》本都作“半升”，当是。“斤”为“升”之误。④去滓再煎：谓去掉药渣，把初次煎得的药液再煎煮浓缩。

【译解】

病人呕吐而心烦，并伴有往来寒热者，用小柴胡汤主治。

【原文】

胃反呕吐者，大半夏汤主之。《千金》云:“治胃反不受食，食入即吐。《外台》云:治呕，心下痞硬者。”（16）

大半夏汤方

半夏二升（洗完用） 人参三两 白蜜一升

上三味，以水一斗二升，和蜜扬之二百四十遍，煮取二升半，温服一升，余分再服。

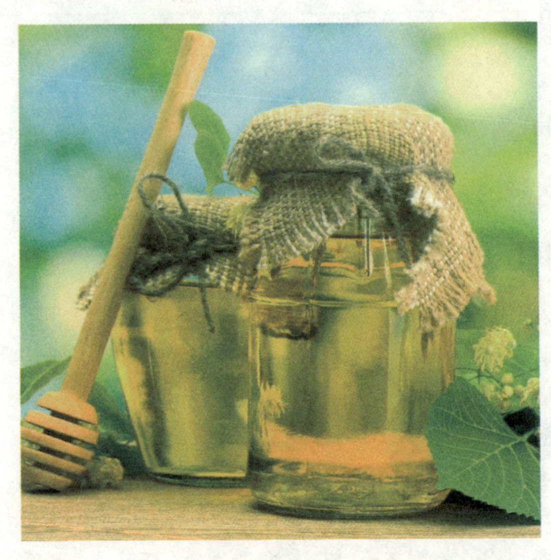

◎蜂蜜

【译解】

如原文第5条所述，胃反呕吐的主要症状是朝食暮吐，暮食朝吐，宿谷不化；其病机为脾胃虚寒，胃虚不降，脾虚不升，食入不能腐熟消化，则反出于胃而呕吐；由于健运失职，不能化气生津以滋润大肠，可见心下痞，大便燥结如羊屎。故治以大半夏汤和胃降逆，补虚润燥。方中半夏降逆止呕；人参益气补虚，白蜜甘润和中，且可缓解半夏之燥，三味相伍，应用于虚寒胃反。

【原文】

食已即吐者，大黄甘草汤主之。《外台》方：又治吐水。(17)

大黄甘草汤方

大黄四两　甘草一两

上二味，以水三升，煮取一升，分温再服。

【译解】

“食已即吐”是食入于胃，旋即尽吐而出。此乃实热壅滞于肠胃，腑气不畅，以致在下则肠失传导而便秘；在上则胃不能纳谷以降，且火性急迫上冲，随胃热上冲而食已即吐；治用大黄甘草汤泄热去实，大便通，胃气和，则呕吐自止。方中大黄荡涤肠胃，推陈出新；甘草和胃安中，且缓和大黄，攻下泻火而不伤胃。

《素问·至真要大论》曰："诸逆冲上，皆属于火。"本条食已即吐，可见吐势急迫，其病机当责胃热上冲。除食已即吐外，可兼面赤口渴、口臭、大便秘结、舌红苔黄、脉滑数等，用大黄甘草汤泄热通便，使积热下行，胃气得降，呕吐自愈。

【原文】

胃反，吐而渴欲饮水者，茯苓泽泻汤主之。（18）

茯苓泽泻汤方 《外台》云：治消渴脉绝，胃反吐食之，有小麦一升。

茯苓半斤　泽泻四两　甘草二两　桂枝二两　白术三两　生姜四两

上六味，以水一斗，煮取三升，内泽泻，再煮取二升半，温服八合，日三服。

【译解】

原文“胃反”，乃反复呕吐之意，由于胃有停饮，失其和降，上逆而吐；饮停不化，脾不输津，液不上承，故口渴欲饮。由于水饮上泛，故呕吐频作，因渴复饮，脾虚失运，更助饮邪，饮动于内，升降失职，又会加重呕吐，如此，愈吐愈饮，愈饮愈渴，致成呕吐不止的胃反现象。故以茯苓泽泻汤治之。方中茯苓健脾利水，白术健脾化湿，桂枝温阳化饮，甘草和中安胃，生姜温胃散饮止呕，泽泻导水下行。诸药相伍，使气化水行，呕渴自止。

【原文】

吐后，渴欲得水而贪饮者[①]，文蛤汤主之[②]。兼主微风，脉紧头痛[③]。（19）

文蛤汤方

文蛤[④]五两　麻黄三两　甘草三两　生姜三两　石膏五两　杏仁五十枚　大枣十二枚

上七味，以水六升，煮取二升，温服一升，汗出即愈。

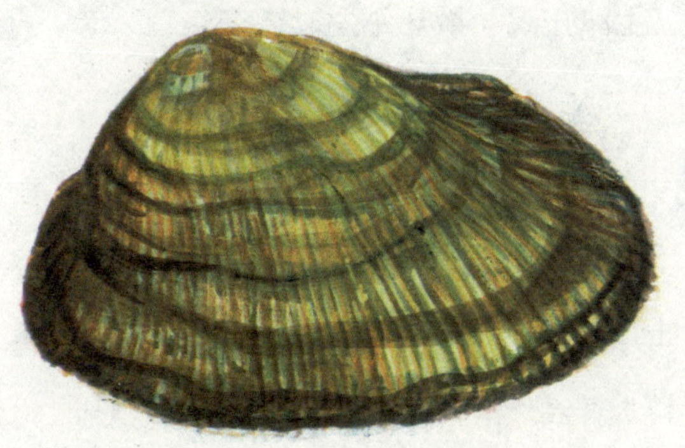

◎文蛤

【注释】

①吐后，渴欲得水而贪饮者：指出吐后郁热津伤口渴贪饮证。“呕家本渴”，渴为欲解。呕吐后口渴欲饮水，为饮去阳复，津液暂时不足的现象，只需“少少与饮之，令胃气和则愈”。如果患者呕吐后口渴多饮，甚至贪饮不止者，则属病理变化。贪饮，口渴急切而多饮水，饮后渴仍不解。此属吐后津伤，又有热郁于内，进一步耗津所致。②文蛤汤主之：指出吐后郁热津伤口渴贪饮证的治疗。文蛤汤即大青龙汤去桂枝加文蛤而成，具有清泄郁热，透表达邪之效。适用于吐后津伤、热郁在内的证候。③兼主微风，脉紧头痛：此属风寒束表之证，文蛤汤方中麻黄、杏仁、生姜具有较强的发表散邪功效，故可治兼有风寒束表之脉紧、头痛者。④文蛤：为软体动物帘蛤科文蛤的贝壳。又名海蛤壳。性味咸、平，具

有清凉润燥、生津止渴、散热结之功。

【译解】

患者呕吐以后，感到口渴想喝水，并且贪饮渴不止者，用文蛤汤主治。本方兼治外感风寒，出现脉紧、头痛者。

【原文】

干呕，吐逆，吐涎沫，半夏干姜散主之。(20)

半夏干姜散方

半夏　干姜等分

上二味，杵为散，取方寸匕，浆水一升半，煎取七合，顿服之。

【译解】

干呕，吐逆，吐涎沫可以同时发生，也可单独出现，在病机上都属于中阳虚弱，运化无力，胃气不能正常顺降，虚寒之气上逆所致。如中阳不足，胃寒气逆，则干呕、吐逆；寒饮不化，聚而为痰，随胃气上逆，则口吐涎沫，即所谓“上焦有寒，其口多涎”。治用半夏干姜散，温中散寒，降逆止呕。半夏辛燥，能化饮开结，善降逆气；干姜辛热，温胃散寒。方中浆水煮服，取其甘酸能调中止呕，“顿服”者，意在集中药力，以图速效。

【原文】

病人胸中似喘不喘，似呕不呕，似哕不哕，彻心中愦愦然无奈[①]者，生姜半夏汤主之。(21)

生姜半夏汤方

半夏半升　生姜汁一升

上二味，以水三升，煮半夏，取二升，内生姜汁，煮取一升半，小冷，分四服，日三夜一服。止，停后服。

【注释】

①彻心中愦愦然无奈：彻，通彻、通联之意。“心中”，指胸胃之意。形容病人自觉胸胃烦乱不已，有无可奈何之状。

【译解】

胸为气海，是清气出入升降之道路，且内居心肺，下邻脾胃。若寒饮搏结于胸胃，胸阳阻滞，欲伸不能，气机不能正常升降和出入，邪正相搏，胃气亦因之失和。故见寒饮扰胸，肺气不利，有似喘不喘之症；饮扰于胃，胃失和降，则见似呕不呕，似哕不哕之症。病势有欲出而不能，欲降而不得，以致心胸中苦闷不堪，有无可奈何之状，即所谓“彻心中愦愦然无奈”。治以生姜半夏汤，辛散寒饮，以舒展胸阳，畅达气机，则诸症可除。

【原文】

干呕哕，若手足厥者，橘皮汤主之。（22）

橘皮汤方

橘皮四两　生姜半斤

上二味，以水七升，煮取三升，温服一升，下咽即愈。

【译解】

干呕与呃逆在病机上基本相同，均是胃气失和、其气上逆所致。辨证亦有寒热虚实之分。若寒气滞于胸膈，胸阳不能伸展，寒气上逆则作呕；寒气闭阻于胃，中阳被郁，阳气不能达于四末，故手足厥冷。治以橘皮汤散寒降逆，通阳和胃。方中橘皮理气和胃；生姜散寒降逆止呕，二味合用，使寒邪去除，阳气宣通，胃气和降，则干呕、哕与厥冷自愈，故方后云“下咽即愈”。

【原文】

哕逆者，橘皮竹茹汤主之。（23）

橘皮竹茹汤方

橘皮二升　竹茹二升　大枣三十枚　生姜半斤　甘草五两　人参一两

上六味，以水一升，煮取三升，温服一升，日三服。

【译解】

原文述证简略，以药测之，可知本条所论之呃逆，是由于胃中虚热、气逆上冲所致，故可伴见虚烦不安、少气、口干、手足

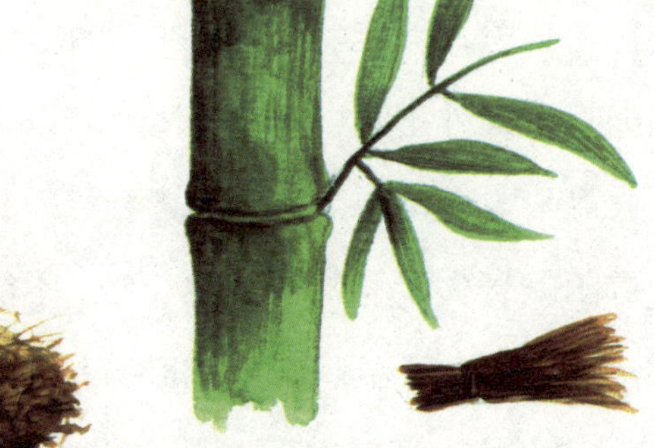

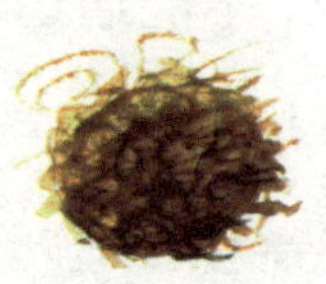

◎竹茹

心热、脉虚数等症。此承上条胃寒气逆而进一步阐述胃虚有热气逆作哕，以强调临证之中确有虚实寒热之分。所用橘皮竹茹汤补虚清热，和胃降逆。方中橘皮理气健胃，和中止呕，竹茹清热和胃止呕逆，生姜降逆开胃，人参、大枣、甘草补虚和中，诸药合用，虚热得除，胃气和降，则哕逆自愈。

【原文】

夫六府气绝于外者①，手足寒，上气②，脚缩③；五脏气绝于内④者，利不禁⑤，下甚者，手足不仁⑥。（24）

【注释】

①六府气绝于外者：指六腑之气虚衰于外。人体以脏腑为本，五脏六腑各司其职，六腑属阳，阳主卫外，其气行于表。由于六腑之气虚衰，则外不足以行表；又六腑以胃为本，诸腑皆受气于胃，故胃阳虚衰，则诸腑之气皆衰。六腑气绝于外可见诸多症状，胃阳虚衰失于和降则为呕、哕；不能通达于四末，则为手足寒冷；筋脉失于温煦则见蜷卧脚缩。府，同腑；绝，作“虚衰”解。②上气：谓气逆于上，可见喘促、呕吐、呃逆。③脚缩：谓下肢挛缩或蜷缩。脚，指下肢。④五脏气绝于内：指五

脏之气衰竭于内。五脏属阴，阴主内守，其气行于里。五脏以脾肾为本，诸脏之气皆发源于肾、滋养于脾，故五脏之气虚衰，关键是脾肾气衰。脾肾气衰，则脏气不能固摄而泄利不禁；下利过于剧烈，势必重伤阴血，四肢筋肉失于濡养，故手足麻木不仁。⑤利不禁：谓泄泻严重而长期不止，甚则滑脱不禁。因脾肾阳气虚衰，不能温摄内守所致。⑥手足不仁：即手足的感觉功能迟钝或丧失而麻木不仁。此由久利阳气虚衰，阴血亏竭，血行涩滞，四末失于温养所致。

【译解】

六腑之气虚衰不能外达，病人就出现四肢寒冷、气逆于上（喘促、呕哕）、两腿蜷缩等。五脏之气虚衰不能内守，病人可出现泄泻，甚至滑脱不禁；如果泄泻特别严重，日久就会出现手足麻木不仁。

【原文】

下利脉沉弦[①]者，下重[②]；脉大者，为未止[③]；脉微弱数者，为欲自止[④]，虽发热，不死。（25）

【注释】

①下利脉沉弦：沉脉主里，弦为肝脉、主痛。下利见脉沉而弦，是病邪入里，阻滞气机，肝气不调，故见利下不爽、腹痛里急后重。②下重：指腹痛窘迫，时时欲泻，肛门重坠，便出不爽，即里急后重。此为痢疾之症。③脉大者，为未止：《素问·脉要精微论》曰："大则病进。"大脉主邪气盛，故下利见脉大者，判断其病势发展，下利尚不会停止。④脉微弱数者，为欲自止：下利诊得微弱而数脉，微弱者正气不足，但邪气亦衰；脉数者余邪未尽，但阳气渐复。故判断其下利将逐渐减轻，自行停止。

【译解】

下利的病人，诊得脉象沉弦者，必定有腹痛里急后重的现象；如果脉象大者，说明病势正盛，下利暂时尚不会停止；如果脉象微弱而数，说明邪势已衰，正气渐复，下利将自行停止；此时患者虽然有些发热，属阳复之征，不会有什么危险。

【原文】

下利，手足厥冷，无脉者[1]，灸之[2]；不温，若脉不还，反微

喘者死[③]。少阴负趺阳者，为顺也。(26)

【注释】

①无脉者：指脉沉微欲绝，似有似无。此属下利后阴脱阳亡之危证，因阳气衰微，鼓动无力；阴液耗竭，脉道不能充盈所致。②灸之：对于亡阳厥逆危证，调配汤药恐缓不济急时，可连用艾灸法以急救回阳。原文未明确灸哪些具体穴位，根据病情病机，一般可以选关元、气海、足三里等穴。③不温，若脉不还，反微喘者死：谓艾灸后手足仍然不转温，脉搏仍然不恢复，反而出现微喘的，这是阴阳离决、生机将灭的死证。

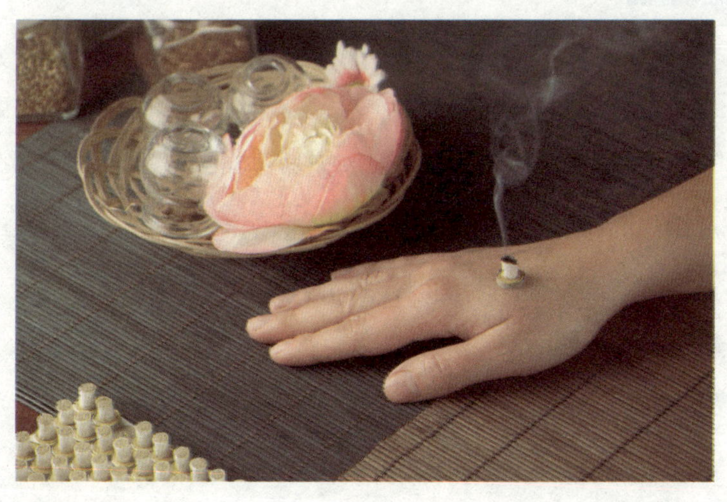

【译解】

病人下利后，出现四肢手足冰凉，脉搏摸不着，急用灸法治疗。灸后手足仍然不转温，如果脉搏不恢复，反而出现微喘的，是阴阳离决的死证。如果少阴经的太溪脉弱于阳明经的趺阳脉，则说明胃气犹在，是顺证，尚可救治。

【原文】

下利，有微热而渴，脉弱者，今自愈[①]。（27）

【注释】

①下利，有微热而渴，脉弱者，今自愈：下利，指虚寒下利。虚寒下利，必阳虚阴盛，临床多表现为无热畏寒，口淡不渴等。今患者出现微热而口渴，是阳气来复之兆；脉弱提示邪气亦衰。脉证合参，此为阳气渐复而阴邪消退，故主病情减轻向愈。

【译解】

虚寒下利的病人，出现了轻微发热和口渴，脉见弱象，这是

阳气恢复邪气减退之征，病将向愈。

【原文】

下利，脉数，有微热，汗出，今自愈；设脉紧，为未解。（28）

【译解】

虚寒下利的病人，出现了数脉，身上有轻微的发热和出汗，这是阳气恢复的征象，病情将自行好转。假如脉现紧象，这是阴寒仍盛之征，病未解除。

【原文】

下利，脉数而渴者，今自愈。设不差，必圊脓血，以有热故也。（29）

【译解】

虚寒下利的病人诊得数脉，并且口渴，这是阳气恢复的征象，病将向愈。假如没有痊愈，患者有可能出现大便脓血的症状。这是因为阳复太过、化热灼伤阴络的缘故。

【原文】

下利，脉反弦，发热身汗者，自愈。（30）

【译解】

虚寒下利的病人，反而出现弦脉，身体发热而出汗，这是阳气恢复的征象，病将自愈。

【原文】

下利气者[①]，当利其小便[②]。（31）

【注释】

①下利气者：指下利而又矢气，气随利失，矢气频频。多由湿浊内盛、困脾不运、壅滞气机所致。患者在腹泻的同时，又矢气频频，并伴腹胀肠鸣、小便不利等症。②当利其小便：指出湿阻气机壅滞，下利矢气的治法。通过利小便，以分利肠中的湿邪，使湿去

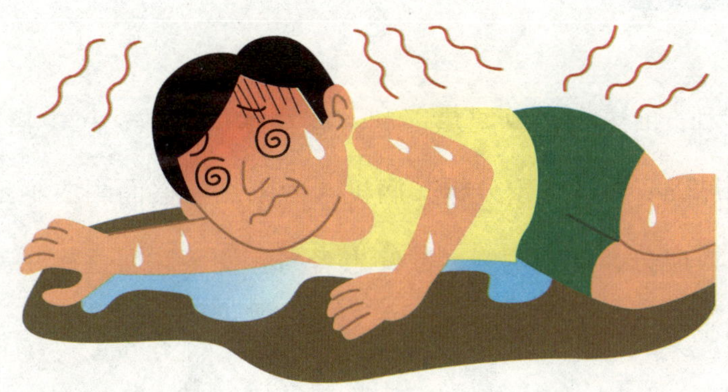

气畅，则泄利自止而矢气亦除。利小便以实大便，是中医治疗湿泄的重要法则，原文未出方剂，仲景五苓散可供选用。后世医家受其启发，提出“治湿不利小便，非其治也”的名言，并在治疗泄泻时，创立“急开支河”法。

【译解】

病人泄泻而又频频矢气的，这是湿邪内盛、壅滞气机所致，应当用通利小便法来治疗。

【原文】

下利[①]，寸脉反浮数，尺中自涩者，必圊脓血[②]。（32）

【注释】

①下利：指热利，或湿热下利。②寸脉反浮数，尺中自涩者，必圊脓血：通过脉象分析其病机，为阳热气盛而阴血不足，必将热入血分，灼伤阴络，故知患者当有便下脓血之症。盖寸脉属阳主气，浮数主阳热盛；下利多属里证，脉当沉而不浮；若属寒证，脉应沉迟。如今下利脉不沉迟而反浮数，则知非阴寒下利，而属阳热所致。尺脉属阴主血，脉涩则营血滞涩不畅。清脓血，即下利便脓血。

【译解】

下利的病人，寸部脉反而呈浮数，尺部脉呈涩象，这是阳热邪气伤及阴血之征，患者必定有利下脓血的症状。

【原文】

下利清谷[①]，不可攻其表，汗出必胀满[②]。(33)

【注释】

①下利清谷：指泻下粪便稀薄清冷，夹有未消化的食物残渣。因脾肾阳气衰微，阴寒内盛，不能温煦腐熟水谷所致。下利，包括泄泻与痢疾。清谷，即完谷不化。②不可攻其表，汗出必胀满：指出虚寒下利禁用汗法以及误汗后的变证。下利清谷，是脾肾阳气衰微，不能温煦腐熟水谷所致。此时纵有邪气束表，也应急温其里，而不可单纯用汗法解表。若误发其汗，则阳气更虚，阴寒更盛，以至于发生腹部胀满的变证。此即《素问·异法方宜论》所谓的“脏寒生满病”。

【译解】

患者下利，泻下的粪便稀薄清冷，伴有未消化的食物残渣，此时尽管有太阳表证，也不能用发汗法解表。如果误用发汗法，病人必定出现腹部胀满。

【原文】

下利，脉沉而迟[①]，其人面少赤，身有微热[②]，下利清谷者，必郁冒[③]，汗出而解。病人必微热[④]。所以然者，其面戴阳[⑤]，下虚

故也。（34）

【注释】

①下利，脉沉而迟：此指脾肾阳虚，失于温摄之虚寒下利。②其人面少赤，身有微热：谓患者面红如妆、游移不定，同时身上微微发热。此属里真寒而外假热，由阳虚阴盛，内盛之阴寒邪气格拒虚阳浮越所致。本证当急用通脉四逆汤类方破阴回阳，通达内外。③郁冒：谓郁闷而头目昏瞀的症状。④微热：《伤寒论》及《医统正脉》本皆作“微厥”。“热”为“厥”之误。⑤戴阳：证候名。为阴寒盛于下，格拒虚阳浮越于上的真寒假热证。以两颧色淡红如妆、游移不定为特征。

【译解】

患下利病，脉象沉而迟，病人面色微微发红，身上微微发热，利下物稀薄清冷，夹杂有未消化的食物残渣，四肢必定还有厥冷现象。病人感到郁闷不舒，头昏目瞀，只要有汗出就能缓解。之所以会出现这种情况，是因为虚阳浮越郁于面部、下焦阳气虚衰的缘故。

【原文】

下利后脉绝[1]，手足厥冷，晬时脉还[2]，手足温者生，脉不还者死[3]。(35)

【注释】

①下利后脉绝：谓患者下利以后，诊不到脉搏。这是由于剧烈下利之后，阴液耗竭，阳气暴脱所致。②晬时脉还：谓观察一昼夜，患者的脉搏逐渐恢复。晬（音醉）时，一周时，即一昼夜。《集韵》曰："晬时者，周时也。"③脉不还者死：谓观察一昼夜，患者的脉搏仍然不恢复者，预后不良，必属死症。本条指出暴利后阴竭阳脱证预后的观察方法。下利后肢厥脉绝，临床有两种情况：一是暴病暴利，正气暂时暴脱，如本条所论；另一种病程较久，正气耗伤殆尽而脉绝肢厥。前者暴病，虽进展迅速，但本元之气未散，故可待晬时之后，正气渐复而有生机；若能救治得法，多可挽回，应速服四逆汤类方，或并用灸法急救之。后者病久痼疾，发展虽缓，但危机先伏，本元之气已散；虽候于晬时之后，或积极救治，多无恢复之望，故预后不良。

【译解】

患者剧烈地下利以后，脉搏几乎消失而摸不着，四肢冰凉。若经过一昼夜后，患者的脉搏渐渐恢复，手足逐渐转温暖，则提示阳气渐复，尚有生机，可以救活；若脉搏不能恢复的，则毫无生机，必死无疑。

【原文】

下利，腹胀满，身体疼痛者，先温其里，乃攻其表。温里宜四逆汤，攻表宜桂枝汤。（36）

四逆汤方见上。

桂枝汤方

桂枝三两（去皮） 芍药三两 甘草二两（炙） 生姜三两 大枣十二枚

上五味，㕮咀，以水七升，微火煮取三升，去滓，适寒温，服一升，服已，须臾啜稀粥一升，以助药力，温覆令一时许，遍身漐漐[①]，微似有汗者益佳，不可令如水淋漓。若一服汗出病瘥，停后服。

【注释】

①漐（zhí）漐：汗出之状。

【译解】

由于脾肾阳虚，阴寒内盛，运化失司，故下利腹胀满；又因风寒外袭，邪滞于表，故身体疼痛。本证为表里皆病。根据表里同病的治则，一般先治表，后治里，或表里同治，但对里虚寒急者，则应先救里而后治表。若强行解表，汗之则阳气更伤，甚则可能导致内外皆脱之危候，故先用四逆汤温里，待里阳气恢复，下利已除，表证仍在，再用桂枝汤调和营卫，以解表邪。

【原文】

下利三部脉皆平①，按之心下坚者，急下之，宜大承气汤。（37）

【注释】

①三部脉皆平：指寸、关、尺三部脉皆现平人脉象。

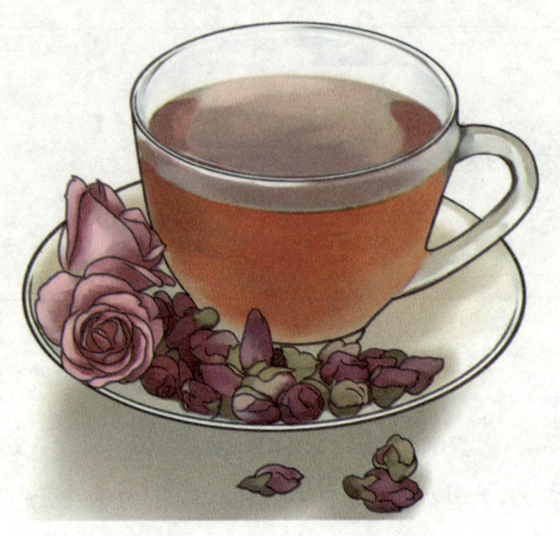

【译解】

下利有虚实之分，治法则攻补各异。若下利而脘腹胀满，按之坚硬，结合脉象，寸关尺三部脉既不虚浮而大，亦非沉微细弱，而是如平人之脉象。可知此下利绝非虚证，而是有形之实滞内结所致，正盛邪实，可用下法。若迁延日久，必致邪实正虚而攻补两难，故仲景提出“急下之”，用大承气汤急下其里实，实去坚消，腑气顺畅，利亦自止。此属“通因通用”之法。

【原文】

下利脉迟而滑者，实也。利未欲止，急下之，宜大承气汤。（38）

【译解】

临证时若下利而脘腹症状不明显者，当以脉象来辨别虚实。如见脉迟而滑实有力的，属实证。这里脉迟是因食积伤胃，积滞中阻，气机不畅所致；滑为食滞内结，正气不虚之征。积滞不消，腑气难和，则下利不止，故以急下之法，用大承气汤通腑去实，荡涤腐垢，则下利自止。

【原文】

下利脉反滑者，当有所去，下乃愈，宜大承气汤。（39）

【译解】

下利属里证，脉应沉，如属热，脉应数，如属寒，脉应迟，下利日久，必伤气阴，脉应细弱，今下利脉不沉，不数、不迟、亦不细弱，反见滑而有力之脉，是内有宿食之故。宿食积滞，郁而不消，热结旁流。正如《脉经》所载："脉来滑者，为病食也"。故原文指出"当有所去"。治疗可用大承气汤攻下，邪实一去，利即自愈，故云"下乃愈"。

【原文】

下利已差，至其年月日时，复发者，以病不尽故也，当下之，宜大承气汤。（40）

大承气汤方见痉病中。

【译解】

如下利已愈，但到一定时间又复发，多因病之初，治不彻底，或用涩药止利，以致邪未尽去，留于肠间，每遇气候时令变化，或因饮食失调，劳倦内伤等因素的影响，则再次发生下利。治疗当求其本，宗“通因通用”之法，以大承气汤攻下，清除肠间未尽之邪，方能痊愈。

【原文】

下利谵语者，有燥屎也，小承气汤主之。（41）

小承气汤方

大黄四两　厚朴二两（炙）　枳实大者三枚（炙）

上三味，以水四升，煮取一升二合，去滓，分温二服，得利则止。

【译解】

由于胃肠实热积滞，燥屎内结不去，致使下利臭秽黏滞；燥热上蒸，故见谵语。由于阳明实热，故常见心腹坚满，舌苔黄厚、干燥，脉滑数等症。治宜小承气汤通腑泄热，使实热去燥屎除，则谵语止，下利亦愈。

【原文】

下利便脓血者，桃花汤主之。（42）

桃花汤方

赤石脂（一斤一半剉，一半筛末） 干姜一两 粳米一升 上三味，以水七升，煮米令熟，去滓，温七合，内赤石脂末方寸匕，日三服。若一服愈，余勿服。

【译解】

下利便脓血，有湿热与虚寒之分，属湿热者，多见于初利，湿热瘀滞，热伤血络，热盛营腐所致。属虚寒者，多因久利不止，脏气虚寒，气血下陷，滑脱不禁所致。本条证即属后者，其所下之血，必色质紫暗，赤白相兼，并有腹痛喜按喜暖、精神萎靡、四肢酸软、口不渴、舌淡、苔白、脉微细而弱等症。治宜桃花汤温中涩肠以固脱。方中赤石脂为君，其性温味甘涩而质重，功能涩肠固脱；干姜温中散寒；粳米补虚安中。方后强调“内赤石脂末”冲服，是为增强涩肠固脱的功效。

【原文】

热利下重者，白头翁汤主之。（43）

白头翁汤方

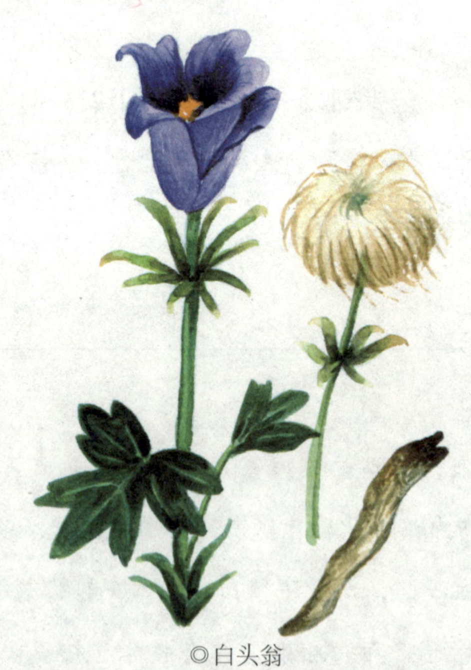

◎白头翁

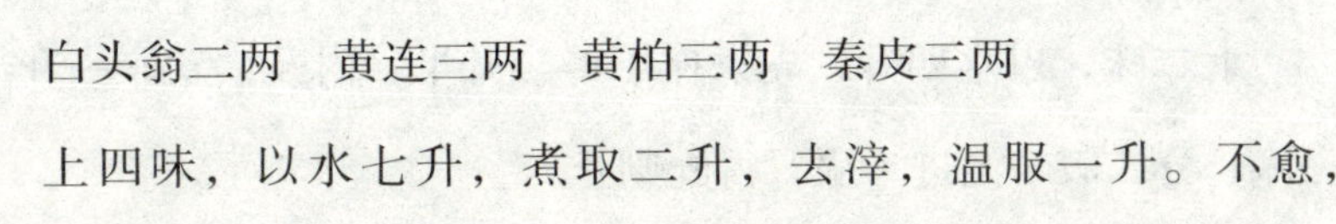

白头翁二两　黄连三两　黄柏三两　秦皮三两

上四味，以水七升，煮取二升，去滓，温服一升。不愈，更服。

【译解】

热利，实指下利属于湿热者。由于湿热胶结于肠，腐灼肠道脉络，阻滞气机，秽浊之物欲出不能，故症见里急后重，滞下不爽，下利秽恶脓血腥臭。由于湿热为患，大肠传导失职，升清降浊失常，故有发热、口渴、尿赤、肛门灼热、舌红苔黄腻、脉数等症。治以白头翁汤清热燥湿，凉血止痢。方中白头翁味苦性寒，擅清肠热而解毒，并能疏达厥阴肝木之气；辅以苦寒之秦皮，清肝胆及肠道湿热；黄连、黄柏味苦寒，清热燥湿，坚阴厚肠胃以止利。诸药合用，具有清热燥湿，凉血解毒而止痢的功效。

【原文】

下利后更烦，按之心下濡者，为虚烦也，栀子豉汤主之。（44）

栀子豉汤方

栀子十四枚　香豉四合（绢裹）

上二味，以水四升，先煮栀子得二升半，内豉，煮取一升半，去滓，分二服，温进一服，得吐则止。

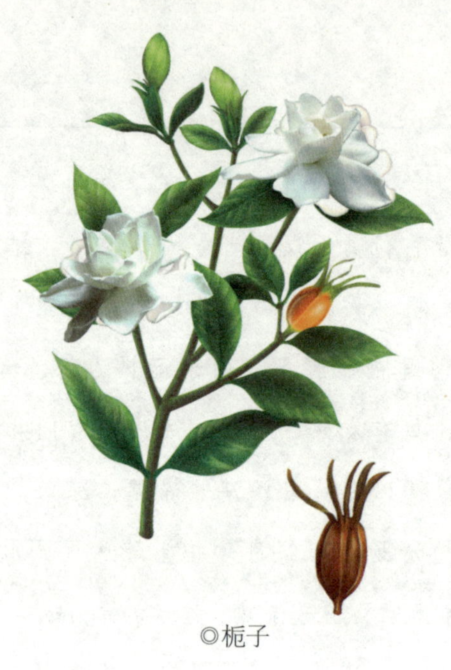

◎栀子

【译解】

下利之后，邪热得去，正气得安，应当不烦。今下利之后，余邪未净，邪热郁于胸膈，扰及心神，以致心中烦乱不安，因实邪已去，胃肠已无有形之邪结，仅无形之邪热内扰，故原文曰“虚烦”。治以栀子豉汤透邪泄热，解郁除烦，方中栀子苦寒，清心除烦，导心胸之邪热下行；豆豉升散解郁，透邪解热，以清宣胸

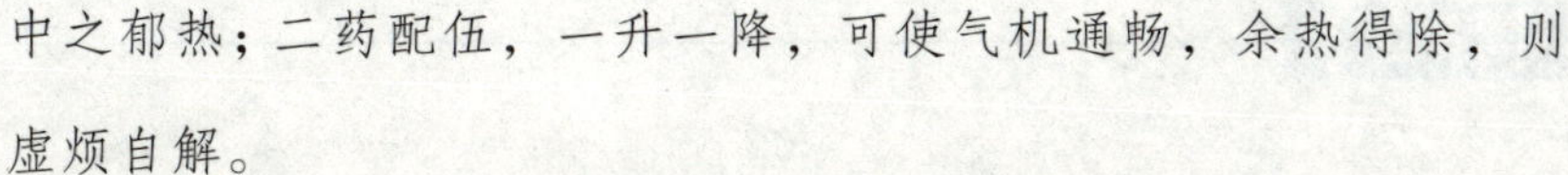

中之郁热；二药配伍，一升一降，可使气机通畅，余热得除，则虚烦自解。

【原文】

下利清谷，里寒外热，汗出而厥者，通脉四逆汤主之。（45）

通脉四逆汤方

附子大者一枚（生用）　干姜三两（强人可四两）　甘草二两（炙）

上三味，以水三升，煮取一升二合，去滓，分温再服。

【译解】

由于脾肾阳虚，阴寒内盛，水谷不消，故下利清谷；阴盛于内格阳于外，故有身微热、自汗出，或面赤等“外热”之象。此里寒外热，内真寒而外假热，即所谓“真寒假热”之证。由于下利为甚，阴从下竭，外热汗出，则阳从外脱，阴阳之气不相顺接，故汗出而四肢厥逆，证情危重，当急以通脉四逆汤回阳救逆。本方即四逆汤倍干姜之量，附子之量亦较四逆汤为重，以增强温经回阳之力。

【原文】

下利肺痛[①]，紫参汤主之[②]。（46）

紫参汤方

紫参[③]半斤（24克） 甘草三两（10克）

上二味，以水五升，先煮紫参，取二升，内甘草，煮取一升半，分温三服。疑非仲景方。

【注释】

①下利肺痛：此属大肠湿热下利，临床以利下不爽，夹杂脓血。腹中疼痛，里急后重，肛门灼热等。肺痛，为腹痛之误。②紫参汤主之：紫参汤方重用紫参清热燥湿解毒，利大小便；甘草清热解毒调中。两味相配，具有清热燥湿，解毒治利之效，适用于湿热下利腹痛者。③紫参：《神农本草经·中品》曰："紫参，味苦寒。主治心腹积聚，寒热邪气，通九窍，利大小便。一名牡蒙。"

【译解】

病人下利，腹中疼痛，用紫参汤主治。

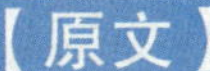

【原文】

气利[1]，诃梨勒散主之。（47）

诃梨勒散方

诃梨勒十枚（煨）

上一味为散，粥饮和[2]，顿服。疑非仲景方。

【注释】

①气利：指下利滑脱，大便随矢气而排出。②粥饮和：用米粥之汤饮调和。

【译解】

气利有虚实不同，本条气利是由于中气虚寒，气虚不固而下陷，故下利泄泻，滑脱不禁，大便随矢气而出。治宜诃梨勒散敛肺涩肠，止利固脱。方中诃梨勒即诃子，性温味苦酸涩，生用理肺止咳，本证诃梨勒必须煨用，煨熟则固脾止泻，涩肠固脱，并用米粥之汤饮调和服之，以益肠胃而健中气。

【原文】

《千金翼》小承气汤治大便不通，哕，数谵语。方见上。（48）

《外台》黄芩汤治干呕下利。

黄芩三两　人参三两　干姜三两　桂枝一两　大枣十二枚　半夏半升

上六味，以水七升，煮取三升，温分三服。

【译解】

干呕下利之证，有寒热虚实不同。本条是属于寒热错杂而偏于寒重的干呕下利证。由于寒热互结中焦，脾失运化，胃肠失于和降，寒从下走则下利，热迫于胃，胃失和降则干呕。其病机与本篇第11条近似，但以中焦虚寒为主，胃热次之，故用黄芩汤治疗。方中干姜、半夏温胃止呕，人参、大枣补脾益气，桂枝温中补虚，散寒邪，黄芩清热。诸药合用，共收调中散寒、和胃降逆、补虚清热之功。